U0232941

药品研究与评价技术指导原则

2021 年

孔繁圃　崔恩学　主编

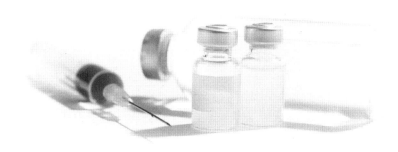

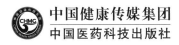

中国健康传媒集团

中国医药科技出版社

图书在版编目（CIP）数据

药品研究与评价技术指导原则.2021年/孔繁圃，崔恩学主编.—北京：中国医药科技出版社，2023.7

ISBN 978-7-5214-3918-2

Ⅰ.①药… Ⅱ.①孔…②崔… Ⅲ.①药品管理—技术管理—汇编—中国—2021 Ⅳ.① R954

中国国家版本馆 CIP 数据核字（2023）第 089007 号

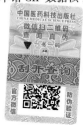

责任编辑　高雨濛　曹化雨
美术编辑　陈君杞
版式设计　也　在

出版　**中国健康传媒集团** | 中国医药科技出版社
地址　北京市海淀区文慧园北路甲 22 号
邮编　100082
电话　发行：010-62227427　邮购：010-62236938
网址　www.cmstp.com
规格　787×1092mm $\frac{1}{16}$
印张　46
字数　925 千字
版次　2023 年 7 月第 1 版
印次　2023 年 7 月第 1 次印刷
印刷　北京盛通印刷股份有限公司
经销　全国各地新华书店
书号　ISBN 978-7-5214-3918-2
定价　**280.00 元**

获取新书信息、投稿、为图书纠错，请扫码联系我们。

编 委 会

前　言

　　药品研究与评价技术指导原则旨在为以药品注册为目标的药物科学研发和技术评价提供参考建议和有效遵循，并应随着科学技术进步、法律法规更新、实践经验积累和行业规范发展变化而更新与完善。

　　近年来，随着医药产业迅猛发展，不断涌现出新理念、新技术、新应用、新成果，引领恶性肿瘤、自身免疫性疾病、代谢性疾病等众多领域的药物研发创新日新月异。产业的快速发展和新药研发的热情高涨，亟需建立业界与监管部门间共同认可的对药品安全、有效、质量可控性的评价原则和具体标准，以指导新药研发，实现"保安全守底线""促发展追高线"的药品监管要求，因此建立这些原则和标准显得尤为迫切和重要。这些原则和标准是满足医药行业发展需求、鼓励药品创新研发、保障人民群众用药安全、有效、可及的重要保障。

　　自 2003 年起，国家药品监督管理局药品审评中心（简称药审中心）开展药品技术指导原则起草工作以来，在内容上从解决阶段性现实申报问题向审评专业深入研究、新领域逐步探索，在起草方式上从对国外文献的翻译逐步转向适应新技术、新方法、新机制等不断涌现的监管科学研究，初步形成了以通用指导原则和个药指导原则构成的较为完整的标准体系。2015 年《国务院关于改革药品医疗器械审评审批制度的意见》（国发〔2015〕44 号）中提出"加强技术审评过程中共性疑难问题研究，及时将研究成果转化为指导审评工作的技术标准，提高审评标准化水平，减少审评自由裁量权"。2017 年中共中央办公厅、国务院办公厅印发《关于深化审评审批制度改革鼓励药品医疗器械创新的意见》（厅字〔2017〕42 号）指出"深化多双边药品医疗器械监管政策与技术交流，积极参与国际规则和标准的制定修订，推动逐步实现审评、检查、检验标准和结果国际共享"。

党的十八大以来，在国家药监局党组的坚强领导下，药审中心坚决贯彻党中央的决策部署，特别是中国共产党第十九届中央委员会第四次全体会议关于"坚持和完善中国特色社会主义制度、推进国家治理体系和治理能力现代化，是全党的一项重大战略任务"的部署和要求，将药品研发和审评技术指导原则体系建设作为药品监管体系和治理能力现代化的一项重要任务来抓。药审中心以科学性、前瞻性、指导性和规范性为指引，突出创新引领和满足临床用药急需，加大指导原则的起草制定力度，完善以药品技术指导原则为核心的审评标准体系，既是深入贯彻党中央提出的国家治理体系和治理能力现代化要求、推进药品审评体系和审评能力现代化建设的体现，也是落实审评审批制度改革鼓励药物创新、构建科学公正透明可预期监管环境的具体实践，在激发研发活力加快新药好药上市、促进医药产业转型升级高质量发展、解决影响和制约药品创新、质量、效率的突出问题的同时，也有助于规范审评工作，统一审评尺度，提升审评质量和效率。

为建立健全药品审评标准体系，药审中心形成了以全面覆盖药物研发和评价领域为指引，以监管方、产业界、学术界共同认可为基础，以及时跟进药物研发新领域为驱动，以国际接轨为目标的工作思路，多措并举，加大力度推进指导原则制修订工作。一是制定《药品审评中心审评标准制修订管理办法（试行）》，统筹规划、有序推进药品审评质量标准体系建设。二是建立了多部门参与、邀请外部专家研究，共同起草指导原则的核心工作组工作模式，成立药审中心和各审评部门技术委员会，由专业技术人员集体研究讨论，对指导原则质量和科学性进行审核把关。三是制定过程中广泛听取专家、申请人及相关药监单位意见，召开专家咨询会议，努力形成共识。四是加强督导，制定指导原则年度计划，并将指导原则工作计划纳入药审中心重点工作，按季度进行督导，同时采用"挂图作战"方式加强日常进度管理，对指导原则的制定计划执行情况及内容审核把关进行监督检查，不断提高审评标准制定的规范性和严肃性。五是药审中心网站增设"指导原则征求意见"专栏，公开听取社会意见，确保指导原则制定过程的公开、透明。

通过持续不懈的努力，药审中心开展审评标准体系建设以来，指导原则数量大幅增加，2022 年底已累计发布了指导原则 421 个，特别是 2020 年以来起草发布指导原则数量已超过 2020 年之前指导原则总和，并圆满完成了

"'十四五'期间新制修订指导原则 300 个"第一年的工作目标。药审中心全面提升指导原则质量，坚持以患者的临床需求为核心，对抗新冠病毒、抗肿瘤、罕见病、儿童用药等群众关注的临床急需用药，制定更加具有针对性和实用性的指导原则，指导医药企业科学有序研发，回应社会关切。同时，积极推进中医药传承创新发展，突出中药特点、凝聚业界共识，积极制定完善审评技术标准，加快构建中医药理论、人用经验和临床试验相结合的中药注册审评证据体系，建立完善中药新药全过程质量体系，助力中药新药研发申报。近年来，药审中心积极开展监管科学课题研究，在细胞和基因治疗药物研究与评价、真实世界证据支持药物研发与审评、以中医临床为导向的中药安全性评价研究等方面形成一系列药品技术指导原则，通过监管科学推动药品审评新工具、新方法的产生，服务于审评能力现代化。目前已基本形成技术标准体系，覆盖了中药、化学药品、生物制品等领域，包含新冠疫苗药物、中药传承创新、细胞和基因治疗、儿童用药、罕见病、肿瘤药等研发热点、难点内容，为医药产业的创新发展和药品审评提供了科学有力的技术支撑，促进了一批新药好药加速上市：附条件批准 5 个新冠疫苗，推动 3 款国产新冠疫苗接连"入世"，批准 1 款中和抗体组合、1 个组合包装、1 个小分子抗病毒治疗药物，以及中药"三药三方"等新冠治疗药物。2021 年 45 个创新药获批上市，相较 2019 年的 10 个实现了新跨越，与美国 FDA 2021 年批准的 50 个新药数量接近；2021 年获批的创新药中包含 5 个同类首创新药（First in Class），首次批准 2 款 CAR-T 药物上市，在细胞治疗领域实现了"零"的突破。同时仿制药质量和疗效一致性评价工作也在稳步推进，截至 2022 年底，通过和视同通过一致性评价 924 个品种，进一步满足了人民群众对高质量仿制药的迫切需求，药品审评工作实现了质效双升。

2017 年中国药监部门加入 ICH 后，让药品技术指导原则与国际接轨上了快车道，对国内审评标准与国际接轨提出了更高要求，科学技术的进步、"以患者为中心"的研发理念也对指导原则体系建设提出了更高要求。药审中心持续加快 ICH 指导原则在国内的转化实施，已转化实施全部 66 个指导原则，推进国际先进技术要求在我国的同步研究，不断带动我国指导原则体系与国际通行规则接轨。我国药品注册技术要求不断与国际规则协调统一，能够降低药物研发注册要求在国际要求差异方面的技术壁垒，这既有利于国外生产的新药更快进入中国市场，也为中国生产的药品快速走向国际创造了良好的政策环境，助推药品研发和注册进入全球化时代。

我国正在从制药大国向制药强国迈进，到 2035 年医药产业要达到发达国家和地区水平，首先研发能力要达到发达国家和地区水平，健全完善审评标准体系是助力创新研发能力提升的助推器，也将为研发工作少走弯路、快出早出成果提供加速器。对比医药产业发达的欧美国家和地区，我们的审评标准体系建设仍有差距，需要长期推进完善。通过深入分析对比研究，我国在共性指导原则体系方面覆盖质量、有效性、多学科、安全性等方面，与欧盟在不同专业对比上基本一致，仅质量控制相关技术指导原则和个药指导原则与美国 FDA 有明显差距。从整体数量和体系分类来看，美国 FDA 体系较为成熟，我国指导原则在专业分类上仍需要进行细化，同时在基础研究上仍需加大制定力度，尤其是个药相关技术指导原则。

欲知平直，则必准绳。药审中心将继续坚持以人民为中心的发展理念，深化审评审批制度改革，紧跟世界药品监管科学前沿，结合药品监管急需和产业发展趋势，做好审评体系和审评能力现代化建设工作，针对不同专业领域，采取补短板、强弱项、固优势的策略，不断完善审评标准体系，到"十四五"结束时实现新制修订指导原则 300 个的目标，力争药品标准体系接近国际先进水平，使人民群众对药品质量和安全更加满意、更加放心。

药品研究与评价技术指导原则的起草制定工作得到了业界、学界各位专家的大力支持，衷心感谢多年来关注和支持药品审评事业的各位同仁！现将药审中心起草制定的指导原则集结成册予以出版，希望本丛书能够为从事药品研究、生产、使用和技术监管等部门的人士了解、研究药物研发和技术评价的要求提供帮助。我们深知，经过近年来的努力，我国的药品审评标准体系建设有了极大地提升，但与医药产业发达国家和地区相比，仍存在一定的差距。我们希望继续与专家们和业界同仁一起共同努力，不断加强标准体系建设，为药品研发创新和高质量发展、为公众用药安全有效、为保护和促进公众健康，提供更加坚实的技术支撑。

编委会

2022 年 12 月

目 录

上篇 通用技术指导原则

下篇 个药指导原则

上 篇
通用技术指导原则

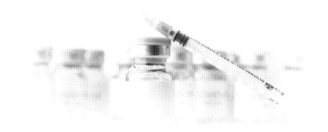

药 学

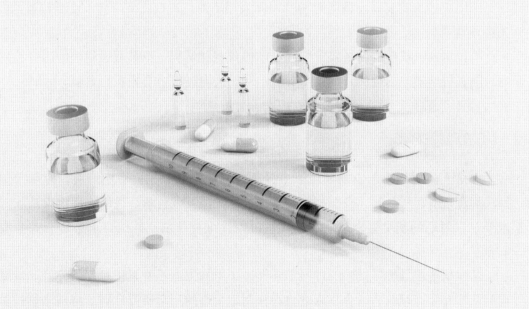

化学药品创新药上市申请前会议
药学共性问题及相关技术要求

一、前言

为鼓励创新药研发和申报，加快创新药上市进程，《药品注册管理办法》对药品注册过程中的沟通交流提出了相关要求，明确药品注册申请人（以下简称"申请人"）可以就重大技术问题与药品审评中心进行沟通交流。

新药上市申请前会议（Pre-NDA 会议）是药品上市许可申请前的重要沟通交流会议。申请人在提出 Pre-NDA 会议申请时，需明确会议目的、提出具体的沟通交流问题、充分准备资料和研究数据，以解决 NDA 申报前存在的关键技术问题。为提高申请人和监管机构沟通交流的质量与效率，聚焦亟待解决的问题，本技术要求总结了化学药品创新药 Pre-NDA 会议药学共性问题及一般性要求，供申请人参考。

应用本技术要求时，请同时参考国际人用药品注册技术要求协调会（ICH）相关指导原则。

本技术要求仅代表药品监管部门当前的观点和认识，不具有强制性的法律约束力。随着科学研究的进展，本技术要求中的相关内容将不断完善与更新。

二、总体考虑

申请人应对创新药研发和注册申报承担主体责任。在上市申请前，应基于法律法规和现有科学认知，参照相关技术指导原则或其他科学、适用的评价方法和技术要求，对药物安全性、有效性和质量可控性进行评估，并按要求整理相关研究资料。

药学研究伴随临床试验的进展不断推进，申请人应不断累积对产品关键质量属性的认知和生产经验，结合临床试验进程制定合理的药学研究计划。特别注意药学重大变更应尽量在关键临床试验开始前完成，如关键临床试验结束后发生重大药学变更，可能影响药品的注册进程，需慎重考虑。在不同研究阶段，申请人可通过新药临床试验申请前会议（Pre-IND 会议）、新药Ⅱ期临床试验结束（EOP Ⅱ）/Ⅲ期临床试验启动前会议（Pre-Ⅲ期会议）等沟通交流途径解决临床试验期间药学相关问题。申请人应结合临床试验进程对申报数据进行整体评估，在确认已有研究数据可以支持产品上市申请（NDA）后，提出药学专业 Pre-NDA 会议申请。

Pre-NDA 会议药学专业重点讨论支持新药上市申请药学相关的关键技术问题。申请人可参照药品上市相关指导原则及本技术要求相关内容，结合对药品研发和生产的理解及质量控制的需要，提出具体的沟通交流问题。

对于适用药品加快上市注册程序的创新药，也需符合上市申请药学相关技术要求。

三、共性问题

（一）关于原料药合成起始原料选择

共性问题：起始原料选择依据不充分；部分品种申报路线过短，起始原料选择不合理。

一般性要求：原则上申请人应在关键临床试验启动前参照 ICH Q11 及其问答（Q&A）等指导原则合理选择起始原料，及时与监管机构进行沟通，结合对生产工艺的理解合理确定 GMP 条件下的生产步骤，尽早确定起始原料。

（二）关于原料药药学变更研究

共性问题：未充分评估原料药生产场地、生产工艺等药学变更对产品质量的影响。

一般性要求：参照《创新药（化学药）临床试验期间药学变更技术指导原则（试行）》等相关指导原则开展临床试验期间的药学变更研究，并详细汇总历史批次（包括动物安全性试验批、关键临床试验批、注册批、工艺验证批等）的生产信息和质量研究数据，充分评估变更前后产品质量的可衔接性。重点关注相关变更对产品杂质谱、晶型、粒度及粒度分布等关键质量属性的影响，合理论证变更的可行性。如变更可能影响制剂的关键质量属性，应进一步考察制剂的质量变化情况。

（三）关于原料药有关物质研究和控制

共性问题：原料药杂质谱分析不充分；有关物质分析方法检出能力不足；杂质控制及限度制定依据不充分。

一般性要求：参照 ICH Q3A 等相关指导原则进行杂质研究，全面分析杂质的来源，进行清除、转化研究，合理制定控制策略，提供完整的杂质谱研究信息和资料。

应对加速和长期试验中超过鉴定限的降解杂质进行归属研究，关注影响因素试验条件下降解杂质的研究，增强对降解途径的理解。

如生产工艺发生变更，应分析研究可能产生的新杂质，考察有关物质方法的适用性。有关物质分析方法应充分验证，合理选择杂质定量方法，例如，应评估外标法、加校正因子的自身对照法等定量方法，考虑杂质对照品制备的难易程度和持续提供情况，主成分作为对照的合理性等。根据 ICH Q3A 等相关指导原则合理设定杂质限度，限度的制定需有动物安全性试验依据，必要时应重新进行动物安全性试验。

（四）关于致突变杂质研究

共性问题：对原料药和制剂的潜在致突变杂质评估、研究不全面，控制策略不完善。

一般性要求：参照 ICH M7 和 S9 进行致突变杂质研究并制定合理控制策略。杂质评估应全面，包括工艺路线中起始原料、中间体、反应副产物、溶剂或试剂等可能存在的工艺杂质、降解杂质（包含制剂中新增降解杂质）等。除已有充分毒性数据的杂质可依据参考文献得出结论外，请注意文献检索、数据库检索等不能简单代替软件评估。针对致突变杂质必要时应探索建立科学合理的检测方法，方法的灵敏度应与检测目的、所论证的杂质限度相匹配。应提供风险控制策略及限度制定依据。

（五）关于原料药质量控制项目

共性问题：原料药质量标准控制项目不全面；限度制定不合理或限度制定依据不充分。

一般性要求：参照 ICH Q6A 等相关指导原则制定产品质量标准。根据原料药结构类型、关键质量属性建立原料药质量标准，需关注的控制项目包括晶型、成盐比例、粒度及粒度分布、有关物质、异构体杂质等。

限度制定应参考历史批次的检测数据，包括动物安全性试验批、关键临床试验批、注册批、工艺验证批等，并参考稳定性研究数据。

（六）关于制剂变更研究

共性问题：关键临床试验期间或结束后对制剂处方、生产工艺等进行变更且相关药学研究不充分；未充分评估变更对制剂质量的影响；未进行必要的对比桥接研究。

一般性要求：建议在关键临床试验启动前确定处方、生产工艺等。在关键临床试验期间或结束后发生药学变更的，参照《创新药（化学药）临床试验期间药学变更技术指导原则（试行）》等相关要求开展药学变更研究。应明确关键临床批与注册批处方、生产工艺等的差异，并充分评估所发生的变更对制剂质量、疗效的影响，开展相应的变更研究，必要时需考虑进行制剂体内桥接研究。

（七）关于制剂降解杂质研究

共性问题：制剂降解杂质研究不充分；降解杂质分析方法检出能力不足；杂质限度制定依据不充分。

一般性要求：参照 ICH Q3B 等相关指导原则进行降解杂质研究，建议结合原料药降解杂质研究、制剂处方及生产工艺等研究情况，对制剂加速和长期试验、配伍稳定性试验中超过鉴定限的降解杂质进行归属研究。关注影响因素试验条件下降解杂质的研究，增强对降解途径的理解。

如处方和 / 或生产工艺发生变更，应分析研究可能产生的新杂质，考察有关物质方法的适用性。有关物质分析方法应充分验证，合理选择杂质定量方法，例如，应评估外标法、加校正因子的自身对照法等定量方法，考虑杂质对照品制备的难易程度和持续提供情况、主成分作为对照的合理性等。根据 ICH Q3B 等相关指导原则合理设定杂质限度，降解杂质限度的制定需有动物安全性试验依据，必要时应重新进行动物安全性试验。

（八）关于制剂溶出、释放研究

共性问题：溶出或释放检查方法建立依据不充分，对检查方法的区分力研究不足；溶出度或释放度限度制定不合理。

一般性要求：根据制剂特性和质量控制的需要，参照 ICH Q6A、《普通口服固体制剂溶出度试验技术指导原则》等相关指导原则研究制定溶出度或释放度检查方法和限度，注意进行方法区分力研究，关注处方、生产工艺、辅料、原料药粒度和晶型等的影响。

根据关键临床试验批、注册批、工艺验证批等的溶出度或释放度数据，结合生物利用度研究批次的溶出度或释放度数据（如适用），建立合理限度。

（九）关于制剂质量控制项目

共性问题：制剂质量标准控制项目研究不全面；质量控制项目限度制定不合理或限度制定依据不充分。

一般性要求：参照 ICH Q6A 等相关指导原则确定质量控制项目。应充分重视药物质量数据的积累，根据制剂特性对可能影响临床安全性、有效性的质量属性进行全面评估和监测，例如制剂降解杂质、溶出度、元素杂质等，积累动物安全性试验批、临床批（尤其是关键临床批）、注册批、工艺验证批等数据，为 NDA 申报质量标准制定提供依据。

（十）其他制剂相关问题

共性问题：如注射剂塑料组件相容性、包装系统密封性研究，洋葱伯克霍尔德菌等未进行研究或研究不充分。

一般性要求：对于注射剂，需参照《化学药品注射剂生产所用的塑料组件系统相容性研究技术指南》《化学药品注射剂包装系统密封性研究技术指南》等开展相关研究。

对于吸入、口服、黏膜、皮肤和鼻腔给药的水溶液非无菌制剂，一般应参照相关技术要求对洋葱伯克霍尔德菌进行研究，制定相应的控制策略。

参考文献

1. ICH Steering Committee. Harmonised Tripartite Guideline Q1A: Stability Testing of New Drug Substances and Products. 2003

2. ICH Steering Committee. Harmonised Tripartite Guideline Q1B: Stability Testing: Photostability Testing of New Drug Substances and Products. 1996

3. ICH Steering Committee. Harmonised Tripartite Guideline Q2: Validation of Analytical Products: Text and Methodology. 1996

4. ICH Steering Committee. Harmonised Tripartite Guideline Q3A: Impurities in New Drug Substances. 2006

5. ICH Steering Committee. Harmonised Tripartite Guideline Q3B: Impurities in New Drug Products. 2006

6. ICH Steering Committee. Harmonised Tripartite Guideline Q3D: Guideline for Elemental Impurities. 2014

7. ICH Steering Committee. Harmonised Tripartite Guideline Q6A: Specifications: Test Procedures and Acceptance Criteria for new Drug Substances and New Drug Products: Chemical Substances. 1999

8. ICH Steering Committee. Harmonised Tripartite Guideline Q8: Pharmaceutical Development. August. 2009

9. ICH Steering Committee. Harmonised Tripartite Guideline Q11: Development Manufacture of Drug Substances (Chemical Entities and Biotechnological/Biological Entities). 2012

10. ICH Steering Committee. Harmonised Tripartite Guideline Q12: Technical and Regulatory Considerations for Pharmaceutical Product Lifecycle Management. 2017

11. ICH Steering Committee. Harmonised Tripartite Guideline M7: Assessment and Control of DNA Reactive (Mutagenic) Impurities in Pharmaceuticals to Limit Potential

Carcinogenic Risk. 2017

12. ICH Steering Committee. Harmonised Tripartite Guideline S9: Nonclinical Evaluation for Anticancer Pharmaceuticals. 2009

13. 国家药品监督管理局药品审评中心.《创新药（化学药）临床试验期间药学变更技术指导原则（试行）》（2021 年第 22 号）

14. 国家药品监督管理局药品审评中心.《已上市化学药品药学变更研究技术指导原则（试行）》（2021 年第 15 号）

15. 国家药品监督管理局药品审评中心.《儿童用药（化学药品）药学开发指导原则（试行）》（2020 年第 67 号）

16. 国家药品监督管理局药品审评中心.《化学药品注射剂灭菌和无菌工艺研究及验证指导原则（试行）》（2020 年第 53 号）

17. 国家药品监督管理局药品审评中心.《药物研发与技术审评沟通交流管理办法》（2020 年第 48 号）

18. 国家药品监督管理局药品审评中心.《药品附条件批准上市技术指导原则（试行）》（2020 年第 41 号）

19. 国家药品监督管理局药品审评中心.《化学药品创新药 I 期临床试验申请药学共性问题相关技术要求》和《化学药品 I 期临床试验申请药学研究信息汇总表（修订版）》（2020 年第 40 号）

20. 国家药品监督管理局药品审评中心.《化学药品注射剂生产所用的塑料组件系统相容性研究技术指南（试行）》（2020 年第 33 号）

21. 国家药品监督管理局药品审评中心.《化学药品注射剂包装系统密封性研究技术指南（试行）》（2020 年第 33 号）

22. 国家药品监督管理局药品审评中心.《化学药物中亚硝胺类杂质研究技术指导原则（试行）》（2020 年第 1 号）

23. 国家药品监督管理局.《国家药监局关于进一步完善药品关联审评审批和监管工作有关事宜的公告》（2019 年第 56 号）

24. 国家药品监督管理局.《创新药（化学药）Ⅲ期临床试验药学研究信息指南》（2018 年第 48 号）

25. 国家药品监督管理局.《普通口服固体制剂溶出度试验技术指导原则》（2015 年第 3 号）

26. 国家药品监督管理局.《化学药物杂质研究的技术指导原则》（2005 年第 106 号）

27. FDA. Guidance for Industry IND Meetings for Human Drugs and Biologics Chemistry，Manufacturing，and Controls Information. 2001：https://www.fda.gov/

创新药（化学药）临床试验期间药学变更
技术指导原则（试行）

一、概述

创新药药学研究具有渐进性、阶段性和不确定性特点，其研究的广度和深度伴随临床试验的进展不断推进。常规开发模式下，原料药的研发进程领先于制剂，通常遵循以下规律：

对于原料药而言，早期临床试验阶段合成路线和工艺相对不成熟，对原料药理化特性和杂质行为等关键质量属性了解有限，仅基于临床前安全性试验和相对有限的制备经验，建立了初步的质量控制策略和适应其开发阶段的较宽泛的质量标准。伴随着临床试验的推进和对关键质量属性的深入理解，基于放大生产、提高质量、完善质量控制等的需要，不断优化工艺路线、深入研究杂质行为、加强对关键理化特性的认识及其对制剂潜在影响的研究，并结合多批次的生产经验调整质量控制策略。在关键临床试验阶段确定拟商业化合成路线和工艺，基于系统的质量风险评估，确定关键工艺步骤和关键工艺参数范围，制定合理的过程控制和中间体控制，基于历史批次（尤其是安全性试验批次、关键临床试验批次）生产信息、质量特性、稳定性研究结果等，完善原料药质量标准、包装、贮藏条件和有效期 / 复验期等。

对于制剂而言，在早期临床试验阶段，基于对药物自身的理化特性、安全性和有效性的有限了解，通常会选择处方工艺相对简单的制剂形式（如口服溶液剂、原辅料混粉直接灌装的胶囊剂等）进行开发，基于临床前安全性试验和相对有限的制备经验，建立适应其开发阶段的较宽泛的质量标准，基于有限的稳定性、相容性（如有必要）、配伍（如有必要）研究信息初步确定了制剂的包装、贮藏条件和临床用法。后续伴随临床试验的推进，获得了初步的人体数据，对于药物自身特性和体内行为有了一定的认识，并初步积累了生产经验，在此基础上优化剂型、规格和处方工艺，加强制剂处方工艺和降解杂质研究，根据已有的认知和信息完善质量控制。在关键临床试验阶段，基于较充分的人体安全性和有效性信息、生产信息，确定拟商业化剂型、规格和处方工艺，进行系统的质量风险评估，确定关键工艺步骤和关键工艺参数，制定合理的过程控制和中间体控制，基于历史批次（尤其是安全性试验批次、关键临床试验批次）信息和稳定性、相容性、配伍研究结果，完善制剂质量标准、包装、贮藏条件、有效期和临床用法等。

　　基于以上研发规律，由于创新药不同研究阶段的药学研究目标不同，决定了研究进程中必然伴随着大量药学变更。药学变更可能会在临床样品中引入质量风险，进而可能对受试者安全性和（或）临床试验结果的科学性造成影响，故需全面审慎地评估变更引入的质量风险并开展相关研究，以支持这些变更应用于临床样品的制备。

　　本指导原则所述药学变更系指发生（或拟发生）在临床样品生产、质量控制、包装和贮藏条件等方面的变更。本指导原则适用于化学创新药和改良型新药（放射药除外）临床试验期间的药学变更。考虑到创新药药学研究的阶段性、药学变更的多样性和复杂性，本指导原则主要阐述了创新药药学变更评估和研究的一般原则，仅对部分常见的重大变更和一般变更进行了举例，并简述了该类变更下的研究思路和研究内容。对于未明确列出的其他变更形式，申请人可参考本指导原则或其他相关指导原则，根据变更具体情形开展评估和研究。

　　此外，药学变更往往不是独立发生的。例如，生产场地变更可能同时伴随生产设备及生产工艺的变更，处方变更可能伴随或引发药品质量标准变更等。对于多个变更同时发生并存在关联的情况，可参考本指导原则基本思路分别开展研究，总体上可按照技术要求较高的变更类别开展相关变更支持性研究工作，并关注多项变更可能的叠加影响。

　　申请人对临床试验期间药学变更的评估和研究负有主体责任。在进行药学变更研究时，首先需明确变更的原因、变更的事项和变更的程度，然后结合品种特点和具体的变更内容，基于风险评估的思路，评估变更对药品质量、临床试验受试者安全性、临床试验结果科学性的可能影响，在此基础上判断变更为重大变更还是一般变更，并开展相应的研究工作，评估变更的可行性。

二、临床试验期间药学变更评估一般原则

　　创新药临床试验期间发生药学变更时，申请人应当遵循风险评估原则，结合变更拟发生的临床研究阶段、受试人群、品种特点、对药物已有认知以及针对变更的初步研究等，科学地评估变更可能产生的影响。具体可从以下几个方面来考虑：

1. 变更发生的临床阶段（早期临床研究阶段、关键临床研究阶段）

　　药学变更贯穿于药品开发的各个阶段，通常早期阶段变更发生的可能性较高。在早期临床阶段，药物的人体安全性尚未完全确立，需主要结合非临床安全性评价结果和早期临床研究方案评估药学变更对于受试者安全性可能产生的影响。比如原

料药生产工艺的变更是否会引入新的杂质（如致突变杂质），制剂生产工艺的变更是否会引起同等剂量下体内暴露量的改变。在关键临床研究阶段，受试者数量增加、用药时间延长，且临床试验结果是产品上市时风险获益比评估的主要依据，此阶段发生的药学变更除需重点关注受试者安全性外，还需兼顾临床试验结果的科学性。比如基于Ⅱ期临床试验结果确定了给药剂量，在Ⅲ期临床阶段拟增加新的规格，需要根据产品的特性，通过体外研究（药学相关对比等）和（或）体内试验（如BE、PK等）来评估新规格同原规格之间的可衔接性。

通常，在创新药研究进程中，越是研究后期发生的变更，越需要开展细致深入的研究，以证明变更的可接受性。创新药在完成支持上市的关键临床研究后，如发生重大的药学变更，需慎重考虑。

2. 变更涉及的受试人群

临床试验涉及的受试人群不同，变更可能产生的风险不同。如变更原料药的生产工艺引入了致突变杂质，对于健康受试者而言，则安全性风险较高；而对于特定受试者（如晚期肿瘤患者）而言，基于获益－危害分析，可能风险相对较小。同样的处方变更，如用于儿童受试者，则需审慎评估变更后的辅料种类和用量是否适用于儿童人群，是否会产生安全性风险。

3. 品种特点

药物结构/组分和制备工艺的复杂性也是评估中需考虑的重要因素。比如，相比于小分子化合物而言，高分子聚合物、合成多肽、多糖、生物来源提取物等结构/组分较为复杂的化合物发生工艺变更时，评估变更产生的影响可能相对困难，对于风险的把控能力相对较弱或者风险评估的不确定性较强。对于特殊制剂（脂质体、微球等），处方工艺变更产生的影响，可能无法仅通过药学对比来证明，有些情况下需进行体内的桥接试验和（或）必要的非临床安全性试验来综合评估。此外，不同的给药途径，自身的安全风险度也不同，比如注射剂相比口服固体制剂需充分考虑无菌相关风险。

4. 已有认知的局限性

临床试验期间药学变更管理属于药品全生命周期管理的一部分，通常研究工作越系统、深入，积累的研究数据越充分，对于变更可能产生的影响的评估越科学。基于创新药药学研究循序渐进的一般规律，临床试验期间对于产品的关键质量属性的认知（如杂质谱研究、原料药理化特性对制剂质量和体内行为的影响等）可能存在局限性，临床试验阶段的变更研究也可能存在一定的局限性。对于某些潜在影响可能较大、有限数据难以评估其可能风险或者无法通过简单药学对比证明其前后质量一致的变更，基于风险考虑，建议将其作为重大变更，开展深入研究，累积更充分的数据。

总体而言，根据药学变更对临床受试者安全性、临床试验结果科学性影响的可能性大小，可将临床期间的药学变更分为重大变更和一般变更。重大变更是指经评估可能显著影响临床样品的质量，进而可能对临床试验受试者的安全性或临床试验结果的科学性产生明显影响的变更。申请人应当审慎地评估此类变更带来的风险，并开展相关研究，以支持变更应用于临床试验样品的制备。一般变更是指经评估可能对临床样品的质量、临床试验的安全性以及试验结果的科学性无明显影响的变更，申请人可酌情开展相关研究。

申请人评估认为可能增加受试者安全性风险的变更，应当按《药品注册管理办法》提出补充申请，认为不影响受试者安全的，可以直接实施并在研发期间安全性更新报告中报告。

三、原料药变更研究

1. 原料药变更研究的一般原则

对于原料药变更，需结合其对相应制剂质量的影响开展评估和研究。具体而言，需重点从变更对于原料药关键理化特性和杂质行为等的影响展开。影响制剂性能的原料药关键理化特性改变，可能导致试验药物在受试者体内行为的改变，进而影响临床试验结果（数据）的科学性，也可能增加受试者安全性风险；杂质种类和水平产生变化，可能增加临床试验预期/非预期不良反应的风险，给受试者带来安全隐患。

1.1 关键理化特性

一般而言，原料药的关键理化特性如晶型、粒度及粒度分布、溶解性等可能会对临床试验药品质量产生影响。这些理化特性往往与原料药最终纯化（如成盐、结晶等）工艺、分离方式、干燥、粉碎、混合等操作步骤密切相关。某些情况下，待精制物料中杂质的显著变化，也可能导致原料药关键理化特性的改变。故相关工艺变更后，需基于风险评估对变更前后原料药的关键理化特性进行对比，酌情进行稳定性研究，必要时重新进行结构确证。当变更后原料药的关键理化特性发生改变，则需充分评估其对制剂工艺（如流动性、可压性、混合均匀性、溶解性等）和制剂性能（如口服固体制剂的溶出、崩解、含量均匀度等）的影响，根据风险评估结果开展研究，必要时还需考虑进行相应制剂体内桥接研究。

1.2 杂质行为

一般而言，原料药中的杂质种类和杂质水平是影响临床试验药品安全性的重要因素。杂质通常来源于生产工艺（如溶剂、试剂和催化剂，起始物料引入和工艺副反应产生杂质）和自身降解等。原料药生产场地、合成路线、合成工艺及控制、包装及贮藏条件等的变化均可能导致杂质种类和水平的改变。申请人需要对比变更前后中间体或原料药中杂质种类和水平，包括但不限于有关物质、残留溶剂、元素杂质、潜在致突变杂质等，并酌情开展稳定性研究。所采用的杂质检查方法应可有效地分离和检测变更后样品中的潜在杂质。原则上，临床研究用样品的杂质水平不得超出动物安全性试验数据所支持的相应杂质的水平，临床研究样品中潜在致突变杂质、毒性试剂、溶剂、金属催化剂等残留可参考相关指导原则的要求。如有例外，需提供相应的安全性支持依据。

2. 原料药变更分类举例及研究

2.1 原料药生产场地变更

原料药生产场地变更是指临床试验用原料药的生产和（或）包装场地的变更。

原料药生产场地变更时需对变更前后工艺路线、工艺操作、批量、生产设备等的差异进行对比，如伴随生产场地变更的同时发生了这些变化，需综合考虑这些变化对原料药杂质种类或水平、关键理化特性的影响，酌情评估对制剂质量的影响。建议对场地变更前后的中间体和（或）原料药进行全面质量对比，并酌情开展稳定性研究。如采用多个生产场地生产关键中间体或原料药，需关注不同场地间样品质量一致性。

2.1.1 重大变更

包括但不限于：

• 替换或增加生产场地（在早期临床阶段，简单化学合成小分子原料药生产场地变更可除外）。

2.1.2 一般变更

包括但不限于：

• 变更原料药生产场地名称及地址表述，但实际地址不变。

• 在不改变原料药质量标准、包装及贮藏条件的前提下，变更原料药包装场地。

2.2 原料药生产工艺变更

原料药生产工艺变更一般包括：合成路线变更（如：缩短、延长或改变合成路线等）、生产条件变更（如：物料、投料量、反应温度、反应时间、搅拌时间、后处理方式、精制条件、干燥方式等）等。

此类变更可能会对原料药杂质和理化特性产生影响。一般而言，越接近合成路线最后一步反应（限于形成或断裂共价键的反应）的变更越可能影响原料药质量，进而对相应临床试验药品的性能和质量产生影响。在全面评估当前变更步骤杂质行为和分析方法适用性的情况下，可对比评估变更涉及到的中间体的质量，如无差异可认为等同，如存在差异需顺延评估下一个中间体，直至认为等同。当发生此类变更时，需对发生变更的工艺步骤进行详细评估和研究，对变更前后该步骤中间体及后续中间体和（或）原料药进行全面对比，关注变更前后原料药中杂质谱的分析（反应副产物以及新增毒性试剂、溶剂、催化剂等）、杂质转化清除研究结果，必要时调整杂质控制策略。当最后一步反应步骤（限于共价键形成或断裂的反应）、最后一步纯化/成盐及其后续工艺步骤发生变更时，需比较变更前后产物质量和原料药质量，必要时还需通过比较原料药变更前后生产的制剂产品的性能和质量来综合评估该变更对临床试验药品的整体影响，某些情况下还需考虑进行相应制剂体内桥接研究。

2.2.1 合成路线变更

2.2.1.1 重大变更

包括但不限于：

- 改变合成路线，并可能对原料药杂质行为和关键理化特性等产生明显影响。
- 改变制备方式（如：化学合成与发酵工艺的替换，多肽固相合成与液相合成替换等）。

2.2.1.2 一般变更

包括但不限于：

- 在原路线基础上延长合成路线，将原起始原料制备工艺部分或全部纳入原料药生产中。

2.2.2 生产条件变更

2.2.2.1 重大变更

包括但不限于：

- 可能对原料药杂质行为和关键理化特性等产生明显影响的生产工艺及参数变更。比如，可能影响原料药质量的发酵工艺和提取工艺的变更（如菌种改变、提纯原理改变）；可能影响制剂体内行为的原料药结晶条件等的变化。
- 改变无菌原料药的灭菌工艺。

2.2.2.2 一般变更

包括但不限于：

- 不影响原料药质量的溶剂、试剂、催化剂的种类或用量调整。
- 不影响原料药质量的批量放大。

2.3 原料药质量标准变更

原料药质量标准的变更一般包括检查项目、分析方法和可接受限度的变更，这些变更可能会导致与质量相关的安全性风险识别能力或检测能力的变化。一般而言，原料药关键质量属性分析方法的改变、删减检查项目或放宽限度，对原料药质量控制的影响较大。分析方法改变时，需对方法变更前后检测能力进行对比和验证，如有必要，需采用新旧方法对动物安全性试验用样品和（或）临床试验用样品进行检验对比并重新评估安全性依据是否充分，原则上分析方法变更后检测能力不应低于变更前。

创新药研究早期阶段对所开发品种的了解和认知有限，需注重检验数据的积累，在无充分数据支持的情况下，不建议删减检查项目或放宽超出安全性支持的限度。

2.3.1 重大变更

包括但不限于：

- 删减关键检查项目。
- 放宽关键检查项目的可接受限度。
- 变更关键检查项目分析方法（不同原理）（如采用 TLC 法代替 HPLC 法测定有关物质）。

2.3.2 一般变更

包括但不限于：

- 增加检查项目（非安全性原因）。
- 收紧可接受限度（非安全性原因）。
- 分析方法的调整（在已有的方法学验证范围内或新的方法验证得出相当或更好的验证结果）。

2.4 包装容器、贮藏条件变更

在创新药早期开发阶段，由于对化合物的认知尚不够充分，可获得的稳定性信息有限，通常会选择较为保守的包装和贮藏条件。随着稳定性信息的积累以及对于原料药认知的不断丰富，会逐渐确定适宜的包装和贮藏条件。

原料药包装的改变，可能会影响原料药的稳定性。申请人需充分评估包装变更可能对原料药稳定性产生的负面影响，选择适宜的考察指标开展新的稳定性试验，并对包装变更前后原料药稳定性变化趋势进行分析。对于非固态原料药包装的改变，还需考虑新包装同原料药的相容性问题。无菌原料药还需考虑包装密封性问题。

贮藏条件的改变，尤其是放宽贮藏条件，可能会影响原料药的稳定性，故一般需提供充分的稳定性数据，以证明变更贮藏条件后对原料药无负面影响。

2.4.1 重大变更

包括但不限于：

- 变更后的包装可能同原料药（一般为非固体原料药）发生相互作用。
- 由于安全性原因严格贮藏条件或使用保护性能更佳的包装材料 / 容器。

2.4.2 一般变更

包括但不限于：

- 变更后的包装可提供相同或更好的保护（非安全性原因）。

2.5 其他

对于复杂分子（如：合成多肽、小分子核酸等）、复杂工艺（如：发酵类、生物来源提取物类等）原料药的变更，其对临床样品的潜在影响的体外评估手段可能有限，需在遵照本指导原则研究思路的基础上，结合产品自身特点开展充分的风险评估及变更研究工作，以获得更多的变更支持性数据。

四、制剂变更研究

1. 制剂变更研究的一般原则

对于制剂变更，需重点从变更对于药物的制剂性能、安全性相关指标的影响来展开评估和研究。制剂性能发生改变，可能导致试验药物在受试者体内行为的变化，进而影响临床试验结果（数据）的科学性，也可能增加受试者安全性风险；杂质种类和水平或其他安全性相关指标（如注射剂的无菌、细菌内毒素、可见异物、不溶性微粒等）产生变化，可能增加临床试验预期 / 非预期不良反应的风险，给受试者带来安全隐患。

1.1 制剂性能

药物的制剂性能是指药物为达到预期临床用途，所具备的制剂学特性组合，是原料药理化性质、辅料功能性、处方设计、生产工艺、包装等多方面综合作用的表现。

不同剂型的制剂性能可以不同的指标来表征。例如，口服固体制剂（如片剂等）可评价指标包括硬度、崩解时限、溶出度 / 释放度、含量均匀度等；注射剂可通过复溶时间、分散时间、粒度及粒度分布、微观形态等指标来表征；半固体制剂（如软膏剂、凝胶剂、栓剂等）可通过原料药晶型及粒度、黏度、含量均匀度、体外释放度和（或）体外透皮试验等指标来表征。

一般而言，变更制剂剂型、规格、处方、生产工艺、包装和贮藏条件等都有可能会对制剂性能产生影响，在变更研究中需结合药物性质、剂型特性、处方工艺特点以及变更的具体情况评估变更对制剂性能可能产生的影响，根据风险评估结果，选择适宜的制剂性能相关指标开展变更支持性研究，必要时还需考虑进行制剂体内桥接研究。

1.2 安全性相关指标

1.2.1 杂质行为

杂质种类和杂质水平是影响临床试验药品安全性的重要因素。制剂的杂质通常来源于原料药和辅料引入杂质、外来物迁移（生产组件、包材相容性杂质）以及降解杂质，而降解杂质可包括原料药和辅料的降解杂质，原料药与辅料和（或）

内包材的相互作用杂质。制剂杂质研究需重点关注制剂工艺和贮藏过程中的降解杂质。

一般而言，制剂生产场地、处方、生产工艺、包装和贮藏条件等的变化均可能导致杂质种类和水平的改变。需结合药物性质、剂型特性和处方工艺特点分析评估具体变更内容是否可能引起杂质行为的变化（如引入新杂质、导致新的降解趋势等），对比变更前后制剂中间体和（或）终产品中的杂质种类和水平，包括降解杂质、残留溶剂（如适用）、潜在致突变杂质（如适用）等，并酌情开展制剂稳定性研究。所采用的杂质检查方法应能对变更后样品中的潜在杂质进行有效地分离和检测。原则上，临床研究用样品的杂质水平不得超出动物安全性试验数据所支持的相应杂质的水平，临床研究用样品中残留溶剂（如适用）、潜在致突变杂质可参考相关指导原则的要求。如有例外，需提供相应的安全性支持依据。

1.2.2　其他安全性相关指标

对于注射剂、吸入制剂、植入剂等而言，还需关注变更对制剂其他安全性相关指标的可能影响，如无菌、细菌内毒素（或热原）、不溶性微粒、可见异物、渗透压摩尔浓度等。需确保变更后产品的相关指标仍符合安全性要求。

2. 制剂变更分类举例及研究

2.1　制剂生产场地变更

制剂生产场地变更是指临床试验用制剂的生产和包装场地地址的变更。

制剂生产场地变更需关注不同场地间处方、生产工艺、生产设备、批量等的差异。如伴随生产场地变更的同时发生这些变更，需综合评估如上变更对制剂性能、杂质行为和其他安全性相关指标的影响，选择适宜的制剂性能相关指标、安全性相关指标对场地变更前后产品进行全面质量对比，并酌情开展稳定性研究。如采用多个生产场地生产制剂中间体或制剂终产品，需关注不同场地间样品质量一致性。

无菌制剂生产场地变更原则上不得降低产品的无菌保证水平。

2.1.1　重大变更

包括但不限于：

• 增加或替换生产场地（早期临床阶段，采用常规处方工艺的普通口服制剂可除外）。

2.1.2　一般变更

包括但不限于：

• 变更制剂生产场地名称及地址表述，但实际地址不变。

• 非安全性原因删除生产场地。

• 在不改变制剂质量标准、包装及贮藏条件的前提下，新增／替换／删除包装场地。

2.2 处方变更

制剂处方（包括附带专用溶剂的处方）变更一般包括：辅料供应商 / 型号 / 级别、辅料种类、辅料用量变更。

此类变更可能会影响辅料功能性或制剂过程物料的可加工性进而影响制剂性能，也可能引入新的杂质或其他安全性隐患进而影响受试者安全性。以口服固体制剂为例，如改变填充剂的粒度，可能会影响混合物料的流动性和混合均匀性，甚至引起混合物料发生分层，从而影响产品含量均匀度；改变某些功能性辅料（如聚山梨酯等表面活性剂）的型号或用量，可能会改变制剂溶出行为，从而改变药物的体内行为，影响受试者安全性或临床试验结果的科学性；对于处方变更涉及使用新辅料、常见辅料的新用途、常见辅料的超常规用量时，还应关注辅料种类 / 用量安全性、辅料所引入杂质或其他因素的安全性。

发生此类变更后，需结合药物性质、剂型特性以及是否涉及关键辅料变更（对溶出、释放或体内吸收等起关键作用的辅料）评估变更对制剂的影响，必要时重新开展原辅料相容性研究。选择适宜的制剂性能相关指标、安全性相关指标对处方变更前后产品进行全面质量对比，酌情开展稳定性研究，必要时还需结合临床试验方案开展相应的配伍稳定性研究（如适用）。在药学对比研究结果显示制剂质量存在显著差异，或仅通过药学比较研究无法评估变更对制剂质量的潜在影响时，需结合当前临床阶段以及临床试验方案考虑制剂体内桥接研究和（或）非临床安全性研究。

对于附带专用溶剂的处方变化，需结合其对配伍后制剂质量的影响进行相关考察。

2.2.1 重大变更

包括但不限于：

• 可能对制剂质量或体内行为产生明显影响的处方变化（如关键辅料种类 / 型号 / 用量的显著变化等）。

• 变更（包括替换或增加）注射剂附带专用溶剂处方组成。

2.2.2 一般变更

包括但不限于：

• 在对稳定性无不良影响的情况下，增加、删除、替换着色剂或矫味剂种类，或改变用量。

• 增加非功能性片剂包衣。

• 调整非功能性片剂包衣组成。

2.3 辅料工艺及控制变更

此类变更包括：辅料制备工艺变更（针对新辅料）、质量标准变更。

新辅料制备工艺发生变更时，可参考原料药变更评估和研究原则，进行变更支持性相关研究。

2.3.1　重大变更

包括但不限于：

• 变更可能影响制剂性能的辅料内控标准（如辅料粒度及粒度分布影响制剂体外溶出时）。

• 新辅料的制备工艺、质量标准发生相关变更（可参考原料药相应部分重大变更举例）。

2.3.2　一般变更

包括但不限于：

• 新辅料的制备工艺、质量标准发生相关变更（可参考原料药相应部分一般变更举例）。

2.4　生产工艺变更

制剂生产工艺变更一般包括：变更制剂生产工艺（如工艺原理、工艺操作、工艺参数等）、变更制剂生产过程控制方法及限度（如：中间体质量标准、过程检验项目等）、变更生产设备、变更生产规模等。

此类变更可能会对产品制剂性能、杂质行为和其他安全性指标产生影响，影响程度与制剂生产工艺的复杂程度、变更是否涉及与产品质量相关的关键步骤工艺等相关。以注射剂的混合步骤为例，对于药物理化性质稳定的真溶液，生产过程中原辅料加入次序和混合参数（速度、时间和温度）对药品质量的影响较小，变更相关参数引入的质量风险较低；但对于特殊注射制剂，如脂肪乳、胶束、脂质体等，原辅料的加入顺序和混合参数可能与制剂微观结构的形成、制剂的性能及稳定性密切相关，变更相关工艺参数引入的质量风险较高。

发生此类变更时，需根据药物性质、剂型特性（品种特点）以及变更是否涉及制剂生产工艺的关键环节或重要参数，选择合适的指标全面对比评估工艺变更对制剂性能的影响，必要时还需考虑进行变更前后制剂体内桥接研究。如生产工艺变更引起制剂杂质行为的变化，需分析原因，评估已有分析方法的适用性，评估并更新杂质的安全性依据，酌情开展稳定性研究，必要时还需结合临床试验方案开展相应的配伍稳定性研究。

2.4.1　重大变更

包括但不限于：

• 改变工艺原理（如干法制粒和湿法制粒的替换）。

• 可能对制剂质量或体内行为产生明显影响的工艺操作或参数的变更。

2.4.2　一般变更

包括但不限于：

• 在不影响制剂质量的前提下，调整工艺参数。

- 不影响制剂质量的批量变更。

- 在对体内行为无潜在影响的前提下（如变更前后产品的溶出曲线相似），改变普通片剂形状（如圆形变为椭圆形）。

2.5　制剂质量标准变更

制剂质量标准的变更一般包括检查项目、分析方法和可接受限度的变更，这些变更可能会导致与质量相关的制剂性能、安全性风险识别能力或检测能力的变化。通常与制剂性能、杂质行为和其他安全性指标相关的检测项目的删减、检测方法的改变、限度的放宽，对制剂质量控制的影响较大。分析方法改变时，需对方法变更前后检测能力进行对比研究，如有必要，需采用新旧方法对动物安全性试验用样品和（或）临床试验用样品进行检验对比，并重新评估杂质安全性依据是否充分，原则上分析方法变更后检测能力不应低于变更前。

创新药研究早期阶段对所开发品种的了解和认知有限，需注重检验数据的积累，在无充分数据支持的情况下，不建议删减检查项目或放宽超出安全性支持的限度。

2.5.1　重大变更

包括但不限于：

- 删减关键检查项目。

- 放宽安全性、制剂关键性能相关检测项目的可接受限度（如放宽杂质限度、放宽溶出度限度）。

- 改变关键检查项目的分析方法（不同原理）（如 NIR 代替 HPLC 测定含量）。

2.5.2　一般变更

包括但不限于：

- 收紧可接受限度（非安全性原因）。

- 增加检查项目（非安全性原因）。

- 分析方法的调整（在已有的方法学验证范围内或新的方法验证得出相当或更好的验证结果）。

2.6　包装容器系统变更

制剂包装容器系统的变更包括：包装类型变更、来源/材质/规格（包括尺寸、形状）变更等。

制剂包装容器系统是制剂重要组成部分，通常起保护药物的功能，如避光、避湿、避免污染（微生物侵入）等，部分还具备递送药物功能（如吸入制剂的包装容器系统等）。变更制剂包装容器系统可能会影响包装系统功能性和制剂稳定性。影响程度与药物性质、制剂的给药途径、剂型处方工艺特点、制剂包装容器系统预期功能以及药物与包装材料之间相互作用的可能性相关。原则上，制剂包装容器系统的变更不应给制剂带来负面影响。

制剂包装容器系统变更时，需充分评估变更后包装容器系统的功能性变化（保护药物功能和递送药物功能）以及药物与包装材料之间相互作用的可能性。选择适宜的指标对新包装容器系统功能性、制剂稳定性进行考察，如递送药物功能评价指标，可考虑如递送剂量均一性、空气动力学粒度分布、可抽取体积等。多剂量包装产品酌情开展使用中稳定性研究。对于无菌制剂（如注射剂、吸入溶液剂等），还需关注变更包装容器系统可能引起的包装密封性和包材相容性变化风险。

2.6.1　重大变更

包括但不限于：

- 变更后的包装容器系统可能影响给药或递送剂量准确性（如定量吸入器的阀门或驱动器的改变）。
- 变更为保护性能下降的包装容器系统。
- 变更后的包装可能同制剂发生相互作用。

由于安全性原因使用保护性能更佳的包装容器系统。

2.6.2　一般变更

包括但不限于：

- 变更后的包装容器系统可提供相同或更好的保护（非安全性原因）。

2.7　贮藏条件变更

在创新药早期开发阶段，可获得的制剂稳定性研究数据十分有限，通常会选择较为保守的贮藏条件。随着稳定性数据的积累以及对于制剂认知的不断丰富，会逐渐确定更为适宜的制剂贮藏条件。

制剂贮藏条件的改变，可能会影响制剂的稳定性，故一般需提供充分的稳定性数据，以证明变更贮藏条件后对制剂产品无负面影响。

2.7.1　重大变更

包括但不限于：

- 由于安全性原因改变贮藏条件。

2.7.2　一般变更

包括但不限于：

- 在有充分稳定性数据支持的前提下，改变贮藏条件（非安全性原因）。

2.8　其他变更

剂型变更和规格变更可能对产品安全性和质量产生较显著的影响，通常应视为重大变更。剂型、规格发生变更时，通常伴随着处方、工艺的变更。总体上剂型、规格变更研究思路与处方工艺变更类似。对于特殊制剂（如定量吸入至肺部的气雾剂和粉雾剂、非均相无菌制剂、缓控释制剂等）、特殊工艺和复杂工艺、非常规灭菌工艺的药学变更，其对临床样品的潜在影响的体外评估手段可能有限，需在遵照本指导原则研究思路的基础上，结合产品自身特点开展更充分的变更研究工作，获得更多的变更支持性数据。

名词解释

1. 早期临床试验：指探索适用人群和适宜用法用量，获取安全性和初步有效性数据的探索性临床试验。

2. 关键临床试验：指获取用于支持上市的核心安全有效性证据的确证性临床试验。

3. 关键检查项目：指与安全性、有效性和质量可控性相关的检查项目。

参考文献

1.《已上市化学药品变更研究的技术指导原则（一）》（2008 年）

2. 已上市化学药品生产工艺变更研究指导原则（2017 年）

3.《药品注册管理办法》（2020 年）

4.《新药 I 期临床试验申请技术指南》（2018）

5.《创新药（化学药）III 期临床试验指南药学研究信息指南》（2018 年）

6. 国家药监局关于进一步完善药品关联审评审批和监管工作有关事宜的公告（2019 年第 56 号）

7. FDA, 2018, Postapproval Changes to Drug Substances Guidance for Industry.

8. EMA, 2016, Guideline on the requirements to the chemical and pharmaceutical quality documentation concerning investigational medicinal products in clinical trials (draft)

9. HC, 2013, Guidance Document for Clinical Trial Sponsors: Clinical Trial Applications

10. FDA, 2003, Guidance for Industry INDs for Phase 2 and Phase 3 Studies Chemistry, Manufacturing, and Controls Information

11. ICH Q1、Q3、Q6、Q11、M7、S9、M9 等

境外已上市境内未上市化学药品药学研究与评价技术要求（试行）

一、背景

境外已上市化学药品的仿制或进口，是解决我国患者对临床需求领域药品可获得性和可及性的重要手段。为加快境外已上市境内未上市仿制药品和原研药品研发上市进程，加强科学监管，提高审评审批质量和效率，依据《药品注册管理办法》（国家市场监督管理总局令第 27 号）及其配套文件，制定化学药品研究与评价技术要求，为工业界和监管机构提供研发和审评的技术参考。

二、适用范围

本技术要求适用于境外已上市境内未上市的化学药品，主要包括两类情形：（1）境内申请人仿制境外上市但境内未上市原研药品的药品，即化学药品 3 类；（2）境外上市的药品申请在境内上市，即化学药品 5 类（不适用于原研药品已在境内上市的化学药品 5.2 类）。

与境外已上市境内未上市制剂关联申报的原料药适用于本技术要求。

三、药学研究与评价基本考虑

本技术要求是药学研究与评价的基本技术要求。申请人作为申报产品的责任主体，对产品的研发与生产、质量可控性、安全性和合规性等应有全面、准确的了解，并开展相应的研究工作。申请人需结合产品特性，参照本技术要求及国内外相关技术指南开展药学研究，按照现行版《M4：人用药物注册申请通用技术文档（CTD）》格式编号和项目顺序整理（对于不适用的项目，应注明不适用），提交全面、完整的药学研究资料。

对于化学药品 3 类和 5.2 类注册申请，申请人应全面了解参比制剂上市背景、安全性和有效性数据、上市后不良反应监测情况，评价和确认其临床价值。按照《化学仿制药参比制剂遴选与确定程序》提交参比制剂遴选申请，或按照国家药监局发布的《化学仿制药参比制剂目录》选择合适的参比制剂。仿制药的活性成份、剂型、适应症和给药途径应与参比制剂一致。仿制药的质量应与参比制剂保持一致。

申请人应首先充分调研参比制剂公开信息（如国外药品监管机构审评文件、药品说明书及标签和／或文献资料）进行处方解析，明确产品目标质量概况，分析确定产品的关键质量属性。通过处方工艺与质量研究，充分评估原料药、辅料和包装系统相关特性对制剂性能和生产工艺的潜在影响，明确关键物料属性；研究与评价工艺参数，确定影响产品质量的关键工艺步骤和关键工艺参数，建立有效的工艺过程控制。申请人应以多批参比制剂为对照进行质量研究，保证自制制剂与参比制剂质量一致。对于参比制剂确无法获得的情形，建议按照国际通行和国内现行相关药学研究技术要求开展研究。通过加强对原料药、辅料和包装系统的控制、工艺过程控制和产品质量控制等，使设计开发的生产工艺能够持续稳定生产出符合预期质量要求的产品。

对于化学药品 5 类上市许可申请，申请人应提交可反映供中国上市产品情况的现行版 CTD 药学研究资料，汇总在药品证书（CPP）载明国家首次上市后至申报进口期间发生的工艺改进、质量提升等药学重大变更（包括经药监机构批准的变更内容等）历史简介，必要时提供药学重大变更研究资料，关注进口注册样品与支持中国注册的关键临床批样品的质量对比。

药品生产应符合药品生产质量管理规范（GMP），通过不断完善药品生产质量管理体系，降低影响药品质量的风险因素，使药品生产全过程持续符合药品质量要求。

申请人应加强药品生命周期的管理，药品研发上市后仍需持续关注物料属性、处方工艺、生产设备、批量等因素对药品质量的潜在影响，不断完善对物料关键属性的控制、过程控制和产品质量控制，推动药品质量的不断提升。

本技术要求的起草是基于当前科学认知，随着相关法规的不断完善以及药学研究和科学技术的不断进步，本技术要求将不断修订完善。

四、化学药品 3 类研究与评价技术要求

（一）原料药技术要求

1. 生产工艺

原料药生产应遵循生产工艺稳定、能够持续商业化生产和产品质量合格的原则。原料药生产工艺研究与评价的主要内容包括起始物料选择与质量控制、生产工艺开发、工艺过程控制和工艺验证等。申请人对每一阶段的研究目的应有清晰的认识，对生产工艺有整体的理解，以便科学合理地开展研究并获得符合药品质量要求的原料药。

1.1 起始物料选择与质量控制

根据从源头开始全程控制药品质量的考虑，起始物料的选择应参考 ICH Q11 和欧盟相关技术要求。对以发酵或植物提取为基础的半合成原料药，一般需考虑从微生物或植物开始描述生产工艺。申请人应对起始物料选择的合理性进行评估与确认。

起始物料应有稳定的、能够满足原料药大规模生产的商业化来源。起始物料供应商应具备完善的生产与质量控制管理体系。若起始物料来自多家供应商，建议申请人参照《已上市化学药品变更研究的技术指导原则》相关要求开展研究。

申请人应建立合理的起始物料内控标准，对越靠近终产品的起始物料，其质量控制要求一般应越严格。对用于合成多肽类药物起始物料的保护氨基酸，其质量标准应包括手性纯度检查项。

对于化学结构和生产工艺较为复杂的起始物料，申请人应结合起始物料的生产工艺，对其工艺杂质（包括毒性杂质、残留溶剂和元素杂质等）进行全面的分析。申请人应详细研究杂质的种类与含量是否会影响后续反应及终产品质量，包括主要杂质的生成、转化和清除，有效控制起始物料的杂质，制定合理的控制项目、分析方法和限度，对分析方法进行方法学验证。

1.2 生产工艺开发

通过对文献资料的充分调研，申请人可以了解原料药的基本生产工艺信息和关键质量属性。结合质量风险管理和控制策略，选择科学合理的工艺路线。通过实验室小试、中试放大和商业化生产，逐步加深对整个生产工艺的理解，不断优化工艺路线，积累更多的工艺知识和生产经验，设计开发出能够持续稳定生产符合预期质量要求产品的商业化生产工艺。

原料药的关键质量属性通常包括影响产品定性、纯度和稳定性的属性或特征。关键质量属性的控制策略通常包括：（1）将其订入原料药质量标准，通过对最终原料药的检测和/或通过上游控制加以确定；（2）不将其订入原料药质量标准，但可以通过上游控制来提供质量保证。上游控制一般可以采用在线检测，或通过对工艺参数和/或生产过程的物料属性测定，预测原料药的关键质量属性。杂质因可能会对药物制剂的安全性产生影响，属于原料药关键质量属性。

对于多晶型药物，申请人应在生产工艺开发阶段通过精制工艺的优化和筛选制备优势稳态晶型，保证原料药批间晶型一致性。

对于可能存在亚硝胺类杂质的药物，申请人应首先选择可以避免亚硝胺类杂质生成的生产工艺。若生产工艺无法避免亚硝胺类杂质生成时，可以通过制定详细的过程控制策略，保证生产过程有关亚硝胺类杂质的质量控制有效且符合要求。

1.3 工艺过程控制

原料药工艺过程控制包括关键工艺步骤及其关键工艺工艺参数和中间体控制。

关键工艺步骤的终点判断和控制手段均应有数据支持。关键工艺参数与原料药的关键质量属性相关，通常申请人应在原料药生产工艺开发阶段对其进行评估，基于工艺耐用性研究结果或历史数据加以确定，规定可使生产重复操作所需的变化范围。若涉及引入新手性中心的合成反应，申请人应详细提供异构体杂质的分析方法与控制策略。

对于已分离的中间体，申请人应制定包括检测项目、分析方法和可接受标准的质量标准，并说明质量标准制定的依据。关键中间体的主要质控方法（如杂质控制方法）应进行包括专属性和灵敏度等的方法学验证。申请人应根据杂质转化和清除研究结果，为原料药过程控制提供杂质限度制定的合理依据。

1.4　工艺验证

申请人应在原料药上市申请前完成商业规模生产工艺验证，提交工艺验证方案、工艺验证报告和生产工艺信息表。

原料药无菌工艺验证应参照已发布的《无菌工艺模拟试验指南（无菌原料药）》等相关指南执行。

原料药注册批生产批量应至少满足 1 批工艺验证或 1 批拟定商业化生产批量的制剂生产需求，并与实际生产线生产设备产能匹配。

2. 特性鉴定

2.1　结构确证

原料药结构确证分析测试方法包括紫外可见吸收光谱、红外吸收光谱、核磁共振波谱、质谱、元素分析、比旋度、X- 射线单晶衍射和 / 或 X- 射线粉末衍射、差示扫描量热法、热重分析和圆二色谱等。申请人可以结合工艺路线和多种分析测试方法对原料药化学结构进行综合解析。对可能含有立体构型、多晶型、结晶水和 / 或结晶溶剂等的原料药，建议采用合适的分析测试方法进行结构确证。

申请人可以将结构确证样品与药典收载的对照品或已上市产品进行对比研究，确证原料药化学结构的一致性。对于不能获取药典收载的对照品或与已上市产品进行对比的，建议对原料药化学结构进行系统研究与确证。结构确证样品通常应明确精制条件，说明其纯度。对药物制剂关键质量属性产生影响的多晶型药物，需研究证明批间晶型一致性和晶型放置过程稳定性。共晶药物具有特殊的理化性质、确定的组分和化学计量比，可以通过 X- 射线单晶衍射、X- 射线粉末衍射、固相核磁共振波谱、红外吸收光谱、差示扫描量热法和 / 或晶体形态等分析方法进行结构确证。

2.2　杂质谱分析

原料药的杂质谱分析包括工艺杂质和降解杂质。申请人可以结合原料药的生产工艺、反应机理、结构特点及其降解途径、药典标准和 / 或其他文献等全面分析潜在的杂质和杂质来源。

工艺杂质指生产工艺过程引入的杂质，包括起始物料及其引入的杂质、中间体、反应副产物、残留的试剂/溶剂/催化剂和元素杂质等。

降解杂质指药物通过水解、氧化、开环、聚合等降解反应产生的杂质。降解杂质与原料药的结构特征密切相关，申请人可以通过原料药结构特点、药典标准或文献收载的杂质结构、强制降解试验和稳定性考察等方面分析可能的降解杂质及其降解途径，通过工艺控制、采用合适的包装和贮藏条件，减少降解杂质的生成。

3. 原料药的质量控制

3.1 质量标准

质量标准包括检测项目、分析方法和可接受标准。符合标准是指按照拟定的分析方法检测，结果符合可接受标准。

原料药质量标准检测项目的设置既要有通用性，又要有针对性，能够反映产品质量的变化情况。质量标准检测项目一般包括但不限于性状、鉴别、检查与含量（效价）测定。检查项目通常应考虑到原料药的安全性、有效性和纯度/效价，包括 pH 值/酸碱度、溶液的澄清度与颜色、一般杂质（氯化物、硫酸盐、炽灼残渣等）、有关物质、异构体、致突变杂质（包括亚硝胺类杂质）、残留溶剂、元素杂质、干燥失重/水分、细菌内毒素和/或微生物限度等。随着原料药生产工艺的稳定，通过对产品质量检测数据的积累和产品质量认知的逐步提高，可以不断调整和完善原料药的质量控制。

申请人应参考 ICH Q2 和 Q6A 等指导原则，根据与参比制剂质量一致的要求，合理拟定原料药质量标准检测项目和可接受标准，提供充分的支持性试验资料与文献资料。

对于已有药典标准收载的原料药，申请人应首先考虑选用药典标准检测项目和分析方法。分析方法学重点确认药典标准检测方法和条件是否适用，若研究结果表明方法适用，申请人可沿用药典标准分析方法；若需建立新的分析方法，则应进行相应的方法学验证，并证明新方法不劣于药典方法。对于已收载在中国药典的原料药，质量指标一般不低于中国药典要求。

3.2 质量研究

申请人可参考 ICH 指导原则（Q2、Q3A、Q3C、Q3D、Q6A 和 M7 等）、《化学药物杂质研究技术指导原则》《化学药物残留溶剂研究技术指导原则》《化学药物质量控制分析方法验证技术指导原则》《化学药物质量标准建立的规范化过程技术指导原则》等以及中国药典四部通则进行原料药的质量研究，提供原料药质量研究资料，包括代表性样品的典型图谱。分析方法应按照中国药典和 ICH 指导原则进行规范的方法学验证。

（1）有关物质

申请人应在杂质谱分析全面的基础上，结合相关文献，科学选择有关物质分析方法，进行规范的方法学验证和 / 或确认。

对于已有药典标准收载的，申请人应结合原料药工艺路线分析药典标准分析方法的适用性，拟定的有关物质分析方法分离检出能力和杂质控制要求应不低于药典标准。申请人可以在原料药中加入限度浓度的杂质对照品，证明拟定的有关物质分析方法可以单独分离目标杂质和 / 或使杂质与主成分有效分离；对于药典标准尚未收载的，可以采用富含杂质样品（如粗品或粗品母液、适当降解样品、稳定性末期样品等），对色谱条件进行比较优选研究，根据对杂质的检出能力选择适宜的色谱条件，建立有关物质分析方法，并采用杂质对照品进行方法学验证。

测定杂质含量时，申请人可以选择外标法、内标法、加校正因子的主成分自身对照法和不加校正因子的主成分自身对照法。对于加校正因子与不加校正因子的主成分自身对照法，申请人应对校正因子进行研究。

对映异构体需采用手性色谱分析方法进行研究。

（2）致突变杂质

根据起始物料和原料药的生产工艺和降解途径，申请人应对原料药潜在的致突变杂质进行分析与研究，参考 ICH M7 制定合理的控制策略。对于晚期肿瘤用药，基于目标制剂的适应症与用药人群，申请人可参考 ICH M7 与 S9 制定致突变杂质的控制策略。亚硝胺类杂质参照发布的《化学药物中亚硝胺类杂质研究技术指导原则（试行）》执行。

（3）元素杂质

参考 ICH Q3D 指导原则，通过科学和基于风险的评估，申请人可以评估是否存在来源于原料药的元素杂质，包括起始物料和原料药工艺过程添加的催化剂和无机试剂、生产设备和包装系统引入的元素杂质等。申请人应评估这些来源的元素杂质对制剂的影响，制定合理控制策略。

3.3　质量标准限度制定

申请人应对药典方法进行比较研究，确定合理的分析方法，参考 ICH 指导原则制定合理的原料药质量标准可接受限度。

对于尚未收载于药典标准的，应结合用原料药制备的自制制剂与参比制剂的质量对比研究结果，拟定合理的质量标准可接受限度。

与安全性相关的质量控制检测项目可接受标准应有安全性试验数据或文献依据支持，满足制剂生产工艺和关键质量属性的要求。

有关物质检测项目一般应包括已知特定杂质、未知单个杂质和杂质总量。有关物质的可接受限度通常应符合 ICH Q3A 和 / 或欧盟抗生素指导原则等要求，必要时申请人需提供安全性试验数据来论证杂质的安全性。

4. 稳定性

原料药的稳定性研究包括影响因素试验、加速试验和长期试验，必要时应进行中间条件试验考察。

申请人可以参考 ICH Q1A、Q1B 和《化学药物（原料药和制剂）稳定性研究技术指导原则》开展稳定性研究。

提交原料药注册申请时，申请人一般应提供 3 批样品 6 个月加速试验和不少于 6 个月长期试验的稳定性研究资料（包括典型图谱）。加速试验和长期试验应在符合 GMP 条件下进行，试验样品应为能够代表商业化生产规模的注册批次。

通常应提交稳定性试验方案和稳定性承诺。

对于液体原料药，申请人应开展包材相容性研究。

（二）制剂技术要求

1. 处方工艺

申请人应在充分了解参比制剂的基础上，结合参比制剂的临床应用、药代动力学等特点，基于安全性和有效性评估确定产品的开发目标，并根据目标产品质量概况及相关研究结果，确定所开发产品的关键质量属性。通过处方工艺开发和生产工艺验证，明确原料药、辅料、包装系统和生产过程对产品质量起重要作用的影响因素，建立相应的物料控制、工艺过程控制等控制策略。通过处方工艺研究，设计开发出可持续稳定生产符合预期质量要求产品的商业化生产工艺。

对已开展临床试验研究的产品批次，申请人需提供关键临床试验批、人体生物等效性试验批等批处方和工艺信息。拟上市产品的处方工艺原则上应与已确证临床等效的批次处方工艺保持一致。

1.1 处方

（1）原料药

申请人应对原料药的理化性质和生物学特性等进行研究，基于风险评估原则，充分评估原料药相关特性对制剂性能和生产工艺的潜在影响，明确其关键物料属性。原料药理化性质和生物学特性主要包括但不限于溶解度、粒度分布、晶型、水分、稳定性和渗透性等。

（2）辅料

申请人应结合辅料在制剂中的作用，评估辅料相关特性对制剂性能和生产工艺的潜在影响，说明辅料种类和用量的选择依据。

通常应根据参比制剂的处方组成，选择与参比制剂种类一致的辅料，也可以根据研究情况选择合适的辅料但需提供充分依据。辅料的用量或浓度通常需符合

FDA IID 限度要求，或提供充分依据（如在境外已批准用于该给药途径和系统暴露水平的其他制剂产品）。应特别关注用于儿童制剂的辅料种类及用量合理性。

（3）处方设计

申请人应深入调研参比制剂的公开信息，通过处方解析等确定产品目标质量概况。若能够获得参比制剂处方组成，可提供处方组成及其来源，作为产品处方设计的依据。申请人可以参考 ICH Q8 开发制剂产品处方工艺，充分评估原辅料相关特性对制剂产品关键质量属性的潜在影响，考察并确定对制剂产品性能和质量起关键作用的处方因素。

建议申请人在处方开发中考虑拟采用生产工艺对制剂产品性能和质量的影响。如产品涉及特殊设计，申请人应提供设计依据及支持性研究数据。申请人需阐明产品从处方设计初期到最终商业化生产的处方演变过程。

过量投料参考 ICH Q8 相关要求。

1.2　工艺研究

申请人应根据拟开发产品的剂型特点，结合制剂的处方特征和已有知识对工艺进行选择。参考 ICH Q8 开展产品工艺开发。必要时应对中间产品的暂存条件和暂存期限进行同步考察。

灭菌 / 无菌工艺的研究和选择参考《化学药品注射剂灭菌和无菌工艺研究及验证指导原则（试行）》。注射剂还应参考《化学药品注射剂包装系统密封性研究技术指南（试行）》《化学药品注射剂生产所用的塑料组件系统相容性研究技术指南（试行）》等。

1.3　过程控制

制剂产品生产工艺过程控制需建立在深入的工艺研究基础之上。申请人应基于已有的生产经验、知识以及相关研究结果确认关键工艺步骤、关键工艺参数及其可接受范围，并对关键中间产品制定控制标准。列出所有关键工艺步骤和工艺参数控制范围，提供研究数据支持关键工艺步骤确定的合理性和工艺参数控制范围的合理性。

1.4　工艺验证

制剂产品上市许可申请前，申请人通常应完成商业规模生产工艺验证，提交工艺验证方案、工艺验证报告和生产工艺信息表。

工艺验证阶段建议增加取样频率和取样数量，以支持产品质量符合要求。

无菌制剂应按相关指导原则要求开展灭菌 / 无菌工艺验证，提供验证方案和验证报告。灭菌 / 无菌工艺验证应支持拟定商业化生产批量产品生产符合要求。

1.5　生产批量

仿制药注册批样品批量参照发布的《化学仿制药注册批生产规模的一般性要求（试行）》执行。人体生物等效性试验批或关键临床批样品的生产规模应在拟定的商业化生产线和生产设备上生产，处方、工艺、生产设备原则上应与商业化生产保持一致。

制剂产品商业化生产中如存在分亚批情况，申请人应研究制定亚批的质控要求，在工艺研发和验证期间论证分亚批的必要性和分亚批控制策略的合理性；在证明生产过程中各亚批间质量均一的基础上方可将多个亚批合并为一个批次；明确亚批组成与成品批次的对应关系，必要时开展亚批保存时限研究。

2. 原辅包质量控制

2.1　原料药

申请人如使用外购原料药进行制剂生产，需结合原料药生产商提供的工艺路线对原料药的质量进行充分研究与评估，制定原料药内控标准以达到自制制剂与参比制剂质量一致的目的。如原料药的晶型和 / 或粒度分布对制剂质量产生影响，应被纳入原料药内控标准并制定专属的检测项目进行控制。原料药粒度分布应以人体生物等效性试验批次、关键临床批次和工艺验证批次样品使用的原料药粒度分布的实测数据作为限度制定依据。

申请人应对原料药供应商和原料药质量进行全面的审计和评估，并在后续的商业化生产中保证供应链的稳定。如发生变更，申请人需按相关技术指导原则进行研究和申报。

2.2　辅料

所用辅料应符合制剂产品剂型的要求。申请人应明确关键辅料的关键质量属性控制情况，制定合理的内控标准。除特殊情况外，辅料应符合中国药典要求，或USP、EP、JP 等要求。对于特殊辅料，申请人需注意辅料批间差异对药品质量的影响，基于风险建立合理的内控标准。来源于动物的辅料应有 TSE/BSE 风险声明。

2.3　直接接触药品的包装材料和容器

直接接触药品的包装材料和容器应符合国家药监局颁布的药包材标准，或USP、EP、JP 等要求。

申请人应依据参比制剂的包装系统，结合拟开发产品的特性和临床使用情况，选择能够保证药品质量的包装系统，用于支持自制制剂与参比制剂质量一致。

根据制剂产品给药途径和风险评估，申请人应按照相关技术指导原则或规范对所选择的包装材料和容器进行相容性和功能性研究与评价；根据加速试验和长期试验研究结果确定所采用的包装材料和容器的合理性，以保证药品质量与参比制剂一致。

3. 制剂的质量控制

3.1　质量标准

建议申请人根据制剂产品特性和相关技术指导原则科学制定制剂产品质量标

准，提供制定制剂产品质量标准所依据的试验资料与文献资料。产品的目标质量概况是确定制剂关键质量属性的依据。制剂的关键质量属性一般应包括但不限于性状、鉴别、有关物质（包括异构体杂质）、致突变杂质、元素杂质、微生物限度、无菌和含量测定等。

申请人应参考 ICH Q2 和 Q6A 等指导原则，根据与参比制剂质量一致的要求，合理设定制剂质量标准检测项目和可接受标准，提供充分的支持性试验资料与文献资料。

对于已有药典标准收载的制剂，申请人可以首先考虑选用药典标准检测项目和分析方法。分析方法学应重点确认药典标准检测方法和条件是否适用，若研究结果表明方法适用，申请人可沿用药典标准分析方法；若需建立新的检测方法，则应进行相应的方法学验证，并证明新方法不劣于药典方法。对于已收载在中国药典的制剂，质量指标一般应不低于中国药典要求。

3.2　质量研究

申请人可以参考 ICH 指导原则（Q2、Q3B、Q3C、Q3D、Q6A 和 M7 等）、《化学药物杂质研究技术指导原则》《化学药物质量控制分析方法验证技术指导原则》《化学药物质量标准建立的规范化过程技术指导原则》等以及中国药典四部通则进行制剂产品的质量研究，提供制剂质量研究资料，包括代表性样品的典型图谱。分析方法应按照中国药典和 ICH 指导原则进行规范的方法学验证。

（1）有关物质

对制剂中有关物质的研究应重点关注降解产物。降解产物包括原料药的降解产物、原料药与辅料和 / 或内包材的反应产物。原料药的工艺杂质一般不需在制剂中进行监测，但需关注工艺杂质是否对降解产物检出产生干扰。申请人应在全面分析杂质谱的基础上，结合相关文献，科学选择有关物质分析方法，对其进行规范的方法学验证和 / 或确认。

对于已有药典标准收载的，申请人应分析药典标准分析方法的适用性，拟定制剂产品有关物质分析方法的分离检出能力和杂质控制要求应不低于药典标准。申请人可以在制剂中加入限度浓度的杂质对照品，证明拟定的有关物质分析方法可以单独分离目标杂质和 / 或使其主成分有效分离；对于药典标准尚未收载的，可以采用富含杂质样品（如适当降解样品、稳定性末期样品等），对色谱条件进行比较优选研究，根据对杂质的检出能力选择适宜的色谱条件，建立有关物质分析方法，并采用杂质对照品进行方法学验证。

对于辅料、溶剂和 / 或复杂基质可能对杂质检测产生影响的分析方法，申请人应研究确定合理的辅料溶剂峰扣除方法。杂质含量测定如采用加校正因子和不加校正因子的主成分自身对照法，应对校正因子进行研究。

对映异构体需采用手性色谱分析方法进行研究。

（2）致突变杂质

通过对参比制剂和相关文献的了解，根据制剂的生产工艺和降解途径，对制剂中潜在的致突变杂质进行分析和研究，参考 ICH M7 制定合理的控制策略。对于晚期肿瘤用药，需基于适应症与用药人群，参考 ICH M7 与 S9 制定致突变杂质的控制策略。亚硝胺类杂质参照发布的《化学药物中亚硝胺类杂质研究技术指导原则（试行）》执行。

（3）元素杂质

参照 ICH Q3D 指导原则，通过科学和基于风险的评估确定制剂中元素杂质的控制策略，包括原料药、辅料、包装系统、生产设备等可能引入的元素杂质。腹膜透析液、肠外营养类注射剂或参比制剂已标识铝元素含量的，仿制药应在质量标准中制定铝元素检查项。

（4）溶出度

申请人可基于参比制剂的溶出特性开发建立溶出度方法。如采用药典标准、FDA 溶出度数据库或日本 IF 文件等公开途径已公布溶出度方法，建议申请人开展方法适用性研究；如不采用已公布溶出度方法，则需提供相应依据；如缺乏可参考的溶出度方法，建议申请人基于药物 pH– 溶解度曲线、漏槽条件等信息，参考相关溶出度技术指导原则并结合制剂产品特性开发溶出度方法。研究过程需关注方法区分力的考察。

3.3 质量对比研究

自制制剂应与参比制剂进行全面的质量对比（含杂质谱对比），两者质量应一致。参比制剂原则上应提供多批次样品的考察数据，充分考察与制剂产品紧密相关的关键质量属性。

自制制剂的杂质种类原则上应不超过参比制剂，杂质含量应不超过参比制剂的杂质限度。若自制制剂出现超过鉴定限度或界定限度的新杂质，申请人应分析其产生原因，采取相应措施降低杂质含量，必要时需提供安全性试验数据来论证杂质的安全性。

参照相关技术指导原则要求开展自制制剂和参比制剂的溶出曲线比较研究。溶出曲线对比考察参比制剂应提供多批样品数据，也应考察参比制剂溶出行为批内和批间均一性。溶出曲线相似性判定应符合《普通口服固体制剂溶出度试验技术指导原则》《普通口服固体制剂溶出曲线测定与比较指导原则》等相关要求。

3.4 质量标准限度制定

申请人应在全面掌握制剂产品关键质量属性的基础上，结合多批次样品的质量研究结果和稳定性考察结果，制定科学、合理、可控的质量标准。质量标准限度的确定应基于对药品安全性、有效性及与参比制剂质量一致性的考虑，包括分析方法的系统误差。

有关物质、致突变杂质和元素杂质等检测项目限度确定需结合试验结果或文献依据，并考虑给药途径、给药剂量和临床使用情况等。一般通过与参比制剂进行比较确定杂质限度。如已收载于药典标准等公开资料，应对药典方法进行比较研究，确定合理的分析方法，限度设定应不高于药典标准限度。有关物质的可接受限度通常应符合 ICH Q3B 和 / 或欧盟抗生素指导原则等要求，必要时申请人需提供安全性试验数据来论证杂质的安全性。

在溶出曲线研究的基础上，根据参比制剂的溶出特性、临床试验批和 / 或人体生物等效性试验用样品的溶出度结果，合理制定溶出度标准。

4. 稳定性

制剂稳定性研究包括影响因素试验、加速试验和长期试验，必要时应进行中间条件试验考察。

申请人可以参考 ICH Q1A、Q1B 和《化学药物（原料药和制剂）稳定性研究技术指导原则》开展稳定性研究。

提交制剂注册申请时，申请人一般应提供 3 批样品 6 个月加速试验和不少于 6 个月长期试验条件下的稳定性研究资料（包括典型图谱）。加速试验和长期试验应在符合 GMP 条件下进行，试验样品应为能够代表商业化生产规模的注册批次，建议生产不同批次的制剂采用不少于 2 批次的原料药。根据稳定性研究结果和参比制剂信息确定贮藏条件，仿制药的稳定性应不低于参比制剂。

通常应提交稳定性试验方案和稳定性承诺。

根据制剂产品特性，考察包装系统对贮藏和运输的适用性。

五、化学药品 5 类研究与评价技术要求

化学药品 5 类属于境外已上市药品，包括 5.1 类和 5.2 类，申请人应参考国际通行及国内现行相关技术指南的要求开展研究，其中化学药品 5.2 类需在选择确认合适参比制剂的基础上，还应参考本技术要求中"化学药品 3 类研究与评价技术要求"相关内容开展药学研究。在申请上市许可阶段，申请人应按照《M4：人用药物注册申请通用技术文档（CTD）》格式编号及项目顺序整理并提交申报资料，包括可反映供中国上市产品情况的现行版 CTD 药学研究资料，汇总 CPP 证书载明国家首次上市后至申报进口期间发生的工艺改进、质量提升等药学重大变更（包括经药监机构批准的变更内容等）历史简介，必要时提供药学重大变更研究资料。提供代表性批次样品的批分析数据，包括关键临床试验批（如境外Ⅲ期临床试验批、境内临床试验批）、进口检验批、工艺验证批样品的列表汇总信息，说明进口中国的药品与境外上市药品在生产线、原辅包、处方工艺和质量控制等方面的异同。

六、参考文献

1. ICH Steering Committee. Harmonised Tripartite Guideline Q1A: Stability Testing of New Drug Substances and Products. 2003

2. ICH Steering Committee. Harmonised Tripartite Guideline Q1B: Stability Testing: Photostability Testing of New Drug Substances And Products. 1996

3. ICH Steering Committee. Harmonised Tripartite Guideline Q2: Validation of Analytical Products: Text and Methodology 1996

4. ICH Steering Committee, Harmonised Tripartite Guideline Q3A: Impurities in New Drug Substances, 2006

5. ICH Steering Committee, Harmonised Tripartite Guideline Q3B: Impurities in New Drug Products, 2006

6. ICH Steering Committee, Harmonised Tripartite Guideline Q3C: Impurities: Guideline for Residual Solvents, 2016

7. ICH Steering Committee. Harmonised Tripartite Guideline Q3D: Guideline for Elemental Impurities. 2014

8. ICH Steering Committee. Harmonised Tripartite Guideline Q6A: Specifications: Test Procedures and Acceptance Criteria for new Drug Substances and New Drug Products: Chemical Substances. 1999

9. ICH Steering Committee, Harmonised Tripartite Guideline Q7: Good Manufacturing Practice Guide for Active Pharmaceutical Ingredients, 2000

10. ICH Steering Committee, Harmonised Tripartite Guideline Q8: Pharmaceutical Development. August, 2009

11. ICH Steering Committee, Harmonised Tripartite Guideline Q11: Development Manufacture of Drug Substances (Chemical Entities and Biotechnological/Biological Entities), 2012

12. ICH Steering Committee. Harmonised Tripartite Guideline M7: Assessment and Control of DNA Reactive (Mutagenic) Impurities in Pharmaceuticals to Limit Potential Carcinogenic Risk. 2017

13. ICH Steering Committee. Harmonised Tripartite Guideline M9: Biopharmaceutics Classification System−based Biowaivers. 2019

14. 国家药品监督管理局 .《国家药监局关于发布化学药品注册分类及申报资料要求的通告》（2020 年第 44 号 ）

15. 国家药品监督管理局药品审评中心 .《关于发布＜化学药品注射剂仿制药质量和疗效一致性评价技术要求＞等 3 个文件的通告》（2020 年第 2 号 ）

16. 国家药品监督管理局药品审评中心 .《化学药品注射剂灭菌和无菌工艺研究及验证指导原则（试行）》（2020 年第 53 号）

17. 国家药品监督管理局药品审评中心 .《化学药品注射剂生产所用的塑料组件系统相容性研究技术指南（试行）》（2020 年第 33 号）

18. 国家药品监督管理局药品审评中心 . 化学药品注射剂包装系统密封性研究技术指南（试行）》（2020 年第 33 号）

19. 国家食品药品监督管理总局药品审评中心 .《儿童用药（化学药品）药学开发指导原则（试行）》（2020 年第 67 号）

20. 国家药品监督管理局药品审评中心 .《化学药物中亚硝胺类杂质研究技术指导原则（试行）》（2020 年第 1 号）

21. 国家药品监督管理局 .《国家药监局关于进一步完善药品关联审评审批和监管工作有关事宜的公告》（2019 年第 56 号）

22. 国家药品监督管理局 .《化学仿制药参比制剂遴选与确定程序》（2019 年第 25 号）

23. 国家药品监督管理局 .《关于发布除菌过滤技术及应用指南等 3 个指南的通告》（2018 年第 85 号）

24. 国家药品监督管理局 .《国家药品监督管理局关于调整化学仿制药长期稳定性研究申报资料要求的通告》（2018 年第 82 号）

25. 国家食品药品监督管理总局 .《化学药品与弹性体密封件相容性研究技术指导原则（试行）》（2018 年第 14 号）

26. 国家药品监督管理局药品审评中心 .《化学仿制药注册批生产规模的一般性要求（试行）》（2018.6）

27. 国家食品药品监督管理总局 .《总局关于发布化学药品新注册分类申报资料要求（试行）的通告》（2016 年第 80 号）

28. 国家食品药品监督管理总局 .《人体生物等效性试验豁免指导原则指导原则》（2016 年第 87 号）

29. 国家食品药品监督管理总局 .《药物溶出度仪机械验证指导原则》（2016 年第 78 号）

30. 国家食品药品监督管理总局 .《普通口服固体制剂溶出曲线测定与比较指导原则》（2016 年第 61 号）

31. 国家食品药品监督管理总局 .《以药动学参数为终点的化学药物仿制药人体生物等效性研究技术指导原则》（2016 年第 61 号）

32. 国家食品药品监督管理总局 .《化学药品注射剂与药用玻璃包装容器相容性研究技术指导原则（试行）》（2015 年第 40 号）

33. 国家食品药品监督管理总局 .《普通口服固体制剂溶出度试验技术指导原则》

（2015 年第 3 号）

34. 国家食品药品监督管理总局 .《化学药物（原料药和制剂）稳定性研究技术指导原则》（2015 年第 3 号）

35. 国家食品药品监督管理总局 .《化学药品注射剂与塑料包装材料相容性研究技术指导原则（试行）》（国食药监注〔2012〕267 号）

36. 国家食品药品监督管理局 .《关于加强药用玻璃包装注射剂药品监督管理的通知》（食药监办注〔2012〕132 号）

37. 国家食品药品监督管理局 .《化学药品注射剂基本技术要求（试行）》（国食药监注〔2008〕7 号）

38. 国家食品药品监督管理局 .《化学药物原料药制备和结构确证研究技术指导原则》（国食药监注〔2005〕106 号）

39. 国家食品药品监督管理局 .《化学药物制剂研究技术指导原则》（国食药监注〔2005〕106 号）

40. 国家食品药品监督管理局 .《化学药物质量标准建立的规范化过程技术指导原则》（国食药监注〔2005〕106 号）

41. 国家食品药品监督管理局 .《化学药物质量控制分析方法验证技术指导原则》（国食药监注〔2005〕106 号）

42. Food and Drug Administration, Center for Drug Evaluation and Research (CDER). Guidances (Drugs): Generics: https://www.fda.gov/Drugs/Guidance Compliance Regulatory Information/Guidances/ucm064995. htm

43. Food and Drug Administration, Center for Drug Evaluation and Research (CDER). Generic Drug Development: https://www.fda.gov/Drugs/Development Approval Process/ How Drugs are Developed and Approved/Approval Applications/Abbreviated New Drug Application ANDA Generics/ucm142112. htm

44. Food and Drug Administration, Center for Drug Evaluation and Research (CDER). Guidance for Industry: Control of Nitrosamine Impurities in Human Drugs. September 2020

45. Food and Drug Administration, Center for Drug Evaluation and Research (CDER). Guidance for Industry: Transdermal and Topical Delivery System–Product Development and Quality Consideration. November 2019

46. Food and Drug Administration, Center for Drug Evaluation and Research (CDER). Guidance for Industry: Identification of Manufacturing Establishments in Applications Submitted to CBER and CDER Questions and Answers. October 2019

47. Food and Drug Administration, Center for Drug Evaluation and Research (CDER). Using the Inactive Ingredient Database Guidance for Industry. July 2019

48. Food and Drug Administration, Center for Drug Evaluation and Research (CDER).

Guidance for Industry: Quality Attribute Considerations for Chewable Tablets. August 2018

49. Food and Drug Administration, Center for Drug Evaluation and Research (CDER). Guidance for Industry: Metered Dose Inhaler (MDI) and Dry Powder Inhaler (DPI) Products—Quality Considerations. April 2018

50. Food and Drug Administration, Center for Drug Evaluation and Research (CDER). Guidance for Industry: Regulatory Classification of Pharmaceutical Co-crystals. February 2018

51. Food and Drug Administration, Center for Drug Evaluation and Research (CDER), Office of Generic Drugs. Filing Review of Abbreviated New Drug Applications, MAPP 5200.14. September 2017

52. Food and Drug Administration, Center for Drug Evaluation and Research (CDER). Guidance for Industry: ANDA Submissions – Refuse-to-Receive Standards. December, 2016

53. Food and Drug Administration, Center for Drug Evaluation and Research (CDER). Guidance for Industry: ANDA Submissions – Refuse to Receive for Lack of Justification of Impurity Limits. August 2016

54. Food and Drug Administration, Center for Drug Evaluation and Research (CDER), Office of Pharmaceutical Quality. Manual of Policies and Procedures (MAPP), Policy and Procedures, 5015.10, Chemistry Review of Question-Based Review (QbR) Submissions. December 2014

55. Food and Drug Administration, Center for Drug Evaluation and Research (CDER). Guidance for Industry: ANDAs: Stability Testing of Drug Substances and Products, Questions and Answers. May 2014

56. Food and Drug Administration, Center for Drug Evaluation and Research (CDER). Guidance for Industry: ANDAs: Impurities in Drug Products. October 2010

57. Food and Drug Administration, Center for Drug Evaluation and Research (CDER). Guidance for Industry: Drug Substance Chemistry, Manufacturing and Controls Information. August 2010

58. Food and Drug Administration, Center for Drug Evaluation and Research (CDER). Guidance for Industry: ANDAs: Impurities in Drug Substances. July 2009

59. Food and Drug Administration, Center for Drug Evaluation and Research (CDER). Guidance for Industry: Orally Disintergrating Tablets. December 2008

60. Food and Drug Administration, Center for Drug Evaluation and Research (CDER). Guidance for Industry: ANDAs: Pharmaceutical Solid Polymorphism. July 2007

61. Food and Drug Administration, Center for Drug Evaluation and Research (CDER). Guidance for Industry: Changes to an Approved NDA or ANDA. April 2004

62. Food and Drug Administration, Center for Drug Evaluation and Research (CDER). Guidance for Industry: Nasal Spray and Inhalation Solution, Suspension, and Spray Drug Products Chemistry, Manufacturing, and Controls Documention. July 2002

63. European Medicines Agency, Committee for Medicinal Products for Human Use (CHMP). Sterilisation of the Medicinal Products, Active Substance, Excipient and Primary Container. March 2019

64. European Medicines Agency, Committee for Medicinal Products for Human Use (CHMP). Impurities−Calculation of Thresholds for Impurities.December 2018

65. European Medicines Agency, Committee for Medicinal Products for Human Use (CHMP). Dissolution Specification for Generic Oral Immediate Release Products. August 2017

66. European Medicines Agency, Committee for Medicinal Products for Human Use (CHMP). Pharmaceutical Development of Medicines for Use in the Older Population. August 2017

67. European Medicines Agency, Committee for Medicinal Products for Human Use (CHMP). Process Validation for Finished Products− Information and Data to Be Provided in Regulatory Submissions. December 2016

68. European Medicines Agency, Committee for Medicinal Products for Human Use (CHMP). Reflection Paper on Chemical Structure and Properties Criteria to Be Considered for the Evaluation of New Active Substance (NAS) Status of Chemical Substances. December 2015

69. European Medicines Agency, Committee for Medicinal Products for Human Use (CHMP). Reflection Paper on the Use of Cocrystals of Active Substances in Medicinal Products. May 2015

70. European Medicines Agency, Committee for Medicinal Products for Human Use (CHMP). Quality of Oral Modified Release Products. March 2014

71. European Medicines Agency, Committee for Medicinal Products for Human Use (CHMP). Pharmaceutical Development of Medicines for Paediatric Use. August 2013

72. European Medicines Agency, Committee for Medicinal Products for Human Use (CHMP). Settings Specifications for Related Impurities in Antibiotics. July 2012

73. European Medicines Agency, Committee for Medicinal Products for Human Use (CHMP). EMA/CHMP/QWP/799402/2011: Reflection Paper on the Pharmaceutical Development of Intravenous Medicinal Products Containing Active Substances Solubilised in Micellar Systems. March 2012

74. European Medicines Agency, Committee for Medicinal Products for Human Use

(CHMP). Guideline on the Investigation of Bioequivalence. January 2010

75. European Medicines Agency, Committee for Medicinal Products for Human Use (CHMP). Guideline on the Investigation of Bioequivalence. January 2010

76. American Society for Testing and Materials (ASTM) E2709, Standard Practice for Demonstrating Capability to Comply with an Acceptance Procedure [S]. 2011

77. American Society for Testing and Materials (ASTM) E2810, Standard Practice for Demonstrating Capability to Comply with the Test for Uniformity of Dosage Units [S]. 2011

已上市化学药品药学变更研究技术指导原则（试行）

一、概述

本指导原则适用于已上市化学原料药和化学制剂的变更研究，供药品上市许可持有人/原料药登记企业（以下简称持有人/登记企业）开展变更研究时参考。

根据变更对药品安全性、有效性和质量可控性产生影响的风险，本指导原则对所述及的变更分为三类：重大变更、中等变更、微小变更。对药品的安全性、有效性或质量可控性产生影响的可能性为重大的变更属于重大变更；对药品安全性、有效性或质量可控性产生影响的可能性为中等的变更属于中等变更；对药品的安全性、有效性或质量可控性产生影响的可能性为微小的变更属于微小变更。

药品上市后变更管理属于药品全生命周期管理的一部分。变更及变更研究工作应以既往药品注册阶段以及实际生产过程中的研究和数据积累为基础。注册阶段的研究工作越系统、深入，生产过程中积累的数据越充分，对上市后的变更研究越有帮助。

持有人/登记企业可以参考本指导原则对变更进行研究和分类，也可以在对药品及其工艺、质量控制等不断深入理解的基础上，采用ICH指导原则（如ICH Q12等）中的各种变更管理工具，对变更进行研究和分类，这将更有利于主动对已上市药品进行持续改进和创新。

本指导原则涵盖的变更情形包括：制剂处方中辅料的变更、原料药和制剂生产工艺变更、生产场地变更、生产批量变更、制剂所用原料药的供应商变更、注册标准变更、包装材料和容器变更、有效期和贮藏条件变更、增加规格，并列举了每种变更情形下的重大变更、中等变更、微小变更，以及需进行的研究验证工作。本指导原则列出的上述内容为一般性技术要求。持有人/登记企业在进行变更研究时，应结合品种特点和变更情况开展研究，不能仅局限于本指导原则列举的内容。同时，本指导原则不能涵盖已上市化学药品的所有变更情形，对于未列举的变更情形，持有人/登记企业可参考本指导原则、根据变更具体情形开展研究。持有人/登记企业完成研究工作后，按照《药品管理法》《药品注册管理办法》《药品生产监督管理办法》《药品上市后变更管理办法（试行）》的规定，通过补充申请、备案或者年度报告实施各项变更。

本指导原则反映了目前对变更分类和变更研究的认知，随着认知的不断深入，本指导原则也将不断完善。

二、已上市化学药品药学变更研究工作的基本原则

（一）持有人 / 登记企业是变更研究的主体

1. 设计并开展变更研究工作

持有人 / 登记企业应对药品的研发和生产、质量控制、产品的性质等有着全面和准确的了解。当发生变更时，持有人 / 登记企业应当清楚变更的原因、变更的情况及对药品的影响，针对变更设计并开展相应的研究工作。

本指导原则按照重大变更、中等变更、微小变更，分别列出每种变更类别研究验证工作要求。考虑到每种变更类别包括多种具体的变更情形，每种变更情形需要进行的研究工作可能有所不同，所以本指导原则中列出的研究验证工作有时可能不能涵盖某些变更情形所需要的全部研究工作，也有时部分研究工作可能不适用于某些变更情形，所以持有人 / 登记企业需要根据变更的类别和变更的具体情形、原料药及 / 或制剂的性质、变更对药品影响程度等综合考虑，设计并开展相关研究工作。当体外研究结果无法准确判定变更对药品安全性、有效性和质量可控性的影响时，需考虑进行体内等效性研究。

2. 全面评估变更对药品的影响

药品处方、生产工艺、批量、质量标准等某一个方面的变更可能对药品安全性、有效性和质量可控性带来全面的影响。

持有人 / 登记企业需在变更研究的基础上，对研究结果进行充分分析，全面评估、验证变更事项对药品安全性、有效性和质量可控性的影响，包括化学、物理学、微生物学、生物学、生物等效性、稳定性等各方面，确定变更实施的可行性。严格意义上讲，变更前后并不必须保持完全一致，但需保持等同、等效，即药品质量具有可比性、临床等效。

（二）关联变更

药品某一项变更往往不是独立发生的。例如，批量变更往往同时伴随生产设备及生产工艺的变更，处方变更可能伴随或引发药品注册标准变更，增加规格可能会调整处方等。本指导原则将一项变更伴随或引发其他变更称之为关联变更。

对于关联变更，研究工作可按照本指导原则中各项变更研究工作的基本思路分别进行，也可综合考虑各项变更研究工作的要求而一并进行。由于这些变更对药品安全性、有效性和质量可控性影响程度可能不同，即这些变更可能归属于本指导原

则中各项变更的不同类别，在按照不同类别变更相应技术要求开展研究工作时，研究工作总体上应按照技术要求较高的变更类别进行，同时建议关注多项关联变更对药品安全性、有效性和质量可控性产生的叠加影响。

（三）关于研究用样品的考虑

已上市化学药品药学变更发生在药品获准上市后的生产阶段，变更研究验证建议采用商业化生产规模样品，如采用中试规模样品，应提供充分的依据。

在对变更后药品进行研究时，各项研究（如处方研究、工艺研究与验证、相容性研究、密封性研究、溶出度比较研究、杂质谱比较研究（包括致突变杂质、元素杂质等）、检测方法学验证、稳定性研究等）应符合相关指导原则要求（包括已在国内实施的 ICH 指导原则）。在进行药学对比研究时，如果变更前的药品是按照质量和疗效与参比制剂一致的技术要求批准上市的，可以考虑与变更前药品进行药学对比研究。对于需要进行体内等效性研究的，通常建议选择与参比制剂进行对比研究。参比制剂应符合国家药品监督管理局的相关要求。

（四）稳定性研究的考虑

在按照本指导原则中提出的相关要求进行稳定性研究时，应充分考虑研究工作和研究结果能否充分反映变更后药品的稳定性变化情况，必要时需要增加研究批次或者延长研究时间。而对于部分变更，在充分评估的基础上，可能不需要针对变更进行稳定性研究。

在按照本指导原则提供稳定性研究资料的同时，应承诺按照稳定性研究方案考察长期稳定性并在年报中进行报告。

（五）关注原辅包变更对制剂的影响

原辅包的各项变更，如生产工艺的变更、批量的变更、质量标准的变更等，可能对原辅包的质量存在影响，进而对制剂产生影响。鼓励药品上市许可持有人与各物料供应商和 / 或生产商签订质量协议，及时掌握相关信息，当原辅包发生各项变更时，根据原辅包变更情况对制剂进行必要的研究。

三、变更原料药生产工艺

本指导原则中涵盖的变更原料药生产工艺主要指化学合成原料药生产工艺或半合成原料药的化学合成及之后生产工艺的变更，一般包括变更合成路线（如延长 / 缩短合成路线，变更起始原料等）、变更生产条件、变更物料控制 / 过程控制及其它可能的变更。生产工艺变更可能只涉及上述某一种情况的变更，也可能涉及上述多种情况的变更。对于变更合成路线的，变更后合成路线中起始原料的选择应符合 ICH Q11 的相关要求。

在本指导原则中，当对比研究结果符合以下条件时，则可认为杂质谱一致：①新增杂质未高于《化学药物杂质研究的技术指导原则》及 ICH Q3A 等规定的鉴定限度；②已有杂质（包含立体异构体）及杂质总量均在质量标准规定的限度内，如标准中无规定，应在原工艺生产的多批产品测定范围内；③新使用的溶剂残留量符合《化学药物有机溶剂残留量研究的技术指导原则》及 ICH Q3C 等的有关规定；④新的无机杂质符合《化学药物杂质研究的技术指导原则》及 ICH Q3D 等的有关要求；⑤应参考 ICH M7 对致突变杂质进行考察，必要时进行控制。

（一）微小变更

1. 变更情况

此类变更包括但不限于以下情形：

（1）增加新的生产过程控制方法或制订更严格的过程控制限度，以更好地控制药品生产和保证药品质量。

如果上述变更是因为原料药生产过程中发现存在工艺缺陷或稳定性问题而进行的，应按照重大变更进行申报。

（2）提高起始原料、中间体的质量标准。

（3）变更原料药生产工艺中所用反应试剂、溶剂的质量标准或级别，但不降低反应试剂、溶剂的质量。

（4）变更最后一步反应之前的工艺步骤中使用的生产设备，或变更最后一步反应及之后工艺步骤中使用的生产设备且材质、设计和工作原理不变，原料药杂质谱或关键理化性质（如粒度、晶型等）不变。

（5）变更起始原料的供应商（指实际生产者，以下同），起始原料的合成路线不变，且起始原料的质量不降低。

2. 研究验证工作

（1）说明变更的具体情况和原因，对变更后的工艺进行研究。

（2）对变更后一批样品进行检验，应符合质量标准的规定。

（3）在年报中报告首批样品的长期稳定性试验数据。

（二）中等变更

1. 变更情况

此类变更包括但不限于以下情形：

（1）在批准工艺路线基础上延长工艺路线，将原起始原料作为中间体，其中延长的工艺路线与原起始原料一致。

（2）变更起始原料的合成路线，起始原料的质量不降低。

（3）变更最后一步反应①之前的工艺步骤中的反应试剂、溶剂种类、生产条件等［重大变更（4）除外］，但原料药杂质谱保持一致。

如上述增加或变更的溶剂种类在变更前原料药合成工艺中已使用，可按照微小变更管理。

（4）将返工工艺作为固定的生产步骤纳入注册生产工艺导致的注册生产工艺变更。

（5）变更起始原料、中间体的质量标准［微小变更（2）除外］，变更后起始原料、中间体的质量控制水平不得降低。

（6）变更最后一步反应及之后工艺步骤中使用的生产设备，材质、设计和工作原理发生变化，原料药杂质谱或关键理化性质（如粒度、晶型等）不变。

（7）无菌原料药的以下情形：

①变更除菌过滤过程的滤过参数（包括流速、压力、时间或体积，但孔径不变），且超出原批准范围的。

②除菌工艺过滤器从单一过滤器改为两个无菌级过滤器串联。

2. 研究验证工作

（1）说明变更的具体情况和原因，对变更后的工艺进行研究和 / 或验证。

对于无菌原料药，生产过程变更可能影响无菌保证水平的，还需进行无菌 / 灭菌工艺验证。

（2）提供变更后一批样品的批生产记录。

（3）对变更前后的样品进行质量对比研究，重点证明变更前后样品的杂质谱、关键理化性质等保持一致，并符合相关指导原则要求。

（4）对变更后生产的 1~3 批样品进行检验，应符合质量标准的规定。

（5）对变更后一批样品进行加速及长期稳定性考察，申请时提供不少于 3 个月的稳定性研究资料，并与变更前产品的稳定性情况进行比较，变更后样品的稳定性应不低于变更前。

（三）重大变更

1. 变更情况

此类变更包括但不限于以下情形：

---

① 本指导原则中最后一步反应仅限于形成共价键的化学反应，成盐等反应不包括在内。

（1）变更原料药合成路线［中等变更（1）除外］。

（2）变更起始原料的合成路线，起始原料的质量发生变化。

（3）变更最后一步反应及之后的生产工艺（如变更结晶溶剂种类等）。

（4）变更可能影响原料药关键质量属性的工艺参数。

（5）在注册生产工艺中增加重新加工工艺。

（6）放宽或删除已批准的起始原料、中间体质量控制和生产过程控制，可能导致原料药的杂质谱、关键理化性质发生变化的。

（7）变更原料药生产工艺中的设备，可能导致原料药杂质谱或关键理化性质发生变化。

（8）无菌原料药生产过程变更可能影响无菌保证水平的以下情形：

①变更原料药的灭菌／无菌工艺，例如从除菌过滤、干热灭菌、辐射灭菌中的一种工艺变更为另一种工艺。

②变更无菌生产工艺中使用的除菌过滤器孔径。

（9）其他可能导致原料药杂质谱和关键理化性质与变更前不一致的变更。

2. 研究验证工作

（1）说明变更的具体情况和原因，对变更后的工艺进行研究和／或验证。

对于无菌原料药，生产过程变更可能影响无菌保证水平的，还需进行无菌／灭菌工艺验证。

（2）对于影响产品结构的变更，对变更后的原料药或变更后的中间体进行结构确证。

（3）提供变更后一批样品的批生产记录。

（4）对变更前后的样品进行质量对比研究，重点比较变更前后样品的杂质谱、关键理化性质等，应符合相关指导原则的要求。

（5）对变更后连续生产的三批样品进行检验，应符合质量标准的规定。

（6）对变更后三批样品进行加速及长期稳定性考察，申请时提供3~6个月的稳定性研究资料，并与变更前产品的稳定性情况进行比较，变更后产品的稳定性不低于变更前。

四、变更制剂处方中的辅料

变更制剂处方中的辅料包括变更辅料种类、用量、供应商、技术等级等。

一般来说，辅料种类的变更属于重大变更，着色剂、矫味剂的变更除外。普通口服固体制剂变更包衣材料的配方，如已在其他药品中批准使用且不影响制剂的溶出行为、质量和稳定性，属于微小变更。

处方中各辅料用量的变化应以原批准的处方（如关键临床试验批、BE批）作为比较目标，而不是以微小变更或中等变更后的处方作为比较目标。非无菌半固体制剂中防腐剂用量的变更单独考虑，不列入变更量总和，其重大变更可以考虑免除生物等效性研究。本指导原则未涵盖剂型辅料用量的变更按照重大变更管理。

本指导原则未涵盖剂型的辅料供应商及技术等级的变更参考其他剂型进行。

变更纳入登记管理的辅料，如变更后的辅料尚未登记或登记状态为Ⅰ，按照重大变更管理。

（一）微小变更

1. 普通口服固体制剂

1.1 变更情况

此类变更包括但不限于以下情形：

（1）变更辅料的供应商，但是辅料的技术等级不变，辅料的质量不降低。

（2）提高辅料的质量标准（如收紧质控限度）或者因药典版本的更新或增补而引起的质量标准的变更。

（3）去除或部分去除着色剂、矫味剂。

（4）将印字油墨的成分改为另外一种在已批准药物中使用的成分。

（5）变更辅料用量。

辅料用量的改变，以其占原批准处方总重量（指片芯总重量或胶囊内容物总重量，以下同）的百分比（W/W）计算，应小于或等于下表中的百分比范围。

表 4-1　变更普通口服固体制剂的辅料用量（微小变更）

辅　料		辅料占原批准处方总重量的百分比（W/W）
填充剂		±5
崩解剂	淀粉	±3
	其他	±1
粘合剂		±0.5
润滑剂	硬脂酸钙或硬脂酸镁	±0.25
	其他	±1
助流剂	滑石粉	±1
	其他	±0.1

原料药按标示量的 100% 计算，所有辅料用量的变更总和不超过 5%（例如：一个产品的处方包括活性成分 A、乳糖、微晶纤维素和硬脂酸镁，乳糖和微晶纤维素用量发生变更，变更总和不应超过 5%，例如乳糖增加 2.5%，同时微晶纤维素减少 2.5%，则变更总和为 5%）。

单剂量处方总重量应与原批准总重量或总重量范围相同，否则应按照中等或者重大变更进行研究。

如同一种辅料在制剂中发挥不同的作用，建议按照最严格的变更进行分类，如淀粉糊作为粘合剂，淀粉同时还有崩解剂的作用，推荐的微小变更的限度为 0.5%。

1.2　研究验证工作

（1）说明变更的具体情况和原因，对变更后的处方进行研究。

（2）对变更后一批样品进行检验，应符合质量标准的规定。

（3）对于可能影响溶出行为的辅料（如 SDS、聚山梨酯 80 等）供应商的变更，应对变更前后样品进行比较研究，证明变更前后的药物溶出曲线一致。

（4）对变更后首批样品进行长期稳定性考察，并在年报中报告该批样品的长期稳定性试验数据。

2. 口服缓释 / 控释制剂、肠溶制剂

对于此类制剂，需要采用适当的证明手段（如药物释放机制和制备方法），证明哪些是对药物释放有显著影响的辅料，即释药控制性辅料，哪些是对药物释放影响不大的辅料，即非释药控制性辅料，处方中每种辅料的作用均应明确。以膜控型缓释片为例，缓释包衣材料（如乙基纤维素）、增塑剂、致孔剂都可归为释药控制性辅料，而片芯填充剂（如微晶纤维素）等辅料属于非释药控制性辅料。两类辅料用量变更计算方法不同，变更允许限度也是不同的。

2.1　变更情况

2.1.1　非释药控制性辅料的变更

此类变更包括但不限于以下情形：

（1）变更辅料的供应商，但是辅料的技术等级不变，辅料的质量不降低。

（2）提高辅料的质量标准（如收紧质控限度）或者因药典版本的更新或增补而引起的质量标准的变更。

（3）去除或部分去除着色剂、矫味剂，或者将印字油墨的成分改为另外一种在已批准药物中使用的成分。

（4）变更辅料用量。

非释药控制性辅料用量的变化，按其占原批准处方总重量的百分比（W/W）计算，应小于或等于下表中的百分比范围。

表 4-2 变更口服缓释 / 控释制剂、肠溶制剂中的非释药控制性辅料的用量（微小变更）

辅 料		辅料占原批准处方总重量的百分比（W/W）
填充剂		± 5
崩解剂	淀粉	± 3
	其他	± 1
粘合剂		± 0.5
润滑剂	硬脂酸钙或硬脂酸镁	± 0.25
	其他	± 1
助流剂	滑石粉	± 1
	其他	± 0.1

原料药按标示量的 100% 计算，所有辅料用量的变更总和不超过 5%。

单剂量处方总重量应与原批准总重量或总重量范围相同，否则应按照中等或者重大变更进行研究。

2.1.2 释药控制性辅料的变更

此类变更包括但不限于以下情形：

（1）变更辅料的供应商，但是辅料的技术等级不变，辅料的质量不降低。

（2）提高辅料的质量标准（如收紧质控限度）或者因药典版本的更新或增补而引起的质量标准的变更。

（3）变更辅料用量。

释药控制性辅料的变化，按其占原批准处方中所有释药控制性辅料总重量的百分比（W/W）计算，应不超过 5%。主药按标示量的 100% 投料。所有释药控制性辅料用量的变更总和应不超过 5%。产品总重量应与原批准重量相同，否则应按照中等或者重大变更进行研究。

例如：对于一个处方由活性成分 A、缓释包衣材料和增塑剂组成的制剂，如果其变更符合微小变更的规定，那么缓释包衣材料和增塑剂的变化量占缓释包衣材料和增塑剂总重量百分比的总和不应超过 5%，如缓释包衣材料增加 2.5%，增塑剂减少 2.5%，则变更总和为 5%。

2.2 研究验证工作

（1）说明变更的具体情况和原因，对变更后的处方进行研究。

（2）对变更后一批样品进行检验，应符合质量标准的规定。

（3）变更释药控制型辅料的供应商，应进行变更前后样品的比较研究，证明变更前后的药物溶出曲线一致。

（4）对变更后首批样品进行长期稳定性考察，并在年报中报告该批样品的长期稳定性试验数据。

3. 非无菌半固体制剂

3.1 变更情况

此类变更包括但不限于以下情形：

（1）去除或部分去除着色剂、矫味剂。

（2）提高辅料的质量标准（如收紧质控限度）或者因药典版本的更新或增补而引起的质量标准的变更。

（3）变更辅料用量。

各辅料用量变更不超过该辅料原批准用量的 5%，所有辅料用量的变更总和应不超过 5%。但由于处方改变而导致稀释剂（如水）用量变更幅度允许超出此范围。

（4）防腐剂用量的变更不超过原批准用量的 10%。

（5）结构为单一化学实体（纯度 ≥ 95%）的基质供应商的变更，或者其他辅料供应商、技术等级的变更。

3.2 研究验证工作

（1）说明变更的具体情况和原因，对变更后的处方进行研究。

（2）对变更后一批样品进行检验，应符合质量标准的规定。

（3）对变更后首批样品进行长期稳定性考察，并在年报中报告该批样品的长期稳定性试验数据。

（4）如防腐剂发生变更，应进行规定范围内抑菌剂最低浓度的抑菌效力试验。

（二）中等变更

1. 普通口服固体制剂

1.1 变更情况

此类变更包括但不限于以下情形：

（1）改变着色剂、矫味剂的种类或增加其用量，用量一般小于处方总重量的 2%（W/W），所用着色剂、矫味剂应符合相关规定及标准要求，该变更不影响规格之间的差异、不影响儿童用药的口味顺应性、不会导致潜在安全性问题等。

（2）变更辅料的技术等级，如用微晶纤维素 PH200 替代微晶纤维素 PH101。辅料的技术等级主要与辅料的质量标准、用途、杂质状况等相关。

（3）变更辅料的质量标准［微小变更（2）除外］，质量控制水平不降低。

（4）变更辅料用量。

辅料用量的改变，以其占原批准处方总重量的百分比（W/W）计算，超过微小变更的范围，但小于或等于下表中的百分比范围［治疗窗窄的药物及低溶解性低渗透性药物（BCS Ⅳ类）除外］。

表 4-3　变更普通口服固体制剂的辅料用量（中等变更）

辅料		辅料占原批准处方总重量的百分比（W/W）
填充剂		± 10
崩解剂	淀粉	± 6
	其他	± 2
粘合剂		± 1
润滑剂	硬脂酸钙或硬脂酸镁	± 0.5
	其他	± 2
助流剂	滑石粉	± 2
	其他	± 0.2

原料药按标示量的 100% 计算，所有辅料用量的变更总和不超过 10%，单剂量处方总重量的变化不超过原批准总重量的 10%。

1.2　研究验证工作

（1）说明变更的具体情况和原因，对变更后的处方进行研究。

（2）提供变更后一批样品的批生产记录。

（3）对变更前后的样品进行质量对比研究，变更前后样品的溶出曲线、杂质谱、关键理化性质等应保持一致，并符合相关指导原则的要求。

（4）对变更后 1~3 批样品进行检验，应符合质量标准的规定。

（5）对变更后一批样品进行加速及长期稳定性考察，申请时提供不少于 3 个月的稳定性研究资料，并与变更前产品的稳定性情况进行比较，变更后样品的稳定性不低于变更前。

（6）如变更前产品为基于生物药剂学分类系统豁免生物等效性上市的药物，变更后仍需符合相关的豁免原则（如 ICH M9），否则应进行生物等效性研究，并按照重大变更进行补充申请。

2. 口服缓释／控释制剂、肠溶制剂

2.1　变更情况

2.1.1　非释药控制性辅料的变更

此类变更包括但不限于以下情形：

（1）改变着色剂、矫味剂的种类或增加其用量，用量一般小于 2%（W/W），所用着色剂、矫味剂应符合相关规定及标准要求，该变更不影响规格之间的差异，不影响儿童用药的口味顺应性，不会导致潜在安全性问题。

（2）变更辅料的技术等级。

（3）变更辅料的质量标准［微小变更（2）除外］，质量控制水平不降低。

（4）变更辅料用量。

非释药控制性辅料用量的改变，按其占原批准处方总重量的百分比（W/W）计算，超过微小变更的范围，但小于或等于下表中的百分比范围。

表 4-4 变更口服缓释/控释制剂、肠溶制剂中的非释药控制性辅料用量（中等变更）

辅 料		辅料占原批准处方总重量的百分比（W/W）
填充剂		±10
崩解剂	淀粉	±6
	其他	±2
粘合剂		±1
润滑剂	硬脂酸钙或硬脂酸镁	±0.5
	其他	±2
助流剂	滑石粉	±2
	其他	±0.2

原料药按标示量的 100% 计算，所有非释药控制性辅料用量的变更总和不超过 10%，单剂量处方总重量的变化不超过原批准总重量的 10%。

2.1.2 释药控制性辅料的变更

此类变更包括但不限于以下情形：

（1）变更释药控制性辅料的技术等级。

（2）变更释药控制性辅料的质量标准［微小变更（2）除外］，质量控制水平不降低。

（3）变更释药控制性辅料用量。

主药按标示量 100% 投料。释药控制性辅料用量的改变，按其占原批准处方中所有释药控制性辅料总重量的百分比（W/W）计算，超过微小变更的范围，但不超过 10%。单剂量处方总重量的变化不超过原批准总重量的 10%。

2.2 研究验证工作

（1）说明变更的具体情况和变更的原因，对变更后的处方进行研究。

（2）提供变更后一批样品的批生产记录。

（3）对变更前后的样品进行质量对比研究，变更前后样品的溶出曲线、杂质谱、关键理化性质等应保持一致，并应符合相关指导原则的要求。

（4）对变更后 1~3 批样品进行检验，应符合质量标准的规定。

（5）对变更后一批样品进行加速及长期稳定性考察，申请时提供不少于 3 个月的稳定性研究资料，并与变更前产品的稳定性情况进行比较，变更后产品的稳定性不低于变更前。

3. 非无菌半固体制剂

3.1 变更情况

包括但不限于以下情形：

（1）变更辅料用量。

各辅料用量的变更超过微小变更的范围，但不超过原批准用量的10%。所有辅料用量的变更总和不超过10%。由于处方改变而导致稀释剂（如水）用量变更允许超出此范围。

（2）防腐剂用量的变更大于原批准用量的10%，不超过20%。

（3）微小变更中未涵盖的基质供应商的变更。

（4）变更基质的技术等级。

（5）变更辅料的质量标准［微小变更（2）除外］，质量控制水平不降低。

3.2 研究验证工作

（1）说明变更的具体情况和原因，对变更后的处方进行研究。

（2）提供变更后一批样品的批生产记录。

（3）对变更前后的样品进行质量对比研究，变更前后样品的溶出曲线、杂质谱、关键理化性质等应保持一致，并符合相关指导原则的要求。

（4）对变更后1~3批样品进行检验，应符合质量标准的规定。

（5）对变更后一批样品进行加速及长期稳定性考察，申请时提供不少于3个月的稳定性研究资料，并与变更前产品的稳定性情况进行比较，变更后产品的稳定性不低于变更前。

（6）如变更防腐剂，应进行规定范围内抑菌剂最低浓度的抑菌效力试验。

（三）重大变更

1. 普通口服固体制剂

1.1 变更情况

此类变更包括但不限于以下情形：

（1）辅料用量变化超过了中等变更的范围。

（2）治疗窗窄的药物的辅料用量变化超过了微小变更的范围。

（3）低溶解性、低渗透性药物（BCS Ⅳ类）的辅料用量变化超过了微小变更的范围。

1.2 研究验证工作

（1）说明变更的具体情况和变更的原因，对变更后的处方进行研究。

（2）提供变更后一批样品的批生产记录。

（3）对变更前后的样品进行质量对比研究，重点比较变更前后样品的溶出曲线、杂质谱、关键理化性质等，应符合相关指导原则的要求。

（4）对变更后连续生产的三批样品进行检验，应符合质量标准的规定。

（5）对变更后三批样品进行加速及长期稳定性考察，申请时提供 3~6 个月的稳定性研究资料，并与变更前产品的稳定性情况进行比较，变更后产品的稳定性不低于变更前。

（6）一般需考虑进行生物等效性研究。如申请免除生物等效性研究，需进行充分的研究和分析。

2. 口服缓释 / 控释制剂、肠溶制剂

2.1 变更情况

（1）非释药控制性辅料用量的变化超过了中等变更的范围。

（2）释药控制性辅料用量的变化超过了中等变更的范围。

（3）治疗窗窄的药物的辅料用量的变化超过了微小变更的范围。

2.2 研究验证工作

（1）说明具体变更情况和原因，对变更后的处方进行研究。

（2）提供变更后一批样品的批生产记录。

（3）对变更前后的样品进行质量对比研究，重点比较变更前后样品的溶出曲线、杂质谱、关键理化性质等，应符合相关指导原则的要求。

（4）对变更后连续生产的三批样品进行检验，应符合质量标准的规定。

（5）对变更后三批样品进行加速及长期稳定性考察，申请时提供 3~6 个月的稳定性研究资料，并与变更前产品的稳定性情况进行比较，变更后产品的稳定性不低于变更前。

（6）一般需考虑进行生物等效性研究。如申请免除生物等效性研究，需进行充分的研究和分析。

3. 非无菌半固体制剂

3.1 变更情况

此类变更包括但不限于以下情形：

（1）辅料用量的变更超过了中等变更的范围。

（2）防腐剂用量的变更超过原批准用量的 20%（包括删除防腐剂）。

3.2 研究验证工作

（1）说明变更的具体情况和理由，对变更后的处方进行研究。

（2）提供变更后一批样品的批生产记录。

（3）对变更前后的样品进行质量对比研究，重点比较变更前后样品的溶出曲线、杂质谱、关键理化性质等，应符合相关指导原则的要求。

（4）对变更后连续生产的三批样品进行检验，应符合质量标准的规定。

（5）对变更后三批样品进行加速及长期稳定性考察，申请时提供3~6个月的稳定性研究资料，并与变更前产品的稳定性情况进行比较，变更后产品的稳定性不低于变更前。

（6）如变更防腐剂，应进行规定范围内抑菌剂最低浓度的抑菌效力试验。对于新防腐剂，应建立新的含量测定方法，并进行相关的验证，证明防腐剂不干扰其他项目的检测。

（7）一般需考虑进行生物等效性研究。如申请免除生物等效性研究，需进行充分的研究和分析。

五、变更制剂生产工艺

制剂生产工艺变更主要包括变更制剂生产过程及工艺参数、变更原料药内控标准/制剂中间体内控标准或生产过程控制、变更制剂生产设备等。

制剂生产工艺发生变更后，需进行相应的研究工作，评估变更对药品安全性、有效性和质量可控性的影响。研究工作宜根据以下方面综合进行：①变更对制剂的影响程度。②制剂生产工艺的复杂难易。③制剂剂型等。

（一）微小变更

1. 变更情况

此类变更包括但不限于以下情形：

（1）增加新的生产过程控制方法、制订更严格的质控标准（包括原料药内控标准/制剂中间体内控标准或生产过程控制），以更好地控制药品生产和保证药品质量。

如果上述变更是因为制剂生产过程中出现工艺缺陷或稳定性问题而进行的，应按照重大变更进行申报。

（2）变更普通口服固体制剂的混合时间（粉末混合、颗粒混合）和干燥时间；变更溶液型制剂的混合时间。

（3）变更片剂的硬度，但变更前后的药物溶出行为没有改变。

（4）变更溶液型制剂或用于单元操作的溶液（如制粒溶液）中的组份（原料药除外）加入顺序，非无菌半固体制剂的水相配制时或油相配制时辅料的加入顺序。

（5）非无菌条件下物料前处理增加过筛步骤，以除去结块。

（6）去除或减少之前用于补偿生产损耗而造成的制剂生产批的处方过量投料。

（7）采用终端灭菌工艺生产的无菌制剂，变更过滤步骤的工艺参数。

（8）普通口服片剂、胶囊剂或栓剂形状、尺寸的微小变化，但变更前后的药物溶出行为没有改变。例如，片剂边缘或表面弧度的轻微调整。

（9）变更普通口服固体制剂、栓剂的印记。这种变更包括在片剂、胶囊剂或栓剂表面增加、删除或修改印字、标记等，但功能性刻痕除外。

（10）相同设计和工作原理的生产设备替代另一种设备。

2. 研究验证工作

（1）说明变更的具体情况和原因，对变更后的工艺进行研究。

（2）对变更后一批样品进行检验，应符合质量标准的规定。

（3）对变更后首批样品进行长期稳定性考察，并在年报中报告该批样品的长期稳定性试验数据。

（二）中等变更

1. 变更情况

此类变更包括但不限于以下情形：

（1）变更不影响制剂关键质量属性的工艺参数。

（2）变更质控标准（包括原料药内控标准/制剂中间体内控标准或生产过程控制）的分析方法，但不降低制剂的质量控制水平。

（3）普通口服片剂、胶囊剂或栓剂形状、尺寸的显著变化，但变更前后的药物溶出行为没有改变。例如，圆形改为异形等。

（4）不同设计和工作原理的生产设备替代另一种设备。

（5）普通口服固体制剂包衣液中的有机溶剂改为水。

（6）对于无菌制剂，包括以下情形：

①采用终端灭菌工艺生产的无菌制剂，取消中间过程的滤过环节，或变更过滤器的材料和孔径。

②变更除菌过滤过程的滤过参数（包括流速、压力、时间或体积，但孔径不变），且超出原批准范围的。

③从单一过滤器改为两个无菌级过滤器串联。

2. 研究验证工作

（1）说明变更的具体情况和原因，对变更后的工艺进行研究和 / 或验证。

对于无菌制剂，如变更可能影响无菌保障水平的，还需进行无菌 / 灭菌工艺验证。

（2）提供变更后一批样品的批生产记录。

（3）对变更前后的样品进行质量对比研究，变更前后样品的溶出曲线、杂质谱、关键理化性质应保持一致，并符合相关指导原则的要求。

（4）对变更后 1~3 批样品进行检验，应符合质量标准的规定。

（5）对变更后一批样品进行加速及长期稳定性考察，申请时提供不少于 3 个月的稳定性研究资料，并与变更前产品的稳定性情况进行比较。变更后样品的稳定性应不低于变更前。

（三）重大变更

1. 变更情况

此类变更包括但不限于以下情形：

（1）制剂生产过程或生产工艺发生根本性变化的，如口服固体制剂由湿法制粒改变为干法制粒，或相反变更；如生产过程干燥方法从烘箱干燥变为流化床干燥或相反变更等。

（2）制剂生产工艺变更可能影响制剂控释或缓释特性的，可能影响制剂（如吸入制剂）体内吸收的，或影响制剂其他关键质量属性的。

（3）放宽或删除已批准的质控标准（包括原料药内控标准 / 制剂中间体内控标准或生产过程控制）。

（4）变更制剂生产过程中用于单元操作的溶剂种类［中等变更（5）除外］。例如，制粒溶剂由水改为乙醇。

（5）变更缓控释制剂的形状、尺寸和刻印。

（6）增加或删除片剂的功能性刻痕。

（7）无菌制剂生产过程变更可能影响药品无菌保证水平的情形：

①变更产品灭菌工艺，由除菌过滤灭菌工艺变更为终端灭菌工艺或者相反的变更；终端灭菌工艺由残存概率法变更为过度杀灭法或者相反的变更；从干热灭菌、辐射灭菌中的一种灭菌工艺变更为另一种灭菌工艺等。

②变更无菌生产工艺中使用的除菌过滤器孔径。

2. 研究验证工作

（1）说明变更的具体情况和原因，对变更后的工艺进行研究和 / 或验证。

对于无菌制剂，如变更可能影响无菌保障水平的，还需进行无菌/灭菌工艺验证。

（2）提供变更后一批样品的批生产记录。

（3）对变更前后的样品进行质量对比研究，重点比较变更前后样品的溶出曲线、杂质谱、关键理化性质等，应符合相关指导原则的要求。

（4）对变更后连续生产的三批样品进行检验，应符合质量标准的规定。

（5）对变更后三批样品进行加速及长期稳定性考察，申请时提供3~6个月的稳定性研究资料，并与变更前产品的稳定性情况进行比较，变更后产品的稳定性不低于变更前。

（6）对于治疗窗窄的药物或水难溶性药物的普通口服固体制剂和缓控释制剂，此类变更对药品安全性、有效性和质量可控性均可能产生较显著的影响，一般需考虑进行生物等效性研究。其他制剂，应结合工艺的复杂程度、药物特点以及变更情况等方面综合考虑是否需要进行生物等效性试验。如申请免除生物等效性研究，需进行充分的研究和分析。

六、变更制剂所用原料药的供应商

变更制剂所用原料药的供应商不应对药品安全性、有效性和质量可控性产生负面影响。

减少原料药供应商或变更原料药供应商名称（主体不变），按微小变更管理，不需研究验证。

变更后的原料药为已获得批准的原料药，一般按照中等变更管理。变更后的原料药如尚未获得批准，按照重大变更管理。均需要进行以下研究验证工作：

1. 说明变更的具体情况和原因。

2. 提供变更前后原料药的质量标准。

3. 对变更前后的原料药进行全面的质量对比研究，与制剂质量相关的关键理化性质（如晶型、粒度等）应保持一致，变更后原料药的杂质控制应符合相关指导原则的要求。

4. 对采用变更前和变更后原料药制备的制剂进行质量对比研究，变更前后样品的溶出曲线、关键理化性质应保持一致，杂质控制应符合相关指导原则的要求，制剂质量应保持一致。

5. 对采用变更后原料药连续生产的三批制剂进行检验，应符合质量标准的规定。

6. 对采用变更后原料药生产的三批制剂进行加速及长期稳定性考察，申请时提供3~6个月的稳定性研究资料，并与变更前产品的稳定性情况进行比较，变更后产品的稳定性不低于变更前。

7. 如变更前后制剂的溶出曲线、关键理化性质等存在差异，一般需考虑进行生物等效性研究，如申请免除生物等效性研究，需进行充分的研究和分析。此种情形应按照重大变更管理。

七、变更生产批量

生产批量变更是指在原批准批量（如关键临床试验批、BE 批等）基础上扩大或缩小生产批量。生产批量缩小至相关指导原则或技术要求规定的批量以下（如口服固体制剂批量缩小至 10 万片以下）不在本指导原则讨论范围内。如变更生产批量的同时，其工艺参数、生产设备等发生变更，需按照本指导原则相关章节要求进行关联变更研究。

（一）原料药批量的变更

1. 微小变更

1.1 变更情况

原料药的生产批量变更在原批准批量的 10 倍以内（包括 10 倍）。

1.2 研究验证工作

（1）说明批量变更的具体情况和原因，对变更前后的生产工艺及生产设备的设计及工作原理进行对比分析，对变更后的批量进行研究和 / 或验证。对于无菌原料药，还需进行无菌 / 灭菌工艺验证。

（2）提供变更后一批样品的批生产记录。

（3）对变更前后的样品进行质量对比研究，变更前后样品的杂质谱、关键理化性质等应保持一致，应符合相关指导原则的要求。

（4）对变更后 1~3 批样品进行检验，应符合质量标准的规定。

（5）对变更后首批样品进行长期稳定性考察，并在年报中报告该批样品的长期稳定性试验数据。

2. 中等变更

2.1 变更情况

原料药的生产批量变更在原批准批量的 10 倍以上。

2.2 研究验证工作

（1）说明批量变更的具体情况和原因，对变更前后的生产工艺及生产设备的设计及工作原理进行对比分析，对变更后的批量进行研究和 / 或验证。对于无菌原料药，还需进行无菌 / 灭菌工艺验证。

（2）提供变更后一批样品的批生产记录。

（3）对变更前后的样品进行质量对比研究，变更前后样品的杂质谱、关键理化性质等应保持一致，并符合相关指导原则的要求。

（4）对变更后三批样品进行检验，应符合质量标准的规定。

（5）对变更后一批样品进行加速及长期稳定性考察，申请时提供不少于 3 个月的稳定性研究资料，并与变更前产品的稳定性情况进行比较，变更后样品的稳定性不低于变更前。

（二）制剂批量的变更

1. 微小变更

1.1　变更情况

此类变更包括但不限于以下情形：

（1）普通口服固体制剂和非无菌半固体制剂的生产批量变更在关键临床试验批或 BE 批批量的 10 倍以内（包括 10 倍）。

（2）非无菌液体制剂的生产批量变更。

（3）采用终端灭菌工艺的制剂，微生物负荷水平不变的前提下，溶液储存时间的增加不超过原批准时限的 50%。

1.2　研究验证工作

（1）说明批量变更的具体情况和变更的原因，对变更前后生产工艺及生产设备的设计和工作原理进行对比分析，对变更后的批量进行研究和 / 或验证。

（2）提供变更后一批样品的批生产记录。

（3）进行变更前后样品进行对比研究，变更前后样品的溶出曲线、杂质谱、关键理化性质等应保持一致，并符合相关指导原则的要求。

（4）对变更后 1~3 批样品进行检验，应符合质量标准的规定。

（5）对变更后首批样品进行长期稳定性考察，并在年报中报告该批样品的长期稳定性试验数据。

2. 中等变更

2.1　变更情况

此类变更包括但不限于以下情形：

（1）普通口服固体制剂和非无菌半固体制剂的生产批量变更在关键临床试验批或 BE 批批量的 10 倍以上。

（2）采用终端灭菌工艺的制剂，微生物负荷水平不变的前提下，溶液储存时间的增加超过原批准时限的 50%。

（3）采用无菌生产工艺的无菌制剂的批量变更，同时与无菌保障水平相关的步骤的生产时间（包括配液、药液存放、过滤、灌装等）增加。

2.2 研究验证工作

（1）说明批量变更的具体情况和变更的原因，对变更前后的生产工艺及生产设备的设计及工作原理进行对比分析，对变更后的批量进行研究和 / 或验证。对于无菌制剂，必要时还需进行无菌 / 灭菌工艺验证。

（2）提供变更后一批样品的批生产记录。

（3）对变更前后的样品进行质量对比研究，变更前后样品的溶出曲线、杂质谱、关键理化性质等应保持一致，并符合相关指导原则的要求。

（4）对变更后三批样品进行检验，应符合质量标准的规定。

（5）对变更后一批样品进行加速及长期稳定性考察，申请时提供不少于 3 个月的稳定性研究资料，并与变更前产品的稳定性情况进行比较，变更后样品的稳定性不低于变更前。

3. 重大变更

3.1 变更情况

此类变更包括但不限于以下情形：

特殊剂型制剂（如复杂工艺的缓控释制剂及肠溶制剂、透皮给药制剂、脂质体、长效制剂等）的生产批量变更。

3.2 研究验证工作

（1）说明批量变更的具体情况和原因，对变更前后生产工艺及生产设备的设计及工作原理进行对比分析，对变更后的批量进行研究和 / 或验证。对于无菌制剂，必要时还需进行无菌 / 灭菌工艺验证。

（2）提供变更后一批样品的批生产记录。

（3）对变更前后的样品进行质量对比研究，重点比较变更前后样品的溶出曲线、杂质谱、关键理化性质等，应符合相关指导原则的要求。

（4）对变更后连续生产的三批样品进行检验，应符合质量标准的规定。

（5）对变更后三批样品进行加速及长期稳定性考察，申请时提供 3~6 个月的稳定性研究资料，并与变更前产品的稳定性情况进行比较，变更后产品的稳定性不低于变更前。

（6）根据变更情况，综合评估是否需要进行生物等效性研究，如申请免除生物等效性研究，需结合工艺的复杂程度、药物特点、批量变更情况、生产设备情况等方面综合考虑，提供充分的依据。

八、变更注册标准

变更药品注册标准一般包括变更原料药及制剂注册标准中的检验项目、检验方法、限度等。药品注册标准变更可能只涉及上述某一种情况的变更，也可能涉及上述多种情况的变更。

一般而言，变更原料药和制剂注册标准不应引起药品质量控制水平的降低。变更药品注册标准尚需考虑是否会影响到药品的有效期，如对标准进行了提高（例如收紧限度、增加检验项目、优化检测方法等），需考察在原定的有效期内，药品是否符合修订后质量标准的要求。

对于随国家药品标准变更而引起的注册标准变更，可参照相关公告要求执行（如，国家药品监督管理局关于实施《中华人民共和国药典》有关事宜的公告）。

（一）中等变更

1. 变更情况

此类变更包括但不限于以下情形：

（1）新增检验项目。

新增检验项目应可以更有效地控制产品质量，新增检测项目的方法学验证和拟定的控制限度，均应符合相关指导原则的要求。

该变更不包括因安全性或质量可控性原因导致的增加检验项目。另外，因生产工艺改变导致药学方面特性发生变化，而在标准中增加检验项目也不属于此类变更范畴。例如，原料药改用微粉化处理后，在标准中增加粒度分布检查。

（2）在原标准规定范围内收紧限度

这类变更是指在原标准规定范围内收紧控制限度。例如，原料药或制剂经过多批次生产验证，水分、有关物质等指标可以达到更优的控制水平，进而收紧控制限度。

由于药品的生产工艺、处方等方面的重大变更而引起限度范围缩小不属于此类变更范畴。例如，原料药生产工艺中增加微粉化处理而引起粒度变小的变更。

（3）注册标准中文字描述的变更，此类变更不应涉及检验方法、限度等的变更。

2. 研究验证工作

（1）说明具体变更情况和原因，提供变更后的质量标准。

（2）对质量标准变更合理性进行研究。

若涉及限度修订，需对一定批次样品（建议含近效期样品）批分析结果进行汇总，为限度修订提供依据。另外，需考察在原定的有效期内，药品是否符合修订后质量标准的要求。

如涉及增加检验项目，需对检验方法进行方法学研究（包括方法的选择、验证）、提供限度拟定依据。需对一定批次样品（建议含近效期样品）批分析结果进行汇总，以考察在原定的有效期内，药品是否符合修订后质量标准的要求。

（3）按变更后的质量标准对三批样品进行检验，应符合规定。

（二）重大变更

1. 变更情况

此类变更包括但不限于以下情形：

（1）变更检验方法。

（2）放宽控制限度。

（3）删除注册标准中的任何项目。

2. 研究验证工作

（1）说明具体变更情况和原因，提供变更后的质量标准。

（2）对质量标准变更合理性进行研究。

如涉及检验方法改变，需对新方法进行方法学研究验证并应与变更前方法进行比较，确保方法变更不引起药品质量控制水平的降低。另外，需对一定批次样品（建议含近效期样品）批分析结果进行汇总，以考察在原定的有效期内，药品是否符合修订后质量标准的要求。

如涉及删除标准中任何内容，需结合药品生产过程控制、药品研发过程及药品性质等综合分析和证明该项变更不会引起药品质量控制水平的降低。

如涉及放宽控制限度，需进行详实的研究，必要时需要有关安全性和/或有效性试验资料或文献资料的支持。限度变更还需基于一定批次样品的检测数据并符合相关的技术指导原则。

（3）按变更后的质量标准对三批样品进行检验，应符合规定。

九、变更包装材料和容器

包装材料和容器是药品的组成部分，本指导原则涉及的包装材料和容器主要指直接接触药品的包装。包装材料和容器的变更可能对药品的理化性质、杂质谱、含量、稳定性等产生影响，其风险取决于制剂的给药途径、包装材料和容器的性能以及包装和制剂的相容性等。总体上，变更药品的包装材料和容器应能对保证药品的质量和稳定性起到有益的作用，不得对药品的保护性、功能性、安全性和质量产生不良影响。

本指导原则涵盖的药品的包装材料和容器的变更包括改变、增加或去除的情形。

（一）微小变更

1. 变更情况

此类变更包括但不限于以下情形：

（1）变更原料药及单剂量包装制剂的包装装量，如，每袋的克数，每板胶囊的粒数，每盒注射剂的支数等。

（2）本指导原则中未规定的原料药、非无菌固体制剂包装材料和容器的材质和／或类型的变更。变更后的包装材料和容器已在具有相同给药途径的已上市药品中使用，并且具有相同或更好适用性能。

（3）本指导原则中未规定的包装材料和容器的供应商、尺寸和／或形状的变更。

2. 研究验证工作

（1）说明包装材料和容器变更的原因，并详细描述变更后的包装材料和容器情况。列出变更后包装材料和容器的质量标准。

（2）变更前后包装材料和容器相关特性的对比研究。

（3）对变更后一批样品进行检验，应符合质量标准的规定。

（4）对变更后首批样品进行长期稳定性考察，并在年报中报告该批样品的长期稳定性试验数据。

（二）中等变更

1. 变更情况

此类变更包括但不限于以下情形：

（1）变更多剂量包装制剂的包装装量，如，每瓶的片数，每支的克数，每瓶的毫升数等。

（2）变更液体／半固体制剂（吸入制剂、注射剂、眼用制剂除外）、无菌和／或液体原料药的包装材料和容器的材质和／或类型。如，口服液体药用聚丙烯瓶变更为口服液体药用聚酯瓶等。

（3）变更非无菌固体制剂的包装材料和容器的材质和／或类型的下列情形：如，泡罩包装、瓶装、袋装等之间的变更，双铝泡罩变更为铝塑泡罩等。

（4）变更注射剂的包装材料和容器的供应商、尺寸和／或形状。

2. 研究验证工作

（1）说明包装材料和容器变更的原因，并详细描述变更后的包装材料和容器情况。列出变更后包装材料和容器的质量标准。

（2）变更前后包装材料和容器相关特性的对比研究，进行包材的等同性 / 可替代性研究。

（3）酌情进行包材相容性研究。对于密封件的变更还应开展包装密封性研究。

（4）进行包装工艺验证。对于无菌产品，必要时进行无菌 / 灭菌工艺验证。

（5）对变更后 1~3 批样品进行检验，应符合质量标准的规定。

（6）对变更后一批样品进行加速及长期稳定性考察，申请时提供不少于 3 个月的稳定性研究资料，并与变更前产品的稳定性情况进行比较，变更后产品的稳定性不低于变更前。根据变更情况，酌情进行使用中稳定性研究。

（三）重大变更

1. 变更情况

此类变更包括但不限于以下情形：

（1）变更吸入制剂、注射剂、眼用制剂的包装材料和容器的材质和 / 或类型。如，三层共挤输液袋变更为五层共挤输液袋，聚丙烯输液瓶变更为直立式聚丙烯输液袋，钠钙玻璃输液瓶变更为五层共挤输液袋。

（2）变更吸入制剂定量给药装置的供应商、尺寸和 / 或形状。

（3）去除对药品提供额外保护的次级包装（如，高阻隔性外袋）。

（4）变更为全新材料、全新结构、风险度提高的新用途的包装材料和容器。

（5）变更纳入登记管理的包装材料和容器，变更后的包装材料和容器尚未登记或登记状态为 I 。

2. 研究验证工作

（1）说明包装材料和容器变更的原因，并详细描述变更后的包装材料和容器情况。列出变更后包装材料和容器的质量标准。

（2）变更前后包装材料和容器相关特性的对比研究，进行包材的等同性 / 可替代性研究。

（3）酌情进行包材相容性研究。对于密封件的变更还应开展包装密封性研究。对于定量给药装置发生变更，需根据给药装置的特点进行相应的研究，证明变更后给药剂量准确性不低于变更前。

（4）进行包装工艺验证。对于无菌制剂，必要时进行无菌 / 灭菌工艺验证。

（5）对变更后连续生产的三批样品进行检验，应符合质量标准的规定。

（6）对变更后三批样品进行加速及长期稳定性研究，申请时提供 3~6 个月的稳定性研究资料，并与变更前产品的稳定性情况进行比较，变更后产品的稳定性不低于变更前。根据变更情况，酌情进行使用中稳定性研究。

十、变更有效期和贮藏条件

药品有效期和贮藏条件变更可能包含以下几种情况：①延长有效期；②缩短有效期；③严格贮藏条件；④放宽贮藏条件。变更可能只涉及上述某一种情况的变更，也可能涉及上述多种情况的变更。

（一）中等变更

1. 变更情况

此类变更包括但不限于以下情形：

（1）延长药品有效期：有效期变更主要依据长期稳定性试验结果。延长药品有效期不应超过长期稳定性试验已完成的时间。

（2）缩短药品有效期：此类变更不包括因药品的生产或稳定性出现问题而要求缩短药品有效期。

2. 研究验证工作

（1）说明变更后的有效期及变更原因。

（2）提供三批样品的长期稳定性考察数据。

（二）重大变更

1. 变更情况

此类变更包括但不限于以下情形：

（1）变更药品贮藏条件。

（2）由于药品的生产工艺、处方、质量标准、直接接触药品的包装材料和容器等方面的变更导致的有效期变更。

2. 研究验证工作

（1）说明变更后的贮藏条件和 / 或有效期，研究说明变更的原因。

（2）按照确定的稳定性试验方案，对三批样品进行稳定性考察，提供 3~6 个月的稳定性研究资料。

十一、增加规格

本指导原则涵盖的增加规格，是指片剂/胶囊剂等单剂量药品的主药在单剂量处方中的标示量、注射剂的单剂量包装中主药标示量/浓度、非无菌半固体制剂/口服溶液剂/滴眼剂等制剂的处方中药物浓度的改变。新增规格应为原研药品增加的新规格或仿制药增加目前原研药品/参比制剂已有的规格，同时不得改变药品原批准的适应症、用法用量或者适用人群等。增加规格均属于重大变更。

增加规格应遵循方便临床用药的原则，应有合理、科学的依据。总体上，增加规格一般应在其临床使用的用法用量范围内，不得大于单次用药的最高剂量，或对成人用药来说不得小于成人单次用药的最低剂量。

对于非无菌半固体制剂/口服液体剂/滴眼剂等制剂的多剂量包装变更为单剂量包装也按增加规格申报。

研究验证工作：

1. 说明变更的具体情况和原因。

2. 对新增规格进行处方研究、工艺研究和/或验证，并与变更前规格进行对比。对于无菌制剂，还需进行无菌/灭菌工艺验证。

3. 提供变更后一批样品的批生产记录。

4. 对变更规格前后的样品进行质量对比研究，重点比较变更前后样品的溶出曲线、杂质谱、关键理化性质等，应符合相关指导原则的要求。

5. 对变更后连续生产的三批样品进行检验，应符合质量标准的规定。

6. 对变更后三批样品进行加速及长期稳定性考察，申请时提供3~6个月的稳定性研究资料，并与原规格产品的稳定性情况进行比较。

7. 应参考《以药动学参数为终点评价指标的化学药物仿制药人体生物等效性研究技术指导原则》及其他相关指导原则，考虑新增规格是否需进行生物等效性研究。

十二、变更生产场地

生产场地变更，包括生产地址的改变或新增，或同一生产地址内的生产场地的新建、改建、扩建。

变更生产场地，由于新生产场地生产设备、生产环境（温度和湿度）、技术人员素质等与原生产场地情况很难完全一致，会对原料药、制剂生产和质量产生一定的影响，一般需要进行比较全面的研究工作。已在同一生产地址工作一段时间，且对生产工艺具备足够经验的人员，通常可理解为具有相同的人员素质。

总体上，新旧场地处方、生产工艺、批量等应保持一致，包括原/辅料、溶剂、包装材料和容器、生产的质量过程控制等。如变更场地的同时，其处方、生产工艺、批量等发生变更，则需按照本指导原则相关章节要求进行关联变更研究。

生产场地变更需要按照《药品生产监督管理办法》及《药品上市后变更管理办法（试行）》相关规定执行。生产场地变更的研究验证工作需参考下述内容。

（一）变更原料药生产场地

1. 在同一生产地址内变更非无菌原料药或无菌原料药的非无菌生产步骤的生产场地，同时变更前后的生产设备、操作规程、环境条件（比如温度和湿度）、质量控制过程和人员素质等方面一致。

研究验证工作包括：

（1）说明变更的具体情况和原因，对变更后相关工序进行研究和 / 或验证。

（2）比较新旧场地生产工艺情况。对变更前后生产设备生产厂家、型号、材质、设备原理、关键技术参数进行比较，并说明变更前后生产设备与生产工艺的匹配性。

（3）对变更后一批样品进行检验，应符合质量标准规定。

（4）对变更后首批样品进行长期稳定性考察，并在年报中报告该批样品的长期稳定性试验数据。

2. 同一生产地址内变更无菌原料药无菌生产步骤的生产场地，或者原料药的生产地址变更至另一不同生产地址。

研究验证工作包括：

（1）说明变更的具体情况和原因，对变更后相关工序进行研究和 / 或验证。

对于无菌原料药，还需进行无菌 / 灭菌工艺验证。

（2）比较新旧场地生产工艺情况。对变更前后生产设备生产厂家、型号、材质、设备原理、关键技术参数进行比较，并说明变更前后生产设备与生产工艺的匹配性。

（3）提供变更后一批样品的批生产记录。

（4）对变更前后的原料药进行质量对比研究，关键理化性质和杂质谱等应保持一致，并符合相关指导原则要求。

（5）对变更后三批样品进行检验，应符合质量标准的规定。

（6）对变更后一批样品进行加速及长期稳定性考察，申请时提供不少于 3 个月的稳定性研究资料，并与变更前产品的稳定性情况进行比较，变更后样品的稳定性应不低于变更前。

（二）变更制剂生产场地

1. 变更固体口服制剂的印字工序的场地，变更次级包装和外包装工序、贴签工序的场地，变更包装材料和容器的灭菌场地，在同一生产地址内变更非无菌制剂、中间体的生产和初级包装的场地［变更前后的生产设备、操作规程、环境条件（比如温度和湿度）、质量控制过程和人员素质等方面一致］。

研究验证工作包括：

（1）说明变更的具体情况和原因，对变更后相关工序进行研究和／或验证。

（2）比较新旧场地生产工艺和生产过程控制等情况。比较新旧场地生产设备情况，包括生产厂家、型号、材质、设备原理、关键技术参数等，并说明变更前后生产设备与生产工艺的匹配性。

（3）对变更后一批样品进行检验，应符合质量标准的规定。

（4）对变更后首批样品进行长期稳定性考察，并在年报中报告该批样品的长期稳定性试验数据。

2. 本指导原则中未另作规定的制剂、中间体的生产场地和初级包装场地的变更。

研究验证工作包括：

（1）说明变更的具体情况和原因，对变更后相关工序进行研究和／或验证。

对于无菌制剂，还需进行无菌／灭菌工艺验证。

（2）比较新旧场地处方和生产工艺、生产过程控制等情况。比较新旧场地生产设备情况，包括生产厂家、型号、材质、设备原理、关键技术参数等，并说明变更前后生产设备与生产工艺的匹配性。

（3）提供变更后一批样品的批生产记录。

（4）对变更前后的样品进行质量对比研究，重点证明变更前后样品的溶出曲线、杂质谱、关键理化性质等应保持一致，并符合相关指导原则要求。

（5）对变更后生产的 1~3 批样品进行检验，应符合质量标准的规定。

（6）对变更后 1~3 批样品进行加速和长期稳定性研究，申报时提供 3~6 个月稳定性研究数据，并与变更前药品稳定性情况进行比较。变更后样品的稳定性应不低于变更前。

参考文献

1. 中华人民共和国药品管理法

2. 药品注册管理办法

3. 药品生产监督管理办法

4. 药品上市后变更管理办法（试行）

5. 已上市化学药品变更研究的技术指导原则（一）. 2008 年 1 月

6. 已上市化学药品生产工艺变更研究技术指导原则 . 2017 年 8 月

7. 关于进一步完善药品关联审评审批和监管工作有关事宜的公告（2019 年 第 56 号）. 2019 年 7 月

8. FDA 有关指导原则

(1) SUPAC-IR: Immediate-Release Solid Oral Dosage Forms: Scale-Up and Post-Approval Changes: Chemistry, Manufacturing and Controls, In Vitro Dissolution Testing, and In Vivo Bioequivalence Documentation (I) 11/30/1995

(2) SUPAC-MR: Modified Release Solid Oral Dosage Forms: Scale-Up and Postapproval Changes: Chemistry, Manufacturing, and Controls, In Vitro Dissolution Testing, and In Vivo Bioequivalence Documentation (I) 10/6/1997

(3) SUPAC-SS: Nonsterile Semisolid Dosage Forms; Scale-Up and Postapproval Changes: Chemistry, Manufacturing, and Controls; In Vitro Release Testing and In Vivo Bioequivalence Documentation (I) 6/13/1997

(4) Guidance for Industry. Changes to an Approved NDA or ANDA. U.S. Department of Health and Human Services, Food and Drug Administration, Center for Drug Evaluation and Research (CDER). April 2004

(5) Guidance for Industry.CMC Postapproval Manufacturing Changes To Be Documented in Annual Reports. U.S. Department of Health and Human Services, Food and Drug Administration, Center for Drug Evaluation and Research (CDER). March 2014

(6) Postapproval Changes to Drug Substances. Guidance for Industry. U.S. Department of Health and Human Services Food and Drug Administration, Center for Drug Evaluation and Research (CDER).Center for Biologics Evaluation and Research (CBER).Center for Veterinary Medicine (CVM).September 2018

(7) SUPACIR Questions and Answers about SUPACIR Guidance. U.S. Food and Drug Administration. February, 1997

9. EMEA 有关指导原则

(1) Guidelines on the details of the various categories of variations, on the operation of the procedures laid down in Chapters Ⅱ, Ⅱa, Ⅲ and IV of Commission Regulation (EC) No 1234/2008 of 24 November 2008 concerning the examination of variations to the terms of marketing authorisations for medicinal products for human use and veterinary medicinal products and on the documentation to be submitted pursuant to those procedures.EUROPEAN COMMISSION. (2013/C 223/01). 2.8.2013

(2) Questions and answers on post approval change management protocols. EMA/CHMP/CVMP/QWP/586330/2010, Committee for Medicinal Products for Human Use (CHMP). March, 2012

10. ICH 有关指导原则

(1) ICH Q12: Technical and Regulatory Considerations for Pharmaceutical Product Lifecycle Management.

(2) ICH M9: Biopharmaceutics Classification System-based Biowaivers.

化学药品吸入液体制剂药学研究技术要求

一、前言

吸入液体制剂为经口吸入制剂的一种剂型，系指供雾化器用的液体制剂，即通过雾化器产生连续供吸入用气溶胶的溶液、混悬液等，吸入液体制剂包括吸入溶液、吸入混悬液、吸入用溶液（需稀释后使用的浓溶液）和吸入用粉末（需溶解后使用的无菌药物粉末）。乳液/脂质体型吸入液体制剂暂不包括在本技术要求范围。

本技术要求提供化学药品吸入液体制剂药学研究技术指导，适用于化学药品新药（1类、2类）和仿制药（3类、4类）上市申请，化学药品5.1类和5.2类可分别参照本技术要求中新药和仿制药的要求。新药临床试验申请可参考本技术要求的相关研究。

本技术要求仅代表药品监管部门当前的观点和认识，不具有强制性的法律约束力。随着科学研究的进展，本技术要求中的相关内容将不断完善与更新。

二、基本考虑

本技术要求是吸入液体制剂药学研究与评价的基本技术要求，除本技术要求外，申请人还可参考国内外其他关于吸入制剂的技术指导原则。

申请人作为申报产品的责任主体，对产品的研发与生产、质量可控性、安全性等应有全面、准确的了解，并开展相应的研究工作。需结合产品特性，通过处方工艺与质量研究，明确关键物料属性，确定关键工艺步骤和关键工艺参数，建立有效的工艺过程控制。通过加强关键物料控制、工艺过程控制和产品质量控制等，保证生产工艺能够持续稳定生产出符合预期质量要求的产品。

不同原理、不同型号和品牌的雾化装置性能可能存在差异，对药液雾化效果影响较大，吸入液体制剂临床疗效与雾化装置关系密切。因此，申请人还应加强药液与雾化装置的关联研究。

申请人应加强药品生命周期的管理，药品研发上市后仍需持续关注物料属性、处方工艺、生产设备、批量等因素对药品质量的潜在影响，不断完善对物料关键属性的控制、工艺过程控制和产品质量控制，推动药品质量不断提升。

三、处方工艺技术要求

（一）处方

1. 吸入液体制剂的处方通常以水作为介质，除活性成分外，可含有适宜的辅料以改善处方的性质，包括渗透压调节剂、pH 调节剂、表面活性剂及金属离子螯合剂等。吸入液体制剂所用辅料应对呼吸道黏膜和纤毛无刺激性、无毒性，应优先选择吸入给药常用的辅料，辅料的应用原则为尽量少用，提供用量确定的合理依据。

对于未在国内外上市吸入产品中使用、改变给药途径使用或者超过常规用量的辅料应提供吸入途径的安全性支持依据，不能简单以其他给药途径的安全性资料替代。

2. 处方开发可参考 ICH Q8 指导原则，以制剂关键质量属性为指标，对处方辅料种类及其用量进行筛选和优化，同时按照本技术要求第四章合理选择研究雾化装置。吸入混悬液还应考虑制剂中原料药的晶型、粒子形态、粒度和粒度分布、悬浮性和聚集情况，药物微粒与内包装之间的相互作用等。

对于仿制药，处方中辅料种类和用量通常应与参比制剂相同，辅料的用量相同是指仿制药辅料用量为参比制剂相应辅料用量的 95%~105%。如附带专用溶剂，应同时与参比制剂的专用溶剂处方相同。申请人可通过查阅参比制剂公开信息（例如药品监管机构公开信息、药品说明书等），结合逆向工程等适当的处方解析手段，对参比制剂处方进行解析，并在此基础上对处方进行合理的开发。

3. 吸入液体制剂通常采用单剂量包装，不含抑菌剂。

4. 应合理规定制剂的灌装量，提供确定依据。

5. 过量投料（overage）：建议参考 ICH Q8 相关要求。

6. 商业化生产拟定的制剂处方原则上应与代表性批次（如关键临床试验批、生物等效性试验批）的处方保持一致。

（二）生产工艺

1. 可参考 ICH Q8 进行生产工艺开发，通过研究确认关键工艺步骤、关键工艺参数和可接受范围，建立关键中间产品控制及过程控制。对于吸入混悬液，如需对原料药进行微粉化处理，应明确微粉化工艺及工艺参数，并关注微粉化后原料药粒度和粒度分布、晶型变化、外源性粒子等。

吸入液体制剂为无菌制剂，申请人应进行灭菌 / 无菌工艺研究。对于可耐受终端灭菌的吸入液体制剂，如根据患者获益等因素评估后选择低密度聚乙烯安瓿包装，也可以选择除菌过滤工艺。

申请人还需注意进行包装系统密封性研究、药液与生产组件的相容性研究。

2. 制剂工艺验证通常包括生产工艺验证、灭菌／无菌工艺验证等，具体可参考注射剂相关技术指导原则。对于吸入混悬液，注意根据所选择的灭菌／无菌工艺合理进行灭菌／无菌工艺研究和验证。

3. 除特殊情况外，吸入液体制剂上市申请注册批量可参考已发布的《化学仿制药注册批生产规模的一般性要求（试行）》中注射剂的相关要求。

4. 商业化生产拟定的生产工艺原则上应与代表性批次（例如关键临床试验批、生物等效性试验批等）的生产工艺保持一致。

四、雾化装置

（一）雾化装置的选择

根据装置特点及原理不同，雾化装置可分为射流雾化器、振动筛孔雾化器和超声雾化器等。雾化装置的性能不尽相同，进而会导致临床疗效的差异。

对于新药，制剂开发时应根据不同雾化器的特点、药物的理化性质、产品适应症、患者年龄及病情等综合因素合理选择雾化装置。例如雾化装置的递送性能、超声雾化装置因药液升温可能引起的药物降解、雾化装置对药物的吸附、携带清洗的便利性、儿童用药的特殊要求等。

对于仿制药，申请人应充分调研参比制剂雾化装置相关公开信息（例如药品监管机构公开信息、药品说明书、临床试验雾化装置使用情况等），合理选择雾化装置进行仿制药和参比制剂质量一致性的评价。

（二）雾化装置递送性能研究

1. 对于新药，研发期间应重视与雾化装置的关联研究，进行递送速率和递送总量、空气动力学粒径分布（APSD）／微细粒子剂量、雾滴粒径分布（激光衍射法）等递送性能研究。如雾化装置发生变更，需对关键临床试验批、注册／工艺验证批次等进行对比桥接研究。申报上市时宜采用与关键临床试验批相同的雾化装置。

2. 对于仿制药，申请人应采用合理选择的雾化装置进行仿制药和参比制剂的递送速率和递送总量、APSD／微细粒子剂量、雾滴粒径分布等递送性能的对比研究。

3. 注意进行制剂与雾化装置必要的相容性研究，例如考察雾化时装置对药物的吸附情况。

（三）雾化装置信息

对于新药，申请人根据相关研究结果，在拟定的药品说明书中增加雾化装置信息。

对于仿制药，如进行了临床试验，可在拟定说明书中增加临床研究所用雾化装置信息。

五、原辅包质量控制技术要求

（一）原料药

制剂生产商需结合原料药生产工艺，根据相关指导原则、国内外药典标准，对原料药的质量进行充分研究与评估，关注溶液的澄清度和颜色、有关物质、残留溶剂、微生物限度等检查，以满足制剂工艺和质量的控制要求；同时需关注对致突变杂质和元素杂质的研究和评估。

对于用于吸入混悬液的原料药，一般还应对其晶型、粒度和粒度分布等加以研究及控制。

（二）辅料

应合理制定辅料内控标准。除特殊情况外，应符合现行中国药典要求。

（三）直接接触药品的包装材料和容器

1. 申请人应根据药品的特性和临床使用情况选择能保证药品质量的包装材料和容器，提供包装材料的选择依据。吸入溶液 / 吸入混悬液 / 吸入用溶液常见的包装系统为半渗透性塑料包装（例如低密度聚乙烯安瓿），并采用保护性材料进行外包装（例如铝箔袋）；吸入用粉末常见的包装形式为西林瓶和胶塞铝盖。

对于仿制药，包材质量和性能原则上不得低于参比制剂，以保证药品质量与参比制剂一致。

2. 直接接触药品的包装材料和容器应符合国家药监局颁布的包材标准，或 USP、EP、JP 的要求。

3. 可参照《化学药品注射剂与塑料包装材料相容性研究技术指导原则（试行）》、《化学药品注射剂与药用玻璃包装容器相容性研究技术指导原则（试行）》《化学药品与弹性体密封件相容性研究技术指导原则（试行）》等相关技术指导原则开展包装材料和容器的相容性研究。

对于半渗透性的塑料安瓿包装，应对贴签中的粘合剂 / 油墨中浸出物对药品产生的安全性风险进行评估和研究。

六、质量研究与控制技术要求

（一）质量研究

1. 建议根据产品特性和相关技术指导原则科学设计试验，提供充分的试验资料与文献资料。

2. 根据目标产品的质量概况（QTPP）确立制剂的关键质量属性（CQA），针对性地进行研究。吸入液体制剂的 CQA 通常包括但不限于以下研究：性状、溶液的澄清度和颜色、pH 值、渗透压摩尔浓度、有关物质、无菌、装量 / 装量差异、含量、递送速率和递送总量、APSD/ 微细粒子剂量等项目；吸入混悬液还应进行雾滴粒径分布、原料药晶型、粒子形态、粒度和粒度分布、沉降体积比 / 分散时间等研究；吸入用粉末还应进行复溶时间的研究。

制剂递送性能项目的检查应注意合理建立分析方法，并且进行必要的方法学验证。应明确检测的雾化时间和气流速度、环境的温度和湿度要求。递送性能检查采用的雾化时间对测定结果存在较大影响，注意进行相关考察。

吸入制剂为高风险制剂，根据 ICH Q3D 规定，通过科学和基于风险的评估来确定制剂中元素杂质控制策略，包括原辅包、生产设备等可能引入的元素杂质。

申报上市时注意对关键临床试验批、生物等效性试验批、注册 / 工艺验证批次等进行递送性能对比研究。

3. 对于仿制药，应与参比制剂进行全面的质量对比研究，包括但不限于：性状、含量、pH 值、有关物质、渗透压摩尔浓度、递送速率和递送总量、APSD/ 微细粒子剂量等；吸入混悬液仿制药还应与参比制剂进行雾滴粒径分布、药物粒子的晶型、粒子形态、粒度和粒度分布的对比。仿制药各项质量指标应与参比制剂无明显差异。

对于吸入混悬液以及豁免临床试验研究的吸入溶液等仿制药，建议在合理选择雾化装置的基础上，采用自制品和参比制剂各至少 3 批样品（每批样品测定 10 个制剂单位）进行递送性能对比研究，并采用统计学方法进行数据分析，证明样品质量的一致性。递送速率和递送总量的方法研究需注意考察回收率、药物残留、气雾损失等，按照拟定的使用方法（例如分别采用成人模式、儿童模式、婴儿模式），考察自制品和参比制剂递送速率和递送总量的差异。APSD 研究中注意提供级联撞击器各层级粒子的沉积量。APSD、雾滴粒径分布等检查项目均应绘制相应的曲线图。

对于需进行临床试验研究的吸入溶液等仿制药，基于产品特性、风险评估等进行制剂递送性能对比研究。

（二）质量标准

对于新药，质量标准检测项目和限度的制定可参考 ICH Q6A。对于仿制药，依据质量应与参比制剂一致的原则，可根据 ICH 指导原则、国内外药典以及参比制剂多批样品检测数据等合理制定质量标准检测项目和限度。

吸入液体制剂质量标准项目通常包括性状、鉴别、溶液的澄清度和颜色、pH 值、有关物质、渗透压摩尔浓度、含量均匀度或装量 / 装量差异、可见异物、不溶性微粒、无菌、含量等。吸入混悬液还包括药物粒子的粒度和粒度分布。吸入用粉末根据研究结果必要时将复溶时间订入质量标准。

此外，基于品种特性、历史批次研究数据等的风险评估，吸入混悬液必要时应将递送速率和递送总量、微细粒子剂量检查订入制剂放行标准。

七、稳定性研究

1. 稳定性研究一般包括影响因素试验、加速试验和长期试验，必要时应考察中间条件下的稳定性。采用半渗透性塑料包装系统的制剂，应根据稳定性指导原则要求，采用低湿度条件进行稳定性考察。对低温下可能不稳定的吸入液体制剂，建议进行低温试验和冻融试验研究。

参照 ICH Q1B 要求进行光照稳定性研究。

2. 稳定性考察项目通常包括性状、溶液的澄清度和颜色、pH 值、渗透压摩尔浓度、有关物质、递送速率和递送总量、APSD/ 微细粒子剂量、不溶性微粒、失水率（适用于半渗透性塑料包装）、无菌、含量等。对于吸入混悬液，还应在效期末进行药物粒子的晶型、粒度和粒度分布、雾滴粒径分布检查，并且建议采用显微镜等分析手段观察药物粒子的形态变化、聚集等情况。如果制剂处方中含有抗氧剂等辅料，应考察这些辅料在稳定性研究过程中的含量变化。稳定性考察初期和末期进行无菌检查，其他时间点可采用包装系统密封性检查替代。

吸入液体制剂的稳定性应符合要求，根据稳定性研究结果合理拟定制剂贮藏条件和有效期。

对于仿制药，自制品稳定性应不低于参比制剂。吸入混悬液注意同时进行效期末自制品与参比制剂的 APSD 对比研究，保证仿制药和参比制剂全生命周期内的质量一致性。

3. 进行使用中稳定性考察，例如去除外包装后塑料安瓿药液的稳定性考察（包括放置条件及时间），根据研究结果合理拟定开启后的贮藏条件和使用期限。如果说明书中规定产品可稀释配伍使用，应提供相关的稀释配伍稳定性研究资料。

除药品有效期外，建议根据研究结果在说明书中规定药品外包装开启后的使用期限。

参考文献

1. ICH Steering Committee. Harmonised Tripartite Guideline Q1A: Stability Testing of New Drug Substances and Products. 2003

2. ICH Steering Committee. Harmonised Tripartite Guideline Q1B: Stability Testing: Photostability Testing of New Drug Substances and Products. 1996

3. ICH Steering Committee. Harmonised Tripartite Guideline Q3D: Guideline for Elemental Impurities. 2014

4. ICH Steering Committee. Harmonised Tripartite Guideline Q6A: Specifications: Test Procedures and Acceptance Criteria for new Drug Substances and New Drug Products: Chemical Substances. 1999

5. ICH Steering Committee, Harmonised Tripartite Guideline Q8: Pharmaceutical Development. August, 2009

6. ICH Steering Committee. Harmonised Tripartite Guideline M7: Assessment and Control of DNA Reactive (Mutagenic) Impurities in Pharmaceuticals to Limit Potential Carcinogenic Risk. 2017

7. 中国药典 2020 年版四部，通则 0111 吸入制剂 .

8. 国家药品监督管理局 .《经口吸入制剂仿制药生物等效性研究指导原则》（ 2020 年第 49 号 ）

9. 国家药品监督管理局药品审评中心 .《化学仿制药注册批生产规模的一般性要求（试行）》（ 2018 年 6 月 ）

10. 国家食品药品监督管理局 .《化学药品与弹性体密封件相容性研究技术指导原则（试行）》（ 2018 年第 14 号 ）

11. 国家食品药品监督管理局 .《化学药品注射剂与药用玻璃包装容器相容性研究技术指导原则（试行）》（ 2015 年第 40 号 ）

12. 国家食品药品监督管理局 .《化学药品注射剂与塑料包装材料相容性研究技术指导原则（试行）》（ 国食药监注〔 2012 〕267 号 ）

13. 国家食品药品监督管理局 .《吸入制剂质量控制研究技术指导原则》（ 国食药监注〔 2007 〕643 号 ）

14. EMA. Requirements for Clinical Documentation for Orally Inhaled Products (OIP) including the Requirements for Demonstration of Therapeutic Equivalence between two Inhaled Products for Use in the Treatment of Asthma and Chronic Obstructive Pulmonary Disease (COPD) in Adults and for Use in the Treatment of Asthma in Children and

Adolescents. (CPMP/EWP/4151/00 Rev.1). 2009: https://www.ema.europa.eu

15. EMA. Guideline on the Pharmaceutical Quality of Inhalation and Nasal Products. (EMA/CHMP/QWP/49313/2005 Corr). 2006: https://www.ema.europa.eu

16. FDA. Nasal Spray and Inhalation Solution, Suspension and Spray Drug Products–Chemistry, Manufacturing, and Controls Documentation. 2002: https://www.fda.gov/

17.《雾化吸入疗法合理用药专家共识（2019 年版）》. 中华医学会临床药学分会.

低分子量肝素类仿制药免疫原性研究
指导原则（试行）

一、概述

低分子量肝素（low-molecular-weight heparins，LMWHs）是以符合药典标准的肝素（主要为猪肠黏膜来源）为原料，采用不同的解聚方法制得的，未被完全定性的一系列复杂的寡糖混合物。LMWHs 是临床上重要的抗凝药物，它主要通过抑制凝血因子 FXa 发挥预防和治疗血栓的作用。

临床使用中，肝素和 LMWHs 均存在发生肝素诱导的血小板减少症（heparin-induced thrombocytopenia，HIT）的风险。当机体针对肝素 - 血小板因子 4（platelet factor 4，PF4）复合物或 LMWHs-PF4 复合物产生抗体时，可能引发不可逆的血小板聚集、减少，甚至是血栓形成（heparin-induced thrombocytopenia and thrombosis，HITT），这将严重威胁患者生命安全。数据显示，经依诺肝素和肝素钠治疗的患者发生 HIT 的风险分别为 0.2% 和 2%~3%。尽管 LMWHs 的 HIT 发生率相对较低，但潜在后果严重，同时由于 LMWHs 可以在门诊患者中使用，因此对 LMWHs 产品免疫原性风险的评估和管理非常重要。

本技术要求在国内外指导原则和技术文献的基础上，重点讨论 LMWHs 免疫原性评估需要考虑的主要内容，并推荐一些研究方法；旨在为 LMWHs 仿制产品的开发研究，以及可能影响该类产品免疫原性的上市后变更研究提供技术参考，促进现阶段仿制产品研究和评价工作的开展。

本技术要求的起草是基于对该问题的当前认知，随着相关法规的不断完善以及药物研究的深入，将不断修订并完善。

二、活性成分对比研究

仿制品与参比制剂中活性成分（API）应具有相似的理化性质、生物学活性和药效学特征。在此情况下，可以一定程度上预测，在与药理作用放大相关的不良反应（例如出血）的发生频率方面，仿制品和参比制剂具有相似性。因此，证明仿制品与参比制剂活性成分的相似性对于评估免疫原性风险很重要，相应的对比研究应包括如下内容：

1. 所用肝素钠原料应以新鲜或保藏好的猪小肠为原料，肝素钠原料药的质量标准应符合中国药典，肝素钠的解聚模式应与原研产品一致。

2. 理化性质的对比研究。

3. 双糖结构单元、寡糖片段分布和寡糖序列的对比研究。

4. 体外生物学和生物化学活性的对比研究。

5. 人体药效学等效性研究。

三、杂质和免疫原性的评估

（一）杂质对比研究

LMWHs 中的杂质可能作为免疫激动剂或通过影响 LMWHs 与 PF4 的相互作用等方式增强 LMWHs 的免疫原性。杂质包括肝素中存在的天然杂质（包括残留蛋白、核酸、脂质等）和工艺相关杂质。这些杂质有些是结构已知的，或部分确定的，也有些是未知的。由于杂质的存在可能会改变免疫系统对 LMWHs 或 LMWHs-PF4 复合物的识别、摄取、加工或递呈，应通过研究证明仿制品中不含这些杂质，或与参比制剂的杂质水平相近。所采用的研究方法应进行适用性评估，并经过合理的方法学验证。

为评估 LMWHs 中的相关杂质，推荐开展如下研究：（1）LMWHs、肝素及其他原料中潜在杂质的研究；（2）生产工艺去除杂质能力的评估和研究；（3）仿制品与参比制剂中杂质种类和含量的对比研究。

另外，需提供效期内产品的包材提取物和浸出物的对比研究。

（二）LMWHs-PF4 复合物的研究

机体针对 LMWHs-PF4 复合物会产生特异性抗体，该抗体介导了 HIT 的发生，因此，在 LMWHs 的免疫原性研究中，应充分评估 LMWHs 与 PF4 之间的结合活性，以及所形成的 LMWHs-PF4 复合物大小和电荷水平。推荐的研究方法包括：表面等离子共振，尺寸排阻色谱，多角度光散射分析，圆二色谱分析，光子相关谱、分析超速离心，场流分级分离，原子力显微镜等，并应与参比制剂进行比较。所采用的研究方法应进行适用性评估，并经过合理的方法学验证。

此外，LWMHs 与 PF4 所形成复合物的特性可能会受到 PF4 本身特性，以及两种组分比例和浓度的影响。因此，相关研究应在 LWMHs 与 PF4 不同的比例和浓度条件下展开。

（三）评估免疫原性的其他体外模型 / 方法

作为上述分析方法的补充，建议探索一些评估免疫激活的体外试验来评估仿制品与参比制剂的免疫原性的可比性。例如，树突状细胞激活试验（包括采用 LMWHs 与 PF4 的复合物）、采用 HIT 患者血清进行的 LMWHs 特异性抗体结合试验、评估血小板激活的五羟色胺释放试验等。所选择的试验方法应具备充分的敏感性，能够识别仿制品与参比制剂的分子结构或杂质谱的差异，方法的适用性应经过充分验证，并在试验中设置合适的阳性对照。

（四）试验样品的要求

鉴于 LMWHs 的结构复杂性，上述试验选择的仿制品和参比制剂均需要有足够的批次，并要求包括新生产、效期中和效期末等不同情况的样品，同时包括人体药效学等效性试验样品。仿制品还应包括由不同批次肝素生产的样品，以保证所获数据结果的代表性和统计学意义。

（五）临床试验

如果经评估，仿制品的性质、所含杂质和赋形剂的性质与参比制剂相似，并且开展了适当的非临床免疫原性探索性研究，也未发现免疫原性风险，可在人体药效学研究中观察免疫原性相关风险，如无进一步风险提示，可不再开展单独的安全性 / 免疫原性临床研究。否则，应在上市前提供患者免疫原性比较研究的数据。

四、药物警戒计划

应针对免疫原性相关风险制定风险控制计划（RMP），监测低分子肝素免疫原性相关的严重不良反应例如 HIT 和 HITT，以及类过敏反应和过敏反应等的发生率、严重程度及转归情况，并持续进行获益 – 风险评估。

五、参考文献

1. Food and Drug Administration Immunogenicity Related Considerations for Low Molecular Weight Heparin［EB/OL］[2016–2–18] https://www.fda.gov/downloads/Drugs/ GuidanceComplianceRegulatoryInformation/Guidances/UCM392194.pdf

2. European Medicines Agency Guideline on non–clinical and clinical development of similar biological medicinal products containing low molecular–weight–heparins［EB/OL］ [2016–11–24] https://www.ema.europa.eu/documents/scientific–guideline/guideline–non–

clinical-clinical-development-similar-biological-medicinal-products-containing-low_en.pdf

3. European Medicines Agency Thorinane: EPAR – Public assessment report [EB/OL] [2013-10-26] https://www.ema.europa.eu/en/documents/assessment-report/thorinane-epar-public-assessment-report_en.pdf

4. Luna E, Agrawal P, Mehta R, et al. Evaluation of Immunostimulatory Potential of Branded and US-Generic Enoxaparins in an In Vitro Human Immune System Model [J]. Clinical & Applied Thrombosis/hemostasis Official Journal of the International Academy of Clinical & Applied Thrombosis/hemostasis, 2015, 21 (3): 211-222.

5. Rauova L, Poncz M, Mckenzie S E, et al. Ultralarge complexes of PF4 and heparin are central to the pathogenesis of heparin-induced thrombocytopenia [J]. Blood, 2005, 105 (1): 131-8.

6. Suvarna S, Espinasse B, Qi R, et al. Determinants of PF4/heparin immunogenicity [J]. Blood, 2005, 110 (6): 4253

7. Greinacher A, Alban S, Omer-Adam M A, et al. Heparin-induced thrombocytopenia: A stoichiometry-based model to explain the differing immunogenicities of unfractionated heparin, low-molecular-weight heparin, and fondaparinux in different clinical settings [J]. Thrombosis Research, 2008, 122 (2): 211-220.

8. Suvarna S, Qi R, Arepally G M. Optimization of a murine immunization model for study of PF4/heparin antibodies [J]. Journal of Thrombosis & Haemostasis Jth, 2010, 7 (5): 857-864.

皮肤外用化学仿制药研究技术指导原则
（试行）

一、概述

皮肤外用药是一类作用于皮肤发挥局部或全身治疗作用的制剂，剂型包括软膏剂、乳膏剂、凝胶剂、散剂、水剂及洗剂等，其中软膏剂、乳膏剂及凝胶剂处方组成复杂，多为半固体制剂，具有多相、热力学不稳定等特点[5]。本指导原则仅针对局部给药、局部起效的皮肤外用化学仿制药。

本指导原则结合皮肤外用化学仿制药的制剂特点，提出仿制药开发过程中药学研究、非临床研究和生物等效性研究的技术要求，旨在为该仿制药的研发提供技术指导。涉及的一般性问题可参照已发布的相关指导原则执行。

本指导原则仅代表药品监管部门目前对于该类制剂的观点和认识。在符合现行法规的要求下，可采用桥接的研究方法[21~25]，建议提供详细的研究资料或与监管机构沟通。

二、整体研究思路

研究者应全面了解已上市皮肤外用药品的国内外上市背景、安全性和有效性数据、上市后不良反应监测数据，评价和确认其临床价值。

研究者应当按照国家局发布的《化学仿制药参比制剂遴选与确定程序》[4]选择参比制剂。

该类制剂处方工艺较为复杂，应基于产品特征，采取逐步递进的对比研究策略，首先进行仿制药与参比制剂药学全面对比研究，并在非临床安全性研究的基础上，进行临床等效性研究。

三、处方工艺研究

（一）处方

在处方开发过程中，应结合参比制剂的质量研究概况分析，以产品的关键质量属性（CQAs）为考察指标，对辅料的种类和用量进行充分的筛选研究。

一般认为，仿制药与参比制剂的辅料种类（Q1）及用量（Q2）的基本一致［辅料的用量相同是指仿制药辅料用量为参比制剂相应辅料用量的 95%~105%，如对于参比制剂中含量为 2%（W/W）的辅料，仿制药的允许范围为 1.9%~2.1%（W/W）］，会有助于保证仿制药与参比制剂质量的一致性[10, 11, 21]。故建议研究者通过查阅参比制剂说明书、专利、文献及适当的处方解析手段，对参比制剂的处方进行分析，并在此基础上对处方进行科学、合理的开发，以使仿制品与参比制剂的辅料种类及用量尽可能一致。

软膏剂、凝胶剂：该类制剂采用均相基质，需注意分析与参比制剂基质类型的差异性，原则上不应改变基质的类型；尤其需要注意可能影响活性物质溶解度、热力学活性或生物利用度的辅料（如溶媒、表面活性剂）种类和用量一致[21]。

乳膏剂、乳剂：该类制剂基质一般由油相和水相组成，需关注与参比制剂的处方差异。原则上应选用与参比制剂类型一致的辅料和处方配比（如关键处方因素：表面活性剂和油水相的配比等），并对工艺条件及关键工艺参数的合理性进行考察。

对主药呈混悬状态的局部外用制剂，应结合参比制剂的粒径与粒径分布、晶型等指标，对仿制药的上述指标进行研究和控制，并通过体外释放和体外透皮试验等手段来确认与参比制剂制剂质量的一致性。

需注意关注辅料对皮肤透过作用的影响，如基质特性、亲脂性溶媒、表面活性剂对皮肤角质层细胞通透性的影响等。对于处方中添加了透皮吸收促进剂的产品，应首先考察其添加的合理性和必要性；其次着重考察透皮吸收促进剂的种类和用量选择的依据，并提供相应的研究资料，关注其对安全性和有效性的影响。

需阐明处方中抑菌剂、稳定剂和抗氧剂等辅料的加入理由，提供其用量筛选研究的资料[10, 19]。

（二）生产工艺

鉴于皮肤外用制剂的复杂性，生产工艺对制剂的质量影响较大，建议参考 ICH Q8、ICH Q9 相关要求，对影响关键质量属性的工艺步骤及参数进行充分的研究，以确保产品达到与参比制剂一致的质量水平[1, 2]。

1. 工艺研究

软膏剂、凝胶剂：需注意对原料的预处理工艺（如微粉化处理）、加入方式及分散手段等进行研究，以保证仿制药与参比制剂中药物晶型、粒度及粒度分布、含量均匀性等关键质量指标的一致。

乳膏剂、乳剂：需对物料加入的顺序、溶解温度、乳化、剪切速度及混合时间等关键工艺参数进行研究，以保证与参比制剂的质量一致性。

2. 批量

注册批样品应在商业化生产线上生产，批量应符合以下要求：

乳膏剂 / 软膏剂 / 凝胶剂：注册批样品批量参照发布的《化学仿制药注册批生产规模的一般性要求（试行）》执行。

外用溶液剂：注册批样品批量参照发布的《化学仿制药注册批生产规模的一般性要求（试行）》中"2. 注射剂 / 局部用无菌制剂（眼用和耳用制剂）"批量执行。

四、原辅包质量控制

（一）原料药

制剂生产商需结合制剂质量的要求，根据国内外相关指导原则和国内外药典标准，对原料药的质量进行充分研究与评估，制定合理的内控标准，以保证制剂的质量。

对于原料药以混悬形式存在于制剂产品中的药物，应对其晶型、粒度分布等加以充分研究及控制，以使仿制品达到和参比制剂的质量一致。

（二）辅料

对某些大分子聚合物等关键性辅料，应结合其修饰基团种类、数量、聚合度、分子量分布等特性指标加以控制，同时对批次、供应商等可能会影响质量的因素也应予以关注[6]。

辅料应符合现行版中国药典要求。中国药典未收载的辅料可按美、欧、日等药典标准加以要求。国内外药典均未收载的非关键性外用药辅料，可以参考化妆品、食品标准制定相应的符合药用要求的内控标准。

（三）包材

应根据参比制剂所用包材和产品特点选择合适的包装材料。

原则上，所选择内包材在对产品保护性、功能性方面，应不低于参比制剂所用包材。需根据产品及包材的具体情况，进行必要的相容性研究。应根据产品特性和临床需求选择合理的包材尺寸。

直接接触药品的包装材料和容器应符合国家药品监督管理局颁布的现行版包材标准。

五、质量研究与控制

（一）应根据产品特性和相关技术指导原则科学设计试验，提供充分的研究资料与文献，以证明仿制产品的质量是均一可控的，且能达到与参比制剂的质量一致。

（二）根据参比制剂的质量概况（QTPP）确立仿制药的关键质量属性（CQAs）。

皮肤外用制剂的 CQAs 一般包括但不限于以下项目：外观、混悬药物的晶型、粒度分布、液滴粒径、流变特性、pH 值、黏度、含量均匀度、微生物限度、有关物质、抑菌剂含量及抗氧剂含量、无菌［用于烧伤（除轻度 I° 或 II° 外）或严重创伤的无菌制剂］以及体外释放试验（IVRT）和体外透皮试验（IVPT）等[13-15, 21]。

1. 晶型

原料药的晶型影响到药物的溶解速度，对制剂的制备、释药和稳定性均有着显著的影响。应对仿制品的晶型、制备过程和稳定性研究中的转晶现象加以研究，并阐明晶型变化可能对药物的安全性和有效性的影响。

2. 粒度分布和液滴粒径 [14, 15, 21]

药物在混悬状态下，粒径及其分布对药物的溶解度、释放速率可能会有较大的影响。如果可能，应采用多种方法进行粒度分析，与参比制剂进行对比，提供代表性的影像图片，并在稳定性研究过程中考察粒度微观形态的变化。

乳膏剂、乳剂产品为包含油 / 水两相的热力学不稳定体系，制剂的液滴粒径等指标反映了处方工艺的合理性，并可能会影响到药物的释放性能和透皮性能。建议对仿制品与参比制剂的液滴粒径进行全面的对比研究，并在稳定性研究中考察液滴粒径的变化趋势。

3. 流变学 [14, 15, 21]

应对仿制品与参比制剂的流变特性（包括剪切应力与剪切速率的完整流动曲线，屈服应力和蠕变试验、线性黏弹性响应）进行对比研究。

4. 黏度

应按中国药典通则要求，对仿制品与参比制剂的黏度进行对比研究。

5. 体外释放试验

半固体药物在体外释放的程度和速度是制剂性能的综合体现，主要用于外用产品的药学质量控制，也可用于药品开发过程中处方工艺的筛选研究。

体外释放试验建议参考国内外相关文献与指导原则（见参考文献 13、15、18、21、22、23）开展相关研究工作。

6. 体外透皮试验

体外透皮试验的设计目的是模拟外用药物在生理条件下的透皮过程，以反映外用制剂的质量。

体外透皮试验可参考国内外相关指导原则（见参考文献 13、15、21、22、23）开展相关研究工作。

7. 有关物质 [12]

重点对制剂的降解产物进行研究。应根据产品的质量特点，按照相关指导原则以及国内外药典标准情况，科学合理地选择有关物质的检查方法，并提供规范的方法学验证资料。结合指导原则的要求，参考参比制剂的研究信息和国内外药典收载的杂质信息，制定合理的有关物质限度。

（三）应对仿制品与参比制剂进行全面的质量对比研究（包括晶型、粒度及粒度分布、液滴粒径、流变特性、黏度、含量均匀度、pH 值、有关物质等关键质量指标），并提供体外释放对比试验和体外透皮对比试验，以证明二者质量的一致性。原则上应提供多批次参比制剂的质量对比研究数据。

六、稳定性研究 [3, 7-9, 16, 17, 20]

皮肤局部外用药的稳定性研究一般包括影响因素试验、加速试验、长期试验和使用中的稳定性试验，其中多数皮肤外用药的加速试验条件宜直接采用温度 30℃±2℃、相对湿度 65%±5% 的条件进行试验。对采用半渗透性容器包装的制剂，应根据国内稳定性指导原则要求，采用低湿度条件进行稳定性考察。对在低温下制剂形态可能会变化的产品（如乳膏剂等），建议开展低温和冻融试验。可根据外用制剂的临床使用特点和需求，有针对性地开展外用药物的使用中的光稳定性试验。

对于药物以混悬形式存在的软膏剂、凝胶剂等半固体制剂，建议考察稳定性过程中晶型、粒度及粒度分布的变化；对多相热力学不稳定体系，如乳膏剂、外用乳剂等，建议考察放置过程中液滴大小的变化和融合情况；并承诺在有效期末进行与参比制剂的全面的质量对比研究。对处方中的抗氧剂，建议在稳定性研究中定量地考察其变化趋势。

七、非临床评价

对于皮肤外用仿制药，在非临床研究阶段通常应以参比制剂为对照，进行皮肤刺激性试验和皮肤过敏试验，以提示在安全性方面与参比制剂的一致性。必要时可能还需要采用相关动物（如小型猪）进行皮肤局部药代动力学和系统暴露量比较研究。

八、生物等效性评价

局部皮肤外用仿制药的生物等效性评价，应基于仿制品与参比制剂在药学、非临床、临床方面的全面对比研究数据进行综合评价。临床对比研究的程度应基于局部药物制剂的复杂程度、质量和非临床对比研究等情况，开展相应的临床对比研究，以支持等效性评价。

1. 外用溶液剂（真溶液型）：对于外用真溶液剂型的仿制药，如果仿制药与参比制剂的辅料种类（Q1）和用量（Q2）均一致；且至少三批仿制药与多批参比制剂的关键质量属性（CQAs）达到一致，则可提出豁免临床试验的申请。

2. 混悬型溶液剂、半固体制剂（如乳膏剂、软膏剂、凝胶剂等）

（1）应在充分质量对比研究并证明仿制药的质量与参比制剂质量一致的基础上，再进一步开展临床等效性研究和评价。

（2）如有充分的依据证明仿制药与参比制剂的 Q1 和 Q2 一致，且质量也一致（Q3）的情况下，可基于国外先进监管机构对该具体品种的生物等效性指南（如FDA 发布的 Guidance on Acyclovir Cream）的相关要求，开展必要的临床研究，如研究者提出豁免的申请，应说明理由并提供支持性研究证据。

（3）如基于现行公认的药学研究技术，Q1 和 Q2 方面仍难以做到完全一致，但可达到 Q3 一致的前提下，应开展临床等效性试验以证明仿制药与参比制剂之间的临床等效性。

3. 对于含皮质类固醇激素的外用制剂，可采用皮肤变白试验（skin blanching study）（体内药效方法）来比较仿制药与参比制剂之间的一致性。只有当药物效应对用药剂量的变化有足够的灵敏度，足以检测出两种药品的不同之处时，方可选择此方法。

4. 对于局部作用的药物可能会导致全身暴露，且存在一定的全身不良反应风险时（如皮质类固醇激素类产品等），应首先开展仿制药与参比制剂之间人体 PK 对比试验，比较二者在系统暴露方面的一致性，以支持其系统吸收相关的安全性评价。

5. 药品说明书的拟定：研究者需检索并追踪参比制剂说明书更新情况，参照参比制剂最新版说明书，拟定仿制药说明书。

九、参考文献

1. ICH Q8: Pharmaceutical Development. August, 2009

2. ICH Q9: Quality Risk Management, 2005

3. ICH Q1A: Stability Testing of New Drug Substances and Products. 2003

4. 国家药品监督管理局药品审评中心《化学仿制药参比制剂遴选与确定程序》（2019年11月）

5. 中国药典2015年版四部，通则0109软膏剂、乳膏剂，通则0114凝胶剂，通则0115散剂，0117搽剂

6. CDE: 常用药用辅料数据库（http://www.cde.org. cn/drugInfo. do?method=init&frameStr=1）

7. 国家食品药品监督管理总局：总局关于发布化学药品新注册分类申报资料要求（试行）的通告（2016年第80号）

8. 国家食品药品监督管理总局.《化学药物（原料药和制剂）稳定性研究技术指导原则》（2015年第3号）

9. 中国药典2015年版四部，通则9001原料药物与制剂稳定性试验指导原则。

10. USA, 21 CFR § 314.94.

11. FDA: Guidance For Industry: ANDA Submissions–Refuse–to–Receive Standards. December 2016

12. FDA: ANDA Submissions–Refuse–to–Receive for lack of Justification of Impurity Limits Guidance For Industry. August 2016

13. USP42 General Chapters ＜ 1724 ＞: Semisolid drug products–performance tests.

14. USP42 General Chapters ＜ 3 ＞: Topical and transdermal drug products–product quality tests.

15. FDA: Draft Guidance on Acyclovir, December 2016

16. FDA: Guidance for Industry: ANDAs Stability Testing of Drug Substances and Products. June 2013

17. FDA: Guidance for Industry: ANDAs: Stability Testing of Drug Substances and Products –Questions and Answers. May 2004

18. FDA: SUPAC–SS: Nonsterile Semisolid Dosage Forms; Scale–Up and Postapproval Changes: Chemistry, Manufacturing, and Controls; In Vitro Release Testing and In Vivo Bioequivalence Documentation. May 1997.

19.EMEA, CPMP: Note for guidance on inclusion of antioxidants and antimicrobial preservatives in medicinal products. January 1998

20. EMA, CPMP: Note for guidance on in-use stability testing of human medicinal products. September 2001

21. EMA, CHMP: Draft guideline on quality and equivalence of topical products. December 2018

22. PMDA：局所皮膚適用製剤（半固形製剤及び貼付剤）の処方変更のための生物学的同等性試験ガイドラインについて。2010 年 11 月

23. PMDA：局所皮膚適用製剤（半固形製剤及び貼付剤）の処方変更のための生物学的同等性試験ガイドライン Q&A。2010 年 11 月

24. PMDA：局所皮膚適用製剤の後発医薬品のための生物学的同等性試験ガイドライン

25. PMDA：局所皮膚適用製剤の後発医薬品のための生物学的同等性試験ガイドライン Q&A

已上市生物制品药学变更研究
技术指导原则（试行）

一、前言

本指导原则主要用于指导生物制品上市许可持有人（以下简称持有人）开展生物制品上市后药学变更的研究。生物制品上市后药学变更是指已经获得上市许可的生物制品在生产、质控等方面发生的变化，是持有人持续优化生产工艺，保持工艺稳定和控制的先进性，保证生物制品安全、有效和质量可控的重要手段。变更研究是针对拟进行的变化所开展的研究验证工作。

为指导持有人有针对性地开展生物制品上市后药学变更研究，加强生物制品全生命周期管理，确保变更后生物制品的安全性、有效性和质量可控性，根据《中华人民共和国药品管理法》《中华人民共和国疫苗管理法》《药品注册管理办法》《药品生产监督管理办法》和《药品上市后变更管理办法（试行）》相关规定和要求，特制订本指导原则。

本指导原则旨在从技术角度阐述生物制品上市后注册管理事项变更中药学变更研究的基本思路和关注点，适用于预防用生物制品、治疗用生物制品和按生物制品管理的体外诊断试剂。

由于生物制品复杂多样，即使相同变更，不同情形下的风险也存在差别，持有人需结合产品特点以及变更的实际开展变更研究，充分评估变更对已上市生物制品安全性、有效性和质量可控性的影响，并按照有关规定进行补充申请、备案或报告，各项具体研究工作的要求可参见已颁布的生物制品相关技术指导原则。

预防用疫苗（以下简称疫苗）广泛应用于健康人群且涉及重大公共卫生问题，建议持有人对上市后变更提前进行充分评估和规划，以尽可能降低变更导致的非预期风险。

对于疫苗、细胞治疗产品等生物制品的上市后变更，除参考本指导原则开展研究，另有规定和技术要求的，也应遵照执行。

本指导原则仅反映当前对的生物制品的科学认知，随着科学研究的进展，相关内容将不断完善与更新。在应用本指导原则时，还应同时参考国际人用药品注册技术协调会（ICH）等相关指导原则的相关要求。

二、基本考量

（一）主体责任和持续合规

持有人是生物制品上市后变更管理的责任主体，承担生物制品全生命周期管理义务，完成生物制品的持续研究工作，确保生物制品上市后符合现行技术要求。持有人应当按照药品监管法律法规的有关要求，建立生物制品上市后变更控制体系，对生物制品上市后药学所有变更研究、研究结果的自我评估和持续动态的变更管理负责。

严格实施药品生产质量管理规范（GMP）和具有有效的药品质量管理体系（PQS）是执行生物制品上市后药学变更的前提和必要条件。持有人应在此基础上，严格执行企业内部变更程序，保证生产过程持续合规，确保按照核准的生产工艺和质量标准组织生物制品生产和检验。

（二）变更风险评估和管理

生物制品上市后药学变更因生物制品自身特点不同，变更事项不同、变更程度不同，带来的潜在风险也会有所差别。因此持有人必须具备足够的知识积累，具备风险识别、风险评估和风险管控的能力。在实施变更时，持有人基于风险，前瞻性设计变更规划，开展充分的研究和必要的验证。风险评估除了评估变更事项本身潜在的风险，还应考虑执行变更中伴随的不确定风险。

生物制品上市后变更研究应以既往产品注册阶段以及实际生产过程中的研究和数据积累为基础。研究工作越系统、越深入，生产过程中积累的数据越充分，对生物制品上市后药学变更的研究越有帮助。

鼓励持有人不断改进和优化生产工艺，持续提高产品质量，但应证明变更不对产品的安全性、有效性和质量可控性产生不良影响。变更管理工具可使生物制品上市后变更的实施更具可规划性、可预测性和透明度，实现对生物制品上市后变更策略性的规划和高效的管理。持有人可自主选择使用变更管理工具，如既定条件（Established Conditions，ECs）、上市后变更管理方案（Post-Approval Change Management Protocols，PACMPs）、生命周期管理（Product Lifecycle Management，PLCM）等。变更管理工具的具体实施办法和要求，另文规定。

（三）变更可比性研究

开展变更可比性研究是生物制品上市后药学变更评价的基础和成功的关键。应根据变更事项和类别，预期变更对产品造成的影响，以及变更对产品安全性和有效性潜在影响的评估，确定可比性研究的策略和范围。通过一系列对变更前后相关产品的生产工艺、质量及稳定性数据进行对比的、综合的评估，判定变更前后是否可比。变更可比性研究是一个递进的过程，除了开展药学可比性研究外，在某些情况下还应包括非临床或 / 和临床桥接研究。药学可比性研究重点考量如下：

1. 研究样品和可比性验收标准

为支持生物制品上市后药学重大变更，可比性研究样品一般应包至少连续三批变更后商业规模生产产品。若减少研究批次（采用括号法、矩阵法等），或缩小研究规模（扩大规模的变更除外），应在科学和风险评估的基础上，提供充分的依据。

可比性验收标准不等于质量标准。可比性验收标准应根据工艺和产品质量的历史数据设定，排除任何数据都应有充分的理由。通常，可比性验收标准比质量标准更严格。对于定量检定项目，应运用适当的统计学工具来制订可比性验收标准。对于没有包括在放行标准中的产品质量属性（如，扩展的理化和生物学特征等），可利用前期工艺开发、扩展的工艺研究和验证等数据制订验收标准。如因某些原因，变更前药学数据缺失，无法确定可比性验收标准，则应考虑开展必要的非临床和 / 或临床研究。

2. 工艺可比性研究

工艺可比性研究主要为变更后验证批次生产过程中的工艺步骤、工艺参数、过程控制结果与历史数据的比较。除了比较常规生产中的工艺过程控制参数外，还应对必要的额外工艺过程控制参数进行比较，关注变更前后生产工艺对有关物质、杂质和外源因子的去除能力的可比性。

对影响生产工艺及工艺控制的生物制品药学变更，应开展变更后生产工艺验证，以证实工艺的稳健性和批间一致性。如果有证据表明一项简单的变更对后续工艺阶段，或对后续步骤产生的中间产物无影响，验证可以限制在被影响的工艺步骤内进行。

应慎重考虑拟变更事项对后续步骤和相关工艺过程控制参数的潜在影响。如必要，应对变更后工艺加强相应的中间控制。应确证变更前后工艺和中间产物具有可比性，变更后的工艺控制能力不低于变更前。

3. 质量和稳定性可比性研究

质量可比性可利用批放行和扩展表征的结果与历史数据进行比较研究。若原液的变更会影响制剂，则应当同时收集原液和制剂的数据以支持可比性的结论。对于多组分生物制品（如联合疫苗等），应考虑其中一种组分的工艺改变是否会对其他组分产生影响。应关注检测方法的适用性等，对于可能引入新工艺杂质的变更，应确认已有的方法能够检测出变更后产品中可能出现的杂质。

稳定性研究能够检测出那些通过常规质量分析不能检测到的细微差异，对变更前后的产品开展稳定性可比性分析有助于评价变更对产品质量的影响。应科学制定稳定性可比性试验方案，加速和强制降解稳定性试验有助于确定产品的降解趋势，是对工艺变更前后的产品直接比较的有力工具。如果原液的变更可能会影响制剂的稳定性，则应同时对原液和制剂进行强制降解和 / 或加速稳定性可比研究和长期稳定性考察。在按照本指导原则中提出的相关要求进行稳定性研究时，应考虑研究工作和研究结果能否充分反映变更后药品的稳定性变化情况，必要时需要增加研究批次或者延长研究时间。对于部分微小变更，在充分评估的基础上，确认变更不影响稳定性时，可能不需要针对变更进行稳定性研究。若证明变更可比，可根据有限的变更后长期稳定性数据和批准后的稳定性研究方案支持全效期批准。

4. 可比性桥接研究

若变更前后产品的生产工艺、质量和稳定性研究足以证明可比，则无需对变更后产品实施非临床和 / 或临床研究。但当特定质量属性与安全性和有效性之间的关系尚未确定，且观察到变更前后产品的质量属性存在差异的情况下，应实施非临床和 / 或临床桥接性或确证性研究。非临床和 / 或临床研究的方式和程度应结合药学可比性的结果、对产品性质了解的知识水平、已完成的相关非临床和 / 或临床研究数据以及该药物的用途，基于具体问题具体分析的原则来确定。鼓励通过药学与非临床的方式开展变更研究，若在此基础上仍无法证明可比性，应进一步考虑进行临床研究。

某些对生物制品可能产生重大影响的变更，如新主种子批重大变更、特殊制剂的关键辅料变更等，应考虑开展非临床和 / 或临床桥接研究。

（四）关联变更

生物制品上市后药学变更往往不是独立发生的，一项变更可能伴随或引发其他变更，这称之为关联变更。如生产场地变更可能同时伴随生产设备及生产工艺的变更，处方中已有药用辅料变更可能伴随或引发药品质量标准的变更等。关联变更需要参考各项变更要求分别开展研究工作，并开展总体的变更可比性研究，按照其中最高的变更类别进行归类。当多个较低风险的变更事项关联时，可能导致整体变更的风险提升，建议关注多项关联变更对药品安全性、有效性和质量可控性产生的叠加影响。

（五）辅料和包材变更

本指导原则包含生物制品上市后辅料、包材变更，及辅料、包材供应商变更。

对于辅料和包材生产工艺变更、质量标准变更等可能对其质量产生影响，进而对生物制品产生影响的变更，辅料和包材登记人及生物制品持有人应按《国家药监局关于进一步完善药品关联审评审批和监管工作有关事宜的公告》（2019 年第 56 号）规定进行变更研究及变更管理。

三、变更分类

按药学变更可能对生物制品安全性、有效性和质量可控性的风险和产生影响的程度，实行变更分类。依据风险和产生影响的程度由高到低分为：重大变更、中等变更、微小变更。

对于重大变更需要通过系列的研究证明，该变更不对产品的安全性、有效性和质量可控性产生不良影响；对于中等变更需要通过相应的研究证明，该变更不影响产品的安全性、有效性，并且不降低产品的质量可控性。

如存在与重大变更关联的中等变更和微小变更，应在提交重大变更申请时一并说明。存在与中等变更关联的微小变更，应在提交中等变更申请时一并说明。

生物制品上市后变更可根据相关管理规定、技术审评或审查需要适时进行生产现场核查、标准复核或样品检验。

四、沟通交流

由于生物制品上市后药学变更复杂多样，本指导原则不能就全部变更情况逐一列举，鼓励持有人按照《药品上市后变更管理办法（试行）》相关要求，通过沟通交流途径，就预期的已上市生物制品药学变更类别、支持变更的可比性方案和研究内容、上市后变更管理方案等指导原则没有涵盖的已上市生物制品药学变更关键技术问题与相应药品监管部门及技术单位进行沟通，特别是对于生物制品质量产生影响的重大变更。

五、生物制品常见变更类别及技术要求

本章节列举了常见的生物制品药学变更事项，在基于科学和风险的基础上，界定了具体变更事项的类别、需满足的前提条件和基本的技术要求，并尽可能使之与国际生物制品上市后药学变更指南相协调。若相应变更未满足所有前提条件，该变更应属于更高的类别，直至符合全部前提条件（例如未满足中等变更的所有前提条件，该变更应属于重大变更）。本指导原则中直接涉及药品注册批准证明文件及其附件载明事项或者内容的微小变更，应按照备案进行管理（如注册标准中的微小变

更应按照备案管理）。

为了便于申报，本指导原则对各项常见生物制品药学变更事项标注了其所涉及的通用技术文件（Common Technical Document，CTD）章节，以与 CTD 申报相衔接。

（一）原液（3.2.S）

A. 表达载体、种子批及细胞库

变更事项	主要内容	前提条件	参考类别	技术要求
表达载体	表达载体变更	①	重大	1~14
生产用种子批及细胞库（3.2.S.2.3）	新主种子批	②	重大	1，5~11，13，14
		③⑥⑨	中等	1，5~10，13，14
	新工作种子批	④⑤	中等	1，5~11，13，14
		④⑤⑥	微小	5，13
	新主细胞库		重大	1，5~11，13，14
		③⑥⑨	中等	1，5~10，13，14
	新工作细胞库	④⑤	中等	1，5，6，11，13，14
		④⑤⑥	微小	5
	菌（毒）种/细胞库冻存保护剂改变	⑦	微小	1，13
	种子批/细胞库质量标准变更	⑧	微小	1，11

前提条件：

①目的基因和宿主细胞均未改变。

②若为预防用生物制品，则新主种子批应由之前批准的原始种子批或已批准的主种子批制得。

③新主种子批/新主细胞库由之前批准的原始种子批/细胞库或已批准的主种子批/主细胞库中制得。

④新工作种子批/新工作细胞库由之前批准的主种子批/主细胞库制得。

⑤新工作种子批/新工作细胞库代次不超过之前批准的代次。

⑥制备方法不变，种子批/细胞库质量标准缩紧或未发生改变。

⑦仅限去除工作细胞库所含的动物源成分，如新生牛血清。

⑧增加新检定项目或缩紧验收标准，符合药典及其他国内外相关规范和指导原则。

⑨新主种子批/新细胞库代次未超出已批准的代次。

技术要求：

1. 说明变更原因。详述变更内容、依据和优势等。

2. 说明表达载体的名称、来源、结构和遗传特性。说明载体组成和功能。使用目前认知有限的特殊载体，应说明在人体应用情况，并对其安全性和使用优势进行评估。

3. 详细说明表达载体构建、筛选方法。酶切鉴定结果是否正确。对插入基因和表达载体两端控制区的核苷酸序列提供测序彩图，并比较说明结果是否符合设计（理论）序列。如对表达载体进行基因操作，应评估引入辅助基因（如 GFP）的表达调控状态、表达产物残留量以及对制品安全性和有效性的潜在影响等。

4. 详细说明重组表达载体引入宿主细胞（菌）以及单克隆筛选、确认的方法。基于风险，分析目的基因和相关控制元件在宿主细胞内的状态（是否整合到染色体内）、拷贝数以及宿主与载体结合后的遗传稳定性。启动和控制目的基因在宿主细胞中的表达所采用的方法及表达水平等。

5. 种子批和 / 或细胞库的制备、管理和检定应符合药典中"生物制品生产检定用菌（毒）种管理规程"和 / 或"生物制品生产检定用动物细胞基质制备及检定规程"等相关要求。如适用，详细说明种子批 / 细胞库传代过程、制备方法、制备规模等。提供种子批 / 细胞库完整的检定报告。

6. 明确各级种子批 / 细胞库的贮藏地点、方法、条件。如涉及，提供种子批 / 细胞库的传代稳定性研究数据。分析、确定规模生产过程中可允许的最高倍增代次或传代代次。

7. 进行连续三批商业生产规模的原液和制剂（若对制剂有影响）的工艺验证。通过连续批次产品的一致性确认种子批 / 细胞库的适用性，证实能避免外源因子污染和变异的风险。对于多价疫苗中间体的种子批，持有人可适当减少研究批次（采用括号法、矩阵法等），或利用缩小规模进行研究，但应具备充分的依据。

8. 除特殊要求外，提供变更前后商业生产规模原液和制剂（如对制剂有影响）至少 3 个月加速和 / 或降解条件下的结果（或做到不合格为止）。提供变更前后商业生产规模原液和制剂（如对制剂有影响）至少 3~6 个月的实时 / 实际条件下的稳定性研究数据，或做到不合格为止。对变更前后的原液和制剂（如对制剂有影响）的加速和 / 或强制降解以及实时 / 实际条件下的稳定性进行可比性研究。变更前的数据可为历史稳定性检定结果。

9. 制定稳定性研究方案。继续进行长期稳定性研究，以确证原液和制剂（若有影响）的放置时间 / 有效期。承诺报告长期稳定性研究中出现的不合格情况。

10. 当药学可比性研究数据不足以支持变更可比性时，应进行非临床和 / 或临床的桥接研究，或具备国外研究数据，以评估并确保变更后产品的安全有效，或提供免除的依据。

11. 如涉及，更新种子批／细胞库质量标准。提供变更种子批／细胞库质量标准的依据和检验结果。

12. 如涉及，明确菌（毒）种的来源和特点。

13. 进行生产终末代次和／或超生产终末代次种子批／细胞库的全面检定，包括生产期间细胞和菌（毒）株的遗传稳定性和微生物污染方面的检测，检定结果应符合《中国药典》、国际其他相关指导原则要求。

14. 提供连续三批商业生产规模的原液和制剂（若对制剂有影响）变更前后质量可比性研究。

B. 培养基和生产用原材料

变更事项	主要内容	前提条件	参考类别	技术要求
培养基 （3.2.S.2.3）	成分变更		重大	1~11，15，17，18
		①②	中等	1~7，9，10，11，15，18
		②③	微小	1，6，16
动物源材料 （3.2.S.2.3）	来源变更		重大	1~8，15，17，18
		②④	中等	1，3~7，15，18
		②③／②⑤	微小	1，2，6，8，11，15，16
非动物源材料 （3.2.S.2.3）			重大	1，3~7，15，17，18
		②⑦	中等	1，3~7，15，20
		②③⑦⑧	微小	1，6，7，15，16
		②③⑦⑯		
生产用原材料检定项目和标准 （3.2.S.2.3）	减少项目／放宽标准		中等	1~3，5
		⑨⑩⑪⑫⑬	微小	1，2，16
	增加项目／缩紧限度		中等	1
		⑨⑩⑫⑭	微小	1
境外生产的人血白蛋白原料血浆 （3.2.S.2.3）	采浆站／检测地址增加／替换	⑮	中等	12~14
	采浆站／检测地址减少		微小	
	引入病毒标记物的检测	⑥	重大	19

前提条件：

①关键成分的变更，如增加、去除、替换、增多、减少、供应商改变。

②不影响产品关键质量属性。

③非关键成分的变更，如增加、去除、替换、增多、减少、供应商改变。

④替换为非动物源材料，如组织或血浆来源的原材料变更为重组产品，由动物来源替换为植物来源等。

⑤替换为符合药典标准的动物源材料，如新生牛血清等。

⑥因病毒风险评估有显著影响而引入该病毒标记物的检测。

⑦非培养基成分。聚乙二醇（PEG）、脂肪酸链等结构复杂的生产用原材料除外。

⑧例如从 A 盐更换为作用机理类似的 B 盐；或者不改变物质种类只改变供应商。

⑨原材料标准的变化未使原液质量标准超出已批准的范围和限度。

⑩原材料标准的变化未使原液杂质的变化超出已批准的范围和限度，没有新的杂质出现。

⑪检测项目因不适用而减少。

⑫变更不与生产中重复发生的偏差或稳定性担忧相关。

⑬检测项目变更不影响产品关键质量属性（如纯度、杂质、关键理化性质等）。

⑭人原料血浆的检定项目除外。

⑮新增/替换的人血采浆站已在原产国获批，且原料血浆采集方式不发生变更。

⑯根据药典要求，去除生产中的抗生素。

技术要求：

1. 说明变更理由。明确生产用原材料的来源、变更前后活性成分改变的情况和质量异同。提供质量检定报告，并结合关键原材料的检定报告评价生产用原材料的质量和稳定性。若涉及分析方法变更，需要开展方法学验证/确认。

2. 如涉及，评价动物源或者人源物料的病毒安全性。牛源性物质应具备非疫区来源证明，进行 TSE 安全性风险评估，符合国家相关规定和"最小化通过人和兽用医疗产品传播动物海绵体脑病风险的指南注释"（EMA）。鼓励使用重组产品替换动物源原材料，最大限度降低产品安全风险。

3. 进行连续三批商业生产规模原液和制剂（若对制剂有影响）的工艺验证。进行变更前后工艺过程控制和产品质量可比性研究。证明变更前后的原液和制剂（若对制剂有影响）可比性。

4. 如涉及，修订原液质量标准，对新分析方法进行方法学验证。

5. 除特殊要求外，提供变更前后商业生产规模原液和制剂（如对制剂有影响）至少 3 个月加速和/或降解条件下的结果（或做到不合格为止）。提供变更前后商业生产规模原液和制剂（如对制剂有影响）至少 3~6 个月的实时/实际条件下的稳定性研究数据，或做到不合格为止。对变更前后的原液和制剂（如对制剂有影响）的加速和/或强制降解以及实时/实际条件下的稳定性进行可比性研究。变更前的数据可为历史稳定性检定结果。

6. 生产用原材料应满足生产需求，且符合《中国药典》中"生物制品生产用原材料及辅料的质量控制规程"及国际相关指导原则规定。

7. 原则上，生产过程中应尽可能减少使用对人体有毒、有害的材料。必须使用时应验证后续工艺的去除效果，除非验证结果提示工艺相关杂质的残留量远低于规定要求，或有依据证明其残留量在人体的可接受范围内，通常应在制剂检定或适宜的中间产物控制阶段设定该残留物的检定项。

8. 如涉及，应参照国际通用的有关技术指导原则进行研究，提供生物安全性评估或声明。

9. 进行培养基适用性检查试验，分析和验证培养基成分改变对活性成分的影响。

10. 生产用培养基不得含有可能引起人体不良反应的物质，不得使用青霉素或其他 β– 内酰胺类抗生素。如涉及用化学成分明确的培养基替换含动物源成分培养基，则应关注培养基对生长曲线、产物等的影响。

11. 如涉及，消化细胞用的胰蛋白酶应证明无外源性或内源性病毒污染。除另有规定外，用于制备鸡胚或鸡胚细胞的鸡蛋，应来自无特定病原体（SPF）的鸡群。生产过程中抗生素和防腐剂的使用应符合《中国药典》相关要求。

12. 原料血浆不应从血液传染病高危人群中收集。提供原料血浆采集中心新近至少 6 个月的献浆者中确认的阳性血清转化的发生率（根据献浆者例数和捐献血液次数）和新献浆者中确认阳性的患病率的流行病学统计资料。提供原料血浆复核检验质量回顾及风险评估资料。

13. 具备采浆机构完整资料和资质证明。具有生产企业与供浆机构的合同文件。境外生产产品应具备原料血浆来源于非疯牛病疫情地区 / 国家的证明。原料血浆的采集、检验、贮藏和运输应当符合相关规定。

14. 应当与单采血浆站建立信息交换系统，出现情况及时交换信息。应当建立原料血浆的追溯系统，确保每份原料血浆可追溯至供原料血浆者，并可向前追溯到供血浆者最后一次采集的血浆之前至少检疫期内所采集的原料血浆，或该献浆员的血液标本。该献浆员在某一次献血浆后不再献血浆，可用其血液标本检定，合格时才能放行检疫期前的原料血浆。

15. 如适用，制定稳定性研究方案。继续进行长期稳定性研究以确证原液和制剂（若对制剂有影响）的放置时间 / 有效期。承诺报告长期稳定性研究中出现的不合格情况。

16. 如适用，进行至少一批商业生产规模原液和制剂（若对制剂有影响）的工艺确认（如批次规模覆盖常规生产、生产过程符合预定过程控制标准、产品符合质量标准等）并进行变更前后的工艺过程控制和产品质量对比。证明两种来源的原材料的适用性和原液和制剂（若对制剂有影响）可比性。

17. 如涉及，提供非临床和／或临床研究数据，或具备国外研究数据，以评估并确保变更后产品的安全有效。否则需提供免除的依据。

18. 如适用，进行细胞传代的遗传稳定性研究。分析、确定商业规模生产过程中可允许的最高细胞倍增数或传代代次。在生产周期结束时，监测宿主细胞／载体系统的特性，如细胞活率、质粒（目的基因）拷贝数、外源因子、限制性内切酶切图谱、目的基因表达水平和核酸测序分析等，证实生产期间细胞（菌）的遗传稳定性。提供生产终末代次外源因子全面的检定数据。

19. 提供变更理由以及支持性数据。

20. 涉及化药原料药变更的，按照原料药关联审评的要求，提供相应的材料。

C. 生产场地、规模和工艺

变更事项	主要内容	前提条件	参考类别	技术要求
生产场地 （3.2.S.2.1）	变更生产厂／厂房／生产线		重大	1~18，21
		①②③	中等	1~6，8，10，13，16，17
生产规模 （3.2.S.2.2）	发酵培养规模变更		重大	2~10，12~15，18，21
		⑤⑦⑧⑨⑩⑪	中等	2~10，13，14
	纯化规模变更		重大	2~9，12~15，18，21
		④⑤⑧⑩⑪	中等	2~9，13，14
微生物发酵或细胞培养工艺 （3.2.S.2.2）	关键工艺变更		重大	2~11，13，14，18，20，21
	非关键工艺变更	④⑤⑧	中等	2~11，13，14，20
		④⑤⑥⑦⑧⑪⑫	微小	2，8，9，11，13，19
分离、纯化工艺 （3.2.S.2.2）	关键工艺变更（例如对病毒清除工艺能力或原液杂质谱有重大影响的变更）		重大	2~9，11，13，14，18，20，21
	非关键工艺变更	④⑤⑧	中等	2~9，11，13，14，18，20
		④⑤⑧⑪⑫	微小	8，9，11，13，18，19
其他工艺步骤 （3.2.S.2.2）	关键步骤变更		重大	2~11，13，14，21
	非关键步骤变更	④⑤⑧	中等	2~6，8~11，13，14
生产工艺设备 （3.2.A.1）			重大	3~10，12~15，18，21
		⑬⑮	中等	3~6，8，10，12~15，18
		⑬⑭	微小	8，12，13，15，18，19

前提条件:

①新生产厂/厂房/生产线为已批准的同类产品的原液生产场地。

②生产线复制(不包括生产工艺和/或过程控制的实质性变更)。

③新生产厂/厂房/生产线与当前生产厂房受控于同一质量保证/质量控制(QA/QC)体系。

④该变更不对病毒清除和/或灭活工艺效果产生影响。

⑤未出现新的杂质峰。产品的杂质未超出已批准的限度。

⑥传代代次不变或传代代次在批准的限次范围内

⑦变更不影响纯化工艺。

⑧原液质量未超出已批准的标准范围和限度。

⑨发酵规模改变,但仍然使用相同的生物反应器。

⑩生产原材料用量随规模线性变化;工艺参数仍在已批准范围内或随规模呈线性变化。

⑪变更不与生产中重复发生的偏差或稳定性担忧相关。

⑫质量应不受到不良影响,更适合于商业化规模生产。

⑬变更设备后工艺参数不超出已验证的范围。不降低无菌水平/微生物限度。

⑭同等设备(设备设计相似,操作原理相同,采用相同或更高等级的产品接触材料制造。等效设备应提供与前设备加工的产品相同的质量产品。)替换现有设备。非生产工艺相关的设备、不影响生产工艺和注册信息的设备变更按照GMP管理。

⑮设备变更不会对其他设备造成影响。变更前后的设备与原液接触的材质或操作原理不发生改变。

技术要求:

1. 说明变更理由。对生产场地变更情况具体描述,包括生产厂的名称(全称)、地址(具体到厂房/车间、生产线、地理位置等)和功能等。

2. 如涉及,明确设备和生产原材料(级别、检定方法、质量标准)、生产规模和工艺、质量标准(分析项目、方法和限度)、与药品直接接触的包装材料和容器等是否有改变,关注变更前后生产设施设备的性能、工作原理、生产能力等与生产工艺的匹配性。如涉及,提供支持性资料。

3. 进行连续三批商业生产规模原液和制剂(若对制剂质量产生影响)生产工艺验证。应明确验证批次规模(是否与设计生产能力相符)、生产工艺代表性的分析(如,是否可覆盖常规生产规模范围)。工艺验证应包括对连续生产批次符合其预定过程控制标准及质量标准进行的分析;工艺对产品相关杂质种类和含量影响的分析验证;必要时,验证内容还可能涉及病毒灭活/去除效果验证,中间产物贮藏时间的验证,过滤膜和层析介质使用寿命的研究等。

4. 制定变更可比性研究的方案。除特殊要求外,应对至少三批变更后商业生产规模的原液和制剂（若对制剂有影响）进行质量分析，研究（鉴别、生物活性、纯度、杂质、污染等），并与变更前数据进行可比性研究。

5. 除特殊要求外，提供变更前后商业生产规模原液和制剂（如对制剂有影响）至少3个月加速和/或降解条件下的结果（或做到不合格为止）。提供变更前后商业生产规模原液至少3~6个月的实时/实际条件下的稳定性研究数据，或做到不合格为止。对变更前后的原液和制剂（如对制剂有影响）的加速和/或强制降解以及实时/实际条件下的稳定性进行可比性研究。变更前的数据可为历史稳定性检定结果。若涉及，应进行运输稳定性研究。

6. 制定稳定性研究方案。继续进行批准后长期稳定性研究，以确证原液和制剂（若有影响）的放置时间/有效期。承诺报告长期稳定性研究中出现的不合格情况。

7. 当药学可比性研究数据不足以支持变更可比性时，应进行非临床和/或临床的桥接研究来确认可比性。否则需提供免除的依据。

8. 详细说明变更的原因及具体变更情况（生产设备、工艺路线、生产过程控制、可接受范围等），对原液生产工艺的变更应进行全面的研究，根据风险评估分析对原液质量产生的影响（或对制剂质量产生影响），阐述将变更分为重大、中等或微小的理由。

9. 提供生产工艺流程图，标明工艺步骤和过程控制参数，显示材料加入环节。对拟定生产工艺简要叙述。明确发酵工艺模式、规模、流程、工艺和过程参数、过程控制要求（微生物污染监测、细胞密度和溶氧量等）。说明纯化工艺流程、工艺和过程参数（如介质、缓冲液、洗脱液、流速、填料载量、收峰条件等）、过程控制要求（如回收率等）。

10. 如变更导致代次改变，应按照《中国药典》、国际其他相关指导原则的要求进行生产终末外源因子检测和遗传稳定性研究。细菌/酵母应进行生产终末细菌/酵母纯度、活菌总数等检测。

11. 如涉及，提供生产原料不存在BSE/TSE潜在风险的信息和证据，如供应商名称、原料来源的种属和组织、动物的原产地、使用情况。生产过程中有机溶剂的使用及残留限值的规定应严格按照《中国药典》、ICH"残留溶剂测定法"的规定，避免使用第一类溶剂，限制使用第二类溶剂。如采用有机溶剂或其他物质进行提取、纯化或灭活处理等，后续纯化工艺应保证可有效去除制品中的有机溶剂或其他物质，去除工艺应经验证。

12. 如涉及，明确拟变更设备的信息，进行变更前后设备操作原理和关键技术参数的相似点和差异性的对比。

13. 若涉及，详述生产工艺及过程控制信息。进行变更前后工艺及过程控制的对比。

14. 如涉及，对变更后生产工艺和/或设备进行充分验证，包括对无菌生产、灭菌工艺的验证。

15. 如涉及，应确认与产品接触的共用设备的可行性并说明具体交叉切换的程序。

16. 必要时应根据产品的特点，选择进行动物安全性、有效性评估。

17. 血液制品的生产厂房应在经验证后能确保预防交叉污染的情况下进行多产品生产，原则上应为独立建筑物，并使用专用的生产设施和设备。

18. 如涉及，一次性使用系统应具有供应商质量保证/质量体系和核心验证文件。持有人应结合生物制品生产对一次性使用系统进行验证，包括化学兼容性、吸附能力、细菌挑战、颗粒物、可提取物和/或浸出物等方面。若可提取物和/或浸出物的种类及含量较变更前发生变化时，应进一步评估这种变化对生产工艺（包括下游工艺）及产品的影响，研究新出现的可提取物和/或浸出物是否会与药物发生相互作用。

19. 进行至少一批商业生产规模原液和制剂（若对制剂质量产生影响）的生产工艺确认（如批次规模覆盖常规生产、生产过程符合预定过程控制标准、产品符合质量标准等），并进行变更前后过程控制和批分析数据比较。

20. 如涉及，进行外源因子污染或杂菌污染的风险评估。

21. 必要时，进行特殊安全性试验（涉及过敏、溶血和血管刺激等）。

D. 工艺过程控制

变更事项	主要内容	前提条件	参考类别	技术要求
工艺过程控制参数和范围（3.2.S.2.4）	替换工艺过程控制参数和范围限度		重大	1~4，7，10，11，12，
		①②	中等	1，2，3，7
		①②③④⑥⑦⑧	微小	1，5，7
	删除工艺过程控制参数和范围限度		重大	1，2，7，10，11，12，
		①②⑨	中等	1，2，7
		①②⑥⑦⑧⑨	微小	1，5，6，7
	放宽范围限度		重大	1，2，3，7，10，11，12，
		①②⑨	中等	1，2，3，7
		①②⑥⑦⑧⑨	微小	1，5，6，7
	增加工艺过程控制参数和范围限度	①②	中等	1，2，3，7
		①②③④	微小	1，5，7
	缩紧范围限度	①②⑤⑥⑩	微小	1，7
	变更过程控制/检验场地	①②⑤⑥⑦⑧⑩	微小	1，8

续表

变更事项	主要内容	前提条件	参考类别	技术要求
设计空间	建立新设计空间		重大	1，9
	扩展已批准的设计空间		重大	1，9
	减小已批准的设计空间	①②	微小	1，9

前提条件：

①不涉及安全和质量问题。

②变更不与生产中重复发生的偏差或稳定性担忧相关。

③使用药典的检测方法或其他经过验证的检测方法。

④新的检测方法不属于生物/免疫/免疫化学的方法或该方法不是使用生物试剂的进行生物活性物质检测的方法（不包括药典微生物检测方法）。

⑤检测方法仍然相同，或变更后的检测方法在精确度、准确度、特异性、灵敏度优于原检测方法。

⑥原液质量未超出已批准的范围和限度。

⑦工艺过程控制参数不影响产品的关键质量属性。

⑧杂质未超出已批准的范围。

⑨具备充分的历史数据支持删除或放宽过程控制对产品无实质性影响。

⑩过程控制参数的变化未超出已批准的范围限度。

技术要求：

1. 说明变更的原因和充分的依据。

2. 提供连续三批商业生产规模原液和制剂（若对制剂有影响）的过程控制和批分析数据，并对变更前后的数据进行可比性分析。

3. 如涉及，提供更新后的原液质量标准，包括检定项目、分析方法。如适用，提供更新的分析方法和方法学验证资料。

4. 生产工艺中涉及病毒的灭活/去除处理时，应确定灭活/去除工艺的具体步骤及参数并进行工艺验证，以保证灭活/去除效果。

5. 进行至少一批商业生产规模原液和制剂（若有影响）的工艺确认（如批次规模覆盖常规生产、生产过程符合预定过程控制标准、产品符合质量标准等），并进行变更前后过程控制和批分析数据比较。

6. 证明该工艺过程控制参数不会对原液关键质量属性产生影响。

7. 详述变更生产工艺过程控制参数和范围。如适用，对比变更前后生产工艺过程控制参数和范围。

8. 详述相关部分的变更资料。

9. 提供变更前后设计空间对比资料。提供支持建立或变更设计空间（包括无菌产品变更为工艺参数放行）的研究数据。对确立设计空间所用的风险评估工具和研究结果进行充分描述。

10. 除特殊要求外，提供变更前后商业生产规模原液和制剂（如对制剂有影响）至少 3 个月加速和 / 或降解条件下的结果（或做到不合格为止）。提供变更前后商业生产规模原液至少 3~6 个月的实时 / 实际条件下的稳定性研究数据，或做到不合格为止。对变更前后的原液和制剂（如对制剂有影响）的加速和 / 或强制降解以及实时 / 实际条件下的稳定性进行可比性研究。变更前的数据可为历史稳定性检定结果。

11. 制定稳定性研究方案。继续进行批准后长期稳定性研究，以确证原液和制剂（若有影响）的放置时间 / 有效期。承诺报告长期稳定性研究中出现的不合格情况。

12. 当药学可比性研究数据不足以支持变更可比性时，需要进行动物安全试验和 / 或临床的桥接研究。如申请免除，应有充足的理由和依据。

E. 质量控制

变更事项	主要内容	前提条件	参考类别	技术要求
检定项目和标准限度（3，2.S.4.1）	删除检定项目和 / 或标准限度		重大	1~4
		①	中等	1~4
	将放行检定变更为过程控制		重大	1~5，13
		①	微小	1~5，13
	增加检定项目并规定其标准限度	②④⑤	中等	1，2，4，5，12
	随国内外药典版本的更新或增补而引起的标准修订	③	中等	3，4，6，7
	降低（放宽）、调整标准限度		重大	1~4
	提高（缩紧）标准限度	④⑤⑦	中等	2，3，4，12
检定方法（3.2.S.4.2）	分析方法替换		重大	1，2~6，8~10，12~14
		⑨	中等	2，5，6，8，12，
	从企业内部分析方法变更为药典分析方法	⑦	中等	2，6，8，12，13，14
		④⑥⑦⑧⑩	中等	2，6，8，12
	分析方法的验收标准提高	⑪	微小	8
	血浆病毒标志物的检测方法替代	⑫	中等	2，5，8，13，14

续表

变更事项	主要内容	前提条件	参考类别	技术要求
检测场地 （3.2.S.2.1）	与生物活性相关的检测 场地的变更		重大	11
		⑬	中等	11
标准品 / 参比 品（3.2.S.5）	参见制剂标准品 / 参比品			

前提条件：

①删除的项目在原液的质量标准中冗余。原液自身没有发生任何变化。变更标准不应引起产品质量控制水平的降低。

②因药学特性发生改变而在标准中增加检验项目不属于此类变更范畴。通常增加检验项目、提高限度范围或提高检验方法的专属性等可以更好地控制和保证产品质量。新增的检测项目不属于生物学 / 免疫学 / 免疫化学检测方法或者采用生物试剂进行的生物活性物质检测的方法（不包括药典微生物检测方法）。

③变更后标准限度应与相关的官方标准及 / 或相关技术指导原则一致，且变更后标准限度范围未超出已批准的范围。

④变更不与生产期间重复出现的偏差（如不合格的新杂质，或杂质总量超出已批准的限度）或稳定性担忧相关。

⑤增加检项不是由于产生了新杂质，缩紧限度应在认可或批准的验收限度内（如 3 类残留溶剂在 ICH 限度内或药典要求的范围内）。

⑥方法变更后，标准限度仍在已批准的标准限度范围之内。

⑦分析方法相同，或基于相同的技术、原理（如变更色谱柱长度或温度，而不是采用不同的色谱柱或方法），并且未检出新杂质。

⑧变更的分析方法维持或提高了分析精密度、准确度、专属性和灵敏度。

⑨此变更不涉及活性或效价检测。

⑩变更后的方法与原方法相同或具更强的保证。或将药典中同一检项下的一个检测方法变更为另一个检测方法。不涉及生物活性检测方法改变。

⑪分析方法无变更。

⑫检测方法具相同或更高的检测敏感度和专属性。窗口期保持不变或缩短。

⑬与生物学 / 免疫学 / 免疫化学方法生物活性相关的检定场地的变更，但不涉及实验动物检验。

技术要求：

1. 说明变更理由，提供支持性依据。

2. 如涉及，更新原液质量标准，包括检定项目、限度和方法。进行新旧质量标准对比。

3. 详述证明维持质量和生产工艺一致性。标准限度变更需基于历史批次产品的检定数据。说明原液标准和过程控制（如涉及）变更的原因及详细变更情况。可能对产品质量控制产生影响的变更（如放宽标准限度、删除部分检定项目、涉及生物学活性/免疫原性等变更，或改变了方法的精密度、准确度或专属性等），应综合分析证明变更不会引起产品质量的降低。

4. 原则上，注册标准不得低于药典要求，且不得低于已上市同类产品要求。残留溶剂的验收标准在认可或批准的验收限度内（如 3 类残留溶剂在 ICH 限度内或药典要求的范围内）。可量化的质量标准应设定具体限度。

5. 如适用，详述新分析方法，对新的分析方法进行方法学验证或提供新分析方法的适用性证明材料。

6. 对于药典已有方法，在首次采用前应进行分析方法确认。

7. 进行变更前后标准对比。提供标准变更的依据。考察更新后药典版本对原液的适用性。有量化指标的质量标准应设定上、下限。

8. 证明拟定分析方法与已批准等效或更优。

9. 如涉及，证明变更前后试验用动物检测结果可比。试验用动物应具有健康合格证明。所用动物应符合试验动物微生物学和寄生虫学检测要求的相关规定。

10. 除另有规定外，试验用动物应用清洁级或清洁级以上的动物。可采用准确的化学方法、物理方法或细胞学方法取代动物试验进行生物制品质量检定。

11. 说明变更理由。详述变更检定场地信息，包括名称（全称）、地址（具体到厂房/车间）和功能等。提供支持方法学转移的技术资料。

12. 如涉及，用修订后的方法和/或标准评估稳定性研究结果。承诺用修订后的方法和/或标准继续进行长期稳定性试验，确保修订后的方法能适用于监测原液贮藏期间稳定性的变化情况，且原液贮藏期间稳定性能够符合变更后标准。

13. 如涉及，提供使用新方法和/或对商业生产规模原液进行批放行的检定结果，并对方法变更前后的数据进行比较。

14. 若变更后的方法检出了新杂质或杂质含量升高，则应对历史批留样进行检定，以证实杂质的变化是因为变更后方法的灵敏度提高或选择性增加导致。

F. 生产中直接接触材料及容器

变更事项	主要内容	前提条件	参考类别	技术要求
一次性储液袋、包装材料和容器、滤膜等变更			中等	1~7
		①	微小	1, 3, 8

前提条件：

①变更前后的一次性储液袋、包装材料和容器、滤膜等等效（包括转运稳定性

研究等）。变更不增加可提取物/浸出物风险。包装材料和容器、滤膜灭菌工艺均不变。

技术要求：

1. 说明变更内容及依据。

2. 如涉及，更新直接接触药品包装材料和容器质量标准（包括分析方法），说明标准依据，并进行变更标准或检定方法的比较。

3. 如涉及，详细说明更新包装材料和容器（如外观、构成等）。证明包材和容器的适用性（如提取物/浸出物检查）。

4. 如涉及，需进行转运稳定性研究。提供变更前后产品生产过程控制及批放行检定对比数据。若涉及，需要进行原液扩展的质量研究，证明直接接触材料和容器的变更对中间产物或原液无影响。

5. 如涉及，变更直接接触的一次性储液袋、容器、滤膜等，应经过相容性研究和风险评估。

6. 除特殊要求外，采用至少三批拟变更包装容器开展稳定性研究，提供变更前后商业生产规模原液和制剂（如对制剂有影响）至少 3 个月加速和/或降解条件下的结果（或做到不合格为止）。提供变更后商业生产规模原液至少 3~6 个月的实时/实际条件下的稳定性研究数据，或做到不合格为止。对变更前后的原液和制剂（如对制剂有影响）的加速和/或强制降解以及实时/实际条件下的稳定性进行可比性研究。变更前的数据可为历史稳定性检定结果。

7. 制定稳定性研究方案。继续进行长期稳定性研究，以确证原液（或中间产物）的放置时间。承诺报告长期稳定性研究中出现的不合格情况。

8. 如涉及，进行一批生产工艺确认（如批次规模覆盖常规生产、生产过程符合预定过程控制标准、产品符合质量标准等），并进行变更前后过程控制和批分析数据比较。

G. 贮藏条件和贮藏期

变更事项	主要内容	前提条件	参考类别	技术要求
贮藏期（3.2.S.7.1&3.2.S.7.3）	延长		中等	1，2，3，4，6，8，9，10
		①②③④	微小	1，2，3，4，10
	缩短		中等	1，2，3，4
		⑤	微小	1，4，7
贮藏条件（3.2.S.7.1&3.2.S.7.3）	贮藏条件的改变		重大	1~4，6，8，9，10
		⑤	中等	1~4，8，10
		⑤⑥	微小	1，4，5

变更事项	主要内容	前提条件	参考类别	技术要求
稳定性研究方案（3.2.S.7.2）	批准后稳定性研究方案或稳定性研究承诺的变更		中等	1，2，4，6，7
		⑦⑧	微小	1，4，7

前提条件：

①中间产物、原液直接接触的包装材料和容器未变更，或变更为相同材质的直接接触的包装材料和容器。

②已有的长期稳定性数据涵盖了拟定贮藏期/有效期，且该稳定性数据来自至少三批商业生产规模的中间产物、原液。

③根据注册时已批准的稳定性研究方案（或在最初效期获批时贮藏条件下）获得的稳定性数据。

④长期稳定性研究中未观察到显著的变化。

⑤贮藏期改变不与生产中重复发生的偏差或稳定性担忧相关。

⑥在拟定温度范围内缩紧贮藏条件。

⑦没有方案的重大改变（如方法的变化、删除检测项目、监测点的减少等）。

⑧变更后的稳定性方案中相关参数范围更严格（如增加监测点等）。

技术要求：

1. 如适用，拟定贮藏条件和贮藏期。

2. 明确稳定性研究的样品信息，说明样品批号、生产日期、贮藏容器。

3. 完成至少三批覆盖拟定贮藏期的商业生产规模中间产物或原液完整的实时/实际条件下稳定研究。如涉及中间产物贮藏条件或效期的变更，应证明该中间产物贮藏条件改变或贮藏期延长后，不影响下一工艺用物料的质量指标或原液的质量（例如三批商业批批分析结果）。

4. 若涉及，更新稳定性研究方案。

5. 若涉及，继续进行原液和制剂（若对制剂有影响）的长期稳定性研究，以确证原液和制剂的放置时间/有效期。承诺报告长期稳定性研究中出现的不合格情况。

6. 如果分析方法发生变化，应详述新分析方法并进行方法学验证。证明新分析方法与已批准的分析方法可比或更优。

7. 详述变更批准后稳定性研究方案的依据。

8. 原则上，原液及中间产物应按照连续生产过程进入后续的加工处理步骤。因等待检定结果需要暂存时，应选择适宜的贮藏方式和条件，并对可能影响安全性、有效性的降解产物、聚合体等进行检定，制定可接受的标准。

9. 如涉及，开展相关的转运稳定性验证研究，包括在极端温度下开展的稳定性研究等。

10. 承诺采用拟变更的贮藏期末的原液制备成制剂，完成覆盖制剂全效期的长期稳定性研究数据。

（二）制剂（3.2.P）

A. 规格

变更事项	主要内容	前提条件	参考类别	技术要求
注射剂变更规格（3.2.P.1）	浓度变更		重大	1~9，11，12，15
	体积变更		重大	1~9，11，12，15
		①②⑥	中等	1~5，7，8，11，12
	变更新包装形式／给药装置		重大	1~12，15
		③	中等	1，5~8，10，11，12
固体剂型胶囊变更规格（3.2.P.1）	肠溶剂型重量的变更（或活性单位）		重大	5，7，8，9，11，14
	非缓释固体口服剂型重量的变更	④⑤	中等	5，7，8

前提条件：

①生产工艺无重大变更。

②已批准的适应症、用法用量和适用人群不变。

③给药装置不与制剂直接接触（如辅助笔芯给药的注射笔），变更后的装置提高了耐用性和给药的精密度。

④制剂处方（辅料组成及用量）和制备工艺没有改变。

⑤溶出曲线相当。重量改变仅由于胶囊重量改变，且胶囊并非释放机制的关键因素。

⑥与产品直接接触的包装材料和容器的材质、类型未变更。

技术要求：

1. 详述变更的具体内容。提供变更的必要性、科学性和合理性依据。

2. 适用时，详述新批处方组成信息。提供新批处方确定的依据，包括文献信息、研究信息、处方中的稳定剂、缓冲液，以及赋形剂等是否对生物制品的安全性、有效性造成影响等。批处方应列出该制剂生产工艺中使用的所有成分清单，每一批中各成分的用量，包括过量投料情况，以及各成分的来源、质量标准。

3. 如涉及，应明确工艺流程，显示样品进入工艺的步骤。提供半成品配制方法、关键工艺参数及过程控制范围。配制工艺描述应体现"点配制"理念。应明确批规模。进行规模生产工艺研究，详述直接影响产品质量的新型工艺和包装操作。

4. 基于风险全面开展变更前后生产工艺、产品质量可比性研究。

5. 如涉及，对质量标准进行修订。详述分析方法并进行必要的方法学验证。

6. 详述包装材料和容器信息。如涉及，对包装材料和容器密闭完整性开展研究。如直接接触的包装材料和容器类型发生改变，还应开展制剂稳定性研究和包材相容性研究。

7. 除特殊要求外，提供变更前后商业生产规模制剂至少 3 个月加速和 / 或降解条件下的结果（或做到不合格为止）。提供变更前后商业生产规模制剂至少 3~6 个月的实时 / 实际条件下的稳定性研究数据，或做到不合格为止。对变更前后制剂的加速和 / 或强制降解以及实时 / 实际条件下的稳定性进行可比性研究。变更前的数据可为历史稳定性检定结果。对于多剂量产品，应承诺提供变更后稳定性末期制剂使用期间的稳定性数据，证明变更后产品在实际多次使用过程中的质量一致性。制剂规格（浓度、体积）变更后，可能导致无法以有限的变更后稳定性研究数据支持全效期的获批，应提供能够覆盖拟定效期的变更后制剂的稳定性研究数据，以支持全效期的批准。

8. 通过长期稳定性研究确证在正常贮藏条件下制剂的有效期，并承诺报告长期稳定性研究中出现的任何不合格情况。

9. 如适用，应考虑进一步开展非临床和 / 或临床的桥接研究，或具备国外研究数据，以评估并确保变更后产品的质量和安全有效性不降低。否则应提供免除的依据。

10. 给药系统装置变更应根据给药装置的特点进行相应的研究，证明变更前后给药剂量的准确性保持一致。

11. 进行连续三批的商业生产规模制剂的工艺验证。应明确验证批次规模是否与设计生产能力相符并进行生产工艺代表性的分析（如，是否可覆盖常规生产规模范围；是否可代表最差工艺条件）。验证应包括对连续生产批次符合其预定过程控制限度及质量标准的分析。

12. 如涉及，对药品说明书和包装标签的相关内容进行修订。

13. 说明变更的原因及具体变更情况（如，生产设备，生产过程控制方法、标准限度等），详述变更后完整的生产工艺及工艺过程控制情况。按现行质量标准进行批检验，标准修订仅限于制剂外观。对至少一批变更前后样品进行制剂溶出 / 释放行为的比较。

14. 对三批样品变更前后制剂溶出 / 释放行为进行比较。

15. 如涉及，注射剂应进行特殊安全性试验（涉及过敏性、溶血性和局部刺激性等）。如辅料的用量超过常用范围，因可能存在一定的安全性担忧，应进行相应的毒理研究或提供相关文献资料，证明其用量安全。

B. 制剂辅料和佐剂

变更事项	主要内容	前提条件	参考类别	技术要求
制剂辅料（赋型剂、稳定剂、防腐剂、调节剂）（3.2.P.4）	变更处方中辅料组成或浓度		重大	1~12，14，16，18
	替换或引入潜在TSE风险的辅料		重大	1~12，14，16，18
	替换原有辅料		重大	1~5，7，8，11，14，16，18
		①	中等	1~5，7，8，14
	去除辅料		重大	2~5，7，8，11，13，18
		②	中等	2~5，7，8，11，13，18
	增加/替换辅料供应商		重大	1，2，7，8，9，13，14，16，17
		①④	中等	1，2，7，8，9，13，14
		①③④	微小	1，9，14
佐剂（3.2.P）	佐剂浓度		重大	3，5，7，8，11，15，16
	来源、生产工艺等	⑤	中等	3，5，7，8，15

前提条件：

①变更后的辅料安全级别及质量标准的要求不低于当前辅料。辅料变更后，不对制剂的安全性、有效性产生影响。

②去除《中国药典》规定不得使用或尽可能避免添加的抗生素、防腐剂等成分。且去除后不影响产品质量，不对制剂的安全性及有效性产生不良影响。

③无机盐、蔗糖等制备工艺简单、理化性质较稳定的辅料，不造成最终制剂处方的改变。

④辅料供应商为已批准的药用辅料供应商，或经备案且状态为A的供应商，如根据相关规定该辅料可以不进行关联申报，需提供说明。

⑤佐剂类型为铝佐剂，生产工艺无重大变更，变更后工艺参数不超出已验证范围，且质量特性不因工艺变更而发生变化。

技术要求：

1. 辅料的证明性材料，辅料的关联申报信息或无需关联申报的说明。潜在TSE风险的辅料应提供无TSE风险的证明性材料。提供辅料的供应商对辅料的检定报告，对于制定内控标准的辅料，应提供原质量标准、拟定的内控标准、内控标准制定依据和检验报告。原则上制剂的辅料应符合"生物制品生产用原材料及辅料的质量控制规程"的相关规定。

2. 说明辅料在制剂处方中的作用。制剂中一般不应使用有药理活性的辅料，如使用有一定药理活性的辅料，应明确其显示药理活性的剂量，其用量应控制在该剂量范围内。添加防腐剂应在有效抑菌范围内采用最小加量。对于多剂量制品，根据使用时可能发生的污染与开盖后推荐的最长使用时间来确定是否使用有效的防腐剂。生产过程中使用抗生素时，成品检定中应检测抗生素残留量。

3. 如适用，提供制剂处方、批处方、生产工艺、工艺关键步骤和中间产物的控制、工艺验证总结等资料。若关键生产工艺和过程控制变更，则提供关键生产工艺步骤和中间产物的工艺控制信息，进行当前工艺和拟定生产工艺控制过程对比。

4. 如涉及，对质量标准进行必要的修订。因辅料等存在干扰或产生新的杂质，应进行分析方法的修订并进行方法学验证 / 确认。

5. 如适用，进行连续三批商业生产规模的生产验证。对变更前后制剂和原液（若对原液有影响）进行工艺、质量可比性研究。重点考察变更后杂质、纯度、活性等制剂关键质量属性是否可比。

6. 对于人源或动物源辅料，应进行病毒安全性评估外源性因子风险评估（如，对病毒清除研究或 BSE/TSE 风险的影响）。

7. 除特殊要求外，提供变更前后商业生产规模制剂和原液（若对原液有影响）至少 3 个月加速和 / 或降解条件下的结果（或做到不合格为止）。提供变更前后商业生产规模制剂和原液（若对其有影响）至少 3~6 个月的实时 / 实际条件下的稳定性研究数据，或做到不合格为止。对变更前后制剂的加速和 / 或强制降解以及实时 / 实际条件下的稳定性进行可比性研究。变更前的数据可为历史稳定性检定结果。对于多剂量产品，应承诺提供变更后制剂有效期末期使用期间的稳定性数据，证明变更后产品在实际多次使用过程中的质量一致性。若因辅料或佐剂变更，导致制剂处方变更，可能导致无法以有限的变更后稳定性研究数据支持全效期的获批，应提供能够覆盖拟定效期的变更后制剂的稳定性研究数据，以支持全效期的批准。

8. 承诺进行长期稳定性研究以确证在正常贮藏条件下制剂和原液（如涉及）的有效期 / 放置时间，并承诺报告长期稳定性研究中出现的任何不合格情况。

9. 更新辅料质量标准，并与变更前进行比较。

10. 如涉及，详述拟定辅料质量标准的依据（如，证明药典各论在控制辅料和对制剂产生的潜在影响方面的适用性）。详述新的分析方法并进行方法学验证。提供商业生产规模批次使用的辅料的批分析数据。

11. 当药学研究数据不足以确定可比性时，应进一步开展非临床和 / 或临床的桥接研究，或具备国外研究数据，以评估并确保变更后产品的安全有效。否则需提供免除的依据。

12. 如涉及，提供拟定的辅料分析方法及相关的方法学验证资料。

13. 说明变更理由。

14. 进行变更前后辅料的质量对比分析。

15. 说明变更原因。如涉及，提供变更前后佐剂外源因子评估的信息；提供变更前后佐剂生产用原材料的质量控制信息；提供变更前后佐剂生产工艺流程图，明确佐剂生产工艺步骤、关键工艺参数及过程控制策略。提供连续三批佐剂的工艺验证数据、变更前后佐剂质量对比研究数据和稳定性对比研究数据等。对佐剂质量标准进行修订。

16. 必要时，进行特殊安全性试验（涉及过敏、溶血和血管刺激等）。

17. 按照辅料关联审评审批要求，提供辅料相应资料。

18. 如涉及，对药品说明书和包装标签的相关内容进行修订。

C. 生产场地、规模和工艺

变更事项	主要内容	前提条件	参考类别	技术要求
生产场地 （3.2.P.3.1）	变更制剂生产厂 / 厂房 / 生产线（包括配制 / 灌装和直接接触药品的包装）		重大	1~8，11，12，15，16
		①②③④⑤⑨	中等	1，3~6，8，11，15，16
	在已批准的制剂生产场地增加包装线 / 贴签线	②③	微小	1，8，15，17
制剂（配制 / 灌装）规模 （3.2.P.3.2）	放大		重大	1，3~8，11，12，15，16
		⑥⑦⑧⑨	中等	1，3~8，15，16
工艺程序 和步骤 （3.2.P.3.3.）	工艺步骤变更（包括配制、灌装和冻干等）		重大	1，3~9，11，12，13，15
		⑨⑭⑮	中等	1，3~9，15
		⑧⑨⑭⑮㉑	微小	8，14
	增加新步骤		重大	2~6，8，11，12，15
		⑧⑩	中等	2~6，8，15
	操作顺序调整		重大	3~6，8，11，12，15，16
		⑪	中等	3，4，8，15
	减少开放操作或手工操作程序步骤		微小	8，14，15
工艺过程控制参数和范围 （3.2.P.3.4）	放宽工艺过程控制范围、删除工艺过程参数和范围		重大	3，5，6，8，9，12
		⑧⑨⑫	中等	3，5，6，8，9
		⑧⑨⑫⑬⑭⑮	微小	8，9，14，18

续表

变更事项	主要内容	前提条件	参考类别	技术要求
工艺过程控制参数和范围（3.2.P.3.4）	紧缩工艺过程控制参数和控制范围	⑧⑬⑭⑮⑱	微小	8，9，14
	替换工艺过程控制参数和范围		重大	3，5，6，8，9，12，13
		⑧⑨	中等	3，5，6，8，9
		⑧⑨⑬⑭⑮⑯⑰	微小	8，9，14，18
	增加工艺过程控制参数和范围	⑧	中等	3，8，9
		⑧⑯⑰	微小	8，9，14
生产工艺设备（包括一次性设备）（3.2.A.1）			重大	1，3~7，11，12，15，16
		④⑨⑲	中等	1，3，4，7，11，15，16
		④⑨⑳	微小	1，7，14，16
设计空间	建立/扩展新设计空间		重大	10
	减小已批准的设计空间	⑧	微小	10
	工艺参数放行		重大	10

前提条件：

①新生产厂/厂房/生产线与变更前受控于同一质量保证/质量控制（QA/QC）体系。

②处方组成、生产工艺和制剂质量标准未发生变更。

③包装材料和容器及贮藏条件未发生变更。

④变更前后执行相同的、已验证的生产工艺。

⑤该场地采用此前已批准，用于生产相同类别产品的生产场地，且采用相同原理灌装工艺/设备生产同一系列的产品。

⑥变更前后使用的设备不变或等效。

⑦变更生产工艺和/或过程控制的原因仅是因为批量变更。

⑧不涉及安全和质量问题，变更不与生产中重复发生的偏差或稳定性担忧相关。

⑨制剂无菌水平/微生物限度水平不受影响。若制剂工艺中存在病毒灭活\去除工艺，不应影响病毒去除/灭活工艺。

⑩如增加除菌过滤步骤，且增加步骤不会引起产品（如抗原）质量变化。

⑪改变液体剂型制剂成分加入顺序（疫苗除外）。

⑫有充分的历史数据支持删除或放宽过程控制对产品无实质性影响。

⑬工艺过程控制参数不影响关键质量属性（如含量、杂质等）。

⑭制剂杂质未超出已批准的范围。

⑮制剂质量未超出已批准的质量标准范围和限度。

⑯使用药典规定的检测方法或其他经过验证的方法。

⑰新的检测方法不涉及生物学 / 免疫学 / 免疫化学检测方法或者采用生物试剂进行的生物活性物质检测方法（不包括药典微生物检测方法）的变更。

⑱检测方法仍然相同，或变更后的检测方法在精确度、准确度、特异性、灵敏度优于原检测方法。

⑲与制剂接触的材质或操作原理不发生改变。变更设备不对其他设备造成影响。

⑳同等设备（设备设计相似，操作原理相同，采用相同或更高等级的产品接触材料制造。等效设备应提供与前设备加工的产品相同的质量产品。）替换现有设备。非生产工艺相关的设备、不影响生产工艺和注册信息的设备变更按照 GMP 管理。

㉑变更后，工艺参数不能超出已验证的范围。

技术要求：

1. 说明变更理由，提供变更事项的具体描述。如涉及，提供变更所涉及的生产和检验厂的名称（全称）、地址（具体到厂房 / 车间、生产线）和职责等；变更后生产设施设备的工作原理、生产能力等。

2. 明确生产原辅料（生产厂家、级别、检定方法、质量标准）、设备、制剂工艺（工艺方法、参数、灌装方式 / 体积等）和规模（批量）、质量标准（检定项目、标准限度和分析方法）、药品包装材料和容器等是否有改变。如涉及，提供支持性资料。

3. 进行连续三批的商业生产规模制剂的工艺验证。明确验证批次规模是否与设计生产能力相符并进行生产工艺代表性的分析（如，是否可覆盖常规生产规模范围；是否可代表最差工艺条件）。验证应包括对连续生产批次符合其预定过程控制标准及质量标准进行的分析。如适用，进行病毒去除效果验证；灌装冻干工艺验证；无菌工艺验证等。

4. 提供变更可比性研究方案。提供变更前后工艺、质量可比性研究资料。

5. 除特殊要求外，提供变更前后商业生产规模制剂至少 3 个月加速和 / 或降解条件下的结果（或做到不合格为止）。提供变更前后商业生产规模制剂至少 3~6 个月的实时 / 实际条件下的稳定性研究数据，或做到不合格为止。对变更前后制剂的加速和 / 或强制降解以及实时 / 实际条件下的稳定性进行可比性研究。变更前的数据可为历史稳定性检定结果。对于多剂量产品，应承诺提供变更后制剂有效期末期使用期间的稳定性数据，证明变更后产品在实际多次使用过程中的质量一致性。若涉及，应进行运输稳定性研究。

6. 制定稳定性研究方案。继续进行长期稳定性研究，以确证制剂的有效期。承诺报告长期稳定性研究中出现的不合格情况。

7. 如涉及，更新设备的信息，提供新设备和被替换设备操作原理和关键技术参数的相似点和差异性的比较信息。对设备进行验证或再验证。如涉及，提供设备的浸出 / 提取研究资料。

8. 提供变更前后工艺参数及控制措施的对比信息。

9. 若涉及，详述变更工艺过程控制参数和范围及其依据。如适用，详述任何新的分析方法并进行方法学验证。

10. 提供研究资料以支持建立或变更设计空间。

11. 必要时，进行特殊安全性试验（涉及过敏、溶血和血管刺激等）。

12. 当药学研究数据不足以确定可比性时，应考虑进一步开展非临床和 / 或临床的桥接研究，或具备国外研究数据，以评估并确保变更后产品的安全有效。否则需提供免除的依据。

13. 如涉及，更新制剂的质量标准，包括检定项目、分析方法。如适用，提供更新的分析方法和方法学验证资料。

14. 至少开展一批商业生产规模制剂的工艺确认（如批次规模覆盖常规生产、生产过程符合预定过程控制标准、产品符合质量标准等），并进行变更前后过程控制和批分析数据比较。

15. 如涉及，提供工艺流程说明。修订关键生产工艺步骤和中间产物控制策略的信息。

16. 如涉及，应确认与产品接触的共用设备的可行性并说明具体交叉切换的程序。

17. 提供次级包装的生产工艺、过程控制、工艺确证数据及产品批分析数据。若涉及，应进行运输稳定性研究。

18. 证明该工艺过程控制参数不会对生物制品的关键质量属性产生影响。

D. 稀释剂

变更事项	主要内容	前提条件	参考类别	技术要求
稀释剂	稀释剂工艺变更		中等	1~6
		①②	微小	1, 2, 5
	替换或增加稀释剂来源		中等	1~6
		①②	微小	1, 2, 3, 5
	增加稀释剂灌装线	②③④	微小	1, 3, 5

前提条件：

①指注射用水或缓冲盐溶液，即其中不含活性成分；且稀释剂组成成分未发生变化。

②对复溶后制剂质量没有显著影响。

③包装材料和容器保持不变。

④新增的稀释剂灌装线与已批准的灌装线等同。

技术要求：

1. 说明变更理由。拟定生产工艺流程图，标明工艺步骤、工艺过程控制参数和所用原辅材料，显示材料加入环节。简要叙述生产工艺。

2. 如适用，拟定稀释剂质量标准。

3. 进行连续三批稀释剂变更后批放行检定，并与变更前历史数据进行可比性分析。

4. 使用新稀释剂进行产品的复溶稳定性研究。

5. 复溶冻干制品的稀释剂应符合药典的规定，若药典未收载，工艺和标准应充分论证。

6. 进行使用中的稳定性评估，即制剂复溶并注入稀释袋后的稳定性（静脉注射用）。

E. 质量控制

变更事项	主要内容	前提条件	参考类别	技术要求
检定项目和标准限度（3.2.P.5）	删除检定项目和 / 或标准限度		重大	1，2，3
		①	微小	1，2，3
	增加新的检定项目并规定其标准限度	②⑥⑦	微小	1，2，4，5，14
	随国内外药典版本的更新或增补而引起的标准变更	③	微小	6，7
	变更性状描述方法	④	微小	1，2
	降低（放宽）、调整标准限度		重大	1~4
	严格标准限度	⑥⑦⑧	微小	1，2，4，14
检定方法	分析方法替换		重大	2~5，8，12，14
		⑪	微小	2，6，8，14
	从企业内部分析方法变更为药典分析方法		中等	2，6，8，12，13，14
		⑤⑦⑧⑨⑩	微小	2，6，8，14
	变更试验用动物（种属、年龄以及基因型不确定的动物）		重大	9，10，14

变更事项	主要内容	前提条件	参考类别	技术要求
检定场地 （3.2.P.3.1）	检定场地变更		重大	11
		⑫	中等	11
		⑬	微小	11

前提条件：

①删除的项目在质量标准中无意义。制剂自身没有发生任何变化。标准的变更不引起产品质量控制水平的降低。

②新增的检定项目不属于生物学 / 免疫学 / 免疫化学方法（药典的微生物检测除外）。因生产工艺改变导致药学方面特性发生变化，而在标准中增加检验项目不属于此类变更范畴。

③变更后标准限度应与相关的官方标准及 / 或相关技术指导原则一致，且变更后标准限度范围未超出已批准的范围。

④变更性状描述方法是为了对制剂描述更加科学和准确，制剂自身没有发生任何变化。对于因处方、制备工艺等变更引起的制剂颜色、形状等性状变化不属于此类变更的范畴。

⑤验收标准的变更未超出已批准的范围和限度。

⑥增加检项不是由于产生了新杂质，收紧限度应在认可或批准的验收限度内（如 3 类残留溶剂在 ICH 限度内或药典要求的范围内）。

⑦变更不与生产中重复发生的偏差或稳定性担忧相关。

⑧分析方法相同，或基于相同的技术或原理（如变更色谱柱长度或温度，而不是采用不同的色谱柱或方法），并且未检出新的杂质。

⑨变更后的分析方法在精密度、准确度、专属性和灵敏度等方面不降低。

⑩此变更不涉及效价检定。

⑪变更后的方法与原方法相同或者更优。或将药典中同一检项下的一个检测方法变更为另一个检测方法。

⑫与生物学 / 免疫学 / 免疫化学方法生物活性相关的检定场地的变更，但不包括实验动物检定场地的变更。

⑬非生物活性相关的检测场地的变更，且变更前后检测方法及标准限度均未改变。

技术要求：

1. 说明变更理由，提供删除及 / 或拟变更质控标准的支持性依据。

2. 更新的制剂质量标准（包括检定项目、标准限度和分析方法）。提供新旧质量标准的对比信息。对于贮藏期间易产生变化的检定项目，建议分别建立放行标准和货架期标准。

3. 提供维持质量和生产工艺一致性的资料。可能对产品质量保证产生影响的检定项目或方法的变更（如变更生物学活性/免疫原性检测方法、放宽注册标准限度、删除部分检定项目等），应综合分析，证明标准变更不会导致产品质量控制水平的降低。

4. 详述质量标准拟定的依据，证明质量标准制定的合理性。限度修订一般基于一定批次产品的检定数据及同类产品注册标准。原则上，注册标准不低于药典要求，且不低于已上市同类产品的要求。残留溶剂的验收标准在认可或批准的验收限度内（如 3 类残留溶剂在 ICH 限度内或药典要求的限度范围内）。可量化的质量标准应设定具体标准限度。

5. 如适用，详细描述拟变更的分析方法，并对拟变更的分析方法进行方法学验证。

6. 对于药典已有方法，在首次采用前应进行适用性研究，如专属性和精密度的验证等，以证明在实际使用条件下该方法适用。

7. 提供变更前后标准对比资料。对标准变更合理性进行研究。研究工作需重点考察更新后药典标准的适用性。有量化指标的质量标准应设定具体的标准限度。

8. 证明拟定分析方法与变更前方法等效或者更优。

9. 证明变更后的试验动物与已批准的试验动物所得的检测结果具有可比性。试验动物应具有健康合格证明，符合试验动物微生物学和寄生虫学检测要求的相关规定。

10. 除另有规定外，检定用动物均应用清洁级或清洁级以上的动物。可采用准确的化学方法、物理方法或细胞学方法取代动物试验进行生物制品质量检定，以减少实验动物使用。

11. 详述变更检定场地信息，包括名称（全称）、地址（具体到厂房/车间）和功能等。提供已批准的质量标准及所涉及的检定方法。提供支持方法学转移的技术资料。

12. 如涉及，使用新方法对商业生产规模制剂进行批分析，并对方法变更前后的数据进行比较。

13. 若新检测方法检出了新杂质或杂质含量改变，则应对历史批留样进行检定，以证实杂质的变化是因为新方法的灵敏度提高或选择性增强所致。

14. 如涉及稳定性研究，用修订后的标准评估稳定性研究结果。承诺以修订后的方法和标准继续进行长期稳定性试验，确保修订后的标准和方法适用于监测产品储存期间稳定性的变化情况，且产品贮藏期间稳定性能够符合变更后标准限度。

F. 标准品 / 参比品

变更事项	主要内容	前提条件	参考类别	技术要求
标准品 / 参比品（3.2.P.6）	利用国际（或国家）标准品标定企业内部参比品		中等	1
	从企业内部参比品变更为国家或国际标准品		中等	1
		①	微小	1
	利用已批准的参比品确证新批次参比品		中等	1
		②	微小	1
	变更标准品确证方案		中等	2
	延长标准品有效期	③	微小	3

前提条件：

①用于理化检查的。

②根据批准的方案，对新参比品进行确证，包括通过与批准的一级参比品确证新批次二级参比品。

③根据批准的研究方案。

技术要求：

1. 明确标准品 / 参比品的来源、制备、检定结果、标定过程及稳定性研究等信息。标准品 / 参比品检定包括鉴别、外观、纯度等，并进行新旧标准品 / 参比品等效性评估。等效性评估应基于统计学分析结果。拟定标准品 / 参比品，应与供试品同质，不应含有干扰性杂质，应有足够的稳定性和高度的特异性。

2. 更新参比品确证方案。详述变更参比品确证方案的依据。

3. 根据批准的稳定方案完成稳定性研究。

G. 包装系统

变更事项	主要内容	前提条件	参考类别	技术要求
直接接触药品包装材料和容器（3.2.P.2.4&3.2.P.7）	变更直接接触的包装材料和容器（包括新的涂层、粘合剂、盖 / 塞和玻璃材质等）	①	重大	1~6，8，13
	变更包装容器的形状和大小		重大	1~6
		②③⑤⑦	微小	1~6
	变更固体剂型（冻干剂型除外）直接接触包装材料和容器		中等	2~6
		②	微小	2，5，6
	替换或增加供应商	②③⑤⑦	微小	1~5

续表

变更事项	主要内容	前提条件	参考类别	技术要求
次级包材（功能性）（3.2.P.7.）	变更不与制剂接触的包材的任何部分	④⑥	微小	1
	从外包装中去除稀释剂		中等	11
	变更包装规格		微小	12

前提条件：

①由西林瓶增加预充式注射器包装变更属于增加新包装形式变更。

②未改变包装材料和容器的材质、类型。

③与制剂直接接触的包装材料和容器形状、尺寸未发生变更或等效（如在不改变内部尺寸的情况下增加玻璃瓶厚度等）。

④变更不与生产中重复发生的偏差或稳定性担忧相关。

⑤不影响产品的稳定性。

⑥此类变更应不降低产品的质量和稳定性，不改变原包装系统的特性（例如包装系统具有防止儿童误打开的作用等）。该变更未涉及可能影响产品转运、使用和安全性的包材部分。

⑦包材已经批准或者包材已备案且登记状态为 A。

技术要求：

1. 说明变更原因。阐述包材的选择依据、合理性和适用性信息。不得使用国家禁止或者淘汰的药包材。

2. 提供变更前后包装材料和容器的对比信息。如涉及，提供药品包装材料和容器关联审评信息。

3. 提供采用新包装连续生产三批制剂的生产工艺、过程控制及批检验报告，并与变更前对比。必要时，应进行产品的扩展性质量研究，以证明包装材料和容器变更前后产品质量可比。

4. 除特殊要求外，应提供商业化规模生产的新包装制剂至少 3 个月加速和/或强制降解稳定性数据和至少 3~6 个月实时/实际条件下的稳定性数据，并与原包装产品的历史稳定性数据进行对比进行可比性研究。制定稳定性研究方案。继续进行长期稳定性研究，以确证制剂的有效期。承诺报告长期稳定性研究中出现的不合格情况。

5. 按照国内外指导原则，对新包装材料和容器的密闭完整性以及与药品的相容性进行研究。通过有针对性地开展相应的研究工作证明新包装材料和容器对制剂质量、安全性的影响。

6. 如适用，修订质量标准、说明书、包装标签等信息。

7. 进行新旧标准对比资料，说明标准修订的依据。

8. 由于通透性等原因，血液制品可采用聚氯乙烯作为血袋包装材料。

9. 若适用，则详述新的分析方法和方法学验证资料。

10. 提供包装材料和容器的批分析数据。

11. 说明变更的理由。说明获得确保安全、有效用药所需的稀释剂的替代方法。提供修改后的产品信息和支持性资料。

12. 药品包装规格应当经济、方便。有使用疗程的药品，其包装规格一般应当根据该药品使用疗程确定。注射器、输液器或者稀释剂与药品组合包装时，在外包装上应标识最短的有效期。

13. 如适用，进行特殊安全性试验（如过敏、溶血和血管刺激等）。

H. 贮运条件和有效期

变更事项	主要内容	前提条件	参考类别	技术要求
贮藏条件（3.2.P.8.1&3.2.P.8.3）	放宽		重大	1~7
	更加严格	①②③	微小	1，2，3，7，8
	成品复溶/稀释后贮藏条件的变更	①③⑤	中等	2，3，7
有效期（3.2.P.8.1&3.2.P.8.3）	延长		重大	1~7
		④	中等	1，2，4，5，7
	缩短		重大	1~7
		②	中等	1，2，3，8
批准后稳定性研究方案或承诺（3.2.P.8.2）	批准后稳定性研究方案或承诺的变更		中等	1，3，6
		⑥	微小	3

前提条件：

①修改贮藏条件应以制剂的稳定性不降低为前提。

②缩短有效期和/或严格药品贮藏条件的变更不与生产中重复发生的偏差或稳定性担忧相关；且不涉及重大安全性问题。

③生产工艺及过程控制、处方、标准、包装材料和容器等方面没有改变。

④采用至少三批商业规模制剂，依据已批准的稳定性研究方案（或在有效期获批时的贮藏条件下）获得的结果延长效期，包括延长制剂有效期，开封、稀释或复溶后允许使用的时间等。因生产工艺或处方中已有药用辅料发生变更而延长有效期的不属于此类变更的范畴；因检定方法发生变更，使批准的稳定性研究方案发生变化的有效期改变也不属于此类变更的范畴。

⑤疫苗等明确复溶后不得贮藏的生物制品除外。

⑥稳定性研究方案没有发生重大变化（如删除稳定性研究方案中的检项、替换分析方法或者变更贮藏温度等），且变更后的稳定性方案的参数范围更严格（如增加监测点等）。

技术要求：

1. 明确拟定的有效期和/或贮藏条件。如适用，提供稳定性研究方案及承诺。疫苗的贮藏一般应符合药典的规定，除另有规定外，不得冻存，特别是含佐剂液体剂型的疫苗（如含铝佐剂的疫苗）。

2. 如适用，对质量标准、说明书和包装标签样稿内容进行相应的修订。

3. 如稳定性研究方案改变，提供更新的稳定性方案和承诺，提供变更依据。

4. 提供实时/实际条件下涵盖拟定有效期的稳定性研究结果。研究样品应采用连续三批商业化规模工艺生产制剂。稳定性考察样品的包装方式和包装材质应当与上市产品相同。

5. 生物制品有效期应根据变更后的长期稳定性试验结果确定，外推结果对于生物制品不适用。

6. 如采用新的分析方法，应提供方法学验证资料，证明拟定的分析方法与已批准的分析方法等效或者更优。

7. 若涉及，提供商业规模制剂在复溶/稀释后贮藏条件变更后涵盖拟定贮藏时间的稳定性研究数据。稳定性考察的条件应能代表实际最差条件，稳定性考察的容器/包装材料应能代表实际条件。

8. 承诺根据稳定性研究方案进行实时/实际条件下的稳定性研究，并报告长期稳定性研究中的不合格情况。

（三）按生物制品管理的体外诊断试剂

A. 基于免疫学方法检测试剂

变更事项	主要内容	参考类别	技术要求
抗原、抗体	在原基础上增加同靶点抗原或抗体片段。来源、质量标准、供应商等	重大	1~10
试验方法、参考值（参考范围）	检测条件、阳性判断值或参考区间等的变更	重大	3~7
分析性能	提高分析灵敏度或特异性	中等	3, 4, 6
检测样本混合份数	增加混合份数	重大	3, 4, 6
质控品	来源、质量标准、供应商等的变更	中等	2, 3, 6, 8
固相载体、包被系统、显色系统	质量标准、供应商等变更	中等	2~6, 9

变更事项	主要内容	参考类别	技术要求
缓冲液、清洗液、终止液	质量标准、供应商等变更（缓冲液本质不发生改变）	微小	2，3，6，10
检测机型	增加新的适用机型	中等	3，6
贮藏条件和 / 或有效期变更	贮藏条件、效期（根据稳定性方案）	中等	5，6
生产地址	生产地址变更	中等	2，3，6，8，11
企业参比品	改变来源、基质或重新建立	微小	12
包装规格	增加或变更	微小	12

技术要求：

1. 提供变更后抗原、抗体等主要材料的研究资料。

2. 如适用，提供至少三批变更后诊断试剂的生产检定记录。

3. 开展分析性能评估研究，对变更前后检测试剂有关分析性能进行对比。

4. 如适用，提供临床考核数据或能支持变更的历史批次临床检测资料。

5. 提供变更前后诊断试剂稳定性对比研究资料以及稳定性研究承诺。

6. 提供变更前后的诊断试剂技术要求、诊断试剂说明书及标签样稿。

7. 提供详细的变更后检测条件、阳性判断值或参考区间确定的支持性试验资料。

8. 提供质控品变更资料（如适用）。

9. 提供固相载体、包被系统、显色系统变更资料（如适用）。

10. 提供缓冲液、清洗液、终止液变更资料（如适用）。

11. 提供生产地址变更资料。提供质量体系（不变的）考核报告和证明。

12. 提供相关变更信息和支持性资料。

B. 病原微生物核酸检测试剂

变更事项	主要内容	参考类别	技术要求
测定靶序列	在原靶序列基础上的调整（如增加新的靶序列、减少原靶序列数量、原靶序列的序列调整等）	重大	1~10
试验方法、参考值（参考范围）	检测条件、阳性判断值或参考区间等变更	重大	1，3~6，10
检测样本混合份数	提高混合份数	重大	1，3~8
分析性能	提高分析灵敏度或特异性	中等	1，3，5，7
质控品	来源、质量标准、供应商等变更	中等	1，2，5，8

续表

变更事项	主要内容	参考类别	技术要求
引物、探针、酶、核酸提取分离 / 纯化系统、显色系统、内标	来源或质量标准等变更	重大	1，2，4，5，9
缓冲液等变更	质量标准、供应商等变更（不引起缓冲液本质改变）	微小	1，5，10
检测机型	增加新的适用机型	中等	1，5
贮藏条件和 / 或有效期	贮藏条件、效期变更（根据稳定性研究方案）	中等	4，5
生产地址	生产地址变更	中等	1，2，4，5，7，11
企业参比品	改变来源、基质或重新建立	微小	12
包装规格	增加或变更	微小	12

技术要求：

1. 开展分析性能评估研究，对变更前后诊断试剂有关分析性能进行对比。

2. 如适用，提供连续三批变更后诊断试剂的生产检定记录。

3. 如适用，提供临床考核数据或用以支持变更的历史批次临床检测资料。

4. 如涉及，提供变更前后诊断试剂稳定性对比研究资料以及稳定性研究承诺。

5. 提供变更前后诊断试剂的技术要求、说明书及标签样稿。

6. 如涉及，提供详细的变更后检测条件、阳性判断值或参考区间确定的支持性试验资料。

7. 进行变更前后临床检测结果的对比。临床样本数应具有统计学意义，且样本浓度在测定范围内合理分布。

8. 如涉及，提供质控品变更资料。

9. 提供引物、探针、酶、核酸提取分离 / 纯化系统、显色系统、内标等的变更资料。

10. 如涉及，提供缓冲液等变更资料。

11. 提供生产地址变更资料。提供质量体系（不变的）考核报告和证明。

12. 提供相关变更信息和支持性资料。

六、参考文献

1.《生物制品生产工艺过程变更管理技术指导原则》，CFDA，2005.

2.《已上市化学药品药学变更研究的技术指导原则》，NMPA，2021.2.

3.《疫苗生产场地变更质量可比性研究技术指导原则》，CFDA，2014.

4.《生物制品稳定性研究技术指导原则（试行）》, 2015.4.

5.《国家药监局关于进一步完善药品关联审评审批和监管工作有关事宜的公告》（2019 年第 56 号）, 2019.7.

6.《化学药品注射剂包装系统密封性研究技术指南（试行）》（国家药监局药审中心通告附件）2020.10.

7.《化学药品注射剂生产所用的塑料组件系统相容性研究技术指南（试行）》（国家药监局药审中心通告附件）2020.10.

8.《化学药品注射剂与药用玻璃包装容器相性研究技术指导原则（试行）》, 2015.

9.《化学药品与弹性体密封件相容性研究技术指导原则（试行）》2018.

10. ICH Q5C: Stability testing of biotechnological /biological products. November 1995.

11. ICH Q5E: Comparability of biotechnological/biological products subject to change in their manufacturing process. November 2004.

12. ICH Q12: Technical and regulatory considerations for pharmaceutical product lifecycle management. November 2019.

13. Guidelines for procedures and data requirements for changes to approved vaccines. WHO/BS.2014.

14. Guidelines on procedures and data requirements for changes to approved biotherapeutic products. WHO /BS.2017. 2238.

15. Guidelines on the details of the various categories of variations, on the operation of the procedures laid down in chapters Ⅱ, Ⅱa, Ⅲ and Ⅳ of Commission Regulation (EC) No 1234/2008 of 24 November 2008 concerning the examination of variations to the terms of marketing authorisations for medicinal products for human use and veterinary medicinal products and on the documentation to be submitted pursuant to those procedures (2013/C 223/01).

16. Chemistry, Manufacturing, and Controls Changes to an Approved Application: Certain Biological Products. FDA. December 2017.

17. Guidance for industry-CMC postapproval manufactur -ing changes to be documented in annual reports. U.S.-FDA. March 2014.

七、名词解释

原液（Drug Substance）：用于制造最终配制物或半成品的活性成份物质或混合物，按照生物制品管理的胰岛素原料药等，参照原液执行。

上市后变更（Post approval Changes）：在获得上市批准以及已批准的变更之后

发生的任何需要报告的变动，如生产工艺、分析方法（包括质量标准）、贮藏条件等的变更。

关联变更（Related Changes）：指一项变更伴随或引发的其他变更。

上市后变更管理方案（Post-Approval Change Management Protocols，PACMPs）：描述 MAH 在生命周期的商业阶段中拟实施的生产工艺变更以及如何准备和验证该变更，包括对拟变更影响的评估、变更报告类别、特定的变更情形及需要满足的验收标准等信息。

既定条件（Established Conditions，Ecs）：是指能保证产品质量的具有法律效力信息，任何对 Ecs 的变更需要申报。

产品生命周期管理（Product Lifecycle Management，PLCM）：PLCM 文件是 Ecs 和对 Ecs 变更所做的相关报告类别的中央存储库。该文件同时包括了如何在生命周期的商业阶段对产品进行管理，包括相关的批准后 CMC 承诺和 PACMPs。

设计空间（Design Space）：是已被证明能保证产品质量的输入变量（如物料属性）和工艺参数的多维组合和交互作用的范围。

可比性研究（Comparability Study）：是指通过研究设计、研究实施及数据评价等一系列活动，分析确认变更前后产品质量是否等同或高度相似，并且既有知识足以预测质量属性差异不会对产品的安全性和有效性产生不良影响。

可比性桥接研究（Comparability Bridging Study）：通过提供非临床或临床研究数据，允许以当前工艺生产药品的数据外推到变更工艺生产的药品中。

生产过程控制（In-process Control）：生产期间实施的检查，用于监测或调整生产过程，以确保中间或最终产品符合相应的质量标准。生产环境或设备控制也视为生产过程中控制的一部分。

质量标准（Specification）：由一系列检定、分析方法和适当的验收标准组成，以数值限、范围或其他检查标准表示。质量标准是持有人拟定的并经过充分论证且由药政监管部门批准的关键质量标准。有量化指标的质量标准应设定具体上、下限。

参比品（Reference Standards）：经过充分检定的、在评估生物制品批产品时作为参考的材料。这些材料对确保生物制品的质量以及生产一致性至关重要，对确定适当的临床给药剂量也非常重要。

包装系统（Packaging Materials and Container Closure System）：直接接触生物制品的包装材料和容器（包括塞子等）应符合国家药品监督管理部门的有关规定及药用要求并应无毒、无害、洁净、无菌，与内容药物应不发生化学反应，并不得影响内容药物的质量。注射剂容器的密闭完整性要用适宜的方法确证。次级包装材料和容器是不直接接触药品的包装材料（如纸箱、托盘）。

八、缩写词列表

缩写词	全 称	中文译名
PQSs	Pharmaceutical Quality Systems	药品质量管理体系
PACMPs	Post-Approval Change Management Protocols	上市后变更管理方案
ECs	Established Conditions	既定条件
PLCM	Product Lifecycle Management	产品生命周期管理
TSE	Transmissible Spongiform Encephalopathies	可传播性海绵体脑炎
BSE	Bovine Spongiform Encephalitis	牛海绵状脑病
SPF	Specific Pathogen Free	无特定病原体
WHO	World Health Organization	世界卫生组织
EMA	European Medicines Agency	欧洲药物管理局
FDA	Food and Drug Administration	美国食品药品监督管理局
ICH	International Council for Harmonization	国际人用药品注册技术协调会
CTD	Common Technical Document	通用技术文件
GMP	Good Manufacture Practices	药品生产质量管理规范

纳米药物质量控制研究技术指导原则（试行）

一、概述

本指导原则所述纳米药物系指利用纳米制备技术将原料药等制成的具有纳米尺度的颗粒，或以适当载体材料与原料药结合形成的具有纳米尺度的颗粒等，及其最终制成的药物制剂。纳米药物的最终产品或载体材料的外部尺寸、内部结构或表面结构具有纳米尺度（100nm 及以下），或最终产品或载体材料的粒径通常在 1000nm 以下，且具有明显的尺度效应。纳米药物一般具有明确的物理界面。

与普通药物制剂相比，纳米药物具有基于纳米结构的尺度效应，有可能具有以下潜力：（1）增加药物的溶解度，提高难溶性药物的口服吸收，或显著降低食物效应和个体间差异；（2）通过包载或复合药物，提高药物的体内外稳定性，或改善药物的溶出或释放行为；（3）改善药物对组织器官或细胞的选择性，提高药物疗效和/或降低药物的不良反应；（4）制成特殊制剂后实现新的给药途径，优化药物联合治疗策略，或提高候选药物的成药性；（5）改变药物的最终制剂形态、贮存条件或给药方式等，降低贮存和运输成本，提高药品生产和使用的便利性，或改善患者顺应性等。

安全、有效、质量可控性是药物研发和评价所遵循的基本原则。纳米药物特殊的纳米尺寸、纳米结构和表面性质等可能导致药物体内外行为的明显变化，从而实现临床获益。同时，纳米尺度效应带来的安全性风险可能也会相应增加。因此，对纳米药物质量的深入研究和有效控制，对保障纳米药物的有效性和安全性非常重要。鉴于纳米药物的组成、结构、理化性质、制备工艺、临床配制和使用方法等与传统药物可能具有较大差异，纳米药物的质量控制研究在遵循一般性的相关技术指导原则的基础上，可能需要重新设计、优化和验证纳米药物适用的分析和表征方法，对纳米药物相关的质量属性进行研究。

本指导原则在参考国内外已上市纳米药物的相关信息、相关指导原则、监管机构或行业协会的研讨报告、科研文献等的基础上，结合我国纳米药物研发现状而起草，旨在为纳米药物的质量控制研究提供技术指导。

本指导原则的起草基于当前对纳米药物的科学认知，随着纳米药物科学研究与技术的进展和经验积累，相关内容将不断完善和适时更新。

二、整体思路

纳米药物质量控制的整体思路是基于药物评价的风险评估策略，重点关注纳米药物的质量属性对安全性和有效性的影响。

基于风险评估的质量控制研究可包括以下几方面：（1）纳米药物的类型、组成和结构；（2）纳米药物最终贮存形式、给药途径和方式、治疗目的等；（3）纳米药物表征方法的准确性和适用性；（4）纳米药物制备工艺可控性，包括中间控制、控制策略的耐用性等，对产品关键质量属性的影响；（5）纳米药物的质量属性对药品贮存和使用过程中的稳定性、药物的体内释放、药物及其载体的药代动力学、体内分布、药效学、安全性以及作用机制的影响。

对纳米药物的关键质量属性进行重点研究和充分表征，不仅有利于纳米药物制备工艺参数的优化和关键质量属性的确定，为全面质量控制和药品质量标准的建立提供依据，也有利于探究纳米药物的生物学特性和作用机制等，提高纳米药物体内行为的可预测性，为非临床和临床研究提供参考。

三、纳米药物的分类

本指导原则将纳米药物分为三类：药物纳米粒、载体类纳米药物和其它类纳米药物。

药物纳米粒通常是采用特定制备方法直接将原料药等加工成纳米尺度的颗粒，然后再制成适用于不同给药途径的不同剂型。其中，常以药物活性物质为原料，通过自上而下、自下而上或其它方法制备相应的药物纳米粒。自上而下法常通过研磨或均质等方法，将难溶性药物的大颗粒分散成小颗粒，一般无需有机溶剂；自下而上法常将难溶性药物溶解于良溶剂后与其不良溶剂混合，并通过适当方法控制析出颗粒的大小和分布。

载体类纳米药物是指以天然或合成的聚合物、脂质材料、蛋白类分子、无机材料（可代谢排出）等作为药物递送的载体材料，基于特定的制备工艺，将原料药包载、分散、非共价或共价结合于纳米载体形成的具有纳米尺度的颗粒。按载体材料的种类和结构等，载体类纳米药物包括但不限于脂质体（Liposomes）、聚合物纳米粒（Polymeric nanoparticles）、聚合物胶束（Polymeric micelles）、纳米乳（Nanoemulsions）、蛋白结合纳米粒（Protein-bound nanoparticles）、无机纳米粒（Inorganic nanoparticles）等。载体类纳米药物可通过高压均质法、薄膜分散法、溶剂注入法、乳化溶剂扩散法、乳化溶剂蒸发法等工艺制备。

其它类纳米药物包括具有纳米药物特征的抗体药物偶联物、大分子修饰的蛋白质药物等。

本指导原则适用于药物纳米粒和载体类纳米药物。药物纳米粒和载体类纳米药物通常在体内外均具有明确的物理界面，其纳米结构可表现出纳米尺度效应，应进行严格的质量控制研究。载体类纳米药物涉及载体材料，其质量控制研究与药物纳米粒有所不同。

四、纳米药物的质量控制研究

（一）纳米药物的基本信息

纳米药物的基本信息包括申请类型、制剂分类、组成、粒径、剂型、给药途径和具体给药方式等。由于纳米药物具有特殊的结构与尺度属性，因此除处方组成和辅料列表之外，还应对纳米药物和纳米载体材料的结构（实心、囊泡、核壳或多层结构等）和形态（球状、棒状、圆盘状等）等进行详实描述；需明确各处方组成成分的主要功能（如增溶剂、载药载体、包衣稳定剂、配体修饰靶向递送剂等）；还建议提供药物与载体的结合方式，以及药物或载体材料在纳米结构中的空间分布等信息。

（二）纳米药物的质量控制指标

在纳米药物的研发过程中，应对纳米药物和纳米材料质量相关的性能指标进行系统评价和考察。相对而言，性能指标可分为纳米相关特性和制剂基本特性两大类。应重点关注与纳米药物生产过程相关的质量指标（如无菌、冻干复溶等）和可能与体内行为相关的质量指标（如粒径、表面电荷、药物释放度等）。根据研究结果选择相应的质量控制指标，酌情列入纳米药物的质量标准中。

纳米特性相关的性能指标包括平均粒径及其分布、纳米粒结构特征、药物／聚合物摩尔比、微观形态、表面性质（电荷、比表面积、包衣及厚度、配体及密度、亲疏水性和软硬度等）、包封率、载药量、纳米粒浓度、纳米粒稳定性、药物从载体的释放，以及聚合物的平均分子量及其分布、临界胶束浓度、临界聚集浓度等。其中纳米粒的稳定性包括药物和载体的化学稳定性，以及纳米药物和载体的物理稳定性等，应关注纳米药物的聚集状态及演变过程。

制剂基本特性相关的质量控制指标包括特性鉴别、含量测定、有关物质、残留溶剂等，以及不同剂型药典要求的质量评价指标，如注射液的 pH 值、黏度、渗透压、细菌内毒素、无菌、不溶性微粒等，口服固体制剂的重量差异、崩解时限、体外溶出度或释放度、微生物限度等。

需要注意的是，不同纳米药物的质量研究重点和内容可能不同，应根据纳米药物的结构、组成、功能、用法和临床用途等，按"具体问题具体分析"的原则，设置具有针对性的、科学合理的评价指标。例如：对于药物纳米粒可研究其结晶性等；对于载体类纳米药物可研究药物存在形式和状态、药物与载体的结合方式等；对临床即配型纳米药物应关注临床配制过程中关键纳米特性的变化等。

基于风险评估的纳米药物质量控制研究需要确定其关键质量属性。纳米药物的关键质量属性（Critical quality attributes，CQAs）及其限度范围的确定应考虑到影响产品性能的所有直接和潜在因素，包括制剂的质量属性、中间体的质量属性、载体材料和 / 或辅料等的质量属性等。应特别关注这些质量属性在制备、贮存和使用过程中的变化对最终产品性能的影响。应重点考察与纳米特性直接相关的质量属性。

纳米药物的质量控制指标和 CQAs 研究，可用于纳米药物的处方工艺筛选和稳定性考察等，并为后续的非临床研究乃至临床研究提供参考和依据。

（三）纳米药物的质量评价

为了对纳米药物和载体材料进行全面的质量控制研究，必须建立相应的质量控制方法，并进行优化和验证。鉴于纳米药物和载体材料的多样性，对现有方法需进行规范的方法学验证；也可建立更具有针对性的检测方法并进行系统验证；应通过不同方法之间的比较验证等来证明方法选择的合理性。

在选择质量控制方法时，应注意不同方法提供的产品信息不同，应充分考虑不同方法之间的互补性，以实现对纳米药物关键质量属性的全面覆盖和系统研究；同时应关注拟表征的质量属性与拟采用的检测方法之间的契合度，以保证研究方法的适用性。如：（1）采用何种检测方法能更好地表征纳米药物的特性（粒径测定可比较激光衍射、光散射或显微技术等）；（2）检测时样品的处理过程（如稀释、干燥、超声、过滤等）是否会改变纳米药物的性状等；（3）分析仪器或材料是否会与纳米药物发生相互作用（如滤膜吸附等）。

在进行相关质量控制研究时，应考虑分析样本的取样是否具有代表性，取样点是否代表各阶段产品的状态（生产中、中间体、成品、储存过程中、临床使用中），取样数量是否符合检验检测要求等。

纳米药物的质量评价包括但不限于以下方面。

3.1 纳米药物的原辅料质量控制

对于纳米药物，其原料药和关键辅料的质量是影响药物质量的重要因素，应考察不同来源原辅料的质量并进行相应的质量控制研究。

药物纳米粒一般由原料药、稳定剂和其他非活性成分组成。除对原料药进行常规质量控制之外，还应关注其粒径、晶型等。同时，鉴于相关辅料可能对药物纳米粒的形成、粒径大小、稳定性、生物利用度、生物相容性等产生重要影响，应对最终制剂中的相关辅料进行质量控制研究。药物纳米粒中其他非活性成分包括冻干保护剂、制备过程中用到的溶剂和试剂等。

载体类纳米药物一般由原料药、载体材料和其他非活性成分组成。载体材料包括天然或合成脂质、聚合物、蛋白类等。载体材料关系到活性成分的包载、保护以及最终产品的体内外性能，应明确载体类材料的规格、纯度、分子量和分子量分布范围等，并通过处方工艺和质量控制研究等证明载体材料选择的合理性。

在纳米药物的开发过程中，辅料的选择和使用应综合考虑其功能性和安全性。在纳米药物中按常规用量和方式使用药用辅料时，按一般药用辅料进行质量控制即可。为了获得特殊功能，有时在纳米药物的开发过程中需要改变常规辅料的性能、使用方式或用量，此时应重点关注这些改变带来的安全性风险。如将现有常规辅料制备成具有纳米结构的辅料，或减小辅料粒径至纳米尺度后，应进行相应的质量控制研究；有时纳米药物开发中需要制备和使用新的纳米材料、载体材料或辅料，此时除按一般药用辅料的要求进行相应的质量控制研究外，在纳米药物的质量控制研究中，应选择其关键质量属性进行研究（见"（二）纳米药物的质量控制指标"），必要时部分质量指标可列入纳米药物的质量标准中。

在改变常规辅料性能或使用新辅料时，需要结合辅料及其组合物的真实暴露水平、暴露时间和给药途径等，开展系统的非临床安全性评价，具体可参考辅料非临床安全性评价相关指导原则。

3.2　纳米药物的粒径大小及分布

纳米药物的粒径大小不仅影响活性成分的载药量和释放行为，也与药代动力学、生物分布和清除途径等密切相关，甚至可能与纳米药物的递送机制相关。纳米药物的粒径分布涉及到纳米药物质量稳定或变化的程度。因此，纳米药物的粒径大小和分布对其质量和药效作用具有重要影响，是纳米药物重要的质量控制指标。准确的粒径及分布的控制对于保证纳米药物的质量稳定性是必需的。对纳米药物的粒径与分布的控制标准，可根据纳米药物的类型、给药途径和临床需求等综合选择制定。

应选择适当的测定方法对纳米药物的粒径及分布进行研究，并进行完整的方法学验证及优化。粒径及分布通常采用动态光散射法（Dynamic light scattering，DLS）进行测定，需要使用有证标准物质（Certified reference material，CRM）进行校验，测定结果为流体动力学粒径（Rh），粒径分布一般采用多分散系数（Polydispersity index，PDI）表示。除此之外，显微成像技术 [如透射电镜（Transmission electron microscopy，TEM）、扫描电镜（Scanning electron microscopy，SEM）和原子力显微镜（Atomic force microscopy，AFM）]、纳米颗粒跟踪分析系统（Nanoparticle tracking analysis，NTA）、小角 X 射线散射（Small-angle X-ray scattering，SAXS）

和小角中子散射（Small-angle neutron scattering，SANS）等也可提供纳米药物粒径大小的信息。对于非单分散供试品，可考虑将粒径测定技术与其它分散或分离技术联用。

3.3　纳米药物的结构及形态

纳米药物的结构和形状可能影响纳米药物在体内与蛋白质和细胞膜的相互作用、药物的释放、纳米颗粒的降解和转运等。不同纳米技术制备的纳米结构包括实心纳米粒、空心纳米囊、核 – 壳结构或多层结构等；纳米药物常见的形状包括球状、类球状、棒状或纤维状等。纳米药物的结构形状可通过电子显微镜等不同的技术方法进行检测。

必要时可选择适当的方法，检测并控制纳米药物中包封药物的存在形式和 / 或晶体状态等，从而保证药物质量的可靠性。研究方法包括电镜法（Electron microscopy，EM）、X 射线粉末衍射法（X-ray powder diffraction，XRD）、差示扫描量热法（Differential scanning calorimetry，DSC）、偏振光显微镜检查等。

3.4　纳米药物的表面性质

纳米药物的表面电荷可能影响其聚集性能和稳定性、与细胞的相互作用和生物分布等。表面电荷取决于纳米药物的粒径大小、组成以及分散介质等。纳米药物的表面电荷一般是基于 Zeta 电位进行评估。Zeta 电位的测定值依赖于测定条件，如分散介质、离子浓度、pH 和仪器参数等，应选择适当的方法和介质进行研究，如相分析动态光散射法（Phase analysis light scattering，PALS）、电泳光散射法（Electrophoretic light scattering，ELS）或可调电阻脉冲感应技术（Tunable resistive pulse sensing，TRPS）等。

纳米药物表面的包衣或功能化修饰可能改善其生物相容性、增加体内循环时间、实现靶向递送等。采用适当的表征技术对纳米药物的表面结构等进行分析可提供评价信息。相关研究方法包括 X 射线光电子能谱技术（X-ray photoelectron spectroscopy，XPS）、X 射线能量色散谱（Energy-dispersive X-ray spectroscopy，EDS）、飞行时间 – 次级离子质谱分析法（Time-of-flight secondary ion mass spectrometry，TOF-SIMS）、核磁共振（Nuclear magnetic resonance，NMR）、元素分析（Elemental analysis）或高效液相色谱法（High Performance Liquid Chromatography，HPLC）等。

3.5　纳米药物的包封率和载药量

对于载体类纳米药物，药物的包封可以增加药物在体内外的稳定性、控制药物释放速度、改变药物的体内分布等，载体的载药能力需要满足临床使用剂量和给药方式的要求。包封率和载药量与纳米药物处方组成和制备工艺等密切相关，应结合具体药物的特点、给药途径以及治疗剂量等进行标准的制定。

包封率是指包封的药量与纳米药物中总药量的比值。包封率测定的关键是分离游离药物与包封药物，分离的方法包括葡聚糖凝胶柱法、超速离心法和超滤法等。应根据纳米药物的特点进行方法的适用性研究和验证。

载药量是指装载的药量与载体类纳米药物量（药量 + 载体量）的比值。载药量与药物 – 载体的相互作用程度有关。低载药量可能导致辅料使用量过多、纳米粒浓度增加或注射体积变大等，使得临床应用受限，且成本和安全性风险可能增加。

3.6　纳米药物的体外溶出或释放

药物的溶出或释放是纳米药物的重要质量属性，对药物的吸收、体内安全性和有效性、体内外稳定性等可能有明显影响。体外溶出或释放不仅是纳米药物的质量控制指标，也可在一定程度上反映纳米药物的体内行为。

无论是使用现有方法，还是修订或重新建立方法，纳米药物的溶出或体外释放测定法均应经过充分验证，以确保方法的准确性和重现性；对于产品之间存在的可能影响其临床疗效的差异，应具有较好的区分性，对处方和生产过程中的变化具有一定的敏感性。

在进行体外溶出或释放测定时，应重点关注游离药物与纳米药物的分离过程，应充分考虑方法的适用性，详细描述所用方法、试验条件和参数（如设备或仪器的型号规格、介质、搅拌或旋转速度、温度、pH 值、表面活性剂的类型及其浓度、酶和蛋白等），以说明方法选择的合理性。一般应绘制完整的释放曲线，至释放达到平台期，或释放 80% 以上。

3.7　注射用纳米药物的内毒素和无菌控制

在评估纳米药物的免疫毒性和安全性时，无菌和细菌内毒素的控制非常重要。应根据纳米药物的特性和处方组成，选择适宜的无菌检测方法和检验条件，并证明方法适用性。内毒素通常用鲎试剂（Limulus Amebocyte Lysate，LAL）法测定，有三种形式：显色、浊度和凝胶检测。在一些情况下纳米颗粒可能会干扰 LAL 测定，导致结果不准确或重现性差。常见的干扰包括有色纳米制剂会干扰荧光测定，纳米混悬剂会干扰浊度测定，以及用纤维素滤器过滤的纳米颗粒会产生假阳性。在使用某一种 LAL 法测定受到干扰时，应考虑采用另一种测定形式。

（四）纳米药物全过程质量控制

一般认为，仅通过检测最终产品的质量属性来保证产品质量是不充分的，有必要加强从生产到使用的全过程的质量控制，以确保纳米药物的质量。具体而言，要对纳米药物所用到的原料药、辅料、包装材料等以及生产阶段、运输阶段、临床配制和使用阶段等分别进行相应的质量控制研究，避免不同阶段纳米药物的关键质量属性产生明显变化，并影响其人体安全性和有效性等。

对于药物纳米粒，其原辅料的质量控制见"3.1 纳米药物的原辅料质量控制"部分。对于载体类纳米药物，聚合物等载体材料不仅应按照药用辅料标准进行检测，而且其生产过程也应作为纳米药物制备过程的一部分，进行严格的质量控制，以保证其制备工艺和质量的可靠性。对载体材料的过程控制一般应包括：合成、提取和纯化过程；任何起始物料的来源、规格、分子量及分布范围；生产过程中的杂质或反应副产物；关键中间体的识别和控制；生物来源或利用生物技术获得的物质作为起始材料时，应符合相关药用要求等。

为确保制备工艺的可靠性，应对纳米药物制备工艺参数和生产设备采取在线或过程控制，应提供详细的生产工艺开发研究资料、生产设备的厂家、型号等信息；应对制备过程和关键工艺参数进行详细的描述，并制定合理的过程控制策略，如关键步骤的生产条件和时限、关键生产设备的规格和设置、关键中间体的质量控制标准、保存条件与时限等；建立和确定 CQAs 对于纳米药物制备的过程控制和优化都非常重要，应在系统研究的基础上根据纳米药物的特性建立完善合理的检测指标；应重视纳米药物关键生产工艺的优化和验证，如对药物纳米粒的均质工艺条件、无菌纳米药物的无菌工艺条件等进行充分的优化和筛选，并进行全面的验证。另外，纳米药物制备工艺研究是一个动态的持续的过程，应随着研究的进展进行相应的调整和验证，以保证最终产品质量连续可靠。

对于无菌纳米药物，由于许多纳米药物因其组成和结构的复杂性，可能无法通过常规的终端灭菌程序进行灭菌，除菌过滤工艺操作也存在一定的难度，应关注生产过程中对微生物负荷的控制和监测，如原辅料和内包材的质量控制、过滤系统的设计、灭菌/除菌过滤工艺参数的研究、生产时限控制等。

纳米药物的生产规模也会影响其质量、安全性和有效性。生产规模的改变可能会影响其表观理化性质、制剂或产品稳定性和工艺材料的残留等，从而影响纳米药物的体内作用、药代动力学与组织分布，进而影响药物的疗效和安全性。因此，应特别关注生产批量对纳米药物质量可控性的影响，在改变生产规模时应进行全面的质量对比检查。为了全面评估批次间的一致性，不仅要考虑纳米药物的理化性质，还必须考察其生物功能、药物释放行为或其它因素。同样地，尽早建立 CQAs 并监测不同批次的相关参数，有助于不同批次纳米药物之间的质量衔接性（如早期开发批和正式商业批），保障纳米药物批间的一致性。当纳米药物应用于临床时，应评估其批间差异。注册批和商业批的生产工艺及批量原则上应保持一致。

（五）纳米药物的稳定性研究

除了开展常规的药物稳定性研究以外，建立适当的方法来准确评估纳米药物的稳定性非常重要。可能会影响纳米药物稳定性的因素包括：聚合物或纳米颗粒的降解、纳米颗粒的聚集、药物的降解、载体内药物的泄漏、表面修饰分子或包衣材料的降解等。通过简单的粒径和表面电荷测定有时难以全面评估纳米粒的稳定性，需要结合纳米药物自身特点，建立符合要求的评价方法或指标。

稳定性试验应关注但不限于以下指标及其变化：粒径及分布、粒子形状和电荷；药物或纳米颗粒的分散状态；纳米颗粒的再分散性；药物的体外溶出、释放或泄漏；纳米颗粒的降解（包括表面配体的清除或交换）；纳米颗粒与包材的相容性；配制和使用中与稀释液、注射器、输液袋等的相容性。

纳米药物稳定性的研究包括储存期间、配制阶段和临床使用中的稳定性以及影响因素考察。

（六）纳米药物的上市后变更

纳米药物上市后的药学变更研究可参考相关指导原则，根据变更对产品质量的影响程度开展药学比较研究、非临床研究、体内生物等效性（Bioequivalence，BE）研究或临床研究等。应保留关键批次的样品用于变更前后的数据对比。

变更研究的深入程度取决于纳米药物自身特征、变更类型及变更阶段等。提供的变更资料应包括不同批次纳米药物的体外关键性质的比较，特别是可能受变更影响或不能确定影响程度的检测指标。体内研究则应证明变更后药品的安全性和有效性是否发生改变等。

五、参考文献

[1] FDA. Guidance for Industry: Considering Whether an FDA-Regulated Product Involves the Application of Nanotechnology. 2014.

[2] FDA. Guidance for Industry: Drug Products, Including Biological Products, that Contain Nanomaterials（draft）. 2017.

[3] FDA. Nanotechnology: A report of the U.S. Food and Drug Administration Nanotechnology Task Force，2007.

[4] FDA. Guidance for Industry: Liposome Drug Products Chemistry, Manufacturing, and Controls; Human Pharmacokinetics and Bioavailability; and Labeling Documentation. 2002.

[5] US National Institutes of Health Campus. Report on the 2016 Global Summit on

Regulatory Science (GSRS16): Nanotechnology Standards and Applications [EB/OL]. 2016.

[6] EMA. Surface coatings: general issues for consideration regarding parenteral administration of coated nanomedicine products. 2013.

[7] EMA. Data requirements for intravenous iron−based nano−colloidal products developed with reference to an innovator medicinal product. 2015.

[8] EMA. Data requirements for intravenous liposomal products developed with reference to an innovator liposomal product. 2013.

[9] EMA. Development of block−copolymer−micelle medicinal products. 2014.

[10] MHLW. Reflection paper on nucleic acids (siRNA)−loaded nanotechnology−based drug products. 2016.

[11] MHLW. Guideline for the Development of Liposome Drug Products. 2016.

[12] Nanomedicine Characterisation Laboratory. Assay Cascade. http://www.euncl.eu/about−us/assay−cascade.

[13] NMPA. 化学药品注射剂仿制药（特殊注射剂）质量和疗效一致性评价技术要求 . 2020.

[14] NMPA. 盐酸多柔比星脂质体注射液仿制药研究技术指导原则（试行）. 2020.

[15] Taha MS, Padmakumar S, Singh A, et al. Critical quality attributes in the development of therapeutic nanomedicines toward clinical translation. Drug delivery and translational research. 2020, 10 (3): 766−790.

[16] Tyner KM, Zheng N, Choi S, et al. How Has CDER Prepared for the Nano Revolution? A Review of Risk Assessment, Regulatory Research, and Guidance Activities. The AAPS journal. 2017, 19 (4): 1071−1083.

[17] Crist RM, Grossman JH, Patri AK, et al. Common pitfalls in nanotechnology: lessons learned from NCI's Nanotechnology Characterization Laboratory. Integrative Biology. 2013, 5 (1): 66−73.

[18] Rawal M, Singh A, Amiji MM. Quality−by−Design Concepts to Improve Nanotechnology−Based Drug Development. Pharm Res. 2019, 36 (11): 153.

[19] Pallotta A, Boudier A, Creusot B, et al. Quality control of gold nanoparticles as pharmaceutical ingredients. Int J Pharm. 2019, 569: 118583.

[20] Ansar SM, Mudalige T. Direct and simultaneous determination of intra−liposomal and external sulfate in liposomal doxorubicin formulations by capillary electrophoresis/inductively coupled plasma−tandem mass spectrometry (CE/ICP−MS/MS). Int J Pharm. 2019; 561: 283−288.

[21] Coty J−B, Vauthier C. Characterization of nanomedicines: A reflection on a field under construction needed for clinical translation success. J Control Release. 2018, 275: 254−268.

[22] Varenne F, Hillaireau H, Bataille J, et al. Application of validated protocols to characterize size and zeta potential of dispersed materials using light scattering methods. Colloid Surface A, 2019, 560, 418–425.

[23] D'Souza S. A review of in vitro drug release test methods for nano-sized dosage forms. Adv. Pharm., 2014, 2014 (2), 1–12.

[24] Fontana F, Figueiredo P, Zhang P, et al. Production of pure drug nanocrystals and nano co-crystals by confinement methods. Adv. Drug Deliv. Rev. 2018, 131, 3–21.

六、附录

纳米药物物理化学属性的常用表征方法

属 性	方 法	测量参数	优 势	劣 势
粒径	动态光散射（DLS）	液体动力学粒径	操作方便，成本低，速度快	不适合多分散体系，分辨率低，不适合非球形纳米药物
	粒子示踪分析（NTA）	液体动力学粒径	操作方便，成本低，速度快，逐粒测量	需要进行更多的方法优化，小颗粒分辨率低，不适用非球形纳米药物
	可调电阻脉冲感应技术（TRPS）	原始粒径	操作方便，成本低，速度快，逐粒测量	不适用于小颗粒（＜40nm），不适用非球形纳米药物
	差分离心沉降法（DCS）	液体动力学粒径	操作方便，可分离，分辨率高	适用低密度粒子，不适用非球形纳米药物
	场流分离串联多角度光散射检测器或（FFF-MALS）	液体动力学粒径	高分辨率，自动化，形状区分	需要复杂的条件优化和校准，偏向大颗粒，需要专人操作
	电镜（EM）	核粒径	直接可视化，形状信息，高分辨率	密集型，低通量，干燥样品，低密度原子不太敏感
粒径分布	动态光散射（DLS）	PDI	多分散性的简要描述	小颗粒被大颗粒隐藏，不适用于多分散体系
	粒子示踪分析（NTA）	粒子群大小	逐粒测量	分辨率有限
	可调电阻脉冲感应技术（TRPS）	粒子群大小	逐粒测量	不适用于小粒径的纳米药物
	差分离心沉降法（DCS）	粒子群大小	有分离性	不适用于多分散体系
	场流分离串联动态光散射或多角度光散射检测器（FFF-DLS，FFF-MALS）	粒子群大小	有分离性，高分辨率	对大颗粒有偏差，需要专人操作
	电镜（EM）	粒子群大小	高分辨率，逐粒测量，可视化	低能量

续表

属　性	方　法	测量参数	优　势	劣　势
形状	电镜（EM）	形态	直接可视化，适用不同形状和结构	需要专人操作，低能量，低密度原子不太灵敏
	X射线衍射（XRD）	结构信息	非常敏感	需要高度的专业知识，而不是直接获得形状
	原子力显微镜（AFM）	形貌	超分子组装体	需要专业知识，横向分辨率有限
表面电荷	电泳光散射法（ELS）	Zeta电位	高分辨率	不适合多分散，高度依赖条件（电导率、pH、溶剂等），表观值
	Zeta粒子示踪分析	Zeta电位	操作方便，成本低，速度快	小颗粒分辨率有限，表观值
	可调电阻脉冲感应技术（TRPS）	Zeta电位	操作方便，成本低，速度快，逐粒	不适用小粒径的纳米药物，表观值
	电声光谱	Zeta电位	操作方便，成本低，速度快，逐粒	模型复杂，表观值
表面化学	X射线光电子能谱法（XPS）	表面组成	适合于浓缩样品	要干燥样品，易产生偏差，需要专人操作
	二次离子质谱（SIMS）	表面组成	半定量，化学分析	需要技术，干燥样品和恶劣的条件可能改变纳米药物
	核磁共振（NMR）	接枝大分子的量	三维分辨率，表面和内部成分分析，高灵敏度	需要氘化介质，没有构象信息
	色谱质谱联用	接枝大分子的量	高灵敏度，可自动化的	没有沉积、构象和同质性信息
	紫外可光或荧光光谱	靶分子连接	可用，定量	没有配体方向的信息、依赖配体
	表面等离子共振技术（SPR）	靶分子连接	低成本，直接，量化	间接，缺乏可靠的方法
体外药物释放和载药量	液相色谱（LC）	载药量	高灵敏度	需要样品制备、优化和纳米药物的溶解
	分子排阻色谱或固相萃取联用色谱	药物释放	定量、易自动化、灵敏度高	低通量，需要稀释，诱导药物释放
	透析	药物释放	稳健，低洗脱量，适用于复杂系统（血浆）	耗时，不适用于复杂介质，活性成分易吸附于膜上
	超滤	药物释放	平衡条件，软法，介质连续性	膜被颗粒堵塞，活性成分吸附于膜上，方法苛刻

应谨慎选择表征纳米药物理化性能的仪器和技术，充分理解仪器测量的基本原则和被测量物的实际性能，应理解测量值与拟报告质量属性之间的相关性。另外，还应了解仪器是否具有测定需要的精密度和准确性，及其检测限和耐用性。

按古代经典名方目录管理的中药复方制剂
药学研究技术指导原则（试行）

一、概述

根据《中华人民共和国中医药法》，古代经典名方是指"至今仍广泛应用、疗效确切、具有明显特色与优势的古代中医典籍所记载的方剂"。按古代经典名方目录管理的中药复方制剂属于中药注册分类 3.1 类（以下简称中药 3.1 类）。为传承精华，更好地开展中药 3.1 类的药学研究，制定本技术指导原则。

本技术指导原则主要围绕中药 3.1 类的特点阐述相关要求，药材、饮片、制备工艺、质量标准等还应参照相关技术指导原则开展研究。

二、基本原则

（一）明确关键信息

古代经典名方的处方组成、药材基原、药用部位、炮制规格、折算剂量、用法用量、功能主治等内容作为中药 3.1 类研发的依据，应与国家发布的古代经典名方关键信息一致。

（二）重视基准样品研究

应按照国家发布的古代经典名方关键信息及古籍记载，研究、制备基准样品，以承载古代经典名方的有效性、安全性。制剂研究中，应以制剂的质量与基准样品的质量基本一致为目标，研究确定商业规模的制剂生产工艺。

（三）加强源头质量控制，保障制剂质量

鼓励使用优质药材为原料，进行饮片炮制和制剂生产。在中药 3.1 类的研发和生产中，应从药材基原、产地、种植养殖、生长年限、采收加工、饮片炮制及包装贮藏等多个方面加强药材和饮片的质量控制，从源头保障制剂的质量。

（四）关注相关性研究，建立全过程质量控制体系

以国家发布的古代经典名方关键信息为依据，对药材、饮片的质量进行研究、研究、制备基准样品，并对药材、饮片、中间体、制剂开展相关性研究，明确关键质量属性和关键工艺参数，建立和完善符合中药特点的全过程质量控制体系，保证药品质量均一、稳定。

三、主要内容

（一）药材研究

1. 药材基原与药用部位应与国家发布的古代经典名方关键信息内容一致，若为多基原的药材一般应固定一种基原。

2. 鼓励使用优质药材为原料进行中药 3.1 类的研究和生产。应进行资源评估，保证药材资源的可持续利用。应加强药材生产全过程质量控制，并采取有效措施保证药材质量相对稳定和质量可追溯。鼓励使用符合中药材生产质量管理规范（GAP）要求的药材。

3. 药材的产地应在道地产区和 / 或主产区中选择，一般应针对不少于 3 个产地总计不少于 15 批次药材的质量进行研究分析，确定药材产地、生长年限、采收期、产地加工及质量要求等信息。应使用研究确定的药材开展饮片研究。应根据药材质量分析和相关性研究结果，制定完善药材质量标准。

（二）饮片研究

4. 饮片的炮制规格应与国家发布的古代经典名方关键信息一致。

5. 国家发布的古代经典名方关键信息明确的炮制规格收载于《中国药典》或省、自治区、直辖市炮制规范等的，应按照相关规定进行炮制，明确工艺参数；尚无相关标准或规范收载的，一般应根据其古籍文献记载并参照《中国药典》炮制通则相关内容进行炮制工艺的研究，明确工艺参数。应明确炮制用辅料的种类、用量和标准。

6. 应根据饮片的质量分析和相关性研究结果，建立完善饮片质量标准。

（三）基准样品研究

7. 应根据国家发布的古代经典名方关键信息及古籍记载内容研究制备基准样品。若国家发布的古代经典名方关键信息或古籍记载内容中仅为"水煎服"等无详细工艺制法的表述，应参照《医疗机构中药煎药室管理规范》并结合具体情况，合

理确定制备工艺。基准样品一般为煎液、浓缩浸膏或干燥品，原则上不加辅料，可考虑采用低温浓缩、冷冻干燥或其他适宜的方法，并选择适宜的贮存容器、贮存条件，保证基准样品在研究期间质量稳定。

8. 应固定炮制、前处理、煎煮、滤过、浓缩、干燥等制备方法和工艺参数（范围），重点关注滤过、浓缩、干燥等工艺对质量的影响。应制备不少于15批样品，并根据研究结果确定煎液得量和干膏率范围。研究制备基准样品时，应关注饮片取样的代表性。

9. 应开展基准样品的质量研究，采用专属性鉴别、干膏率、浸出物/总固体、多指标成份的含量、指纹/特征图谱等进行整体质量评价，表征其质量。对研究结果进行分析，确定各指标的合理范围，如：干膏率的波动范围一般不超过均值的 ±10%，指标成份的含量波动范围一般不超过均值的 ±30%。针对离散程度较大的，分析原因并采取针对性措施，控制其波动范围，研究确定基准样品的质量标准。

（四）制剂生产研究

10. 工艺路线、给药途径和剂型应当与国家发布的古代经典名方关键信息及古代医籍记载一致，其中以汤剂形式服用的古代经典名方可制成颗粒剂。

11. 应根据生产实际并通过比较研究，以制剂和基准样品的质量基本一致为目标，研究前处理、提取、固液分离、浓缩、干燥和制剂成型等工艺和参数（范围），并完成商业规模生产工艺验证，确定生产工艺。应至少从干膏率、浸出物/总固体、指标成份的含量、指纹/特征图谱等方面，说明商业规模生产制剂的质量与基准样品质量的一致性。

（五）制剂质量和质量标准研究

12. 应加强专属性鉴别、浸出物/总固体、多成份含量测定、指纹/特征图谱等质量控制研究。原则上处方中各药味应在制剂质量控制项目中体现。指纹/特征图谱一般以相似度或特征峰相对保留时间、相对峰面积等为检测指标，主要成份在指纹/特征图谱中应尽可能得到指认，必要时应研究建立多张指纹/特征图谱。应研究建立多个药味的含量测定方法。应研究与安全性相关（包括内源性毒性成份和外源性污染物）的质量控制方法。

13. 应根据研究结果合理制定制剂的质量标准。其中，指纹/特征图谱应明确相似度、相对保留时间等要求，浸出物/总固体、含量测定等项目应确定上下限。定量检测项目的限度波动范围应与基准样品的要求一致。

（六）相关性研究

14. 应采用指标成份的含量、指纹/特征图谱等指标，对中试规模以上生产的中间体、制剂及所用的药材、饮片进行相关性研究，并与基准样品进行质量对比，说明生产全过程的量质传递情况。根据研究结果确定药材、饮片、中间体、制剂的关键质量属性和质量标准的质控指标，合理确定其波动范围。

（七）稳定性研究

15. 应以生产规模样品的长期稳定性试验结果为依据确定有效期及贮藏条件。一般情况下，申报时应提供 6 个月加速稳定性试验和 18 个月长期稳定性试验研究资料。药品上市后，应继续进行稳定性试验研究。

已上市中药药学变更研究技术指导原则
（试行）

一、概述

本技术指导原则适用于指导药品上市许可持有人（以下简称为持有人）和 / 或生产企业根据对已上市中药的认知，基于风险控制和药品安全、有效、质量可控的要求，针对在生产、质量控制、使用等方面拟进行的变更开展研究和评估工作。

本技术指导原则涉及事项包括：变更生产工艺、变更制剂处方中的辅料、变更规格或包装规格、变更注册标准、变更包装材料和容器、变更有效期或贮藏条件、变更制剂生产场地。对于其他变更，应根据其具体情况，按照本技术指导原则的基本原则进行相应工作。

按照变更对药品安全性、有效性和质量可控性的风险和产生影响的程度，本技术指导原则对所述及的变更划分为三类：重大变更、中等变更、微小变更。重大变更是指对药品的安全性、有效性和质量可控性可能产生重大影响的变更。中等变更是指对药品的安全性、有效性和质量可控性可能有中等程度影响的变更。微小变更是指对药品的安全性、有效性和质量可控性基本不产生影响的变更。对于变更类别可能不清晰的，持有人应根据药品特点和研究评估结果确定变更类别，进行相关研究。

本技术指导原则以国家颁布的相关法规及技术指导原则为基础，基于风险控制和药品安全、有效、质量可控的要求，通过研究、总结、吸收近几十年来中药生产过程中变更研究的经验和成果，根据中药特点，从技术评价角度列举了目前中药常见变更事项及其分类，阐述了对已上市中药拟进行的变更在一般情况下应开展的相关研究验证工作。各项研究工作的具体要求可参见相应的技术指导原则。

持有人作为变更研究和研究结果自我评估的责任主体，应按照本技术指导原则的原则和要求，充分考察研究变更对药品安全性、有效性和质量可控性可能产生的风险和影响，在对研究结果进行科学评估的基础上决定是否进行变更的实施。

本技术指导原则所列变更分类是基于对所列情形的一般考虑，仅反映了当前对变更涉及的技术问题的基本认知。对于具体的变更，持有人应结合药品特点，根据研究结果确定变更类别。此外，由于已上市中药变更的复杂性和多样性，本技术指导原则内容无法涵盖所有变更情况，而且随着工艺技术的不断发展可能出现新的变更情况，需要随着认识的不断深入而不断更新。如果通过其他科学研究获得充分的证据，证明变更对药品的安全性、有效性及质量可控性不会产生不利影响，可以不必完全按本技术指导原则的要求进行变更研究。鼓励持有人借鉴国际人用药品注册技术要求协调会（International Council for Harmonisation of Technical Requirements for Pharmaceuticals for Human Use, ICH）相关技术指导原则中的"质量源于设计""设计空间""既定条件"等理念和方法，在加强对药品工艺、质量研究的基础上，开展变更管理相关工作。

在药品研发及上市后变更研究过程中，特别是对于特殊变更问题以及由于新技术、新方法、新设备、新剂型等的使用出现的新的变更情况，持有人可及时与相应监管机构开展沟通交流。

二、基本原则

（一）持有人应履行主体责任

持有人应履行变更研究及其评估、变更管理的主体责任，应对药品的研发和生产过程、药品的性质等有全面和准确的了解，建立药品全生命周期的质量风险管理体系；当考虑对药品进行变更时，持有人应当清楚变更的原因、变更的程度及其对药品的影响，按照本技术指导原则的基本原则和要求，结合药品特点，开展相应研究；并应特别注意加强对研究结果进行全面分析，评估其对药品安全性、有效性和质量可控性的影响，按照《药品注册管理办法》规定及相关要求，提出补充申请、备案或报告。

（二）变更应必要、科学、合理

已上市中药变更应符合变更的必要性、科学性、合理性要求。变更的提出应基于对药品知识的不断积累和更新（例如：生产经验、质量回顾分析、控制方法的改变和新技术的应用等），应运用科学思维方法，遵循科学决策的程序，以有助于药品的生产实现、质量提升、利于患者使用等为目的，不得有违相关法规和常识。变更研究应以既往研究阶段以及实际生产过程中的研究和数据积累为基础，前期质量设计阶段的相关研究数据可以作为后期变更研究的依据。研究工作越系统、深入，生产过程中积累的数据越充分，对上市后的变更研究越有帮助。持有人应根据研究结果全面分析变更对药品安全性、有效性和质量可控性的影响，说明变更的必要性、科学性和合理性。

（三）持有人应全面评估、验证变更事项对药品安全性、有效性和质量可控性的影响

中药质量取决于生产全过程的质量控制，生产各环节是紧密关联的，制剂处方、生产工艺、场地、质量标准等某一方面的变更可能对药品安全性、有效性和质量可控性带来全面的影响。

药品发生变更时，需通过全面的研究工作考察和评估变更对药品安全性、有效性和质量可控性的风险和产生影响的程度。应根据变更的具体情况、药物性质及制剂要求等选择有针对性的指标进行考察，研究评估变更对药品影响程度。本技术指导原则中所列变更情形及其分类，只是基于一般考虑，持有人应基于科学、基于风险，根据变更实际情况、变更对药品影响程度的预判，开展相关研究和评估工作，具体变更类别及相关研究工作应根据其研究数据、综合评估结果确定。变更后的药品应质量可控、均一稳定。变更不应引起药用物质基础或制剂吸收、利用的明显改变，对药品安全性、有效性产生不利影响或带来明显变化，否则应进行变更后药品的安全性和有效性的全面评价。生产工艺或辅料等的改变引起药用物质基础或制剂吸收、利用明显改变的，应按照改良型新药进行研究。

（四）遵循中医药自身特点和规律

中药具有悠久的历史传统和独特的理论及技术方法，并经丰富的临床实践所证明。中药的变更应遵循中医药自身特点和规律。基于中医药理论和传统工艺制备的中药，在工艺方法不变的情况下，其工艺参数的变更一般可通过药学研究进行变更前后的比较，评估变更前后的一致性。研究内容一般包括但不限于出膏率（干膏率）、浸出物、指纹图谱（特征图谱）以及多种成份含量的比较。

三、基本要求

（一）研究用样品要求

已上市中药变更的研究一般应采用能代表生产实际情况的样品。生产工艺验证工作需采用生产规模的样品。变更前后药品质量比较研究，一般采用变更前连续 3 批样品和变更后连续 3 批样品进行。

（二）关联变更要求

变更申请可能只涉及某一种情况的变更，也可能涉及多种情况的变更，如：药品规格的变更可能伴随辅料的变更，或同时伴随药品包装材料的变更等。为了叙述

的方便，本技术指导原则将一项变更伴随或引发的其他变更称之为关联变更。

对于关联变更，研究工作应按照本技术指导原则中各项变更研究工作的基本思路综合考虑，并进行相关研究。这些变更对药品质量、安全性、有效性影响程度可能不同，总体上需按照技术要求较高的变更类别进行研究。

（三）含毒性药味制剂要求

对于处方中含有毒性药味制剂的变更，应关注变更对药品安全性的影响，尤其应关注以下几类制剂变更的安全性，开展相关研究：（1）含大毒（剧毒）药味的制剂；（2）含有现代研究发现有严重毒性药味的制剂；（3）含有分类为有毒药味，且为儿科用药、妊娠期和哺乳期妇女用药的制剂；（4）含有孕妇禁用或慎用的药味，且功能主治为妊娠期和哺乳期妇女用药的制剂。大毒药味是指国务院《医疗用毒性药品管理办法》（1988 年）公布的 28 种毒性中药品种和历版《中国药典》、部颁标准、进口药材标准、各省（自治区、直辖市）药材标准中标注为大毒（或剧毒）的药材 / 药味。有毒药味是指历版《中国药典》、部颁标准、进口药材标准、各省（自治区、直辖市）药材标准中标注为有毒的药材 / 药味。各省（自治区、直辖市）标准中毒性大小分类不一致的，以毒性高的分类标准为依据。

（四）质量对比研究要求

质量对比研究是变更研究工作的重要考量以及分类的重要依据。如果药品标准不能较好地反映药品质量，对于药品质量的可控性低，仅依据药品标准进行变更前后药品质量对比研究难以评估变更影响的，应开展质量及药品标准研究工作，根据药品特点采用合适的评价指标及检测方法，如：浸出物、指纹图谱（特征图谱）、溶出度检查、生物活性测定等，进行质量对比研究，根据变更前后质量研究情况客观评估变更对药品质量的影响情况。

（五）其他

中西复方制剂及中药注射剂、缓释 / 控释制剂等制剂的变更研究应充分考虑药品特点、制剂要求，全面关注变更对药品安全性、有效性和质量可控性的影响，并参照相关技术指导原则、技术要求开展相关研究工作。

四、变更生产工艺

已上市中药的工艺变更包括：生产工艺路线、方法、参数等变更。中药生产工艺变更可能涉及前处理、提取、分离纯化、浓缩、干燥、制剂成型等工艺的变更。生产工艺变更可能只涉及上述某一环节，也可能涉及多个环节，研究工作应按照技术要求较高的变更类别实施。含大毒（剧毒）药味或现代研究发现有严重毒性药味的制剂，生产工艺变更内容涉及上述毒性药味的，应按照重大变更进行研究，必要时开展非临床安全性评价等研究工作。

生产设备与生产工艺密切相关。生产设备的选择应符合生产工艺的要求，应树立生产设备是为药品质量服务的理念，充分考虑生产设备工作原理、设备的适用性，以及可能引起的变化，评估生产设备的改变对药品质量的影响。

生产工艺变更一般不应引起药用物质基础的明显改变。生产工艺变化引起药用物质基础发生明显改变的，应进行安全性、有效性全面评价，如：改变饮片炮炙方法（如：蜜炙改成生用），改变提取溶剂种类，改变提取纯化方法等。

（一）微小变更

1. 变更情况

此类变更包括但不限于以下情形：

（1）前处理中，在设备工作原理不变的情况下，因生产设备型号、规模的改变而引起的工艺参数变更。

（2）前处理中，变更粉碎方法或粉碎工艺参数，对出粉率、粉末粒度分布、活性成份或指标成份含量等基本不产生影响的。

（3）变更提取用饮片的大小、形状等，对提取得率及活性成份或指标成份含量等基本不产生影响的。

（4）仅因生产设备、规模的改变而引起液体物料静置存放的温度、时间发生变更，或浓缩、干燥所需时间等参数发生变更，对活性成份或指标成份含量、微生物限度等基本不产生影响的。

（5）仅由药液静置、过滤改为离心（或离心改为药液静置、过滤），对药液中的总固体量、活性成份或指标成份含量等基本不产生影响的。

（6）仅变更醇沉或水沉的放置时间，对所得物中总固体量、活性成份或指标成份含量等基本不产生影响的。

（7）仅由多次提取的提取液合并浓缩变更为每次提取液直接浓缩，或仅由每次提取液直接浓缩，变更为多次提取的提取液合并浓缩。

（8）为了适应后续制剂成型工艺需要，清膏相对密度适当降低或提高，对清膏中总固体量、活性成份或指标成份含量等基本不产生影响的（清膏需进一步纯化处理的不在此范畴）。

（9）变更药液浓缩、干燥工艺参数，对活性成份或指标成份含量等基本不产生影响的。

（10）变更混合、充填、压片、制粒等工艺步骤中设备类型及参数，对制剂质量基本不产生影响的。

（11）变更丸剂（蜡丸、糊丸等除外）制丸方法，对药物的崩解、溶散或溶出基本不产生影响的，如：泛制法、挤出滚圆法、压制法等之间的相互转变，或由手工制丸变更为机器制丸。

（12）变更滴丸滴制过程中配料温度、滴制温度、冷凝液温度，对活性成份或指标成份含量等质量基本不产生影响的。

（13）变更口服固体制剂成型工艺中干燥工艺参数，对活性成份或指标成份含量等基本不产生影响的。

（14）增加丸剂、胶囊剂、片剂抛光工序。

（15）增加灌封工序中填充惰性气体步骤。

2. 研究验证工作

（1）变更的原因、具体情况，说明变更的必要性和合理性。

（2）变更工艺研究资料。

（3）变更前后质量对比研究资料。

（4）变更后连续生产的 3 批样品的自检报告书。

（5）稳定性研究资料。

（二）中等变更

1. 变更情况

此类变更包括但不限于以下情形：

（1）多种饮片单独粉碎变更为混合后粉碎，或混合粉碎变更为单独粉碎，对出粉率、粉末粒度分布、活性成份或指标成份含量等不产生明显影响的。

（2）采用药粉入药的，饮片粉碎粒度的改变（不包括超微粉碎），对后续成型工艺不产生明显影响的。

（3）饮片粉末增加高温瞬时灭菌、压差灭菌等方法，对其活性成份或指标成份含量等不产生明显影响的。

（4）变更饮片粉末灭菌方法，对其活性成份或指标成份含量等不产生明显影响的。

（5）变更水提取的提取时间、溶剂用量、次数，对浸膏提取得率、活性成份或指标成份含量等不产生明显影响的。

（6）饮片提取挥发油或芳香水后的后续水提工艺中，由药渣与其他饮片合并提取变更为药渣单独提取，或药渣单独提取变更为与其他饮片合并提取，对提取液的总固体量、活性成份或指标成份含量等不产生明显影响的。

（7）变更药液浓缩、干燥方法，对活性成份或指标成份含量等不产生明显影响的。

（8）增加药液普通过滤或静置、离心工序，或者变更药液普通过滤的滤材材质、孔径及过滤次数等，对相关检测指标（如：总固体量、活性成份或指标成份含量等）不产生明显影响的。

（9）变更普通口服固体制剂成型过程中原辅料的加入顺序，对制剂均匀性等质量要求不产生影响的。

（10）变更普通口服中药复方或单方胶囊剂填充工艺，如：由粉末填充变更为制粒后填充，或由制粒后填充变更为粉末填充，对制剂质量不产生影响的。

（11）变更挥发油的处理方式，如：由喷入变更为β-环糊精包合后加入。

（12）变更普通口服中药复方或单方固体制剂的制粒方式，对制剂质量不产生影响的。

（13）变更口服固体制剂成型工艺中干燥方法，对制剂质量不产生影响的。

（14）非无菌制剂由湿热灭菌变更为终端无菌灌装工艺，或增加湿热灭菌工序，或灭菌工艺参数的调整，符合工艺设计要求且对活性成份或指标成份含量等基本不产生影响的。

2. 研究验证工作

（1）变更的原因、具体情况，说明变更的必要性和合理性。

（2）变更工艺资料，包括变更前后对比研究资料和变更后工艺研究资料、验证资料、批生产记录等。

（3）变更前后质量对比研究资料。口服固体制剂尤其应关注对药物的溶化性、溶散时限或崩解时限的影响。提取的单一成份或提取物制成的制剂，应研究变更对溶出度的影响。

（4）变更后连续生产的3批样品的自检报告书。

（5）稳定性研究资料，包括与变更前药品稳定性情况的比较。

（三）重大变更

1. 变更情况

此类变更包括但不限于以下情形：

（1）提取溶剂（不包括水，不同浓度的乙醇视为不同溶剂）和提取方式不变，其他工艺参数（如：提取时间、溶剂用量、次数）的变更。

（2）醇沉/水沉前药液的相对密度、醇沉含醇量/水沉加水量、醇沉/水沉温度（包括醇沉/水沉时药液的温度、醇沉/水沉后静置的温度）等的变更。

（3）多种饮片合并提取与分开提取的改变。

（4）提取的单一成份或提取物制成的普通口服固体制剂制粒方式的改变。

（5）外用制剂、蜡丸、糊丸等成型工艺方法的改变。

（6）变更无菌制剂灭菌步骤。

2. 研究验证工作

一般需进行全面的研究和验证工作，证明工艺变更不会对药品质量产生重大影响。除中等变更项下研究工作外，提取的单一成份或提取物制成的普通口服固体制剂涉及制粒方式变更等成型工艺改变的应提供溶出度研究资料，必要时应开展生物等效性研究；外用制剂等必要时应有非临床刺激性、过敏性等研究资料。持有人应根据实际情况慎重考虑工艺变更的必要性。鉴于中药生产工艺变更的复杂性，持有人可通过上市后变更沟通交流途径，就变更事项及相关研究工作与药品审评机构进行交流。

五、变更制剂处方中的辅料

变更制剂处方中的辅料一般包括变更辅料供应商、种类、用量或级别等。辅料的级别主要与辅料的型号和/或功能、杂质状况等相关。此类变更应结合变更的具体情况，变更对药品的影响程度、制剂的特性等进行相应的研究工作，重点考察以下方面：第一，辅料的性质。变更涉及的辅料是否会影响制剂药物溶出或释放行为，或是否为影响制剂体内药物吸收的关键性辅料。第二，制剂的特性。对于不同特性制剂，辅料变更可能对药品质量、疗效和安全性产生不同的影响。

辅料变更涉及其他变更的（例如：规格和工艺变更等），总体上需按照技术要求较高的变更类别进行研究。对于提取的单一成份或提取物制成的普通口服固体制剂一般应提供溶出度研究资料。对于使用新辅料的，应按新辅料相关要求提供研究资料。对药用物质吸收、利用有明显影响，引起有效性、安全性发生明显变化的辅料变更，应进行安全性、有效性全面评价，如：具有药材标准的特殊辅料（如：蜂蜜、冰糖等）的改变，且该辅料功能主治与药品功能主治或安全性相关；外用制剂中增加或删除对制剂吸收、利用有明显影响的辅料等。微小和中等变更涉及的辅料应为常用辅料，具有国家标准或注册标准，根据辅料管理要求需要登记的，登记状态应为"A"。

（一）微小变更

1. 变更情况

此类变更包括但不限于以下情形：

（1）变更制剂外观抛光材料。

（2）在辅料的级别及质量标准不降低的情况下，变更辅料供应商，不影响药物质量和稳定性的。

（3）删除香精、色素、矫味剂，或减少其用量；增加或改变香精、色素、矫味剂的种类或用量（儿童用药除外）。

（4）变更普通口服中药复方或单方制剂中填充剂、稀释剂、润湿剂、润滑剂、助流剂的种类或用量。

2. 研究验证工作

（1）变更的原因、具体情况，说明变更的必要性和合理性。

（2）变更前后辅料相关情况的说明及其质量标准。

（3）制剂处方研究资料（如适用）。

（4）变更所涉及的生产工艺研究资料。

（5）变更后连续生产的3批样品的自检报告书。

（6）稳定性研究资料。

（7）修订完善的说明书、标签。

（二）中等变更

1. 变更情况

此类变更包括但不限于以下情形：

（1）普通口服中药复方或单方制剂中除填充剂、稀释剂、润湿剂、润滑剂、助流剂外，其他辅料种类或用量的变更（不包括增加或减少可能影响药物溶解、释放的辅料种类）；普通口服中药复方和单方固体制剂变更胃溶型薄膜包衣材料、糖衣片变更为胃溶型薄膜包衣片等。

（2）变更普通口服固体制剂辅料的级别，不影响药品质量的。

（3）增加或改变涉及儿童用药的香精、色素、矫味剂的种类或用量，不影响药品质量的。

（4）增加挥发性成份的包合材料，如：β-环糊精。

（5）变更起局部作用（用于严重溃疡、烧伤等除外）的外用制剂辅料（不包括渗透促进剂）种类或用量，如：蜂蜡替代石蜡等。

此类变更一般应符合以下要求：不属于缓释/控释等特殊剂型；辅料变更幅度应符合各辅料允许使用范围，应尽量减少辅料用量，筛选最佳辅料用量。此类变更情况较为复杂，无论何种情形，如果可能对药品的安全性、有效性和质量可控性有重大影响，应按照重大变更要求。

2. 研究验证工作

（1）变更的原因、具体情况，说明变更的必要性和合理性。

（2）变更前后辅料相关情况说明及其质量标准。

（3）制剂处方研究资料。

（4）变更所涉及的生产工艺研究与验证资料、批生产记录等。

（5）变更前后质量对比研究资料，质量研究工作的试验资料及文献资料，质量标准。

（6）变更后连续 3 批样品的自检报告书。

（7）稳定性研究资料，包括与变更前药品稳定性情况的比较。

（8）用于儿童的矫味剂、香精、色素等药用辅料，必要时应提供安全性研究资料。

（9）外用制剂等必要时应根据制剂特点进行非临床刺激性、过敏性等研究。

（10）修订完善的说明书、标签。

（三）重大变更

1. 变更情况

此类变更包括但不限于以下情形：

（1）提取的单一成份或提取物制成的制剂以及含大毒（剧毒）药味或现代研究发现有严重毒性药味的普通口服制剂中辅料种类及用量的改变。

（2）起局部作用（用于严重溃疡、烧伤等除外）的外用制剂中渗透促进剂的种类或用量改变；起局部作用且用于严重溃疡、烧伤等，及起全身作用的外用制剂的辅料（渗透促进剂除外）种类或用量的改变等。

（3）所用辅料未在相同给药途径上市品种中使用过的。

（4）变更纳入登记管理的辅料，且变更后的辅料尚未登记或登记状态为"I"。

2. 研究验证工作

除中等变更项下研究工作外，必要时还应提供以下研究资料：

（1）提取的单一成份或提取物制成的口服固体制剂应提供溶出度研究资料，必要时应开展生物等效性研究。

（2）提取的单一成份或提取物制成的制剂、眼用制剂、吸入制剂、外用制剂（如：气雾剂等）、缓释/控释等特殊剂型制剂必要时应提供吸收利用相关的研究资料。

（3）根据制剂特点提供非临床刺激性、过敏性等研究资料。

六、变更规格或包装规格

变更规格应遵循科学、合理、必要及方便临床用药的原则，根据药品用法用量合理确定。研究工作需关注变更规格后的药品与原规格药品处方、工艺、日服/用药量等方面的一致性。变更药品规格不得引起药用物质基础的变化，不得改变药品原批准的用法用量或者适用人群。可能会引起药用物质基础的明显改变或对吸收、利用可能产生明显影响的改变，应进行安全性、有效性全面评价。涉及辅料变更的应参照辅料变更的相关要求进行。

（一）微小变更

1. 变更情况

此类变更包括但不限于以下情形：

变更药品包装中最小单位药品的数量，如：颗粒剂每盒装 A 袋变更为每盒装 B 袋，片剂每板 A 片变更为每板 B 片等。

2. 研究验证工作

（1）变更的原因、具体情况，说明变更的必要性和合理性。

（2）修订完善的说明书、标签。

（二）中等变更

1. 变更情况

此类变更包括但不限于以下情形：

颗粒剂、煎膏剂、糖浆剂等最小包装药品装量的变更。

2. 研究验证工作

（1）变更的原因、具体情况，说明变更的必要性和合理性。

（2）变更所涉及的生产工艺研究与验证资料、批生产记录等（如适用）。

（3）变更前后质量对比研究资料，质量研究工作的试验资料及文献资料，质量标准（如适用）。

（4）变更后连续生产的 3 批样品的自检报告书。

（5）稳定性研究资料，包括与变更前药品稳定性情况的对比研究资料。如不涉及包装材质等的改变，一般可不提供；但如涉及包装容器空间大小等影响药品稳定性的因素，应提供稳定性研究资料。

（6）修订完善的说明书、标签。

（三）重大变更

1. 变更情况

此类变更包括但不限于以下情形：

（1）规范药品规格表述，应参照《中成药规格表述技术指导原则》规范规格表述，并相应修改质量标准、说明书、标签等。

（2）药品规格实际发生变更，如：片剂片重大小、胶囊剂装量的改变，液体制剂药物浓度（单位体积所含饮片量）的改变等。

2. 研究验证工作（规范规格表述的除外）

（1）变更的原因、具体情况，说明变更的必要性和合理性。

（2）变更所涉及的生产工艺研究与验证资料、批生产记录等。

（3）变更前后质量对比研究资料，质量研究工作的试验资料及文献资料，质量标准。

（4）变更后连续生产的 3 批样品的自检报告书。

（5）稳定性研究资料，包括与变更前药品稳定性情况的对比研究资料。

（6）修订完善的说明书、标签。

七、变更注册标准

本技术指导原则所指变更注册标准主要是指注册标准中检查、鉴别、含量测定等检验项目及其方法或限度/范围的修订。修改的药品注册标准应不低于国家药品标准。

中药上市后，持有人应根据对药品认知的不断丰富，结合检测技术、方法和手段的最新进展，持续提升、完善质量标准，以增加其可控性。变更注册标准不应引起药品质量控制水平的降低，对药品质量保证不应产生负面影响。通常情况下，在现有注册标准基础上增加检验项目、严格限度范围或提高检验方法的专属性等可以更好地控制和保证药品质量。检验项目变更研究的工作重点在于检验方法的方法学研究和验证，以及限度/范围的确定等。

变更注册标准需考虑是否会影响到药品的有效期，如对注册标准进行了提高（例如：缩小限度、增加检验项目等），应考察药品在原定的有效期内是否符合修订后质量标准的要求。

（一）中等变更

1. 变更情况

此类变更包括但不限于以下情形：

（1）在原标准规定范围内收紧限度：这类变更是指在原标准规定范围内收紧控制限度。由于药品的生产工艺等方面的重大变更而引起限度范围缩小不属于此类变更范畴。

（2）注册标准中文字描述的变更，此类变更不应涉及检验方法、限度等的变更。

（3）根据已批准事项对注册标准进行相应修改，如：变更贮藏条件或规格的申请获批后，对注册标准中相应的内容进行修订。

（4）新增检验项目：新增检验项目应可以更有效地控制产品质量，新增检测项目的方法学验证和拟定的控制限度，均应符合相关技术指导原则的要求。该变更不包括因安全性或质量原因导致的增加检验项目。因生产工艺改变导致药学方面特性发生变化，而在标准中增加检验项目也不属于此类变更范畴。

2. 研究验证工作

（1）注册标准变更的原因及详细变更情况。

（2）注册标准变更相关的研究资料，以及变更前后的对比研究资料。若增加或改变分析方法，应提供方法学研究资料以及变更前后比较研究资料。若变更检查项中相关物质的规定限度或变更含量限度或范围，应提供变更的依据，如：临床研究用样品的测定数据、上市以来药品的检测数据等，必要时应提供相关的安全性研究资料或文献资料等。

（3）变更前后的质量标准。

（4）连续3批样品的自检及复核检验报告书（如适用）。

（5）稳定性研究资料。

（二）重大变更

1. 变更情况

此类变更包括但不限于以下情形：

（1）变更检验方法，不包括随国家药品标准变更而引起的注册标准变更。

（2）放宽控制限度。

（3）删除注册标准中的任何项目。

2. 研究验证工作

此类变更可参照中等变更提供相关研究资料。

八、变更包装材料和容器

包装材料和容器是药品的组成部分，本技术指导原则涉及的包装材料和容器主要指直接接触药品的包装。包装材料和容器的变更可能对涉及到药品的安全性、有效性及质量可控性的相关因素产生影响，其风险取决于制剂的给药途径、包装材料和容器的性能以及包装和制剂之间的相容性等。

总体上，变更药品的包装材料和容器应能对保证药品的质量和稳定性起到有益的作用，或至少不降低药品包装材料和容器的保护作用，药品和包装材料之间不得发生不良相互作用。

研究工作需根据药品包装材料的适用范围、包装容器系统的特性、剂型的特点、药品的给药途径等综合进行。研究工作中重点关注药品和包装材料、容器之间是否发生相互作用，变更前后药品的稳定性是否受到影响。

与药品生产过程中的中间体直接接触的包装材料和容器的变更，应按照品种相关要求对变更类别进行评估，并进行相关研究。

（一）微小变更

1. 变更情况

此类变更包括但不限于以下情形：

（1）本技术指导原则中未规定的非无菌固体制剂包装材料和容器的材质和 / 或类型的变更。变更后的包装材料和容器已在具有相同给药途径的已上市药品中使用，并且具有相同或更好适用性能。

（2）本技术指导原则中未规定的包装材料和容器的供应商、尺寸和 / 或形状的变更。

2. 研究验证工作

（1）说明包装材料和容器变更的原因，并详细描述变更后的包装材料和容器情况。列出变更后包装材料和容器的质量标准。

（2）变更前后包装材料和容器相关特性的对比研究。

（3）变更后连续 3 批样品的自检报告书。

（4）稳定性研究资料（如适用）。

（二）中等变更

1. 变更情况

此类变更包括但不限于以下情形：

（1）变更液体/半固体制剂（注射剂、眼用制剂、吸入制剂除外）的包装材料和容器的材质和/或类型。如：口服液体药用聚丙烯瓶变更为口服液体药用聚酯瓶等。

（2）变更非无菌固体制剂的包装材料和容器的材质和/或类型的下列情形：泡罩包装、瓶装、袋装等之间的变更，双铝泡罩变更为铝塑泡罩等。

（3）变更注射剂的包装材料和容器的供应商、尺寸和/或形状。

2. 研究验证工作

（1）说明包装材料和容器变更的原因，并详细描述变更后的包装材料和容器情况。列出变更后包装材料和容器的质量标准。

（2）变更前后包装材料和容器相关特性的对比研究，进行包材的等同性/可替代性研究。

（3）根据品种情况进行包材相容性研究。对于密封件的变更还应开展包装密封性研究。

（4）进行包装工艺验证。

（5）变更后连续3批样品的自检报告书。

（6）稳定性研究资料，并与变更前药品的稳定性情况进行比较。

（7）修订完善的说明书、标签。

（三）重大变更

1. 变更情况

此类变更包括但不限于以下情形：

（1）变更吸入制剂、注射剂、眼用制剂的包装材料和容器的材质和/或类型。

（2）变更吸入制剂定量给药装置的供应商、尺寸和/或形状。

（3）去除对药品提供额外保护的次级包装（如：高阻隔性外袋）。

（4）变更为全新材料、全新结构、风险度提高的新用途的包装材料和容器。

（5）变更纳入登记管理的包装材料和容器，且变更后的包装材料和容器尚未登记或登记状态为"I"。

2. 研究验证工作

（1）说明包装材料和容器变更的原因，并详细描述变更后的包装材料和容器情况。列出变更后包装材料和容器的质量标准。

（2）变更前后包装材料和容器相关特性的对比研究，进行包材的等同性/可替代性研究。

（3）根据品种情况进行包材相容性研究。对于密封件的变更还应开展包装密封性研究。对于定量给药装置发生变更，需根据给药装置的特点进行相应的研究，证明变更后给药剂量准确性不低于变更前。

（4）进行包装工艺验证。对于无菌制剂，必要时进行无菌/灭菌工艺验证。

（5）变更后连续3批样品的自检报告书。

（6）稳定性研究资料，并与变更前药品的稳定性情况进行比较。

（7）修订完善的说明书、标签。

九、变更有效期或贮藏条件

药品有效期和/或贮藏条件变更可能包含以下几种情况：①延长有效期；②缩短有效期；③严格贮藏条件；④放宽贮藏条件。变更可能只涉及上述某一种情况的变更，也可能涉及上述多种情况的变更。此种情况下，需注意进行各自相应的研究工作。如果稳定性试验方案与药品上市注册时不一致，质量控制项目和实验方法发生改变，或者生产工艺或制剂处方发生变更等，应根据相应的变更情况对有效期或贮藏条件进行相应的研究工作。拟变更的药品有效期应不超过所进行的长期稳定性试验考察时间。应关注生产过程中中间体的贮藏时间和贮藏条件的变更。

（一）中等变更

1. 变更情况

此类变更包括但不限于以下情形：

（1）延长药品有效期：此种变更仅指药品生产工艺及生产质控方法、处方、质量标准、直接接触药品的包装材料和容器、贮藏条件等情况没有发生任何变化情形下的药品有效期延长。

（2）缩短药品有效期或严格药品贮藏条件：一般而言，通过缩短药品有效期和严格药品贮藏条件，可以更好地保证药品质量。包括根据药品使用区域的变更和相应的稳定性试验结果，要求缩短有效期等情况。

2. 研究验证工作

（1）变更的原因、具体情况，说明变更的必要性和合理性。

（2）按照确定的稳定性试验方案对3批药品进行稳定性研究。

（3）修订完善的说明书、标签。

（二）重大变更

1. 变更情况

此类变更包括放宽贮藏条件等。

2. 研究验证工作

（1）变更的原因、具体情况，说明变更的必要性和合理性。

（2）按照确定的稳定性试验方案对 3 批药品进行稳定性研究，包括与变更前条件下的稳定性情况进行的对比研究。

（3）修订完善的说明书、标签。

十、变更制剂生产场地

中药制剂生产场地（包括前处理、提取纯化、浓缩干燥、制剂成型、包装的地址）变更，包括制剂实际生产地址的改变或新增，或同一生产地址内的生产场地的改建、重建和新建。同一生产地址，是指负责实际生产的新旧厂房拥有同一物理地址，应当在药品批准证明文件中标明。制剂的生产场地包括持有人自有的或是受托生产企业相关的生产场地。

变更制剂生产场地，一般需进行全面的研究和验证工作，重点关注生产场地变更前后生产全过程的质量控制一致性情况，通过对变更前后药品关键工艺控制参数、药用物质基础的对比研究和分析，判定变更前后药品质量是否存在明显差异。持有人应确保药品生产技术转移至新生产场地后能持续稳定地生产出符合预定用途和注册要求的药品。制剂生产场地的变更不应改变药品的处方、工艺、直接接触药品的包装材料和容器，不应降低质量过程控制水平及药品标准。提取物生产场地变更的技术要求同制剂生产场地变更。

变更制剂生产场地应执行《药品生产监督管理办法》《药品上市后变更管理办法（试行）》相关规定，研究验证工作可以参考下述内容：

（1）变更的具体情况和原因。

（2）比较新旧场地生产工艺情况。对变更前后生产设备的性能、工作原理、生产能力、生产厂家及型号进行比较，进行质量风险评估并说明变更情况。

（3）变更所涉及的生产工艺研究与验证资料、批生产记录（如适用）。

（4）变更前后质量对比研究资料（如适用）。

（5）变更后连续生产的 3 批样品的自检报告书（如适用）。

（6）稳定性研究资料，包括与变更前药品稳定性情况的比较（如适用）。

中药新药质量研究技术指导原则（试行）

一、概述

中药新药的质量研究是在中医药理论的指导下，采用各种技术、方法和手段，通过研究影响药品安全性和有效性的相关因素，确定药品关键质量属性的过程。质量研究的目的是确定质量控制指标和可接受范围，为药品生产过程控制和质量标准建立提供依据，保证药品的安全性、有效性和质量可控性。

基于中药多成份复杂体系的特点，中药新药的质量研究应以临床价值和需求为导向，遵循中医药理论，坚持传承和创新相结合，运用物理、化学或生物学等新技术、新方法从多角度研究分析药品的质量特征。同时，质量研究还应体现质量源于设计、全过程质量控制和风险管理的理念，通过对药材/饮片、中间体（中间产物）、制剂的药用物质及关键质量属性在不同环节之间的量质传递研究，以及药用物质与辅料、药包材相互影响的研究，不断提高中药的质量控制水平。

本技术指导原则旨在为中药新药的质量研究提供参考，相关内容将根据科学研究和中医药发展情况继续完善。

二、基本原则

（一）遵循中医药理论指导

中药尤其是复方制剂的物质基础复杂，在进行质量研究时应尊重传统中医药理论与实践，根据不同药物的特点，采用各种研究技术和方法，有针对性地开展质量研究，反映中药整体质量。

（二）传统质量控制方法与现代质量研究方法并重

传统经验方法对中药的质量研究和质量控制具有重要意义，同时鼓励现代科学技术在中药质量研究中的应用。应根据药物自身特点，运用物理、化学或生物学等现代研究方法分析药品的质量特征，研究质量特征的表征方法、关键质量属性、质量评价方法和量质传递规律，有效地反映药品的质量。

（三）以药用物质基础为重要研究内容

在中药新药质量研究过程中，药用物质基础研究应以中医药理论和临床实践为指导，同时关注与安全性、有效性的关联研究。通过药用物质基础相关属性的研究为生产过程控制和质量标准制定提供科学依据。

（四）以保证安全有效、质量可控为目标

中药新药的质量控制方法和指标应能反映药品的安全、有效、稳定、可控。药材/饮片、中间体、制剂的药用物质及关键质量属性、量质传递规律以及药用物质与辅料、药包材相互影响是质量研究的主要内容，应围绕安全性和有效性选择适宜的研究方法和质量控制指标，以客观地表征中药质量特征，为中药质量控制提供科学依据。

（五）贯穿药品全生命周期

中药质量研究不仅应体现在原辅料质量、生产工艺及设备选择、过程控制与管理、制剂质量标准制定、风险控制与评估等药品生产全过程，还应贯穿于药品全生命周期。应加强药品上市后质量研究，不断提升产品质量，构建符合中药特点的全过程和全生命周期的质量控制体系，保证中药新药质量的可控性和稳定均一。

三、主要内容

（一）药材/饮片

药材/饮片作为制剂源头，其质量直接影响药品的质量，应加强药材/饮片生产全过程质量研究与控制，鼓励应用现代信息技术建立药材/饮片的追溯体系。

中药新药用药材/饮片的质量控制应参考其系统研究结果，并结合具体品种的药材/饮片及其与中间体、制剂的相关性研究结果，确定药材/饮片的质量控制指标及范围，以满足中药新药的质量设计要求。

应关注药材种植养殖、生产、加工、流通、贮藏过程中包括农药残留、重金属及有害元素、真菌毒素等对药材安全性的影响。如处方中含有动物药味，应关注引入病原体的可能性；同时，应关注动物药味中激素、抗生素使用的问题，以及一些药材感染产毒真菌而发生的真菌毒素污染等，必要时建立专门的安全性控制方法；处方若含雄黄、朱砂等矿物药时，还应建立合理的矿物纯度控制指标，并研究其可能在人体溶出被吸收的重金属及有害元素价态对安全性的影响；处方若含毒性药味，应关注其安全性和有效性，必要时制定合理的限量或含量范围。

（二）中间体

中间体研究是中药新药质量研究的重要内容之一，应结合制备工艺特点，研究中间体（如生药粉、浓缩液、浸膏等）的质量，特别是直接用于药物制剂的中间体。根据药品的不同特点，研究其理化性质、化学成份、生物活性等以及与安全性、有效性相关的影响因素。

1. 理化性质

理化性质研究对于中间体的质量控制、后续的制剂研究等具有重要意义。对于化学成份复杂、有效成份不明确的中药复方制剂，应关注中间体整体理化性质研究。

对于液体和半固体，应根据后续制剂的需要和药用物质组成研究情况，从性状、相对密度、pH 值、澄明度、流动性、总固体等质量信息中确定影响药品质量的关键质量属性。

对于直接入药的生药粉，应重点关注其粒度、粒径分布及混合均匀度等。

对于浸膏粉，应对流动性、堆密度、溶解性、吸湿性等进行研究，根据药物本身的性质和后续制剂的要求，确定其关键质量属性。

2. 化学成份

中药的化学成份复杂多样，应根据中药新药的特点，进行有重点的系统化学成份研究。

2.1　复方制剂

复方制剂的质量研究应在中医药理论指导下，结合功能主治、既往使用情况开展系统的化学成份研究。

应重视处方药味化学成份文献研究，了解各种成份的化学类别、结构、含量以及分析测定方法等。

重点关注与中药安全性、有效性相关的化学成份，关注处方中君药、贵细药、毒剧药或用量较大药味的化学成份。

对确定的工艺所得的药用物质进行有针对性的研究，识别关键质量属性。

2.2　从单一植物、动物、矿物等物质中提取得到的提取物及其制剂

由于此类提取物在制备过程中富集了与药效有关的化学成份，应重点系统研究提取物的组成、化学成份含量等，并通过单体成份含量、大类成份含量及指纹 / 特征图谱等多种方式予以充分表征。

还应对提取物中其他成份的种类等进行研究，以保证提取物药用物质基础的稳定均一。

3. 与安全性有关的因素

3.1 内源性毒性成份

处方中若含有毒性药味时，应结合毒理学研究结果分析内源性毒性情况，同时还应关注含有与已发现的毒性成份化学结构类似成份的药味，以及与已知毒性药味相同科属的药味。

对于含毒性成份明确的药味时，应建立毒性成份的限量检查方法，明确安全限量或规定不得检出；若毒性成份又是有效成份时，则应根据文献报道和安全性、有效性研究结果制定毒性成份的含量范围（上下限）。

对于含毒性明确但毒性成份尚不明确的药味时，应根据中医药理论和临床传统使用方法，研究确定其安全剂量范围，或开展毒性成份的确定性研究和药用物质毒理的深入研究，加强质量控制。

3.2 外源性污染物

外源性污染物主要包括由药材／饮片中引入的农药残留（包括植物生长调节剂及其降解物）、重金属及有害元素、真菌毒素、二氧化硫等，还包括提取加工过程中引入的有机溶剂残留、树脂残留等以及贮藏过程中（如适用）滋生的微生物。此外，还应关注可能来自设备及其组件的污染。

通过系统研究和分析中间体中所含外源性污染物的情况，对于可能由药材／饮片中引入农药残留、重金属及有害元素、真菌毒素的，应分析其在中间体中的保留情况，研究建立必要的检查方法。

若提取加工过程中有使用树脂及／或有机溶剂时，应研究分析其在中间体中的残留或富集情况，评估安全性风险，并制定合理的控制方法。

4. 生物活性

鼓励开展探索中药新药的生物活性测定研究。建议结合药理学或毒理学研究结果，建立生物活性测定方法以作为常规物理化学方法的替代或补充，提高中药新药的质量评价与功能主治（适应症）、安全性的关联性。

（三）制剂

应根据中药新药特点，在药材／饮片、中间体、制剂生产过程以及稳定性等研究基础上，结合药用物质基础研究、安全性和有效性研究结果，开展制剂质量研究，重点关注以下方面：

1. 剂型

剂型是影响中药新药质量的重要因素之一。中药新药一般基于临床使用需求，综合考虑药物处方组成、药用物质的理化性质、不同剂型的载药量、临床用药剂量、患者的顺应性等因素选择给药途径并确定剂型。

中药新药应根据不同剂型特点和要求，研究建立相应的质量控制项目以表征所选剂型的特点。不同类型制剂一般要求可参照《中国药典》制剂通则的规定设定关键控制指标，如口服固体制剂的崩解时限、栓剂的融变时限等。

2. 制剂处方、成型工艺

制剂处方的确定应参考中间体的理化性质、化学成份和生物活性的研究结果，还应结合剂型特点综合考虑中间体的性质、所选辅料的作用及原辅料间的相互作用，研究成型工艺过程对药用物质的影响和质量控制方法。

应关注药用物质在制剂过程中受到溶剂、辅料以及各种加工条件的影响，特别是有效成份、易挥发性成份、热敏性成份、其他不稳定成份在干燥、灭菌过程中由于温度过高或受热时间过长造成的成份损失等质量影响。

应参考药用物质稳定性情况，确定制剂工艺关键控制点和控制目标，以保证药品质量稳定。

3. 微生物控制

药材/饮片及其制剂过程中可能会产生微生物污染（包括初级污染、次级污染），应结合处方药味、加工或工艺特点、给药途径、药品特性等情况综合考虑，研究采取适当的微生物控制措施或采用适当的去除微生物的方法（如热压处理、瞬时高温等）。去除微生物的方法应经过验证，并保证其对药用物质基础无明显影响。

对于制剂必须进行微生物检验，其微生物限度取决于剂型和给药途径。微生物限度检查应符合《中国药典》的相关规定。

4. 其他

对从单一植物、动物、矿物等物质中提取得到的提取物新药，建议根据剂型的要求开展溶出度研究，建立相应的溶出度检查方法；鼓励对其他类型创新药物根据自身的特点开展相关研究。对于在制剂中含量较少或在制剂处方中占比较少的药用物质，应关注其含量均匀度，并进行相关研究及验证。

（四）质量研究的关联性

1. 与安全性、有效性的关联性

中药新药的质量研究应以保证药品的安全性和有效性为目的，选择针对性的研究方法和质量控制指标，表征中药新药的质量特征。

2. 与工艺研究的关联性

不同制备工艺获得的药用物质及其性质不同，直接影响药品的安全性和有效性。质量研究应贯穿于工艺研究及生产质量控制的全过程，确保生产出质量一致的产品。

3. 与稳定性研究的关联性

稳定性研究也是质量研究的重要内容。稳定性研究的考察指标应能反映药品内在质量变化、反映质量研究的结果。

质量研究应关注制剂中挥发性、热敏性、易氧化等不稳定成份、有效成份的变化，特别应关注毒性成份的变化。应关注生药粉入药、有发酵过程等污染风险较高的药材/饮片及其制剂贮藏期间真菌毒素等污染的变化并进行控制。

非临床

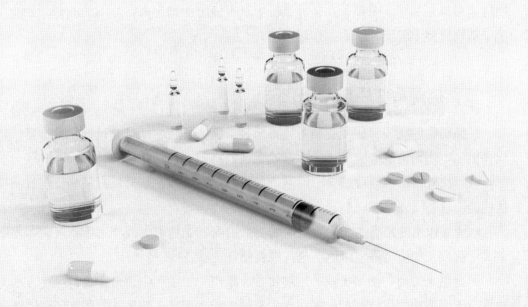

抗新冠病毒化学药物非临床药效学研究与评价技术指导原则（试行）

一、前言

对于病毒感染性疾病，具有直接抗病毒作用的化学药物是重要的治疗手段之一。因此，抗病毒化学药物是治疗新冠病毒肺炎药物研发和评价的重点之一。该类药物在进入临床试验前，应提供非临床药效学研究的支持数据。

基于当前疫情、对新冠病毒感染病理病程的认知和试验资源的可及性等，为指导抗新冠病毒化学药物的研发与评价，特制定本指导原则。

本指导原则适用于拟通过直接抗病毒作用治疗新冠病毒感染的化学药物，并将根据新冠病毒感染的病毒学等研究进展不断完善和适时更新。

抗病毒药物的非临床药效学研究通常包括作用机制、体外抗病毒活性和体内抗病毒活性研究，三者相辅相成，共同提示抗病毒候选药物的有效性。理想的候选药物应作用机制和靶点明确，在体外试验中具有显著的抑制病毒复制的能力，并能在感染动物模型上验证其抗病毒作用。

二、抗病毒作用机制研究

掌握药物的抗病毒作用机制对完善药效学证据链和临床试验设计非常重要。建议提供如下作用机制研究的试验数据或文献资料：

• 药物阻止新冠病毒感染、抑制新冠病毒复制或抑制新冠病毒某些特定致病功能的能力。

• 药物作用的靶点（如病毒复制酶、蛋白酶、受体等）或作用于新冠病毒复制的哪个阶段（如病毒进入细胞、进入细胞核等）。

可提供支持药物作用机制的生物化学、结构学、细胞学、分子生物学等方面的数据。证明药物作用机制的数据包括但不限于受体结合、酶活性、药物与受体结合复合物的 X- 光晶体结构等。

应比较药物对病毒靶点及细胞或宿主蛋白作用的选择性，当宿主细胞中存在或可能存在与病毒靶点结构类似的蛋白时，该研究信息尤其重要。例如，若药物作用靶点是病毒聚合酶，建议通过比较对宿主细胞 DNA 聚合酶（如 DNA 聚合酶 α、β

及 γ）的抑制活性，验证药物对病毒聚合酶的选择性抑制活性。

三、体外抗病毒试验

（一）试验材料要求

1. 病毒：应采用近期流行的毒株或变异株。建议根据新冠病毒变异情况，包括变异株流行情况、传染性、致病性等，参考 WHO 或我国卫生健康主管部门等权威机构发布的指导意见选择合适的病毒株。

2. 细胞：应选用对 SARS-CoV-2 敏感的传代细胞株。

3. 受试物：应采用能够代表临床试验样品质量和活性的受试物。

（二）体外抗病毒活性筛选

应在合适的体外试验系统中，获得以下关键数据：

半数细胞毒浓度（CC_{50}）：致 50% 细胞死亡所需的药物浓度，用以评价药物对细胞的毒性。

半数有效浓度（EC_{50}）：使病毒的复制水平降低 50% 的浓度，用以评价药物的抗病毒活性。

（三）体外筛选及评价指标

最重要的指标是选择指数（SI）[或称治疗指数（TI）]，是指药物的细胞毒性效应浓度与抑制病毒复制效应浓度的比值，以证明药物的体外细胞毒性效应浓度远远大于抗病毒效应浓度，排除测得的体外抗病毒活性是由于宿主细胞死亡所致的可能。

选择指数（SI）的计算：$SI = CC_{50}/EC_{50}$。

有研发前景的抗病毒药物，应抗病毒活性强、细胞毒性低，具有较大的选择指数。选择指数越大提示进一步筛选和研究的价值越大。

对于难溶/不溶性药物，体外选择指数可能较低，体外抗病毒活性试验的预测价值有限，宜采用感染动物模型进行体内抗病毒活性研究。对于前体药物，可采用活性物质进行体外抗病毒活性研究。

四、体内药效学试验

体内药效学研究对于进一步说明药物的抗病毒作用、指导临床试验设计有重要的价值。目前已有多种 SARS-CoV-2 感染动物模型用于预防性疫苗的非临床有效性评价。建议采用动物感染模型评价药物的体内抗病毒活性。病毒株、受试物的要求与体外抗病毒试验相同。

体内药效评价指标包括但不限于：一般观察（死亡率、体重变化、临床体征等）；病毒载量；大体检查；组织病理学（主要是肺）；血液学和血液生化指标（必要时）等。其中病毒载量和组织病理学检查是关键指标。必要时测定药物在动物体内的血药浓度和 / 或感染局部药物浓度，以提示有效性与药物暴露量的关系。

五、其他相关考虑

体外、体内抗病毒试验应设置合适的对照，如空白对照、溶媒对照和阳性药物或其他抗病毒药物对照，验证试验系统的可靠性，预测药物的临床治疗价值。

在仅有体外抗病毒试验结果的情况下，需要结合其他研究（如蛋白结合率、组织分布、人体药代动力学）的结果预测体内是否能达到有效的抗病毒浓度。

必要时可阶段性地开展耐药性研究，进行耐药病毒株筛选、耐药株基因型分析 / 表性分析和交叉耐药性研究。

联合用药可参考上述原则进行研究，并提供组方和配比的选择依据。

抗新冠病毒肺炎炎症药物非临床药效学研究与评价技术指导原则（试行）

一、前言

新冠病毒感染在临床上可发展为高炎症应答（Hyperinflammatory Response，HIR）所导致的重症肺炎。因此，抗炎症药物是治疗新冠病毒肺炎药物研发的重点之一。该类药物在进入临床试验前，应提供非临床药效学研究的支持数据。

基于当前疫情的状态、对新冠病毒肺炎病理生理过程的认知和试验资源的可及性等，形成本指导原则，供研究与评价参考。

本指导原则适用于具有抗炎作用、机制明确、拟用于治疗新冠病毒肺炎炎症的化学药品和生物制品。

随着对新冠病毒生物学特性和新冠病毒肺炎病理病程认知的深入、药效学模型研究的进展、相关研究数据的积累和疫情形势的变化，本指导原则将不断完善和适时更新。

二、总体考虑

抗炎症药物的非临床有效性评价要点包括：作用机制清晰，理论和临床靶点依据充分；能有效抑制与新冠病毒肺炎相关的高炎症应答；可明显改善高炎症应答引起的肺部病理损伤。

有效抑制高炎症应答是指在体外和/或体内试验中，与对照组相比，给药组与人新冠病毒肺炎炎症发生发展相关的促炎细胞因子水平显著下降；明显改善肺部病理损伤是指在体内试验中，与对照组相比，给药组动物的肺部病理损伤明显减轻或进行性病理改变缓解。

三、体外药效学

（一）作用机制研究：应明确抗炎症药物发挥抗炎作用的作用靶点，及其与人新冠病毒肺炎炎症的相关性。

（二）在细胞水平评价抗炎症药物的抗炎作用：根据目前的认知，IL-6、

TNF-α、VEGF、IL-1β、IL-17、IFN-α、IFN-γ 等促炎细胞因子在新冠病毒肺炎炎症的发生发展过程中可能起关键作用。在细胞模型中，抗炎症药物应能够显著降低其中一种或几种细胞因子的浓度，或降低其他有临床相关性证据的细胞因子浓度。

四、体内药效学

（一）在至少一种炎症动物模型中观察到抗炎症药物可使血和/或肺组织中相关促炎细胞因子水平显著下降。

（二）在至少一种炎症动物模型中观察到抗炎症药物改善肺部炎症性病理损伤（如：肺泡渗出、血栓形成等）或缓解进行性病理改变。

（三）现有新冠病毒感染模型在模拟人新冠病毒肺炎的高炎症状态和肺泡炎及其严重程度上尚存在局限性。即便如此，仍鼓励选择合适的新冠病毒感染动物模型，验证抗炎症药物在新冠病毒感染状态下的体内改善肺部病理损伤、抑制促炎细胞因子的作用。

上述（一）（二）项为评价抗炎症药物体内有效性的必要条件，根据具体情况，可分别开展研究，也可合并研究。在体内药效学研究中可同时考察重症发生率和/或死亡率等指标。

五、结语

新冠病毒肺炎是一种多因素、多步骤、连续反应导致的复杂、渐进性炎症，临床上对其发病机制和病理病程的研究和认知在不断深入。不同抗炎症药物的作用靶点也不同。研究者应根据抗炎症药物的作用机制和特点，选择与临床相关的体外体内模型和评价指标开展非临床药效学研究，以支持药物进入临床试验。

药物免疫原性研究技术指导原则

一、概述

本指导原则中，药物的免疫原性是指药物和／或其代谢物诱发对自身或相关蛋白的免疫应答或免疫相关事件的能力。免疫反应的影响广泛，从无临床意义抗药抗体的暂时出现，到严重危及生命。不必要或非预期的免疫反应可能导致中和药物的生物学活性，或与对应的内源性蛋白产生交叉免疫反应，也可能导致过敏反应和细胞因子释放综合征等不良事件的发生，对患者的安全和药物的有效性均有重要影响。

对于大多数药物，不良免疫反应一般由体液免疫机制介导的免疫应答所致，因此抗药抗体一直是定义该类药物免疫原性的主要标准。但近年来随着免疫调节类药物在重大疾病中更加广泛的应用，细胞免疫机制介导的不良免疫反应也应得到重视。药物的免疫原性受到多种因素的影响，患者自身和药物相关因素均可能影响药物的免疫原性。患者和疾病相关因素包括患者的免疫状态和免疫能力、遗传因素、预存抗体、给药途径、剂量和频率等。药物相关因素包括产品来源、结构、聚合物的形成、糖基化、聚乙二醇化、杂质、处方、包装和储存等。药物开发的全生命周期中应始终关注免疫原性研究，基于药物作用机制，产品相关因素，以及拟用适应证等因素预测免疫原性风险，基于免疫原性风险设计相应的研究进行风险识别。在药物的开发中，一方面应尽量选择免疫原性潜在风险较小的候选药物，另一方面应探索如何减少和控制免疫原性的不良影响。

本指导原则适用于治疗性蛋白质、多肽及其衍生物，以及含有此类组分的药物，例如抗体偶联药物。其他具有潜在免疫原性风险的药物也可参考本指导原则。

二、免疫原性研究内容

免疫原性研究主要聚焦在抗药抗体的检测和表征上，通常应获得抗药抗体的发生率、滴度、存续时间和中和能力数据。有些情况下，需要对抗药抗体进一步表征，如同种型和亚型或者与相关内源性蛋白的交叉反应性。应始终考察抗药抗体生成与药代／药效动力学、疗效，以及安全性之间的相关性。免疫原性风险识别中，细胞介导的免疫反应也很重要，应在适用的情况下考虑对其进行评估。如果观察到临床相关的免疫反应，应对其潜在机制进行研究，并确定关键的影响因素。这些研究有助于控制和缓解策略的制定和实施，包括修改产品处方和筛查高风险患者人群。

治疗性蛋白药物通常具有种属差异，基于动物免疫原性研究结果预测人体免疫原性具有局限性。但是，在非临床研究中进行免疫原性评价仍然具有一定意义。免疫原性相关反应可导致非临床研究结果复杂化并难以解释，免疫原性数据有助于安全性数据的整体分析，因此免疫原性研究始终是治疗性蛋白药物非临床安全性研究证据链的重要组成部分。应考虑将新技术（新兴的生物信息学、体外和体内模型）用于开发过程中。对于细胞因子释放综合征、自身免疫反应等免疫相关不良反应，应在药物的开发早期进行风险评估。对于具有潜在风险的药物，除了在常规的动物体内毒性试验中进行细胞因子相关检测外，应进行体外细胞因子释放试验［具体试验方法见附录（三）］。当治疗性蛋白药物对应的内源蛋白具有不可替代的生理功能时，应充分评估潜在自身免疫反应介导的安全性风险。通常基于对内源性蛋白生理功能的已有认知，安全性风险是可以预估的，因此不必为了确定这些安全性风险而专门进行动物试验。但是，如果缺乏足够认知，并且理论上提示存在安全性风险，则应考虑对治疗性蛋白药物（或针对动物的替代分子）进行动物免疫试验，以便于了解不良免疫反应的潜在影响。

生物类似药开发时需要进行免疫原性比较试验，生物类似药和参照药应采用同样的分析模式和采样计划。分析方法最好能同时检测生物类似药和参照药的抗药抗体，至少应尽可能检测到生物类似药的所有抗药抗体。无论采用单一分析方法还是两套分析方法，均应进行相应的交叉验证，以期获得对生物类似药和参照药同样的检测性能。通常，应对抗药抗体生成和性质进行检测，并应评估和解释对临床有效性和安全性指标的潜在影响。

当生产工艺变更需要临床试验支持时，免疫原性的研究应与药代动力学、安全性和有效性试验相结合，应优先开展变更前后药物的头对头试验。

免疫原性研究涉及多学科及不同研发阶段，免疫原性相关数据往往分散在上市申请的多个部分。建议对免疫原性研究结果进行综合概述，并将其放于CTD2.7.2.4特殊研究中，总结应简明扼要，并包含详细研究报告的链接。

三、抗药抗体检测

制定与预期治疗计划相关的综合分析策略对于阐明免疫原性数据的临床相关性至关重要。考虑到与临床安全性和疗效的相关性，免疫原性研究通常集中在对抗药抗体的检测和表征研究上。抗药抗体检测需要进行谨慎且前瞻性的设计和计划，包括分析方法的选择和开发、合适的采样点、充足的采样体积、样本采集的流程及储存方法，以及数据分析选用的统计学方法。

（一）试验设计考虑

1. 检测策略

抗药抗体的检测通常应采用多层级分析方法，首先对所有样本进行筛选试验，之后对疑似抗体阳性样本的特异性进行确证试验，对已确证抗体阳性的样本进行滴度试验，以及对抗体中和活性进行检测。其中在已确证抗体阳性的样本中，有时还应考虑对抗体同种型、亚型和结合表位进行检测。免疫原性多层级检测决策树参见附录（一）。

在多层级的分析方法中，筛选试验又称结合抗体试验，用于检测与药物结合的抗体；确证试验用于确定药物结合抗体的特异性；滴度试验用于检测抗药抗体产生的强度；中和抗体是指能够干扰药物与其靶点相互作用的抗药抗体，中和活性试验评估抗药抗体对药物的中和能力/程度。抗药抗体滴度、持续周期，以及中和活性检测信息对于判断抗药抗体对药代动力学、药效动力学、安全性和有效性的影响非常重要。在非临床免疫原性研究中，通常根据非临床药效动力学、药代动力学和安全性的研究结果，以及药物的潜在免疫原性风险确定是否需要进行除抗药抗体发生率以外的研究。

其他分析试验，如抗体同种型、亚型、抗原表位鉴定以及与内源性靶点或其他产品的交叉反应性的评价也具有重要作用。初步的筛选试验应尽可能检测到所有相关的免疫球蛋白（Ig）同种型抗体，但筛选试验无需进一步确定同种型抗体。在某些情况下，应建立可区分同种型抗体的分析方法。例如，对于过敏性反应风险较高或观察到过敏性反应的药物，则需要进行抗原特异性的 IgE 检测。对于黏膜途径给药，通常涉及到 IgA 抗体。有时需考虑对抗体亚型进行检测，例如，凝血因子Ⅷ所致的免疫反应可能涉及到 IgG4 抗体。在有些情况下，可能需要进行与其他蛋白交叉反应的试验，如检测抗药抗体与相应的内源性蛋白的交叉反应性。例如，当治疗性蛋白药物在体内具有一个高同源性的蛋白家族，为了解抗药抗体是否影响蛋白家族中其它蛋白时，通常需要评估抗药抗体的交叉反应性。

对于多结构域治疗性蛋白药物，如聚乙二醇化蛋白、多特异性抗体，建议针对整个治疗性蛋白药物进行初步筛选试验和确证试验，基于风险或产品特征，对确证为阳性的样本进一步开展域特异性评价。

2. 分析方法的选择

抗药抗体检测可以采用不同的方法和仪器，包含但不局限于：直接法、桥联法和均相结合法。每种分析方法均有优点和不足，包括检测速度、灵敏度、选择性、方法的响应范围、检测不同免疫球蛋白的能力、检测快速解离出的抗体的能力（如

IgM，在免疫反应的早期出现），以及试剂的可获得性。所有的分析方法都应该考虑其检测快速解离出的抗体的能力。如果无法检测到此类免疫反应早期出现的抗体，易造成真正阳性的抗体样本未被检出的情况。在分析中也要重点考虑表位的暴露情况，如果表位与固相载体或者其他报告试剂（如荧光染料、酶或生物素）结合，将导致抗原的构象变化，这将掩盖、暴露、改变或破坏与治疗性蛋白药物相关的抗体的结合位点，从而影响最后的检测结果。

3. 试剂的选择

用于抗药抗体检测的有些试剂可以是标准化的或从商业来源获得。然而，特定方法可能需要特定试剂，包括阳性对照抗体、阴性对照和系统适用性对照。应根据检测方法选择合适的试剂，以最小化非特异性信号并维持足够的灵敏度。阳性对照抗体和阴性对照的选择见附录（二）。

（二）方法学开发与验证

方法学验证的程度主要取决于药物的开发阶段以及潜在的免疫原性风险。对于大多数药物，在药物开发的早期阶段（如非临床、临床Ⅰ期和Ⅱ期研究阶段），应重点考察临界值、灵敏度（包括药物耐受性），选择性和精密度，而弱化稳健性、重现性和稳定性的考察。对于高风险药物，可能需要在临床研究前进行全面验证。对于关键性临床试验和上市后研究，一般需要进行全面的方法学验证。药物开发全生命周期中，有可能根据研究需要进行检测方法参数的调整，在此情况下，应合理追加相关的补充验证内容；对于生物类似药，免疫原性是可比性研究的一部分，在方法学验证中需要增加可比性验证内容。此外，对于某些技术平台，需增加对其他参数的验证，如采用表面等离子共振平台时，需验证表面再生稳定性、芯片基线标准、标记试剂的效能及稳定性等。具体的验证方法参见附录（二）。

（三）试验内容

1. 筛选试验

筛选试验是抗药抗体检测的第一步，该分析方法需具有足够的灵敏度以能检测出样本中低、高亲和力的各种类型抗药抗体。为确保真实样本的检出率，筛选试验应具有一定的假阳性率（通常为5%），但需规避出现假阴性。

方法建立时应尽可能选择与待测样本相同或相近的自然样本群。应根据需求对所选择的方法进行优化。样本（通常是血清或血浆）中可能含有影响检测的成分，可导致产生假阳性或假阴性结果，和/或对抗体含量产生错误评估。例如补体成分或补体受体、甘露糖结合蛋白、Fc受体、可溶性的靶分子及类风湿因子。应采用经确证合理的方法以减少基质效应的潜在影响。

此外，待测样本中的残留药物可能与抗药抗体结合，从而使检测到的抗体含量降低。这种干扰带来的影响取决于分析模式和抗体的特性。可通过多种经验证的方法规避或解决，如酸解离、通过固相吸附除去过量的药物、延长孵育时间，以及稀释样本等方法。在某些情况下，可通过调整给药间隔和采样时间来降低残留药物的干扰。但该方法必须不能对抗体的检测或患者的治疗产生明显影响。通常，应证明分析方法的药物耐受水平超过待测样本中药物的浓度（一般为药物谷浓度）。

2. 确证试验

确证试验是为了排除筛选试验中的假阳性样本。筛选试验中检测为阳性的样本，需进一步通过确证试验证明抗药抗体的特异性。

确证试验应与筛选试验具有可比的灵敏度，但需要注意两个试验的假阳性率不同，且确证试验应有更高的特异性，并至少具有与筛选试验相当的选择性，以识别假阳性样本。通常，采用结合竞争抑制法进行检测，即在样本中加入过量的药物，随后同时检测加入药物和未加入药物样本的信号值，若样本中含有抗药抗体，游离的药物将竞争结合抗药抗体，从而造成检出的信号值下降。确证试验的方法和平台可与筛选试验相同，也可不同。方法灵敏度需采用质量单位，并使用系统适用性质控进行确认，当筛选试验和确证试验采用不同方法和平台时，应具有相似的灵敏度。

若选择竞争性抑制方法，则建议使用未给予药物的受试者样本，加入抑制剂（通常是受试药物）后，所产生信号的数据来确定临界值。用于测定临界值的药物的竞争浓度应与将用于样本检测的浓度一致。这种方法可能不适用于在未给药受试者中存在预存抗体的情况，此时建议从临界值的评估中找出疑似阳性结果并予以剔除。当没有本底水平的阴性对照样本时，应采用滴度的改变或正交方法对筛选试验中呈阳性的样本进行确认。对于确证为阳性的样本，在某些情况下，需要对其特异性进行检测，应考虑开发并验证针对样本中杂质诱导产生抗体的检测方法，以区分抗体的结合是针对药物相关成分还是工艺相关成分（如宿主细胞蛋白）。

3. 滴度试验

滴度定义为样本检测值高于临界值时的最大稀释倍数。滴度检测常与筛选试验使用相同的平台。一般采用连续稀释方法或通过量效曲线的线性部分外推来确定滴度。

通常，滴度临界值沿用筛选临界值。在某些情况下，也应考虑采用与筛选试验不同的临界值。例如，当筛选临界值落在阳性滴度曲线的低平台区时，应建立滴度试验临界值。如无特殊情况，通常采用 0.1% 的假阳性率确定滴度临界值。当存在预存抗药抗体时，则应根据给药后样本中滴度的提升判断经治疗后样本中抗药抗体的升高。

4. 中和活性试验

中和活性是指抗药抗体具有抑制药物生物学活性的能力。中和抗体可以通过阻断产品到达其靶标或干扰受体/配体结合，从而干扰药物的体内活性。

中和活性试验的分析模式选择需要考虑多种因素，包括但不限于药物本身的作用机制、检测方法与体内真实情况的相关性、方法本身的选择性、生物基质的干扰程度、灵敏度和稳健程度等。检测方法与药物体内作用机制的相关性为首要考虑因素。通常采用基于细胞的中和活性检测方法。但是，当药物在体内的作用机制与细胞关系较小，例如体液中游离靶点的拮抗反应、酶反应等，或者由于生物基质干扰等因素，细胞学方法的变异程度、定量范围、灵敏度等难以满足方法学验证和样本分析的需要时，可能需采用基于非细胞的试验方法（配体结合分析、酶反应等）。在某些特殊情况下，结合高度灵敏的药效动力学和/或药代动力学数据可以判断抗药抗体对临床药效的影响，这些试验和指标有可能代替中和抗体试验，这些数据的可替代性应与监管机构进行沟通交流。

基于细胞的中和活性检测方法通常在药物活性测定方法的基础上进行开发，这些方法的形式和测定终点因产品而异。中和活性检测方法开发时，应考察基质效应、药物浓度、配体浓度等，并验证临界值、精密度、选择性、灵敏度等。中和活性分析方法一般不具有很好的药物耐受性，因此应在采样时间点设计上予以考虑。此外，还应该针对不同分析模式的特殊性，考察方法的稳健程度，例如细胞代次等。

通常，基于细胞的中和活性检测方法采用特定浓度的阳性抗体及特定浓度的药物。因此，应对药物的浓度进行筛选，使其产生的细胞效应对中和作用足够灵敏。如果药物的浓度在量效曲线的下半部分，可能没有足够的动态范围响应以显示中和效果。如果在接近量效曲线的平台浓度下进行试验，对于中和抗体含量低的样本，可能检测不出阳性结果。因此，建议选择量效曲线线性范围内的药物浓度进行中和活性试验。

样本基质可干扰中和活性试验，尤其在基于细胞的检测中，基质组分可能增强或抑制药物的活性。例如，患有特定疾病受试者的血清中可能含有高水平的细胞因子，这些因子可能激活细胞，使其对原有刺激因子或药物的应答增强，从而影响中和抗体的检测。因此，应了解这些试验中的基质影响并选择可以被药物特异性激活的细胞系，还可通过特异性抗体抑制或耗竭干扰因子。

中和活性试验需采用未给药受试者的样本，通过试验变异性来确定临界值。如果对筛选和确证试验中检测为阳性的样本进行中和活性检测，通常采用1%的假阳性率。当使用中和活性进行筛选时，应采用5%的假阳性率。如果样本变异程度导致中和抗体活性难以评估，可考虑其他方法，或开发能使变异性降低并获得更准确临界值的方法。

中和活性试验通常采用固定临界值，基于药物作用机制可采用信号抑制或刺激百分比来表示；亦可采用浮动临界值。

中和活性试验一般仅对抗药抗体阳性样本进行检测，通常不需要确证研究。由于生物活性检测具有一定的复杂性，某些情况下，需要进一步确定受试者是否产生了真正的中和抗体，应考虑以下方面：（1）不相关的抑制分子可能引起中和活性，从而难以确认中和活性是由中和抗体还是其他抑制分子导致。若担心存在非特异性抑制，应考虑进行竞争试验。（2）除了药物，细胞系可能对多种刺激产生应答。在这种情况下，可在药物存在时检测中和抗体，此时中和抗体应答会被特异性阻断，而其它刺激引起的应答不会被阻断。（3）基质含有的可溶性受体或内源性药物类似物可能导致错误结果。在这种情况下，直接进行基质样本的检测或封闭基质因子（若已知）有助于了解试验结果。（4）还应考虑样本中是否存在药物，特别是半衰期较长的药物。

四、附录

（一）免疫原性多层级检测策略示意图

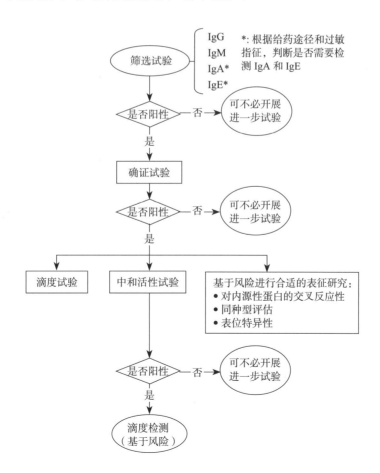

（二）抗药抗体检测方法的开发与验证

1. 阳性对照抗体

作为评估方法学性能的关键试剂，阳性对照抗体直接影响检测方法的灵敏度。理想状况下，阳性对照抗体应能够反映药物在受试个体中的免疫应答情况。因此，选择合适的阳性对照抗体对抗药抗体检测方法学的开发和验证至关重要。

阳性对照抗体可通过免疫动物或从商业公司购买获得。一般选择免疫动物制备多克隆抗体作为阳性对照抗体。对于临床研究，如可获得人的抗药抗体，则可考虑优先采用。如对于治疗性单克隆抗体，应特别考虑阳性对照抗体的代表性，建议首先根据抗体的结构类型（如嵌合、人源化或全人源）评估其在受试动物或人体中可能产生的抗体所针对的结构域或抗原表位，然后选择合适的免疫原针对性地制备阳性对照抗体。作为备选，有时也可选用单个或多个单抗的组合作为阳性对照抗体。如面临无法制备阳性对照抗体的特殊情况，可以考虑采用替代手段，但需阐明采用替代手段的科学性和合理性。当检测模式为桥连法时（如对于单抗类药物），阳性对照抗体理论上无种属限制和免疫球蛋白亚型限制，但应注意 IgG4 亚型不适用。

阳性对照抗体一经确定，即可用于评价灵敏度、选择性、特异性、重现性等方法学特性。在方法开发和验证过程中，应采用阳性对照抗体制备高、中、低不同浓度的质控或系统适用性对照。中浓度质控有利于在方法学验证过程中评估方法学的精密度，考察在较宽的抗药抗体浓度范围内方法学表现是否可被接受。对于常规的抗药抗体检测，监测系统适用性可只用高、低浓度质控样品。建议高浓度阳性对照选择没有钩状效应的信号曲线高端对应的浓度，或者模拟样本中预期最高浓度水平。中浓度阳性对照应选择标准曲线中段浓度点。建议采用统计的方式确定低浓度阳性对照样品的浓度，一般以 1% 的分析批拒绝率来进行计算。对于非临床研究，可根据灵敏度确定试验的标准曲线，采用 1.5~2 倍阴性对照或 1.5~2 倍筛选临界值仪器响应值或其转换值对应的浓度作为低浓度阳性对照样品。

2. 阴性对照

为评价非特异性本底水平，方法学验证和样本检测中均需设置阴性对照。阴性对照为来自至少 10 例代表性未给药个体基质的混合物。由于分析前的变量可能对阴性对照的检测结果带来影响，应尽可能模拟待测样本的基质特点，如基质种类（一般为血清或血浆）、种属、性别、年龄和疾病背景等，并采用与待测样本相同的预处理方式，如相同的抗凝剂、采样体积、相似的制备方法和相同的储存条件等。如在方法开发和早期验证试验阶段暂时无法获得符合上述条件的基质，可以采用健康个体的基质。当获得与待测样本相同的未给药群体的基质时，应对临界值、灵敏度和选择性等重要方法学参数进行确认。此外，应对基质中可能含有的预存抗体、可发生结合的蛋白、可溶性受体等因素进行评估。

阴性对照样本的信号值应当低于但接近于筛选临界值，并且能够代表临界值确定试验中个体样本的信号波动情况，如阴性对照的信号值远低于个体样本信号的均值，则不能用于监测方法的适用性。

3. 临界值

临界值是将样本定义为阳性或阴性结果的响应水平。建立合适的临界值可使产生假阴性结果的风险最小化。

临界值可能受多种干扰物或基质成分的影响，应在方法开发早期考虑这些因素。由于来源于不同目标人群和疾病状态的样本中含有的引起背景信号发生变化的因素各有不同，可能需要分别制定不同的临界值。

如果可行，应采用未经治疗的受试者的样本通过重复试验对检测的变异程度进行考察，并基于统计学方法对临界值进行计算。在计算临界值时应考虑统计确定的离群值和真实阳性样本的影响，并提供剔除任何数据点的理由和用于确定离群值的判断方法。

3.1　筛选临界值

筛选临界值用于初步判定待测样本为阴性或潜在阳性。筛选临界值的确定应基于多个空白个体基质的响应值，从科学（如生物统计学）的角度进行综合考虑。用于计算筛选临界值的空白个体基质的来源应尽量来自给药前的受试者或动物，如选择来源于其它群体的空白个体基质应进行合理性论证。通常，非临床研究应选择不少于15个，临床研究应选择不少于50个空白个体基质。临床前研究中至少对分析人员、日期两个实验变量进行考察，临床研究中，根据实际情况可能还需要对更多变量，例如仪器、固相载体等进行考察，分析时各样本均设置复孔。

非临床研究中，筛选临界值应基于至少2名分析员在至少3天进行的3个分析批的响应值（或基于阴性对照校正后的数值）进行统计分析获得；临床研究中，应考察至少2名分析员在至少3天进行的6个分析批。筛选临界值的一种计算方法是采用空白个体95%百分位数的单侧90%置信区间下限得到。计算临界值的统计方法取决于数据的分布，例如，正态分布的95%的百分位数可通过个体均值加上1.645倍的标准差计算；也可用其他方法计算95%的百分位数值，例如，使用中位数及中位数的绝对偏差代替均值与标准差，应说明计算方法选择的依据。不同批次间，阴性对照样本的平均信号值可能是恒定的，也可能在不同的分析批、孔板或分析人员之间变化。当这之间的平均值不同，但平均值的方差恒定时，可以运用一种标准化因子来计算并用于检测中。这种方式获得的临界值称为浮动临界值，是最常用的临界值类型。对于正态分布数据，当均值为常数时，可以在试验验证过程中建立一个临界值，即固定临界值，该临界值可直接用于研究中。通常不鼓励采用固定临界值，因为它无法对研究中阴性对照可能的变化进行监测。当平均值和方差均不同时，可能需要为每个分析批、孔板或分析人员计算临界值，即动态临界值。然而，这种方法通常不实用，因为这需要包含更多的阴性对照样本。如果数据显示需要使用动态临界值时，应考虑进一步开发试验方法，而不是使用动态临界值。

3.2 确证临界值

由于筛选临界值通常允许至少5%的假阳性率，因此经筛选试验判定为"疑似阳性"的样本可能是非特异性的，需进一步通过确证试验考察对药物的特异性，并基于确证临界值（以百分比抑制率表示）确定是否为阳性。在确证临界值确定试验中，通常将某一特定浓度的受试药物加入空白个体基质，通过加入药物的空白个体基质复孔信号值与未加药物空白个体基质复孔信号值计算信号抑制率。在剔除离群值后，可选择信号抑制率的99%百分位数的80%~90%单侧置信区间的下限（即允许1%假阳性）作为确证临界值。建议确证临界值确定试验与筛选临界值确定试验在同一个分析批或分析板上进行。对空白基质数量、考察变量和复孔检测的要求与筛选临界值确定试验相同。当确证试验所采用的方法或平台不同时，确证临界值应在独立的分析批中参考上述方法进行构建。

4. 灵敏度

方法灵敏度是指阳性对照样品检测结果持续为阳性或读数等同于该检测方法临界值的最低浓度。为了在抗药抗体水平达到对药代动力学、药效动力学、安全性或有效性产生影响之前被检测到，分析方法应具有足够灵敏度。值得注意的是，方法灵敏度是通过阳性对照抗体建立的，可能无法完全代表特定受试者体内的抗药抗体应答情况。阳性对照抗体通常为高亲和力抗体，该抗体可能高估灵敏度。因此，方法灵敏度并不是为了确定受试者体内抗药抗体的绝对量，而是为了更全面地理解检测方法的性能。由于灵敏度可能受样本中残留药物的影响，因此考察在预期药物浓度下的灵敏度是非常重要的。

4.1 方法灵敏度

灵敏度可通过多种方法计算。通常在混合空白生物基质中按照不高于2~3倍的梯度稀释阳性对照样品（应采用经亲和层析纯化后的多抗或单抗）至系列（至少5个）已知浓度，然后确定或计算灵敏度，一种方法是在至少满足一个浓度的响应值低于筛选/确证临界值的情况下，高于筛选/确证临界值的最低浓度即为方法灵敏度；另一种方法是采用横跨筛选/确证临界值的两个点进行截距法计算；还可以对各浓度的响应值和浓度进行曲线拟合，根据筛选/确证临界值计算的阳性对照抗体浓度即为方法灵敏度。

建议以阳性对照抗体的加样浓度乘以最小稀释倍数后进行灵敏度的报告。如果采用了一个以上阳性对照抗体，建议分别报告灵敏度。对于非临床研究，方法灵敏度一般需达到 250~500ng/mL；对于临床研究，在筛选和确证试验中，IgG 和 IgM 型抗药抗体的检测灵敏度一般应达到 100ng/mL。在某些特定情况下，基于风险评估和以往的数据，灵敏度大于上述推荐值也是可以接受的；有文献报道，低至 100ng/mL 的抗药抗体水平也可能导致临床反应，此时可考虑更低的灵敏度。IgE 型抗药抗体的检测灵敏度需达到几百 pg/mL 或几 ng/mL 级别。对于中和活性试验的检测可能无法达到该灵敏度水平。方法灵敏度高度依赖于所采用的阳性对照抗体，不一定能直接反映待测样本中的最低检出水平；但灵敏度提供了分析方法的性能指标，有助于在开发阶段选择最优的抗药抗体检测方法。

4.2　药物耐受水平

生物样本中可能含有高浓度的游离受试药物，可以与捕获试剂/检测试剂竞争结合抗药抗体，进而干扰抗药抗体检测导致假阴性结果。因此，在方法学早期开发过程中，应评估游离受试药物对方法学的干扰，即药物耐受水平，并在方法学验证中进行考察。

药物耐受水平需要结合待测样本中的药物浓度进行考察。一般使用混合空白基质稀释受试药物至合适系列浓度，用该系列稀释样本与不同浓度阳性对照抗体混合后进行检测，应至少包含低浓度阳性对照抗体或者 100ng/mL 浓度的阳性对照抗体，非临床研究中可适度考察更高浓度（250~500ng/mL）的阳性对照抗体。响应值高于筛选临界值所对应的最高受试药物浓度即为该浓度阳性对照抗体能够耐受的最大药物浓度，也可以使用横跨筛选临界值的两个点进行截距法计算，得到该浓度阳性对照抗体能够耐受的最大药物浓度。

值得注意的是，药物耐受水平数据仅代表某特定浓度的阳性对照抗体样品对药物的耐受特性，由于阳性对照抗体样品与待测样本中抗药抗体的亲和力存在差异，可能与待测样本中抗药抗体的药物耐受性水平有所不同。

在方法开发时，需对可能影响药物耐受性的选择性、靶点的性质及阳性对照类型进行考察。如对于不耐酸的抗体或可溶性靶点，酸解离可能并不适用。可通过采集受试者体内药物浓度达到谷浓度时的样本来尽量降低药物的干扰。

5. 精密度

待测样本的检测通常是在不同的分析时间、分析批（板）、分析仪器及分析员之间进行的，因此分析方法应满足相应的精密度要求，并分别考察筛选试验精密度、确证试验精密度和滴度试验精密度。

临床、非临床对精密度的考察类似，但临床研究中的批间精密度考察会纳入更多变量与分析批数量。对于筛选和确证试验，建议在不同的时间、由不同的分析人员、使用相同的仪器或平台和相同的数据模型评估批间精密度。临床研究中通过至少 6 个分析批进行批间精密度评估，非临床研究至少需要 3 个分析批。批内精密度一般来源于含至少 6 套独立配制的系统适用性对照样品的分析批数据，通过系统适用性样品（阴性对照、低浓度阳性对照、中浓度阳性对照、高浓度阳性对照以及确证试验的免疫耗竭对照）的变异系数（%CV）来呈现，其中阳性对照样品需要采用与分析方法相同的数据转换方式来计算，不宜高于 20%。批间精密度通过所有可报告的验证分析批系统适用性样品（阴性对照、低浓度阳性对照、中浓度阳性对照、高浓度阳性对照以及确证试验的免疫耗竭对照）的变异系数（%CV）来呈现，其中阳性对照样品需要采用与分析方法相同的数据转换方式来计算，不宜高于 20%；若高于 20% 需要优化分析方法或提供合理性说明；对于阴性对照样品或高变异度的细胞学试验，其接受标准可适度放宽。对于滴度试验，批内精密度建议通过含有至少 3 套独立配制的滴度阳性对照样品进行评估，批间精密度建议通过至少 3 个分析批至少 9 套滴度阳性对照样品进行评估。

6. 特异性

特异性是指某种方法对于某一目标分析物的专属检测能力，特异性较低可能导致假阳性结果。所开发的分析方法应能够特异性地检测抗药抗体，而非单抗药物、可溶性靶点、非特异性内源性抗体或方法中使用的抗体试剂。类似地，对于类风湿因子高发的人群，应证明类风湿因子不会干扰分析方法或该方法能够区分出类风湿因子和特定抗体。如果抗药抗体可与宿主细胞蛋白或其他产品相关杂质发生交叉反应，可能需要对这些反应的特异性进行评估。应根据非临床与临床试验不同阶段的具体情况考察方法特异性。考察指标包括但不限于血清中的因子（如类风湿因子）、脂质、血红蛋白、预存抗体和 / 或合并用药等对方法的干扰作用。应采用添加或未添加药物或其相关物质的阴性对照样品和低浓度阳性对照样品进行特异性考察。

7. 选择性

选择性是指分析方法能够在样本中存在其他成分的情况下检出特异性针对该药物的抗药抗体的能力。待测基质中往往含有大量的不同大小和不同电荷的蛋白质，可能对抗药抗体的检测造成干扰。如未对分析方法的选择性进行验证易造成非特异性信号，从而导致无法正常检出阳性样本。

通常需要对待测样本进行稀释处理以获得较为理想的抗药抗体检测能力。最小稀释倍数有多种定义，包括：产生最高信噪比的样本稀释倍数，产生最接近稀释液的信号的样本稀释倍数，以及导致最高信号变量比的样本稀释倍数，可使用上述定义中的任何一种，但是为了有效计算方法的灵敏度，最小稀释倍数应该考虑待测样本的最终稀释程度，通常为 1 : 5 至 1 : 100（即 1/5 到 1/100）。建议最小稀释倍数不要超过 1 : 100，因为过高的最小稀释倍数可能导致假阴性结果。在某些情况下，如采用了更高的最小稀释倍数，应充分考虑其对检测灵敏度的影响以及产品的免疫原性风险。建议通过一定数量的未给药受试者样本来确定最小稀释倍数。最小稀释倍数的确定通常需要连续稀释不含药的抗药抗体阴性样本，以及通过将已知浓度的阳性对照抗体经系列稀释后加入基质配制至高、中、低浓度，与使用稀释液配制的相同浓度的阳性对照抗体进行对比。最小稀释倍数应使用适当数量的个体血清样本来计算，样本的数量取决于个体样本的变异性等多种因素；一般推荐至少采用 10 个样本。

方法学验证时，筛选试验、确证试验中采用至少 10 个空白个体基质在空白水平、低浓度阳性对照水平考察选择性，确保至少 80% 个体的选择性考察结果符合方法学验证的预期接受标准。有些情况下，需考察溶血或高脂对样本检测的影响。

8. 钩状效应

钩状效应是指由于存在高浓度的特异性的被分析物或者抗体，出现信号值减少，从而可能导致假阴性信号。非临床研究和临床研究中，应考察是否出现钩状效应。一般，通过在混合基质中加入阳性对照抗体进行一系列稀释的方法来进行评估。

9. 其他验证内容

在某些特定条件下尚需对试验的重现性、稳健性、稳定性进行验证。

9.1　重现性

如果在研究期间样本由两个或多个独立实验室进行检测，重现性是重要的考量因素，应保证不同实验室产生的数据具有可比性。应在实验室之间建立可比较的方法性能，包括临界值，灵敏度，药物耐受性，精密度等。

9.2　稳健性和稳定性

方法稳健性表明了检测方法在正常使用期间的可靠性，应不受方法中微小调整及仪器性能的影响。生物学分析方法的复杂性使其特别容易受到检测条件变化的影响，因此评估和优化细胞传代数、孵育时间和培养基成分等参数至关重要。应该在开发阶段检测方法稳健性，如果分析中特定步骤中的微小变化影响结果，则应该采取预防措施来控制该步骤。

样品稳定性有时也需要进行验证。由于考察受试者样本的稳定性通常是不可行的，因此建议保存受试者样本的方式与保存阳性抗体的方式一致。可通过对受试者的样本适当分装来减少冻融循环。评估短期稳定性的研究，包括冻融循环和阳性对照样品在冰箱中和室温条件下的稳定性，是有意义的。

（三）体外细胞因子释放试验

细胞因子释放综合征为免疫细胞过度活化，促炎性因子快速释放而导致的一组临床综合症，是免疫调节类药物普遍的不良反应。对于免疫调节类药物，完整的非临床评价需要整合所有可用的体内和体外试验数据。除了在常规的动物体内毒性试验中进行细胞因子相关检测外，还应进行体外细胞因子释放试验。采用人全血或人外周血单个核细胞体外评价细胞活化和细胞因子的释放，可在一定程度上弥补因种属差异导致的动物模型无法完全模拟人体免疫激发过程的缺陷。当体内试验结果为阴性时，体外试验阳性结果可以提示潜在临床安全风险。建议基于细胞因子释放机制设计合适的体外细胞因子释放试验。通常应考虑采用液相和固相两种孵育系统。如果药物直接靶向免疫细胞，可采用外周血单个核细胞进行试验。如果机制可能与FcγRs结合相关，则更适合在包含表达FcγRs的细胞的全血中进行试验。如果靶抗原仅在疾病状态表达，或者机制涉及在全血或外周血单个核细胞中不存在的细胞类型，可以考虑在检测系统中引入肿瘤细胞、成纤维细胞、内皮细胞等细胞系或原代细胞。体外细胞因子释放试验应设置阳性对照和阴性对照，阳性对照应采用在测试体系中细胞因子释放明显的已知药物，应优先考虑与受试药物细胞因子释放的预期机制类似者。细胞因子的检测项目应与受试药物临床安全性考虑密切相关，一般情况下，观察指标包括但不限于IL-2、IL-6、IL-10、IFN-γ和TNF-α。

基因修饰细胞治疗产品非临床研究
技术指导原则（试行）

一、前言

近年来，随着基因修饰技术的迅速发展，基因修饰细胞治疗产品已成为医药领域的研究热点。由于基因修饰细胞治疗产品物质组成和作用方式与一般的化学药品和生物制品有明显不同，传统的标准非临床研究策略和方法通常并不适用于基因修饰细胞治疗产品。为规范和指导基因修饰细胞治疗产品非临床研究和评价，在《细胞治疗产品研究与评价技术指导原则》（试行）基础上，根据目前对基因修饰细胞治疗产品的科学认识，制定了本指导原则，提出了对基因修饰细胞治疗产品非临床研究和评价的特殊考虑和要求。随着技术的发展、认知程度的深入和相关研究数据的积累，本指导原则将不断完善和适时更新。

二、适用范围

本指导原则适用于基因修饰细胞治疗产品。基因修饰细胞治疗产品是指经过基因修饰（如调节、替换、添加或删除等）以改变其生物学特性、拟用于治疗人类疾病的活细胞产品，如基因修饰的免疫细胞，基因修饰的干细胞及其来源的细胞产品等。

三、总体考虑

非临床研究是药物开发的重要环节之一。对于基因修饰细胞治疗产品，充分的非临床研究是为了：（1）阐明基因修饰的目的、功能以及产品的作用机制，明确其在拟定患者人群中使用的生物学合理性；（2）为临床试验的给药途径、给药程序、给药剂量的选择提供支持性依据；（3）根据潜在风险因素，阐明毒性反应特征，预测人体可能出现的不良反应，确定不良反应的临床监测指标，为制定临床风险控制措施提供参考依据。因此，应充分开展非临床研究，收集用于风险获益评估的信息，以确立拟开发产品在目标患者人群中预期具有合理的、可接受的获益风险比，同时为临床试验的设计和风险控制策略的制定提供支持性依据。

细胞经基因修饰后会改变其生物学特性，同时也会带来新的安全性风险，如基因编辑脱靶风险、载体插入突变风险、载体重组风险、表达的转基因产物的风险等。在制定非临床研究计划时，除参考《细胞治疗产品研究与评价技术指导原则》（试行）中的对细胞治疗产品的一般要求外，还应具体问题具体分析，基于产品特点和目前已有的科学认知，结合拟定适应症、患者人群、给药途径和给药方案等方面的考虑，科学合理的设计和实施非临床研究，充分表征产品的药理学、毒理学和药代动力学特征。在进行获益风险评估时，还应重点关注由非临床向临床过渡时非临床研究的局限性和风险预测的不确定性。

四、受试物

非临床研究所用受试物应可代表临床拟用样品的质量和安全性，关键性非临床研究应尽可能采用临床拟用基因修饰细胞治疗产品作为受试物。体外、体内非临床研究所使用的样品均应符合相应开发阶段的质量标准要求。若后续制备工艺发生变更，应阐明非临床使用样品与临床拟用样品的异同及其对人体有效性和安全性的可能影响。

在某些情况下，受种属特异性的限制，可考虑采用替代产品（表达动物同源基因的人源细胞产品或动物源替代细胞产品）。替代产品应与临床拟用产品采用相似的生产工艺，并对可能影响有效性和安全性的关键质量参数进行对比研究，以评估替代产品与临床拟用产品的质量相似性及其对非临床数据预测性的影响。

五、动物种属 / 模型选择

进行非临床体内研究时，应尽可能选择相关的动物种属 / 模型。基因修饰细胞应能以其预期的作用方式在所选择的动物中表现出所期望的功能活性。因此，选择相关动物时需要考虑产品的特性以及临床拟用情况，包括但不限于以下因素：（1）动物对基因修饰细胞及转基因表达产物的生物学反应与预期的人体反应的相似性；（2）动物对异种来源的基因修饰细胞的免疫耐受性；（3）动物病理生理学特征与拟用患者人群的相似性；（4）临床拟用递送 / 给药方式的可行性。

由于免疫排斥反应以及细胞和 / 或转基因的种属特异性，常规实验动物很可能并不适用，而免疫缺陷动物、转基因动物或采用同源替代产品作为受试物可能会更合适。对于某些作用机制涉及与疾病环境相互作用的基因修饰细胞（例如 Chimeric Antigen Receptor T-Cell，CAR-T 细胞），采用疾病模型动物可能会提供有用的信息。

每种动物种属 / 模型均有其优点和不足，没有一种模型可全面预测基因修饰细胞在患者人群中的有效性和安全性。在选择动物种属时，应评估所采用的动物种属/模型与人体的相关性和局限性。若有多种相关动物模型，且这些模型可提供互补的证据，建议采用多种动物/模型开展研究。当缺少相关动物模型时，可采用基于细胞和组织的模型（如二维或三维组织模型、类器官和微流体模型等）为有效性和安全性的评估提供有用的补充信息。

六、非临床有效性与概念验证

对于基因修饰细胞治疗产品，应参照《细胞治疗产品研究与评价技术指导原则》（试行）的要求进行药效学研究。

此外，还应进行概念验证试验，阐明对细胞进行基因修饰的理由和可行性。通常，对细胞进行基因修饰的理由可能包括但不限于：（1）引入突变基因的功能拷贝以纠正遗传性疾病；（2）改变/增强细胞的生物学功能；（3）引入一个安全开关，以在必要时能够清除细胞。应根据基因修饰的目的，进行相应的体外和体内验证试验。

概念验证试验评估终点可能包括：（1）对细胞基因组修饰的特异性；（2）引入的外源调控序列对内源基因表达的影响，或转基因的表达及功能活性；（3）基因修饰对细胞生物学特性和生理功能的影响。设计概念验证试验时，应考虑设置合适的平行对照，如未修饰的细胞。

虽然体外试验可在一定程度上验证基因修饰细胞的设计理念和拟定作用方式，但对于功能复杂的活细胞，仅依靠体外试验并不足以预测基因修饰细胞的体内行为和功能。因此，除非有充分的理由，均应尽可能考虑进行体内概念验证试验。在设计体内概念验证试验时，建议采用疾病模型动物。对于预期在人体内会长期存续或长期发挥功能的基因修饰细胞，如果缺乏相关的动物模型，建议采用替代方法评估基因修饰细胞的潜在长期效应，如采用替代产品进行体内概念验证试验，在足够的、可行的时间窗内评估基因修饰细胞的长期效应。

七、非临床药代动力学

参考《细胞治疗产品研究与评价技术指导原则》（试行）中的对细胞治疗产品药代动力学的一般要求，采用相关动物模型开展药代动力学试验以阐明基因修饰细胞在体内的命运和行为（包括生物分布、迁移、归巢、定植、增殖、分化和存续性）。这些试验可以单独开展，也可以整合到概念验证试验和/或毒理学试验中。

若基因修饰细胞表达的转基因产物可分泌到细胞外，应阐明其在局部和/或全身的暴露特征及免疫原性。

八、非临床安全性

（一）一般考虑

由于不同基因修饰细胞治疗产品的细胞的来源、类型、生物学特性、基因修饰方式／技术、生物学功能／作用方式、生产工艺、非细胞组分等各不相同，在制定非临床安全性评价策略时，除参考《细胞治疗产品研究与评价技术指导原则》（试行）中对细胞治疗产品的一般要求外，还应基于每个产品的特点，具体问题具体分析。在制定非临床安全性评价策略时，考虑因素包括但不限于：（1）临床拟用适应症、目标患者人群和临床给药方案；（2）细胞的来源、类型及其在体内的细胞命运；（3）基因修饰目的、方式及技术；（4）作用方式／机制或预期的功能活性；（5）诱导免疫应答／免疫耐受；（6）产品的质量因素；（7）已有的非临床／临床数据；（8）类似产品的已知有效性和安全性信息。

基因修饰细胞治疗产品的非临床安全性研究一般应当在经过药物非临床研究质量管理规范（GLP）认证的机构开展，并遵守药物非临床研究质量管理规范。对于某些采用特殊动物模型、药理毒理整合性研究、特殊指标检测等非常规试验内容，可以考虑在非 GLP 条件下进行，但应保证数据的质量和完整性。

（二）转基因表达产物的风险评估

通常，转基因会随基因修饰细胞的存在而持续表达，对于有复制能力的细胞，转基因还可能会随细胞的增殖而过度表达，导致基因表达产物的蓄积，进而导致毒性。因此，若基因修饰细胞编码表达转基因产物，应在体内试验中评估转基因表达产物的毒性风险。在设计试验时，应根据转基因的表达情况和功能活性设计试验期限和必要的终点指标，考虑因素包括：（1）基因表达水平和持续时间；（2）基因表达产物的分布部位；（3）基因表达产物的功能活性。

一些转基因产物（如，生长因子、生长因子受体、免疫调节物等）若长期持续表达，可能会存在长期安全性风险，如导致细胞非受控的生长、恶性转化等不良反应。因此，对于长期持续表达或具有长期效应的转基因修饰细胞，非临床安全性研究的期限应足以评估其长期安全性风险。为确定基因表达产物的量效关系，解释预期和非预期的试验结果，建议在试验中伴随对转基因表达水平的定量检测以及免疫原性检测。

（三）插入突变风险评估

一些整合性载体（如逆转录病毒、慢病毒、转座子）可将外源基因插入整合到细胞基因组中，这可能会导致关键基因突变或激活原癌基因，从而导致恶性肿瘤风险增加。

影响插入突变的关键风险因素包括：（1）载体的整合特征，如插入位点的偏好性；（2）载体的设计，如增强子、启动子等构建元件的活性，影响邻近基因的潜力；产生剪接突变体的潜在剪接位点或多聚腺苷酸信号等；（3）细胞载体拷贝数；（4）转基因表达产物的功能活性（如与细胞生长调控相关）和表达水平；（5）靶细胞群的转化可能性，这可能与细胞的分化状态、增殖潜力、体外培养条件和体内植入环境等有关。

基于已有科学经验和既往非临床 / 临床研究结果，如果认为基因修饰细胞所采用的载体系统可将外源基因整合到细胞基因组中并可在体内长期存续，需综合分析以上风险因素，评估潜在的插入突变、致瘤 / 致癌性风险。非临床研究，应采用具有代表性的基因转导细胞进行基因整合位点分析，分析细胞的克隆组成以及在关注基因（如肿瘤相关调控基因）附近有无优先整合迹象，含有关注整合位点的细胞有无优先异常增殖。

九、对特定类型基因修饰细胞产品的特殊考虑

鉴于基因修饰细胞的产品种类繁多、各有特点，除上述一般技术要求外，还应基于产品的特性进行相应的特殊考虑。本指导原则列举了以下三种情形的特殊考虑。

（一）CAR 或 TCR 修饰的免疫细胞

对于嵌合抗原受体（Chimeric antigen receptor，CAR）或 T 细胞受体（T cell receptor，TCR）修饰的免疫细胞，应尽可能采用多种方法评估其靶点相关毒性和脱靶毒性风险。

对于靶点相关毒性，应采用体外方法深入分析靶点在人体器官、组织和细胞中的表达分布情况，基因表达分析库和文献调研也可能会有助于阐明靶点在不同病理生理状态下的表达是否存在差异。应采用表达和不表达靶抗原的细胞作为靶细胞进行体外试验，确认 CAR 或 TCR 修饰的免疫细胞可特异性地识别和杀伤靶细胞。

对于 CAR 修饰的免疫细胞，应采用多种体外方法评估其胞外抗原识别区的脱靶风险。

TCR 修饰免疫细胞的脱靶毒性可通过评估 TCR 与人体自身抗原肽的交叉识别能力来评估。首先，应采用体外试验测定 TCR 修饰的免疫细胞与人自身抗原肽–HLA（与递呈靶抗原肽的 HLA 等位基因相同）复合物的亲和力，并说明抗原肽的选择依据及选择范围。此外，还应研究其他相关或不相关的蛋白中是否含有靶抗原肽序列。如果 TCR 与人自身抗原肽有交叉反应可能，应确定靶抗原肽的最小

识别基序（motif），并采用计算机预测分析评估交叉反应性。如果计算机预测可识别出具有潜在交叉反应性的抗原肽，应在体外测定 TCR 修饰免疫细胞对表达相应蛋白或递呈相应抗原肽的的细胞的识别能力。如果不能排除交叉反应性，应基于含有潜在交叉反应性抗原肽的蛋白的表达模式以及 TCR 与潜在交叉反应性抗原肽的亲和力来进行风险评估。为获得 TCR 与其他等位 HLA 潜在交叉反应性的信息，应进行充分的 HLA 交叉反应性筛选。

对于 TCR 修饰的 T 细胞，还应关注引入 TCR 链和内源性 TCR 之间的错配可能性，应描述和说明旨在降低错配可能性的 TCR 设计策略。

（二）诱导多能干细胞来源的细胞产品

诱导多能干细胞（induced pluripotent stem cell，iPS）自身具有致瘤性风险，在体内可形成畸胎瘤，整合病毒载体的使用和诱导多能性可能增加 iPS 细胞插入致突变性和致癌性的风险。因此，应在首次临床试验前完成致瘤性试验。若设计科学合理，能够满足评价要求，也可在持续时间足够长的毒性研究中评估致瘤性风险。体内致瘤性试验建议采用掺入未分化 iPS 细胞的细胞产品作为阳性对照，以确认实验系统的灵敏度。如果 iPS 细胞设计了自杀机制以降低致瘤风险，应在体内试验中确认 / 验证此类自杀机制的功能

重编程可能会诱导细胞的表观遗传学改变，其后果尚不完全清楚。为评估 iPS 细胞衍生细胞的表观遗传学改变所引起的潜在异常特征，应采用体外和 / 或体内非临床研究来阐明细胞具有适当的行为和生理功能，毒理学试验还应评估细胞异常行为引起的不良反应。应结合质量表征数据、非临床安全性数据以及文献数据进行深入的风险评估，并就旨在保护患者安全的风险减轻措施进行讨论。如果发现遗传学和 / 或表观遗传学改变，应解决相应的安全性问题。

（三）采用基因编辑技术制备的细胞产品

对于采用基因编辑技术制备的基因修饰细胞产品，应进行体外在靶和脱靶活性评估，以确认修饰酶或向导 RNA 对靶基因序列的特异性。

在评估基因编辑的脱靶风险时，应说明所选择的评价策略的合理性和敏感性。虽然采用计算机分析预测基因编辑的潜在脱靶位点，并对潜在脱靶位点进行深度测序分析，可用于评估基因编辑的脱靶风险；但选择的评价策略仍应包含体外全基因组测序比对，以证明潜在脱靶位点未出现脱靶。此外，在评估脱靶活性时，还应评估种属特异性的差异、细胞病理生理状态的差异或细胞类型的差异对非临床数据预测性的影响。必要时，还应分析基因编辑对细胞表型和生理功能的潜在影响。

参考文献

1. 细胞治疗产品研究与评价技术指导原则（试行），NMPA，2017 年.

2. Quality, non-clinical and clinical aspects of medicinal products containing genetically modified cells. EMA, 2020.

3. Preclinical Assessment of Investigational Cellular and Gene Therapy Products. FDA, 2013.

4. Guideline on Quality, Non-clinical and Clinical Requirements for Investigational Advanced Therapy Medicinal Products in Clinical Trials. EMA, 2019.

5. Long Term Follow-Up After Administration of Human Gene Therapy Products. FDA, 2020.

6. Guideline on the Non-Clinical Studies Required Before First Clinical Use of Gene Therapy Medical Products, EMA, 2008.

基因治疗产品非临床研究与评价技术指导原则（试行）

一、前言

（一）背景

随着基因转导和修饰技术、递送载体系统、细胞培养技术等领域在基础研究和技术开发上的快速发展，基因治疗取得了突破性进展，为难治性疾病（尤其是罕见遗传性疾病）提供了全新的治疗理念和思路。自基因治疗技术出现以来，安全性始终是基因治疗研发最为关注的问题之一，关系到整个领域技术研发和产业应用的健康有序发展。基因治疗产品（Gene Therapy Products）应开展系统的非临床研究，评估安全性风险，验证有效性机制，以支持开展相应临床试验及上市。基因治疗产品种类多样，作用机制和起效方式均有别于小分子、大分子药物，非临床试验设计、实施以及研究设计中试验类型、时间安排和灵活性，可能与其它药物的非临床研究不同。

（二）目的

本指导原则为基因治疗产品研发提供建议，以帮助设计合适的非临床研究计划，并作为非临床评价的参考，以支持开展相应的临床试验。

基因治疗产品非临床研究为临床试验提供支持性信息，研究内容一般为药理学、药代动力学、毒理学，用于提供作用机制有效性证据、明确生物分布特点、确定药理作用特征、了解毒理学特征（确定靶器官、暴露量－反应关系和可逆性等）、确定首次人体试验的安全剂量水平、建议临床给药途径和剂量递增计划、支持患者入组标准、确定可指导临床监测的生理参数、提示临床试验风险等。

本指导原则旨在促进基因治疗产品的研发，并保护受试者免受不必要的不良反应，同时遵循"替代、减少、优化"的3R原则（Replacement，Reduction，Refinement，"3Rs"），以避免不必要的动物及其它资源的使用。

适当情况下，基因治疗产品研发中应考虑其他非临床研究指导原则的建议。本指导原则主要描述了与其他指导原则的非临床试验建议不一致的特殊情况。

（三）一般原则

源于对基因治疗产品多样性、生物体复杂性和科学认知局限性的考虑，基因治疗产品研发应遵循创新药物研发的一般原则，分阶段逐步推进。

基因治疗产品非临床研究应为临床试验风险 – 获益分析提供充分的信息。由于基因治疗产品种类、作用机制、作用特点、给药途径、安全性风险等方面的差异，应基于风险分析设计并开展非临床研究，综合评估临床试验受试者潜在风险 – 获益。

由于基因治疗产品的生物学复杂性，基因治疗产品非临床研究和评价均应采取具体问题具体分析的原则，综合考虑产品导入基因（Transgene）特性、载体生物学特征、研究模型的可行性 / 可获得性、适应症 / 目标患者群体、给药途径、给药方案等多种因素。

基因治疗产品非临床安全性研究一般应当在经过药物非临床研究质量管理规范（GLP）认证的机构开展，并遵守药物非临床研究质量管理规范。对于某些采用特殊动物模型、药理毒理整合性研究、特殊指标检测等非常规试验内容，可以考虑在非 GLP 条件下进行，但应保证数据的质量和完整性。

（四）范围

基因治疗产品通过转导的遗传物质的转录或翻译而发挥作用，一般包括：核酸（例如质粒、RNA）、表达特定基因的基因修饰微生物（例如病毒、细菌、真菌）、离体基因修饰的人类细胞，以及体内编辑宿主基因组（通过或未通过特定的转录 / 翻译）的产品和未通过基因修饰表达特定基因的微生物（例如溶瘤病毒产品）。

本指导原则适用于除基因修饰细胞以外的基因治疗产品，不适用于化学合成的寡核苷酸及其类似物、预防性疫苗。基因修饰细胞治疗产品参见《基因修饰细胞治疗产品非临床研究与评价技术指导原则》。

二、非临床研究

基因治疗产品的非临床研究应在相关动物种属中开展。一般认为，基因治疗产品应能在相关动物种属中有效导入 / 暴露，有效转录 / 翻译，发挥药理学活性作用。复制型载体的基因治疗产品应可在相关动物种属中复制。相关动物种属选择应综合考虑生物学反应性和疾病特点，可以选择野生型、免疫缺陷型、人源化或其它基因修饰的动物。考虑基因治疗产品特殊性和临床适应症，某些情况下可能需要采用非常规的动物种属和品系开展非临床试验，如基因修饰啮齿类动物（例如转基因或基因敲除）、其它啮齿类动物（例如叙利亚仓鼠、棉鼠等），以及非啮齿类动物（例如绵羊、猪、山羊、马等）。采用非常规的动物种属和品系需提供科学依据。

基因治疗产品非临床研究中所用受试物应明确其特性，应该能够充分代表临床试验拟用样品，还应考虑生产过程、重要质量特征（例如滴度）、临床拟用剂型等因素。如果基因治疗产品生物学作用具有种属特异性，应考察评估受试物在非临床研究中的活性，科学论证其对临床拟用样品的代表性。当产品药学信息（载体结构、表达元件、生产工艺等）发生重大变更时，需要评估开展桥接研究或新的非临床研究的必要性。

（一）药理学

基因治疗产品药理学研究是为了在体内、体外研究产品与治疗靶点相关的作用机制和效应，明确基因治疗产品的生物学作用特点，应选择合适的体内或体外模型进行，并以此评价基因治疗产品在人体中潜在治疗作用和效果，有助于后续非临床和临床试验的剂量选择。在某些情况下，相关人用经验可能有助于加深对基因治疗产品生物学作用特征的认识。在开展临床试验之前，基因治疗产品应当完成作用机制、量效关系特点和药效活性的支持性研究。

1. 动物模型

动物疾病/损伤模型可能相对正常健康动物模型更加适于评价"风险–获益"关系，更有机会发现可以用于临床试验监测的活性/毒性生物标志物。

选择动物模型时应考虑以下因素：受试物在动物模型中复制能力和转导(转染、感染)特性；动物模型中与受试物相关的细胞/受体表达和组织分布；受试物中生物调节活性的组分对动物模型转基因的表达水平和组织表达特异性的影响；受试物导入基因产物引起的生物学效应；动物预存免疫学状态对受试物的影响；动物模型内在的与导入基因同源的基因及其产物对药效的影响；转基因动物用于特定受试物药效评价的适用性；动物模型实际可行的安全剂量和体积；受试物在动物模型中的生物分布特征等。在选择动物疾病/损伤模型时需要考虑其局限性，包括模型内在的固有变异、历史/基线数据不足、生理功能和解剖结构的技术性限制、模拟人体疾病/损伤病理过程的可靠性等。

如果没有合适的动物模型满足试验需要，应当依据科学原理开发相应的动物模型或使用更完善的体外试验系统、替代性模型（例如类器官）开展试验。需要科学论证新的动物模型、体外试验系统或替代模型试验对临床试验设计的支持性。

如果单个动物试验模型不足以论证相关问题，则应采用多种动物模型开展相应研究，进行综合分析评价。

2. 概念验证研究

基因治疗产品生物学作用与实验系统、实验动物种属高度相关，在基因治疗产品药理学研究中应关注概念验证（Proof of Concept，POC）研究的重要性。POC 研究为临床试验提供可行性和有效性的非临床证据，并提供可能的生物学作用机制、潜在的安全性问题等信息。

POC 研究的目标包括：1. 确定基因治疗产品的有效剂量范围，包括最低起效剂量，推荐开展量效关系的探索性研究；2. 优化给药途径，以确保治疗产品能到达靶组织、器官或特定细胞类型；3. 优化给药方案，包括相对疾病进展的最优给药时间；4. 验证基因治疗产品的生物学功能及作用机制。

POC 研究包括体外研究和体内研究。体外研究主要用于评价基因治疗产品的生物学功能（如治疗基因的作用、表达产物的活性、特定细胞功能的恢复等）和对作用机制的初步验证。单独的体外研究通常不足以预测基因治疗产品在人体内的药理及毒理学特征，因此需要选择合适的动物疾病模型进行体内研究，通过对动物表型、导入基因的体内表达及其功能活性相关的生物标志物等进行检测以说明基因治疗产品的有效性和 / 或安全性。

由于种属和免疫状态的差异，基因治疗产品在人体内的表达、分布和作用与在模型动物中可能有较大不同，可选用替代产品（如治疗基因使用来自模型动物的同源基因，或使用基因修饰的模型动物细胞、组织和类器官等）进行 POC 研究。应详细说明采用替代产品的试验设计，并科学评估替代产品体内研究数据对临床试验的支持性。

3. 安全药理学

基因治疗产品（包括载体和导入基因，以及导入基因的表达产物）安全药理学主要是研究受试物在治疗剂量范围内或治疗范围以上剂量时，对生理功能潜在的非期望作用，一般包括对中枢神经系统、心血管系统、呼吸系统的影响，通常应在临床试验前完成。采用基于风险的评价策略开展基因治疗产品的安全药理学试验，考虑因素一般包括：导入基因作用机制、载体类型、生物分布、给药途径和临床给药方案等。安全药理学试验通常采用单次给药方式，其研究终点也可以纳入到一般毒理学试验中。

（二）药代动力学

1. 暴露量

基因治疗产品应根据产品具体特点考虑非临床研究中的实际暴露情况，对非临床（药理学、药代动力学、毒理学）研究结果进行分析评价。

2. 生物分布

基因治疗产品生物分布是受试物在相关动物种属中给药部位、靶组织和非靶组织包括体液（例如血液、脑脊液、玻璃体液）在内的体内分布、存续和清除。生物分布特征是基因治疗产品非临床研究的关键部分，有助于解释药理学、毒理学的研究发现，也为临床试验设计提供支持信息。基因治疗产品生物分布研究应在临床试验开始前完成。

基因治疗产品生物分布研究应采用足够的剂量，以临床拟用的给药途径，在相关动物种属或动物模型中开展，不仅包括导入基因的检测，还可能包括导入基因表达产物、载体的检测。采样时间点的安排应能体现基因治疗产品体内过程的特点，至少包括在靶组织和非靶组织的峰值和稳态阶段。具有体内复制特征的基因治疗产品，采样点至少包括第一、第二两个峰值和清除阶段。生物分布研究的检测方法应经过方法学验证。

基因治疗产品在分析非临床生物分布研究结果与临床相关性时，应关注给药途径、剂量水平、给药方案和实验动物的免疫反应等因素。

3. 脱落

脱落是指基因治疗产品通过排泄物（尿液、粪便）、分泌物（唾液、鼻咽液等）或皮肤（脓疱、疮、伤口）排出体外。根据基因治疗产品的特点（例如复制型基因治疗产品）评估开展脱落分析的必要性。除相关的核酸检测外，脱落分析还应根据具体产品的特点考虑排出体外成分的感染能力。根据基因治疗产品脱落的特点和感染风险，在临床试验中采取相应的风险控制措施。

（三）毒理学

在毒理学研究中，应对基因治疗产品进行全面的安全性分析评价，必要时还应评价导入基因的表达产物的安全性。

由于基因治疗产品的生物学复杂性，毒理学试验设计应综合考虑产品本身的特点（如导入基因结构和作用机理、表达产物的表达水平与活性、载体性质和生物学特征、相关动物种属和疾病模型的可获得性）和临床应用（如适应症、给药途径和给药方案等）。原则上应选择可以代表临床使用的给药途径和方法，采用具备合适的剂量范围，还应注意组别、检测指标和时间节点的合理性。必要时，可考虑增加额外的组别（例如静脉给药，以评价潜在的严重毒性反应）、额外的检测时间点、特殊的毒性生物标志物检测等。

当采用临床拟用样品的毒理学试验难以提供有价值的信息时，也可考虑采用替代产品开展毒理学试验，但需提供科学依据，并应注意替代产品和临床拟用样品之间，在生产工艺、杂质／污染物水平、药代动力学以及确切的药理学机制方面都可能存在差异。使用替代物产品的试验可以用于风险识别，以及了解放大的药理作用的潜在不良影响，但是一般不用于定量风险评估。

1. 一般毒理学

一般毒理学试验用以评价基因治疗产品毒性特征、毒性可逆性、剂量 – 毒性反应关系、生物分布 – 毒性反应关系等，包括单次给药和重复给药毒性试验。一般毒理学试验设计时应关注动物种属的选择、与基因治疗产品特性相关的检测指标、毒性反应的持续时间和可逆性。

（1）动物种属选择

毒理学研究中所选动物种属应与基因治疗产品具有良好的生物学相关性，采用相关动物种属开展试验。通常情况下，毒理学试验采用正常健康动物，某些情况下亦可参考药理学试验中使用的疾病动物模型以预测临床试验风险／获益比。如果选择单一性别或特定年龄阶段的动物开展试验，需要提供科学合理性依据。至少采用一种相关动物种属开展一般毒理学试验。必要时，考虑开展更多动物种属的一般毒理学试验。

（2）剂量设计

通常情况下，一般毒理学试验中的给药剂量应该包括在最合适的非临床药效模型中确定的药效剂量范围或拟推荐的临床剂量范围。最高剂量一般期望获得明显毒性反应的相关信息，通常为药效学最高剂量的一定倍数或拟推荐临床最高剂量的一定倍数。最高剂量的设置可能会受到动物模型、递送靶组织的容量／大小、给药途径、产品的生产能力和高浓度制剂稳定性等限制。如果受载体浓度或给药体积的限制，可选择最大可行剂量作为最高剂量。最大可行剂量一般考虑可配制的产品浓度和可输送至靶组织／器官的体积及其载量。

（3）分组

一般毒理学试验原则上应设低、中、高 3 个剂量组，以及合适的对照组，例如溶媒、辅料、空载体、含有非功能转基因的载体等对照组。当使用疾病动物模型作为试验系统时，应考虑设计模型对照组、假手术组等。

（4）给药方案

在一般毒理学试验中，基因治疗产品的给药方案应最大程度地模拟临床拟用给药方案，给药途径、给药频率和给药期限应能适当反映临床使用情况。

对于临床研究拟单次给药的基因治疗产品，可开展扩展的单次给药或重复给药毒性试验。基因治疗产品应考虑延长合适时间进行给药后毒性指标的检测。针对具有长期表达特性的基因治疗产品，毒性观测指标检测时间应延长至暴露量稳态之后，且足以评价毒性反应持续时间和可逆性。如果基因治疗产品拟在人体中长期发挥作用，但实际在动物中作用时间明显短于人体，或者复制型产品在动物体内的复制动力学特征无法反映其在人体中的情况，此时应考虑进行重复给药毒性试验以模拟人体情况。

对于临床研究拟多次给药的基因治疗产品，应进行重复给药毒性试验，给药次数和给药频率一般不应低于临床给药次数和频率。多次给药间隔时间应根据基因治疗产品的作用特点（如载体发挥作用持续性、导入基因表达的相关信息等。这些信息可以来自概念验证试验和 / 或已有的相关文献资料。）进行设计，以保证能够充分暴露毒性风险。

（5）试验期限

基因治疗产品一般毒理学试验的持续时间通常会长于其它生物制品的标准毒性试验持续时间。在设计一般毒理学试验时，需阐述试验期限的合理性，并根据基因治疗产品的作用特点（如载体发挥作用持续性、导入基因表达的相关信息等），确定恢复期观察时长。一般毒理学试验应包括多个解剖时间点（至少应包括导入基因峰值时间点、稳态时间点等），以便评价基因治疗产品发挥作用的持续性，以及剂量 / 暴露量与毒性反应、生物分布与毒性反应的关系。

（6）检测指标

除常规观察指标外，一般毒理学试验需结合基因治疗产品特性，考虑增加合适的观察指标，如生物活性细胞因子分泌、异常 / 异位增生性病变、免疫原性 / 免疫毒性等。应考察基因治疗产品中载体和导入基因在体内的转录 / 翻译、分布、存续情况，为毒性试验的结果解释提供支持性数据（必要时设置卫星组）。必要时还应考虑基因治疗产品中脱落的可能性及生殖毒性风险。

2. 免疫原性和免疫毒性

基因治疗产品可能导致的免疫反应包括先天性免疫反应和适应性免疫反应。多种因素可显著影响基因治疗产品的先天性和适应性免疫反应，如宿主因素（前期接触过相关病毒血清型和 / 或导入基因产物、免疫系统状态）、基因递送方式（递送系统种类、给药途径和靶组织）、载体（载体种类、血清型、剂量和导入基因的调控元件类型等）、导入基因的产物、异位表达基因产物（特别是针对免疫豁免器官和 / 或部位特异表达的基因产物）。

基因治疗产品的免疫原性可能来源于产品中的非人源化组分、导入基因的表达产物、载体、基因编辑产生的非预期的肽 / 蛋白质等。病毒载体类基因治疗产品相对更容易产生免疫原性。此外，还应考虑实验动物预存免疫对试验的影响。

根据基因治疗产品的质量研究，如果预计会产生异常基因产物，或基因治疗产品表达的蛋白质与天然产物相比结构发生了改变，则应进一步评估表达产物的免疫原性。如果基因治疗产品可导致补体激活，则应考察血清中补体激活标志物。

已知对免疫系统有影响的基因治疗产品，如编码生长因子、细胞因子等的产品，通常需要开展免疫毒性研究，应包括体液和/或细胞免疫终点评价。

对于某些特定的基因治疗产品，动物模型可能无法代表临床实际情况，因此可能无法提供可解释的免疫毒性数据。在这些特定情况下，建议采用动物模型的同源基因序列开展试验，以提供相关支持性信息。

3. 生殖毒性

基因治疗产品应根据受试物的产品类型、作用机制、一般毒理发现、生物分布特征以及患者人群来评估潜在的生殖/发育毒性风险。生殖毒性试验的研究策略和风险评估可参考 ICH S5（R3）的建议和 ICH M3（R2）、S6 及 S9 中的相关内容。

通常需要开展胚胎－胎仔发育毒性和围产期毒性研究，除非有基于具体产品类型的特殊考虑并具有科学合理性。如果基因治疗产品拟用于有生育可能或妊娠人群，应研究产品对胎儿的影响（例如细胞因子局部生成后通过胎盘转运），开展胚胎－胎仔发育和围产期毒性试验。如果在一般毒理学试验中发现有潜在的生殖器官毒性反应，应开展生育力和早期胚胎发育毒性试验。

当基因治疗产品在生殖器官持续存在时，需要进一步研究确定其在生殖细胞（例如卵母细胞、精子）的暴露水平。根据载体类型、复制能力、基因组整合特性、剂量水平、给药途径等因素，分析评估基因治疗产品生殖系整合风险。

4. 遗传毒性

基因治疗产品将遗传物质转移到宿主细胞内或整合到宿主基因组中或对宿主基因组进行编辑，存在潜在的遗传毒性风险。目前对于判断细胞基因组插入/修饰是否会产生遗传毒性、是否最终会发生癌变依然还缺乏系统的认知，因此，需要分析基因组改变（载体或遗传物质整合进基因组、对基因组编辑等）的特征，并评估相关潜在风险。

通常不需要进行标准的遗传毒性组合试验，但应根据基因治疗产品的特点、产品的具体适应症、载体的已有信息、导入基因序列结构等，评估基因治疗产品整合进基因组的可能性，判断是否需要开展另外的遗传毒性研究，如研究基因组修饰的发生情况，并检测随后可能发生的异常细胞行为；评估插入突变（插入位点、插入拷贝数等）引起的遗传毒性风险。当基因治疗产品采用基因编辑或转座子技术时，需要关注脱靶编辑、转座子转座印迹引起的遗传毒性问题；鉴定/表征基因组整合位点。

遗传毒性需要考虑最终产品的形式、给药途径（全身或局部）以及靶向的具体组织/器官/细胞的生物学状态等。如果目标细胞是未分化细胞，插入突变产生遗传毒性的风险相对较高。

基因修饰噬菌体、细菌和真菌相关的产品可以不进行遗传毒性研究，一般认为这些产品通常不会直接与宿主细胞基因组发生相互作用。

5. 致癌性

标准的啮齿类动物致癌性试验一般不适用于评价基因治疗产品。可采用证据权重（Weight of Evident，WoE）方法来评估致癌性风险，必要时进行致癌性研究。WoE 关注因素一般包括但不限于：药物靶点和药理作用通路已知与致癌性相关（例如导入基因产物是生长因子）；靶点和信号通路的药理作用特征预测与肿瘤发生发展有一定相关性；插入突变研究的相关结果提示有致癌性风险；载体设计中有潜在致癌风险；生产体系中存在引入致癌成分；一般毒理学试验组织病理学发现，包括弥漫性和 / 或局灶性细胞增生、持续的组织损伤和 / 或慢性炎症、癌前病变和肿瘤发生；激素紊乱；免疫抑制；其他技术方法研究发现与动物和 / 或人体内肿瘤发生相关。

6. 复制型病毒风险

采用复制缺陷病毒载体的基因治疗产品，需要评估在生产的过程中是否有可能产生复制型病毒。如果基因治疗产品可能含有翻译病毒结构或非结构蛋白的元件，应充分评估该产品在体内产生活性完整病毒颗粒的风险。应根据基因治疗产品具体特点，评估分析因基因突变和内源性病毒片段重组产生复制型病毒的可能性。

检测复制型病毒的技术方法应通过方法学验证。如果基因治疗产品有可能产生复制型病毒，应采用动物 / 细胞模型对复制型病毒风险进行评估。

在评估复制型病毒风险时，应考虑到该病毒在不同物种之间的流行性以及传播性。针对动物 / 细胞试验的结果是否能够反映在人类传播的流行病学原理需要进行慎重评估。

7. 局部耐受性

根据产品类型、给药途径和临床试验方案，某些基因治疗产品（例如眼内给药、肌肉注射、瘤内给药等）应开展局部耐受性试验，适当时可以结合在一般毒理学试验中进行。

三、支持临床试验的非临床考虑

（一）首次临床试验起始剂量

确保受试者安全是考虑和确定基因治疗产品首次临床试验起始剂量的出发点。

首次临床试验起始剂量应根据非临床研究所提示的安全有效性特征，采用所有已有的非临床数据（药代动力学、药理学和毒理学）进行科学论证，并且基于多种方法进行选择。

如果未见经典的量效关系，那么最低起效剂量（Minimal Effective Dose）和最高耐受剂量（Maximum Tolerable Dose）可能可以为剂量 / 暴露量与活性 / 毒性的关系提供有用的信息。

应根据具体基因治疗产品生物学作用特点，选择合适的方式进行动物剂量与人体等效剂量的种属间换算。体表面积标准化、体重等比放大、靶器官体积或重量比例放大等可能是合适的方式。此外，还考虑基因治疗产品在不同种属靶器官的生物分布差异。不同类型的基因治疗产品，可能需要采用不同的策略来拟定首次临床试验起始剂量。

（二）关键非临床研究

非临床研究信息应能充分支持临床试验剂量、方案并确定潜在的毒性。应科学论证基因治疗产品非临床研究对临床试验的支持性，综合评价具体临床试验方案的风险 – 获益。一般情况下，基因治疗产品非临床研究项目和阶段性评价策略可参考 ICH M3（R2），但应根据基因治疗产品的具体特点、适应症、用药人群，具体问题具体分析，综合评价非临床研究对临床试验方案的支持性。对于拟用于晚期肿瘤患者的基因治疗产品，非临床研究项目和阶段性评价策略可参考 ICH S9。

基因治疗产品应尽早完成生物分布研究，以了解基因治疗产品在体内分布、存续和清除的特点，选择合适的动物种属，开展合适的药理学、毒理学研究，并设计合理的临床试验方案。在临床试验开始前，应在作用机制、有效剂量范围、量效关系、耐受剂量、毒性反应特征、种属差异、给药途径 / 方案等方面完成科学论证。考虑到基因治疗产品的特殊性，在合适的情况下，其药理学、药代动力学、毒理学试验也可考虑联合开展。

新型冠状病毒中和抗体类药物非临床研究技术指导原则（试行）

一、前言

目前，临床急需针对新型冠状病毒（SARS-CoV-2）（简称新冠病毒）的治疗和控制（预防）性药物。为积极应对新型冠状病毒肺炎（COVID-19）疫情，加速和促进新冠病毒中和抗体类药物（简称新冠中和抗体）的研发，特制定本指导原则。

本指导原则基于当前的科学认知水平，同时考虑当前新冠病毒疫情的状态而制定，用于指导应急状态下新冠中和抗体的非临床研究。随着对新冠病毒及 COVID-19 认知的深入、非临床研究的进展，以及公共卫生状态的改变，本指导原则将不断完善和适时更新。

二、基本考虑

本指导原则适用于新冠病毒中和抗体类药物。新冠中和抗体以基因重组技术表达制备的单克隆抗体为主，其非临床研究应参考 ICH S6（R1）、ICH M3（R2）等相关指导原则，同时应根据中和抗体特点和品种具体情况开展相关研究。

支持进行临床试验和上市的毒理学试验应遵守药物非临床研究质量管理规范（GLP）。对于因采用特殊试验系统而无法遵守 GLP 要求的，应明确不遵守的情况，并评估其对总体安全性评价的影响。

新冠中和抗体的主要作用机制为靶向结合新冠病毒的包膜蛋白［通常为刺突蛋白（简称 S 蛋白），S 蛋白介导病毒与宿主细胞上的受体人血管紧张素转化酶 2（hACE2）结合］，阻止病毒吸附于易感细胞，进而阻断病毒进入细胞内进行增殖。根据不同品种的设计，新冠中和抗体还可能通过其他作用机制来清除感染细胞内的病毒。因此，在新冠中和抗体的非临床研究中，应阐明并验证中和抗体的设计理念，表征其可能的作用机制。

基于针对其他病毒（如登革热病毒）的疫苗和抗体开发经验，抗体 Fc 段与宿主免疫细胞表面 Fc 受体结合，有可能会导致抗体依赖的增强效应（ADE），从而导致感染增强。目前尚不清楚抗体 Fc 段介导的功能效应在预防和治疗 COVID-19 中的作用及 ADE 风险。因此，应评估新冠中和抗体潜在的 ADE 风险。

新冠病毒作为一种 RNA 病毒，在流行传播过程中容易发生突变，这些突变（尤其是发生在抗原表位附近的突变）可能会导致病毒变异株对新冠中和抗体的敏感性降低，因此应测定新冠中和抗体对近期流行的临床分离株（包括变异株）的中和活性。

新冠中和抗体直接作用于外源靶点（病毒），可考虑在一种合适的动物种属中进行短期安全性试验，同时结合组织交叉反应等试验来综合评估中和抗体的非临床安全性。在疾病动物模型的药效学试验中纳入安全性评价指标，对评估安全性也有一定的参考价值。

三、受试物要求

非临床研究用样品应能代表临床拟用样品。若产品在开发过程中发生工艺变更，应对变更前后的产品进行质量对比研究。当质量分析数据不足以确定可比性时，需进行非临床桥接研究，以评估药学质量差异对安全性、有效性和免疫原性等的潜在影响。

原则上，建议采用经筛选的单克隆细胞建库生产非临床研究用样品。

若在研发早期采用瞬转工艺或非单克隆稳定细胞池生产，鉴于其带来的不同批次产品质量的不确定性和变异性，需慎重考虑临床试验前是否采用此类工艺生产的样品开展非临床研究。若采用，则在后续开发过程中应进行非临床研究用样品与临床拟用样品之间的可比性研究，具体要求参见新冠中和抗体药学研究相关指导原则。

四、药理学试验

（一）体外作用机制研究

应根据产品的设计理念进行相应的概念验证试验，表征中和抗体可能的作用机制。

Ⅰ 期临床试验前，应进行新冠中和抗体与新冠病毒 S 蛋白 /S 蛋白亚基 /S 蛋白受体结合区域（RBD）等的结合活性和平衡解离常数（K_D）的测定、对靶蛋白与其受体（ACE2）的竞争结合活性 / 阻断作用等研究。结合活性研究中建议包含对 S 蛋白和 / 或 S 蛋白 RBD 突变体的研究。

结合的抗原表位的保守性 / 多态性可能会影响新冠中和抗体的结合，从而影响新冠中和抗体对病毒（包括变异株）的中和活性，建议表征新冠中和抗体结合的抗原表位。另外，抗原表位研究也有利于新冠中和抗体可能的联合用药的开发。

（二）体外中和活性和耐药性研究

Ⅰ期临床试验前，应采用具有代表性的新冠病毒临床分离株（活病毒）和假病毒进行体外中和活性试验。

开发过程中应持续监测新冠病毒的基因变异，进行病毒变异株的体外中和活性分析，并结合新冠中和抗体结合的抗原表位研究结果，研究和分析这些突变对新冠中和抗体中和活性的影响。

在开发过程中，建议将病毒在含有新冠中和抗体的条件下体外培养连续传代，以了解病毒对新冠中和抗体的耐药性风险和特征。对采用此种方式选择出来的耐药株，应进行基因型和表型鉴定，并评估耐药株对其他新冠中和抗体产品的交叉耐药性。

（三）动物感染模型体内药效学试验

目前已有多种 SARS-CoV-2 动物感染模型可用于新冠病毒药物的研究和开发，包括 hACE2 转基因小鼠、仓鼠、雪貂、食蟹猴、恒河猴等。

应采用合适的动物感染模型，考察新冠中和抗体在动物体内是否有治疗和 / 或预防作用（基于其临床定位）。建议研究量效关系和时效关系。

动物感染模型试验应在患者临床试验开展前完成。

对于体外试验提示可能有 ADE 风险的中和抗体，应在动物感染模型试验中评估潜在的 ADE 风险，该试验应在首次人体临床试验前完成。

（四）免疫学特性研究

应详细描述新冠中和抗体的免疫学特性。应基于抗体的特征设计相应的检测项目，包括 Fcγ 受体、人新生儿 Fc 受体（FcRn）、C1q 的结合活性研究，评估 Fc 介导的功能效应（如 ADCC、CDC、ADCP 效应等）。ADE 风险是新冠中和抗体需特别关注的一种风险，应提供 ADE 风险评估资料。

五、药代动力学试验

应提供至少一种动物种属（应说明种属选择的合理性）的药代动力学（PK）或毒代动力学（TK）试验数据，获得完整的药时曲线，明确其 PK 特征。

六、毒理学试验

（一）组织交叉反应

应采用体外试验来评估新冠中和抗体与一系列人体和／或动物组织的交叉反应性。体外组织交叉反应试验有助于毒理学试验的动物种属选择，如采用与人体相似交叉反应模式的动物开展体内毒理学试验。当发现与某种组织的特异性结合有潜在安全性担忧时，应进一步研究，以阐述这种结合的临床相关性。

（二）安全药理学试验

安全药理学试验可单独进行，也可结合在一般毒理学试验中。若结合于一般毒理学试验中，应关注安全药理学指标的检测应符合评价的要求。

（三）一般毒理学试验

新冠中和抗体直接作用于外源靶点，通常不会与人和动物组织／蛋白发生交叉反应，可采用一种动物种属（应说明种属选择的合理性）开展一项短期的重复给药毒性试验用于支持临床试验和／或上市。

为加快新冠中和抗体进入临床试验，扩展的单次给药毒性试验也可用于支持在健康受试者中进行单次给药的Ⅰ期临床试验。临床试验期间再继续进行重复给药毒性试验，以用于支持后续临床试验和上市。扩展的单次给药毒性试验设计（动物数、检测时间点和终点指标等）应符合 ICH M3（R2）指导原则的要求。

重复给药毒性试验的给药期限和恢复期应综合考虑人 IgG 抗体和新冠中和抗体本身的半衰期、临床试验给药方案等因素，进行合理设计。

一般毒理学试验中应进行免疫原性评价，并分析其对药物暴露和安全性评价的影响。

（四）免疫毒性

应在单次／重复给药毒性试验中考察免疫毒性，如进行免疫细胞表型分析、免疫球蛋白、细胞因子等测定。

必要时采用体外试验或在体内药效学试验评估潜在的免疫毒性风险，如体外细胞因子释放试验、在药效学试验中增加安全性评价指标等。

（五）制剂安全性试验

在开展临床试验前，应评估新冠中和抗体终产品的潜在溶血性和给药局部刺激性风险，这些试验可单独开展，也可结合在一般毒理学试验中考察。

（六）特殊毒理学试验

新冠中和抗体通常无需开展遗传毒性、致癌性试验。若临床拟用于妊娠妇女，申请上市前应至少采用人胎儿组织开展组织交叉反应试验。若在重复给药毒性试验和组织交叉反应试验中未发现明显的特殊担忧，一般不需要开展生殖毒性试验。

放射性体内诊断药物非临床研究
技术指导原则

一、概述

放射性体内诊断药物（diagnostic radiopharmaceuticals）是用于获得体内靶器官或病变组织的影像或功能参数，进行疾病诊断的一类体内放射性药物，可用于体检筛查、疾病诊断和器官结构/功能评估。

放射性体内诊断药物一般由两部分组成：放射性核素和非放射性部分，其中非放射性部分是与放射性核素结合并将其递送至体内特定部位的配体或载体。放射性核素为能自发衰变并释放正电子和/或γ射线的不稳定核素，其发射的γ射线（正电子通过湮灭发射γ射线）可被体外专用探测器检测到。非放射性部分通常来源于有机分子，例如碳水化合物、酯类、核酸、肽、抗体等。

在本指导原则中，将放射性体内诊断药物终产品制剂中除了发挥显像功能的活性分子外的其他成分统称为非放射性组分，非放射性组分通常包括未标记的配体或载体、含稳定同位素的配体或载体、活性分子经衰变后的产物、辅料（如还原剂、稳定剂、抗氧化剂等）、杂质、残留溶剂等。

随着分子生物学、病理生理学、药学、核医学等各学科的发展，放射性体内诊断药物的研发进入快速发展阶段。为促进我国放射性体内诊断药物的研发，制订本指导原则。

本指导原则适用于平面显像、单光子发射计算机断层扫描（SPECT）、正电子发射断层扫描（PET）等核医学操作中使用的放射性体内诊断药物，主要阐述放射性体内诊断药物非临床研究内容。

本指导原则仅代表药品监管部门当前的观点和认识，不具有强制性的法律约束力。随着新技术的发展，其中相关内容将不断完善。

二、基本原则

放射性体内诊断药物的非临床研究目的是为拟开展的临床试验或上市提供有效性及安全性的支持数据。

与常规治疗药物相比，放射性体内诊断药物具有其特殊性，包括：诊断功能、放射性、即时制备、因放射性核素衰变导致产品的化学组成成分及质量占比随时间改变、临床用药的质量剂量低及用药次数少、具有辐射损伤风险等。放射性体内诊断药物的非临床研究，应遵循科学、合理、具体问题具体分析的原则。应考虑：临床拟用信息，如适应症、使用剂量、给药途径、给药频率、给药期限、目标人群等；受试物的特性，如药物组成、代谢产物、杂质、生物半衰期、放射性衰变产物等；配体或载体部分的药理学活性和毒理学特征；辐射安全性等。放射性体内诊断药物的非临床研究应包含药效学、药代动力学、毒理学及辐射安全性评估等方面内容，如果拟不进行某项研究，应提供充分合理的依据。

（一）受试物

受试物应采用工艺相对稳定、纯度和杂质含量能反映临床试验拟用样品和／或上市样品质量和安全性的样品，否则应有充分的理由。应注明受试物的名称、来源、批号、质量含量（或质量规格）、放射性活度范围、化学纯度、放射化学纯度、保存条件、有效期及配制方法等，并提供质量检验报告。放射性体内诊断药物通常为给药前即时制备，应根据放射性核素的衰变规律，计算实际给药时的放射性活度。

在药物研发的过程中，若受试物的处方工艺发生变更，应说明对有效性、药代动力学和安全性的可能影响，必要时开展桥接研究。

（二）动物种属

非临床研究应采用在药理活性和／或药代动力学特征上与人体具有相关性的动物种属开展试验，需说明动物种属选择的合理性。

（三）有效性研究

非临床有效性研究应能提供支持放射性体内诊断药物立题的数据，为临床拟定适应症、临床试验方案的制定（如给药剂量、检测时间等）提供参考信息。

（四）安全性研究

非临床安全性研究应对临床试验拟用样品和／或上市样品中的所有成分的潜在毒性进行整体评价，应能提供支持终产品安全性评价的信息，一般包括毒理学信息、辐射安全性信息。

三、基本内容

（一）药效学研究

放射性体内诊断药物的非临床药效学研究通常包括作用机制研究、动物活体显像研究、次要药效学研究等。

作用机制研究应考察药物与靶点的亲和性（如结合、解离能力）、选择性、特异性等。

动物活体显像研究应选用与临床拟定适应症相关的动物模型，采用临床拟用途径及与其组合的检测设备，应能初步提示对定位组织 / 器官的显像能力，如时间－效应关系、剂量－效应关系、选择性、特异性、靶向性等。

考虑到动物模型与拟定适应症之间的种属及病理生理状态差异，在有条件的情况下，可采用来自于拟定适应症患者的人体组织材料，开展作用机制研究、放射诊断的特异性及选择性研究等。若放射性体内诊断药物可在体内代谢转化为具有放射性的代谢产物，应评估放射性代谢产物对显像的可能影响。

次要药效学研究包括但不限于以下内容：评估放射性体内诊断药物、与靶点有结合能力的非放射性组分对靶点功能活性的影响；评估放射性体内诊断药物对其他受体、酶、离子通道、转运体等的影响，分析可能的脱靶效应。

（二）药代动力学研究 / 毒代动力学研究

应提供放射性体内诊断药物的吸收、分布、代谢、排泄等药代动力学研究信息。在有条件的情况下，可考虑选用药效学模型动物开展药代动力学研究。若放射性体内诊断药物的配体或载体为新结构化合物，应考察其药代动力学 / 毒代动力学特征。

当放射性体内诊断药物在体内不发生放射性解离时，该药物的放射性核素的生物分布数据和血液浓度数据（时间点应充分），通常可反映活性分子的系统暴露、在靶器官 / 非靶器官的暴露以及消除特点。放射性体内诊断药物通常使用物理半衰期较短的放射性核素，考察其体内药代动力学特征时应考虑到生物、物理及有效半衰期，并关注对药代检测样本的放射性衰变校正（如参考放射性核素的衰变常数、样本检测距离样本采集的时间等信息校正）。

放射性体内诊断药物的药代动力学数据应能满足组织 / 全身辐射剂量估算的要求。

（三）毒理学研究

毒理学研究应遵循《药物非临床研究质量管理规范》的要求。毒理学研究的策略和阶段性要求参考国际人用药品注册技术协调会（ICH）的指导原则《支持药物进行临床试验和上市的非临床安全性研究指导原则》[M3（R2）]要求。若放射性体内诊断药物的配体或载体已有人用经验，例如已作为药品上市或作为其他已上市放射性药物的配体或载体，应提供其已有的非临床及人体安全性信息。

1. 安全药理学试验

建议参考 ICH 指导原则《人用药品安全药理学试验指导原则》（S7A）、《人用药品延迟心室复极化（QT 间期延长）潜在作用的非临床评价指导原则》（S7B）开展安全药理学研究。

2. 单次给药毒性试验

应采用临床拟用途径开展单次给药毒性试验。

若放射性体内诊断药物在临床上拟仅单次低剂量给药，则可用扩展的单次给药毒性试验代替常规的重复给药毒性试验，用于支持单次给药的 I 期临床试验申请。扩展的单次给药毒性试验受试物应采用临床试验拟用样品（即具有放射性的受试物），参考重复给药毒性试验的指导原则要求进行试验设计，并建议重点关注对辐射敏感的检测指标（如血液学、骨髓、生殖器官等），根据受试物的特点考虑增加检测频率、延长观察周期，给药剂量应注明相应的质量剂量、放射性活度。

3. 重复给药毒性试验

应采用临床拟用途径开展重复给药毒性试验，给药周期可参考 ICH M3（R2）的要求。原则上应采用两种动物种属开展试验，通常一种为啮齿类动物，一种为非啮齿类动物。当放射性体内诊断药物在体内存留时间较长时，毒理学试验的观察周期也应相应地延长。

如果放射性体内诊断药物采用已有临床使用经验的放射性核素，一般可采用不具有放射性的受试物开展试验，例如含稳定同位素的受试物、放射性体内诊断药物经衰变后的产物等。此时应提供试验所用受试物与临床拟用样品和 / 或上市样品的组成成分的对比信息，并分析评估二者间差异对安全性评价的可能影响。需要注意的是，如果已有信息显示以上不具有放射性的受试物与放射性体内诊断药物之间具有明显不同的药代动力学特征，则建议采用具有放射性的受试物开展重复给药毒性试验。

4. 遗传毒性试验

放射性核素可能造成机体遗传物质损伤，因此需要考虑放射性体内诊断药物的遗传毒性风险。若放射性体内诊断药物的非放射性组分为新结构化合物，应对非放射性组分进行遗传毒性评估。

5. 生殖毒性试验

放射性核素能产生辐射，具有生殖毒性风险。应科学评估放射性体内诊断药物的生殖毒性风险，并在说明书等文件中列出生殖毒性风险评估相关的信息，为临床应用提示风险。

6. 致癌性试验

放射性体内诊断药物一般不需开展致癌性试验。若放射性体内诊断药物的非放射性组分为新结构化合物，建议参考致癌性试验相关指导原则要求进行致癌性评估。

7. 其他安全性试验

应开展放射性体内诊断药物的溶血性、刺激性、过敏性试验，建议参考拟定的临床使用情况进行试验设计，受试物应为临床试验拟用样品和 / 或拟上市样品。

放射性核素标记的多肽、蛋白、抗体等大分子配体或载体理论上可能具有免疫原性，给药后抗药抗体的产生可能会影响放射性体内诊断药物的体内药代特征、诊断效能和安全性。建议对生物制品类放射性体内诊断药物开展免疫原性研究，体内研究可结合在重复给药毒性试验中开展。

根据放射性体内诊断药物具体品种的具体特点，必要时开展光毒性、杂质毒性、新辅料毒性等评估。

（四）辐射安全性评估

在放射性体内诊断药物开展首次人体试验之前，建议采用放射性体内诊断药物的动物药代动力学数据估算人体辐射内照射吸收剂量及有效剂量，为辐射安全性评价提供数据。建议采用国际放射防护委员会（ICRP）出版物、医学内照射剂量委员会（MIRD）推荐的方法估算人体内照射吸收剂量和有效剂量。人体内照射剂量估算时应关注动物种属对临床拟用人群的代表性。由于 ICRP 和 MIRD 推荐的方法没有考虑到不同年龄人群（如儿童、孕妇、老人）因素的影响，当放射性体内诊断药物用于这些患者时，应进行修正。如果使用了其他估算方法，应提供原始参考文献并作详细说明。

参考文献

EMA. Draft guideline on Non-clinical requirements for radiopharmaceuticals (2018.11)

FDA. Microdose Radiopharmaceutical Diagnostic Drugs: Nonclinical Study

Recommendations (2018.8)

FDA. Guidance for Industry Developing Medical Imaging Drug and Biological Products Part 1: Conducting Safety Assessments (2004.6)

MIRD. MIRD Primer for Absorbed Dose Calculations, revised (1991)

ICRP. ICRP Publication 128: Radiation Dose to Patients from Radiopharmaceuticals: a Compendium of Current Information Related to Frequently Used Substances (2015)

ICH. ICH M3 (R2): Guidance on Nonclinical Safety Studies for the Conduct of Human Clinical Trials and Marketing Authorization for Pharmaceuticals (2009)

ICH. ICH S7A: Safety Pharmacology Studies for Human Pharmaceuticals (2000)

ICH. ICH S7B: The Non−Clinical Evaluation of the Potential for Delayed Ventricular Repolarization (QT Interval Prolongation) By Human Pharmaceuticals (2005)

名词解释

物理半衰期（half-life）：是指放射性药物中放射性核素的原子核数目衰变到原来的一半所需要的时间，通常用 $T_{1/2}$ 表示。每种放射性核素都有特定的半衰期，它与该放射性核素的衰变常数（λ）关系如下：$T_{1/2}=0.693/\lambda$。

生物半衰期（biological half-life）：是指放射性药物自体内消除一半所需的时间，由药物吸收、分布、代谢和排泄过程决定，通常用 T_b 表示。

有效半衰期（effective half-life）：是指放射性药物中放射性核素因生物转化与物理衰变共同作用而致在生物体内放射性活度降低到一半所需的时间，决定放射性核素在体内存留时间的长短，通常用 T_{eff} 表示，它与物理半衰期、生物半衰期的关系如下：

$$1/T_{eff}=1/T_{1/2}+1/T_b$$

纳米药物非临床药代动力学研究技术指导原则（试行）

一、概述

本指导原则所述纳米药物系指利用纳米制备技术将原料药等制成的具有纳米尺度的颗粒，或以适当载体材料与原料药结合形成的具有纳米尺度的颗粒等，及其最终制成的药物制剂。与普通药物相比，纳米药物具有基于纳米结构的尺度效应，可以实现多种目标。纳米药物通常分为三类：药物纳米粒、载体类纳米药物和其它类纳米药物。纳米药物的范围、特点及分类信息参见《纳米药物质量控制研究技术指导原则（试行）》。

本指导原则适用于载体类纳米药物和药物纳米粒，不适用于其它类纳米药物。

本指导原则的起草基于当前对纳米药物的科学认知，随着纳米药物科学研究的进展和经验积累，相关内容将不断完善和适时更新。

二、基本原则

（一）基本考虑

药物非临床药代动力学研究相关指导原则的一般原则适用于纳米药物。但与普通药物相比，纳米药物因其特殊的纳米尺度效应和纳米结构效应等理化特性，使其具有特殊的生物学特性，从而导致其药代动力学特征与普通药物可能存在较大差异，如组织分布、蓄积和清除等。此外，由于纳米药物理化性质的特殊性及体内可能存在多种形态，对其药代动力学研究方法提出了特殊要求。

因此，本指导原则主要描述了与其它指导原则中非临床药代动力学研究建议不一致的特殊情况。研究者需根据不同纳米药物的特点，科学合理地进行试验设计，并对试验结果进行综合评价，为非临床有效性及安全性评价提供参考，以支持开展相应的临床试验。

（二）受试物

应采用工艺相对稳定、能充分代表临床拟用样品的受试物开展非临床药代动力学研究。

受试物在贮存、运输、配制和测定过程中，所包含的纳米粒子的性质有可能发生变化（如聚集、泄漏、结构破坏等），从而导致其动力学行为改变，而不能真实反映纳米药物的药代动力学特征。因此，在上述过程中需确保受试物的相关性质不发生明显改变。

基于纳米药物的特殊性，对受试物的其它要求参见《纳米药物非临床安全性评价研究技术指导原则（试行）》。

三、载体类纳米药物药代动力学研究

与普通药物相比，载体类纳米药物具有特殊的纳米尺寸、纳米结构和表面性质等，这可能导致药物的理化性质和生物学行为发生变化，如提高药物的体内外稳定性、改善药物的溶解性、改善药物的释放特性、促进药物的跨膜转运、改变药物的药代动力学特征、体内分布以及对组织器官或细胞的选择性等。充分了解载体类纳米药物的体内、体外药代动力学信息对其非临床安全性和有效性评价具有重要的意义。

（一）体外试验

鉴于当前技术手段的局限性，某些体内信息尚无法准确获得，但在体外模拟情况下，可以对某些体内相关行为进行预测性分析。针对载体类纳米药物开展的体外试验包括但不限于以下内容：

1.1　生物样本中的稳定性

在体内试验前，应对载体类纳米药物在合适的动物种属和人的全血或血浆、其他生理体液、生物组织匀浆中的体外稳定性进行研究，观察指标包括载体类纳米药物泄漏或释放情况、载体材料降解、载药纳米粒的分散程度等。

1.2　血浆蛋白吸附

对于具有长循环效应的纳米药物，其体内（尤其是全血或血浆中）的滞留时间是决定纳米药物向单核吞噬细胞系统（Mononuclear Phagocyte System，MPS）以外的靶部位定向分布的关键因素之一，而血浆调理素（如免疫球蛋白、补体蛋白等）的吸附及其介导的吞噬作用则是体内长循环时间的最主要限制因素。因此，对于经注射进入体循环或经其它途径给药但最终进入体循环的纳米药物，应在体外进行血浆蛋白吸附试验，以评价血浆蛋白对纳米药物的调理作用。试验中可选用提纯的蛋白对吸附作用进行定量考察。

1.3 蛋白冠研究

在体内环境中，蛋白可能附着于载体类纳米药物表面形成蛋白冠，蛋白冠的形成可能影响纳米药物的血液循环时间、靶向性、生物分布、免疫反应和毒性等。必要时，可考虑采用动物和人血浆在模拟体内条件下对蛋白冠的组成及其变化进行定性和（或）定量分析。

1.4 细胞摄取与转运

细胞对纳米药物的摄取与转运可能与普通药物存在差异。必要时，在充分考虑纳米药物体内处置过程的基础上，选择适当的细胞系进行细胞摄取以及胞内转运过程和转运机制的研究。

（二）体内试验

载体类纳米药物进入体内后，存在载药粒子、游离型药物、载体材料及代谢产物等多种形态成分。"载药粒子 – 游离型药物 – 载体材料"始终处于一个动态的变化过程中，对其体内相互关系进行全面解析，是载体类纳米药物药代动力学研究的关键。

2.1 吸收

载体类纳米药物可能通过静脉、皮下或肌肉等多种给药途径进入机体，给药途径是决定纳米药物吸收的重要因素。如：静脉给药后，纳米药物载药粒子直接进入体循环；经皮下或肌肉途径给药后，载药粒子主要通过淋巴系统吸收（主要为局部淋巴结），然后进入体循环。

普通药物的体内吸收特征主要通过测定体循环中的活性药物浓度来体现。载体类纳米药物与普通药物的区别在于其功能单位"载药粒子"的存在。因此，需要分别测定血液中游离型药物和负载型药物的浓度，另外建议测定血液中载体材料和载药粒子的浓度（以质量计），以进一步获得体内药物释放动力学及载体解聚 / 降解动力学的相关信息。

采集生物样本时，应合理选择采样时间点和采样持续时间，以充分反映纳米粒子在体内的清除过程。通常认为初始分布相（如静脉注射给药 30 分钟内）的信息对于评估纳米药物从血液循环中的消除过程至关重要，因此应特别关注。

值得注意的是，某些载体类纳米药物静脉注射（如聚乙二醇化载药粒子）可诱导免疫反应。再次注射后，在血液中会被加快消除，甚至丧失长循环特性，并且在肝脾等 MPS 组织的聚集量增加，即"加速血液清除"（Accelerated Blood Clearance，ABC）现象。因此，此类载体类纳米药物在多次给药试验时，建议考察是否存在 ABC 现象。

2.2 分布

纳米药物在组织器官中的分布取决于载药粒子自身的物理化学性质及其表面特性；同时，还受到血中蛋白结合、组织器官血液动力学、血管组织形态（如间隙大小）等多种因素的影响。与普通药物不同，载体类纳米药物在体内始终存在"载药粒子 – 游离型药物 – 载体材料"多种形态的动态变化过程。其中载药粒子是药物的运输工具和储库，靶部位 / 靶点（如肿瘤组织）中的游离药物是发挥药效的物质基础，而其它组织中的游离药物、载药粒子、载体材料等则可能是导致毒性 / 不良反应的物质基础。

因此，应进行不同组织中总药物分布研究，如可行，建议对靶器官和潜在毒性器官中的游离型药物和负载型药物分别进行测定。对于缓慢生物降解或具有明显穿透生理屏障性质的高分子载体材料，建议进行不同组织中总载体材料的分布研究。同时，鼓励在不同组织中进行总粒子分布动力学和释药动力学研究。

2.3 代谢

载体类纳米药物中的活性药物及其解聚的载体材料在体内主要经肝脏和其它组织中的代谢酶代谢。此外载药粒子易被 MPS 吞噬，进而被溶酶体降解或代谢，可能对药物和载体材料代谢 / 降解产物的种类和数量产生影响。因此，应确定活性药物和载体材料的主要代谢 / 降解途径，并对其代谢 / 降解产物进行分析。

2.4 排泄

载体类纳米药物中的活性药物和载体材料可能通过肾小球滤过和肾小管分泌进入尿液而排泄，或通过肝脏以胆汁分泌形式随粪便排泄。载药粒子自身一般不易经过上述途径直接排泄，需解聚成载体材料或载体材料降解后主要经肾脏排泄。因此，应确定给药后活性药物的排泄途径、排泄速率及物质平衡。同时鉴于载体材料的特殊性，建议根据载体材料的具体情况对其开展排泄研究。

2.5 药物相互作用

载体类纳米药物进入体内后可能会对代谢酶和转运体产生影响。联合用药时，可能发生基于载药粒子、游离型药物、载体材料与其它药物之间的相互作用，而带来潜在的安全性风险。建议评估载体类纳米药物是否存在对代谢酶及转运体的抑制或诱导作用。

（三）样品分析

3.1　分析方法

试验时需根据载体类纳米药物的具体情况采用合适并经过验证的分析方法。

活性药物的常用分析方法有：高效液相色谱法（HPLC）、液相色谱 – 串联质谱法（LC–MS/MS）、荧光标记法、放射标记法、酶联免疫吸附测定法（ELISA）等。

鼓励对载药粒子进行体内检测。可采用荧光、放射性物质等标记载药粒子，采用小动物活体荧光成像仪（IVIS）、单光子发射计算机断层成像术（SPECT）、全身放射自显影等示踪载药粒子，并基于影像信号进行半定量分析。在适用条件下，鼓励采用环境响应探针，如基于聚集导致淬灭（ACQ）、Föster 能量共振转移（FRET）、聚集诱导发光（AIE）效应的近红外荧光探针，标记载药粒子，进行载药粒子的体内定量或半定量分析。

高分子载体材料由于其自身及其体内代谢 / 降解产物分子量呈多分散性，采用荧光或放射标记的方法可对其进行体内定性和半定量分析，但是需通过试验证明标记物在体内不会脱落或被代谢。随着 LC–MS/MS 法在高分子材料中的广泛应用，可尝试采用 LC–MS/MS 法进行载体材料体内定性与定量分析研究。

3.2　样品处理方法

载体类纳米药物在进入体内后，活性药物一般会以游离型与负载型药物的形式存在，在进行药代动力学研究时需要对二者进行有效分离。分离生物样本中游离型 / 负载型药物的常用方法包括平衡透析、超速离心、超滤、固相萃取、排阻色谱、柱切换色谱等。目前，尚没有适用于所有类型纳米药物的标准处理方法，应基于载药粒子和活性药物的性质来选择合适的方法。

对于体内游离型 / 负载型药物的测定主要包括直接法与间接法。直接法是分别测定游离型药物和载药粒子中的负载型药物，更能准确体现暴露量；间接法是测定总药物浓度和游离型药物浓度，取二者差值即为负载型药物浓度。为保证测定的准确性，两种方法在样品处理和分离过程中，均需确保载药粒子、游离型药物、解聚材料等不同形态成分的状态不能发生变化。

载药粒子在组织匀浆过程中易被破坏或释放药物，从而可能导致无法准确测定组织中不同形态药物或载体材料的真实浓度，因此，建议选择合适的组织样品预处理与分离方法。

3.3　分析方法学验证

建立载体类纳米药物体内分析方法学时，建议校正曲线及质控的生物样本模拟给药后载药粒子、游离型药物、负载型药物、载体材料的体内实际状态进行制备。

分析方法学验证内容参照相关指导原则。

（四）数据分析及评价

应有效整合各项试验数据，选择科学合理的数据处理及统计方法。如用计算机处理数据，应注明所用程序的名称、版本和来源，并对其可靠性进行验证。

对所获取的数据应进行科学和全面的分析与评价，综合评价载体类纳米药物的药代动力学特点，分析药代动力学特点与药物的制剂选择、有效性和安全性的关系，基于体外试验和动物体内试验的结果，推测临床药代动力学可能出现的情况，为药物的整体评价和临床试验提供更多有价值的信息。

普通药物在进入体内达到分布平衡后，一般情况下药物在循环系统中的浓度与在靶组织中的浓度呈正相关，基于血药浓度的传统药代动力学模型，可以间接反映药物在靶组织中的浓度及其药理效应。但是载体类纳米药物在体内一直存在着释药过程，在测定载药粒子、载体材料、负载与游离型药物浓度的基础上，结合纳米药物发挥药效的作用方式，鼓励建立适合于纳米药物的药代动力学模型，以评估载体类纳米药物的药代动力学行为。

四、药物纳米粒药代动力学研究

药物纳米粒通常采用特定制备方法直接将原料药等加工成纳米尺度的颗粒，然后再制成适用于不同给药途径的剂型。纳米粒子的形成可能明显改变活性药物的溶出特征及其与机体的相互作用，因此其体内药物动力学行为可能发生明显改变。药物纳米粒是由药物自身形成的固态粒子，与载体类纳米药物有一定的相似性，因此其药代动力学研究可参考载体类纳米药物的研究思路，并根据药物纳米粒的特征进行适当调整。

药物纳米粒的体内过程也可以采用标记法进行研究，但由于药物纳米粒的骨架排列紧致，标记物不易被包埋。药物纳米粒的标记可采用杂化结晶技术，探针的使用应不影响药物纳米粒的基本理化性质和药代动力学行为。

仅以提高表观溶解度和溶解速率为目的的口服药物纳米粒的药代动力学研究可参考非纳米药物的研究思路。

五、其他需关注的问题

（一）不同给药途径纳米药物的特殊考虑点

对于不同给药途径的纳米药物，在进行非临床药代动力学研究时，除了上文所涉及的研究内容外，尚需要关注以下内容：

经皮给药：纳米药物可能具有较高的毛囊渗透性或分布至局部淋巴结处。不同皮肤状态（如完整、破损、患病）可能影响纳米药物透皮的渗透性。因此，在评估经皮给药纳米药物的暴露程度时应考虑相关影响。应注意考察不同状态下纳米药物在给药局部和全身的暴露量差异，并为毒理学试验设计提供暴露量参考信息。

皮下给药：与其它给药途径（如皮肤给药）相比，皮下给药后纳米药物进入角质层下，具有更高的致敏潜力，也可能增强对其它过敏原的敏感性。需关注不溶性纳米药物在皮下的蓄积和转移。

吸入给药：由于纳米药物可广泛分布于肺泡表面，并透过肺泡进入血液循环，纳米药物的肺部沉积、呼吸组织中的分布以及系统生物利用度可能与比纳米药物更大的粒子不同。应关注不溶性载体类纳米药物在肺内的蓄积及转移。

静脉给药：与普通药物相比，纳米药物静脉给药后其活性成分可能具有不同的组织分布和半衰期，非临床药代动力学研究时应予关注。

口服给药：对于口服药物，制备成纳米药物通常是为了提高药物活性成分的生物利用度。如果口服药物中含有不溶性纳米成分，其非临床药代动力学研究应该评估不溶性纳米成分的组织分布、排泄与蓄积情况。

对于其他特殊给药途径的纳米药物，研究时需采取具体问题具体分析的策略。

（二）不同申报情况的考虑

对于已上市的药品通过制剂技术改造形成的改良型纳米药物，应考虑改良后可能影响药物的吸收、分布、代谢和排泄。当不涉及新辅料／新载体材料时，在已有非临床药代动力学研究的基础上，应开展纳米药物与普通药物对比的药代动力学研究，包括组织分布研究。对于载体类纳米药物，还应关注载药粒子的体内释放／解聚的速率及分布。特别是当载药粒子及活性药物的组织分布发生改变时，需要有针对性地分别说明其分布特点与蓄积程度。当涉及新辅料／新载体材料时，还应研究新辅料／新载体材料的药代动力学特征。

对于已上市纳米药物的仿制药，因纳米药物的特殊性，受试制剂与参比制剂处方和工艺的差异可能导致药物体内药代动力学行为发生改变，从而带来有效性和安全性的变化，仅通过药学对比研究往往不足以充分提示受试制剂与参比制剂体内行为的差异。基于上述考虑，在开展人体生物等效性研究或临床试验前，应选择合适的动物种属进行非临床药代动力学对比研究，必要时进行组织分布比较，以充分提示受试制剂与参比制剂在系统暴露和 / 或在药效 / 毒性靶器官分布上的一致性。

六、名词解释

载药粒子：以载体材料将活性药物包载、分散、非共价或共价结合所形成的纳米尺度整体颗粒。

游离型药物：从载药粒子中释放至粒子外的药物。

负载型药物：存在于载药粒子中未被释放的药物。

七、参考文献

[1] CFDA. 药物非临床药代动力学研究技术指导原则 . 2014.

[2] NMPA. 化学药品注射剂仿制药（特殊注射剂）质量和疗效一致性评价技术要求 . 2020.

[3] NMPA.《药物相互作用研究技术指导原则（试行）》. 2020.

[4] CDER, FDA. Guidance for Industry: Drug Products, Including Biological Products, that Contain Nanomaterials (draft). 2017.

[5] CDER, FDA. Guidance for Industry: Liposome Drug Products: Chemistry, Manufacturing, and Controls; Human Pharmacokinetics and Bioavailability; and Labeling Documentation. 2018.

[6] CHMP, EMA. Reflection paper on the data requirements for intravenous liposomal products developed with reference to an innovator liposomal product. 2013.

[7] CHMP, EMA. Joint MHLW/EMA reflection paper on the development of block copolymer micelle medicinal products, 2013.

纳米药物非临床安全性研究技术指导原则（试行）

一、概述

本指导原则所述纳米药物系指利用纳米制备技术将原料药等制成的具有纳米尺度的颗粒，或以适当载体材料与原料药结合形成的具有纳米尺度的颗粒等，及其最终制成的药物制剂。纳米药物通常分为三类：药物纳米粒、载体类纳米药物和其它类纳米药物。纳米药物的范围、特点及分类信息参见《纳米药物质量控制研究技术指导原则（试行）》。

纳米药物由于其特殊的纳米尺度效应和纳米结构效应等理化特性，具有较为特殊的生物学特性。纳米药物在体内可能通过被动靶向、主动靶向、物理靶向、化学靶向等方式高选择性地分布于特定的器官、组织、细胞、细胞内结构，改变原形药物的药代动力学特征如体内组织分布，并进而影响其安全性和有效性。同样，由于纳米药物的特殊性，适用于普通药物非临床前安全性评价策略并不一定完全适合于纳米药物，除了常规毒理学评价外，还有许多特别关注之处。通过获得较为全面的非临床安全性研究数据，充分考虑和全面评估纳米药物的潜在风险，从而为其临床试验设计和临床合理用药提供信息。

本指导原则适用于药物纳米粒、载体类纳米药物，不适用于其它类纳米药物。

本指导原则的起草基于当前对纳米药物的科学认知，随着纳米药物科学研究的进展和经验积累，相关内容将不断完善和适时更新。

二、基本原则

药物非临床安全性评价相关指导原则的一般原则适用于纳米药物，同时应基于纳米药物的特性，开展针对性的非临床安全性研究。由于纳米药物情况复杂，本指导原则不可能涵盖各种纳米药物非临床安全性试验的全部内容，其安全性研究应遵循"具体问题具体分析"的原则。试验设计应符合随机、对照、重复的基本原则。

创新纳米药物应进行全面系统的非临床安全性评价研究。应基于纳米药物结构及其功能的表征信息，结合其物理化学性质，对其非临床安全性进行研究。

三、基本内容

（一）试验系统的选择

在纳米药物非临床安全性研究时，为获得科学有效的试验数据，应选择适合的试验系统。选择试验系统时，在充分调研受试物的药效学、药代动力学研究等相关文献资料的基础上，还至少应考虑以下因素：试验系统对纳米药物的药效学反应差异，如敏感性、特异性和重现性；实验动物的种属、品系、性别和年龄等因素。如果选择特殊的试验系统，应说明原因和合理性。

由于纳米药物具有特殊的理化性质，一般情况下，可根据纳米药物的特点先开展体外试验进行早期筛选和安全性风险预评估，如细胞摄取及相互作用、补体激活情况等研究。

在进行动物体内试验时，若已知特定动物种属对某些纳米药物的毒性更为敏感，应考虑将其用于试验。

随着纳米药物的不断发展，替代的毒性测试方法可能有助于研究纳米药物与生物系统的相互作用。快速发展的成像技术以及多种毒理组学技术（如基因组学、蛋白质组学和代谢组学等）可考虑作为毒性评价的补充研究。

（二）受试物

受试物应能充分代表临床拟用样品。应提供生产过程、关键质量特征、制剂等方面的信息，如稳定性（药物和载体的化学稳定性、物理稳定性）、分散剂／分散方法、纳米特性（粒径、粒径分布、比表面积、表面电荷、表面配体等）、表面性质（包衣及厚度、配体及密度等）、载药量、浓度、溶解性、药物从载体的释放、纳米药物的聚集状态及变化过程、表征的方法和检测标准等。

由于在储存和运输等不同条件下纳米药物活性形式的稳定性以及纳米药物的功能性、完整性、粒径范围、载体材料的稳定性及可能降解产物等可能发生变化，试验前应考虑在不同的时间间隔内使用合适的技术方法对纳米药物的纳米特性（粒径分布、表面性质、药物载量等）和分散稳定性（在介质中溶解、均匀分散或团聚／聚集）进行测定和量化。

纳米药物可能产生团聚或者存在稀释后包裹药物释放改变等可能性。若纳米药物需稀释和／或配制后给药，应关注纳米药物配制后在不同浓度、溶媒、体外细胞培养液或者其它体外试验体系下的稳定性、均一性和药物释放率等特征是否发生改变。体外试验需要评估受试物是否在体外细胞培养液或者其它体外系统中产生团聚，需要测试满足体外试验浓度和时间条件下纳米药物颗粒大小是否发生改变，评估体外试验进行安全性评价的可行性。

（三）试验设计的基本考虑

纳米药物非临床安全性研究的试验设计除遵循普通药物非临床安全性研究的一般原则外，还应关注以下几个方面：

3.1　给药剂量

纳米药物由于溶解性、稳定性等多方面因素与普通药物有差异，可能会影响到试验中拟给予的最大给药剂量。

在描述纳米药物的剂量反应关系时，除采用传统的质量浓度外，可考虑同时提供质量浓度和纳米颗粒数目 / 比表面积的剂量单位信息。

3.2　对照组设置

对于包含新药物活性成分的纳米药物，建议设计单独的药物活性成分组，以考察纳米药物与单独的药物活性成分相比在安全性的差异。

对于包含新纳米载体的纳米药物，一般应设计单独的无药纳米载体组，以考察新纳米载体的安全性及其对活性药物成分的安全性的影响。

3.3　检测时间和频率

部分纳米药物在组织中的清除速度较慢，即使停药一段时间后仍可能存在蓄积，应根据纳米药物在不同组织器官中的蓄积情况合理设置毒性指标的检测时间点和检测频率，必要时可考虑适当延长恢复期的时间和 / 或设置多个恢复期观察时间点。

3.4　结果分析和风险评估

应重点关注纳米药物及其活性成分和 / 或载体材料相关的神经系统、生殖系统和呼吸系统毒性、遗传毒性、致癌性、免疫原性、免疫毒性等，对组织靶向性、毒性特征和作用机制进行综合分析和评估。

在免疫功能评估时，应考虑对免疫激活（如补体系统、细胞因子分泌、诱导抗体反应和过敏反应等）或免疫抑制的影响，必要时关注对单核吞噬细胞系统功能的影响。

在对产品或工艺进行变更（如产品或工艺优化）之前，应根据变更的程度及风险，谨慎评估对产品安全性的影响。必要时，需开展非临床对比研究。

（四）重点关注内容

4.1　免疫原性和免疫毒性

纳米药物主要经单核吞噬细胞系统（mononuclear phagocytic system，MPS）的

吞噬细胞清除。由于吞噬细胞主要由聚集在淋巴结和脾脏的单核细胞和巨噬细胞以及肝巨噬细胞（Kupffer 细胞）等组成，因此纳米粒子更容易聚集到肝脏、脾脏和淋巴组织等器官组织。此外，纳米颗粒在体内可能会与体液的不同成分相互作用，在纳米材料表面吸附不同生物分子（以蛋白质分子为主）形成生物分子冠层（如蛋白冠），进而被免疫细胞表面受体识别，容易被免疫细胞捕获吞噬，或者蓄积于单核吞噬细胞系统，产生免疫原性和免疫毒性，还可导致类过敏反应。

在纳米药物的研发和使用过程中，应关注纳米药物由于其特殊性质、靶点情况、拟定适应症、临床拟用人群的免疫状况和既往史、给药途径、剂量、频率等相关因素导致的免疫原性和免疫毒性风险，根据免疫反应的潜在严重程度及其发生的可能性，确定相应的非临床安全性评价策略，采用"具体问题具体分析"原则进行免疫原性和免疫毒性的风险评估，必要时结合追加的免疫毒性研究进行综合评价。应考虑到纳米药物可能存在免疫增强、免疫抑制、补体活化、炎症反应、过敏反应、细胞因子释放等风险，设计特异性的试验进行评估。免疫原性和免疫毒性相关评估方法可参考《药物免疫原性研究技术指导原则》、ICH S8 等指导原则中的相关要求。

4.2 神经系统毒性

纳米药物与普通药物相比更容易透过血脑屏障，在某些情况下可能会增加安全性担忧。一些纳米药物透过血脑屏障后进入中枢神经系统，产生相应的生物学效应和/或导致神经毒性。因此，对于纳米药物，应关注纳米药物透过血脑屏障的情况（如血脑浓度比值），评估其潜在神经毒性作用。纳米药物的神经毒性研究应根据受试物分布特点，结合一般毒理学、安全药理学试验结果等综合评价神经毒性风险，并根据评估结果决定是否需要开展进一步的补充研究。对于具有潜在神经毒性风险的纳米药物，建议开展体外毒性研究（如，神经细胞活力测定和细胞功能测定）和体内动物试验。体内动物试验主要包括神经系统的安全药理学试验，以及结合重复给药毒性试验开展的神经系统评价，必要时可考虑开展神经行为学试验和使用成像技术追踪纳米药物及载体在神经系统内的迁移、分布和吸收等研究。

某些纳米药物由于其药代特征的改变可能引起外周神经毒性，应根据品种具体情况进行针对性研究。

4.3 遗传毒性

新药物活性成分的纳米药物和新纳米载体/辅料需要开展遗传毒性评价。由于纳米药物对活性成分的载药量、释放行为和细胞摄取程度有影响，也与药代动力学、生物分布和清除途径以及药物递送机制等密切相关，因此，建议根据纳米药物的作用特点，以遗传毒性标准组合试验为基础，设计合适的试验并开展研究。

某些纳米药物细胞摄取程度可能不同于普通药物，因此进行体外遗传毒性试验时应分析其细胞摄取能力。细菌回复突变试验（Ames）可能不适合于检测无法进入细菌内的纳米药物。体外哺乳动物细胞试验建议使用可摄取纳米药物的细胞系，同时应考虑纳米药物在细胞内发挥作用的浓度、时间点进行合适的试验设计，并同时对细胞摄取能力进行分析。进行体内遗传毒性试验时，需通过适当方式研究确定纳米药物在骨髓、血液等取样组织中有暴露且不会被快速清除，否则可能导致假阴性结果。

4.4　致癌性

纳米药物开展致癌试验的必要性以及致癌性试验要求可参考 ICH S1 指导原则。

4.5　生殖毒性

纳米药物可能容易通过胎盘屏障、血睾屏障、血乳屏障等生物屏障，从而对生殖器官、生育力、胚胎 – 胎仔发育、子代发育产生不良影响。因此，应关注纳米药物的生殖毒性风险。生殖毒性评价的研究策略、试验设计、实施和评价等参考 ICH S5 指导原则，同时应关注纳米药物在生殖器官的分布和蓄积情况。在生育力与早期胚胎发育试验中，如果纳米药物存在蓄积或延迟毒性，可考虑适当延长交配前雄性动物给药时间，除常规精子分析（如精子计数、精子活力、精子形态）外，必要时可增加检测精子功能损伤的其它指标。在围产期毒性试验中，应注意考察 F1 子代的神经毒性、免疫毒性、免疫原性等毒性反应情况，必要时可开展更多代子代（如 F2、F3 等）的生殖毒性研究。

4.6　制剂安全性

对于注射剂型，在进行体外溶血试验时应关注纳米药物在溶液中是否会存在团聚现象。若发生团聚，因对光线存在折射和散射的效应可能会导致测量结果失真，不宜采用比色法（分光光度计）进行体外溶血试验，推荐采用体内溶血的方法进行试验。

4.7　毒代动力学

纳米药物受其尺度、表面性质和形状等物理化学性质的影响，药物的转运模式发生变化，其体内吸收、分布、代谢、排泄等药代动力学行为均可能发生明显变化，进而引起有效性与安全性方面的改变。部分纳米药物可能在组织中存留的时间较长，组织暴露量高于系统暴露量，尤其毒性剂量下在组织中的存留时间可能会明显比药效剂量下更长，在体内某些组织器官发生蓄积，这种蓄积作用在纳米药物多次给药后，可能产生明显的毒性反应。因此，应通过毒代动力学研究纳米药物在全

身和 / 或局部组织的暴露量、组织分布和清除（必要时）以及潜在的蓄积风险，为纳米药物的毒性特征的阐释提供支持性数据。

对于非临床安全性评价中的毒代动力学研究及体内药物分析方法的具体技术要求，可参考《纳米药物非临床药代动力学研究技术指导原则（试行）》和《药物毒代动力学研究技术指导原则》《药物非临床药代动力学研究技术指导原则》中的相应内容。

（五）不同给药途径的特殊关注点

经皮给药：纳米药物可能具有较高的毛囊渗透性或分布至局部淋巴结；不同皮肤状态（如完整、破损、患病）可能影响纳米药物透皮的渗透性；此外，不同于普通药物，纳米药物可能与光照相互作用，从而影响皮肤与光的相互作用。因此，毒性试验中应注意考察不同皮肤状态、不同影响因素下纳米药物在给药局部和全身的暴露量差异以及相应的毒性风险。

皮下给药：与其它给药途径（如皮肤给药）相比，皮下给药后纳米药物进入角质层下，具有更高的致敏潜力，也可能增强对其它过敏原的敏感性。需关注不溶性纳米药物在皮下的蓄积和转移以及相应的毒性风险。

鼻腔给药：鼻腔黏膜穿透性较高且代谢酶相对较少，对纳米药物的分解作用低于胃肠黏膜，有利于药物吸收并进入体循环。纳米药物还可能通过嗅神经通路和黏膜上皮通路等透过血脑屏障进入脑组织。因此，应关注鼻腔给药的系统暴露量升高以及脑内暴露量升高而带来的安全性风险。

吸入给药：由于纳米药物可广泛分布于肺泡表面，并透过肺泡进入血液循环，因此对于吸入制剂，应关注局部 / 呼吸毒性。还应关注不溶性载体类纳米药物在肺部的蓄积和转移以及相应的毒性风险。

静脉给药：与普通药物相比，纳米药物静脉给药后其活性成分可能具有不同的组织分布和半衰期，非临床安全性评价时应关注可能的影响；此外，血液相容性可能会发生变化。

口服给药：对于口服药物，制备成纳米药物通常是为了提高药物活性成分的生物利用度。如果口服药物中含有不溶性纳米成分，毒理学试验应考虑到这一点，并包含不溶性纳米成分可能蓄积的组织的评估。

对于其他特殊给药途径的纳米药物，研究时需采取具体问题具体分析的策略。

四、不同申报类型的要求

对于将已经批准上市的药品通过改良制成纳米药物（包括活性成分或非活性成分），应考虑这种变更可能影响药物的吸收、分布、代谢和排泄（ADME）以及可能对毒性产生何种潜在影响。

当不涉及新辅料／载体时，在前期的普通药物的非临床安全性研究资料基础上，通常先开展药物的 ADME 研究以及桥接性毒理学试验，通常包括重复给药毒性试验和／或生物相容性试验（如注射剂的制剂安全性试验）。若改良型纳米药物的体内药代动力学和分布特征发生改变，且其安全性风险发生变化，则可能需进行更多的研究，如其它相关安全性对比研究以及针对特定器官、特定系统的毒性研究，如细胞摄取试验、生殖毒性试验和安全药理学试验等。在某些情况下，当纳米物质不是活性成分时，评估其对毒性的影响可能有助于解释桥接性试验的研究结果，因此应考虑设置仅包含纳米组分的单独给药组。当涉及新的辅料／载体时，需对新辅料／载体进行全面的安全性评价。

对于已上市纳米药物的仿制纳米药物，因纳米药物特殊的理化性质，仿制纳米药物与原研纳米药物在生产工艺和质量控制的细微差异都可能影响其制剂的理化性质，并可能通过影响原料药和制剂稳定性以及药物的正常释放，进而影响仿制纳米药物的质量属性及其相关的有效性和安全性。因此，仿制纳米药物的开发应首先关注药学一致性。非口服给药途径（如，经皮肤、黏膜、腔道、血管给药）的仿制纳米药物，在药学一致的基础上，应开展采用非临床药代动力学对比性研究，以及制剂安全性试验，以评估其对用药局部产生的毒性（如刺激性和局部过敏性等）和／或对全身产生的毒性（如全身过敏性和溶血性等）。

五、参考文献

[1] CDER, FDA. Guidance for Industry: Drug Products, Including Biological Products, that Contain Nanomaterials (draft).2017.

[2] MHLW/EMA. Joint MHLW/EMA reflection paper on the development of block copolymer micelle medicinal products. 2013.

[3] CHMP, EMA. Guideline on core SmPC and Package Leaflet for nano-colloidal technetium (99mTc) albumin. 2016.

[4] CHMP, EMA. Reflection paper on the data requirements for intravenous iron-based nano-colloidal products developed with reference to an innovator medicinal product. 2015.

[5] CHMP, EMA. Reflection paper on the data requirements for intravenous liposomal products developed with reference to an innovator liposomal product. 2013.

[6] FDA. Guidance for Industry: Considering whether an FDA-regulated product involves the application of nanotechnology. 2014.

[7] OECD. Publications in the Series on the Safety of Manufactured Nanomaterials. No.43. Genotoxicity of manufactured nanomaterials: Report of the OECD expert meeting [EB/

OL]. 2014.

[8] ICH. Guidance on genotoxicity testing and data interpretation for pharmaceuticals intended for human use S2 (R). 2011.

[9] OECD. Publications in the Series on the Safety of Manufactured Nanomaterials No.63. Physical–chemical parameters: measurements and methods relevant for the regulation of nanomaterials. 2016.

[10] OECD. Publications in the Series on the Safety of Manufactured Nanomaterials No. 36. Guidance on Sample Preparation and Dosimetry for the Safety Testing of Manufactured Nanomaterials. 2012.

临床

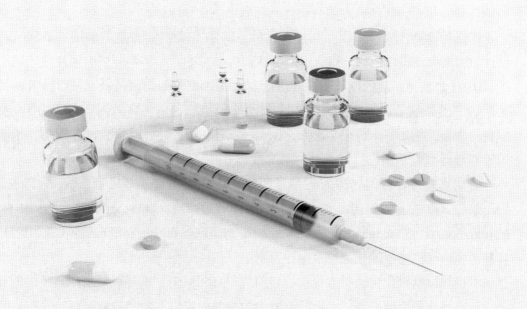

注意缺陷多动障碍（ADHD）药物临床试验技术指导原则（试行）

一、概述

注意缺陷多动障碍（Attention deficit and hyperactivity disorder，ADHD）是一种常见的慢性神经发育障碍，起病于童年期，影响可延续至成年，其主要特征是与发育水平不相称的注意缺陷和（或）多动冲动。ADHD 涉及全生命周期的损害，严重影响患者的学习、家庭和社会生活，还容易导致持久的行为和心理问题，存在损害个人或公共利益的隐患。

ADHD 属于儿童常见精神障碍，但目前临床可用于 ADHD 的药物十分有限，仅有中枢兴奋剂，以及以选择性去甲肾上腺素再摄取抑制剂和 α₂ 肾上腺素能受体激动剂为代表的非中枢兴奋剂。随着全球儿童健康卫生产业的发展，研发更多更好的 ADHD 新药是临床的迫切需求，也是制药企业为之努力的方向。为鼓励和推动 ADHD 药物研发，规范临床研究设计，特制定本指导原则。

本指导原则主要适用于在我国研发的 ADHD 创新药，着重对确证性临床试验设计的考虑要点提出建议，供企业和临床研究单位参考。需要开展确证性临床试验的 ADHD 改良型新药，以及需要开展验证性临床试验的仿制药，也可以参考本指导原则中技术标准进行试验方案设计的考量或优化。与其他各类创新药研发有共性原则的内容，例如临床药理学研究、探索性临床试验、上市后研究的要求等，未涵盖于本指导原则。

应用本指导原则时，应同时参考药物临床试验质量管理规范（Good Clinical Practice，GCP）、人用药品技术要求国际协调理事会（International Council for Harmonisation of Technical Requirements for Pharmaceuticals for Human Use，ICH）和其他境内外已发布的相关技术指导原则。

本指导原则仅代表药品监管机构当前的观点和认识，不具有强制性的法律约束力。随着科学研究的进展，本指导原则中的相关内容将不断完善与更新。

二、基本原则

ADHD 为儿童期起病的疾病，且儿童为主要患病者，因此，建议企业在研发

ADHD 药物时，首先进行以儿童 ADHD 患者为目标治疗人群的临床研究，之后，可通过适当的研究扩展治疗人群至成人 ADHD 患者。

对于一般创新药，以儿童为受试者的临床研究通常启动较晚，如在获得成人患者初步疗效证据后再考虑进入儿童患者研究，且健康儿童的药代动力学数据通常不作为必须要求。ADHD 药物研发有所不同，建议在获得充分的健康成人药代动力学和耐受性研究结果之后，尽早进入儿童直接参与的研究阶段，在儿童 ADHD 患者中完成药代动力学研究和全面的剂量探索与疗效确证研究，安全性证据也应从儿童 ADHD 患者中直接获得。

ADHD 是一种慢性神经发育障碍，临床按照慢性病管理策略进行管理，应用长期治疗计划。因此，建议 ADHD 药物在批准上市前提供至少 6 周的短期疗效研究证据和至少 6 个月的维持疗效研究证据，以及至少 1 年的长期安全性研究证据，并且，建议在上市后进行长期安全性随访研究。

根据 ADHD 疾病特征及目前对于 ADHD 药物研发的认识，在观察患者临床症状缓解的同时，应特别关注药物对患者功能损害的改善作用。因此，在 ADHD 药物的临床研究中，将症状改善纳入主要疗效终点分析的同时，功能改善的评估应作为关键次要终点进行观察，特别是在维持疗效研究中。

三、儿童 ADHD 患者为受试者的确证性试验设计考虑要点

（一）受试者选择

1. 人群特征

学习能力损害是儿童 ADHD 患者的主要症状表现，因此，建议纳入已进入学校进行学习活动的儿童 ADHD 患者。

建议同时纳入男性和女性儿童 ADHD 患者。基于目前研究，虽然 ADHD 在男性中的发病率高于女性，比例约为 5：1，但两性间在病因、病理机制、临床症状表现等方面并无本质差异。

根据临床实践，4 岁以上儿童即可进行 ADHD 症状筛查和评估。但是，对于不满 6 岁的 ADHD 患者，药物治疗并非首选治疗方式，而仅在症状造成多方面显著不良影响时才建议采用药物治疗。试验中使用的部分量表工具也缺乏 6 岁以下儿童应用的信效度证据。因此，建议选择 6 岁至不满 18 岁的儿童 ADHD 患者为受试者。如果计划纳入不满 6 岁的儿童患者，需提供充分的依据。不建议纳入 4 岁以下儿童患者。

2. 主要筛选标准

建议在儿童 ADHD 药物临床试验受试者筛选中，同时进行医生临床诊断、研

究者评定确认诊断和观察者评定。

建议采用精神疾病诊断和统计手册（The Diagnostic and Statistical Manual of Mental Disorders，DSM）诊断系统进行儿童 ADHD 诊断（医生临床诊断）。如果选择其他诊断系统，需提供选择依据。

建议研究者采用学龄期儿童情感障碍和精神分裂症定式访谈问卷（Kiddie Schedule for Affective Disorders and Schizophrenia for School-Aged Children-Present and Lifetime Versions，K-SADS-PL）进行评定，确认临床诊断。

在观察者评定中，研究者可以采用定式访谈或半定式访谈方式从父母 / 监护人（或教师）处采集信息，获得对患者的症状评估。基于我国实际诊疗环境及试验条件，观察者评定通常由"家长 / 监护人"参与，当"家长 / 监护人"无法参与时，可以通过教师获得相关信息。

建议采用基于 DSM 系统开发的、已被广泛验证的量表进行观察者评定，包括：注意缺陷多动障碍评定量表（Attention Deficit and Hyperactivity Disorder-RS，ADHD-RS）父母评分版和教师评分版，或者注意缺陷多动障碍筛查量表（Swanson，Nolan and Pelham Rating Scales，SNAP）父母评分版和教师评分版。

注意缺陷多动障碍评定量表（ADHD-RS）是由 DuPaul，Power 等人编制，直接来源于 DSM 的 18 项症状学标准，目前已更新至 ADHD-RS-Ⅳ。该量表包括父母版和教师版，版本内容相同，均由 18 个条目组成，包括 9 个注意缺陷条目和 9 个多动冲动条目，采用四级计分："无"记 0 分、"有时"记 1 分、"经常"记 2 分、"总是"记 3 分。

注意缺陷多动障碍筛查量表（Swanson，Nolan and Pelham Rating Scales，SNAP）是由 Swanson 等根据 DSM 中的 ADHD 诊断标准制定，目前已更新至 SNAP-Ⅳ。该量表包括父母评分版和教师评分版，版本内容相同。根据条目数不同，分为 18 个条目的 SNAP-18、26 个条目的 SNAP-26，以及更多条目的 SNAP-40 和 90 等。SNAP-18 的条目来自 DSM 中 18 条诊断标准。SNAP-26 包括 3 项因子分：注意力不集中（条目 1~9）、冲动 / 多动（条目 10~18）、对立违抗（条目 19~26）。SNAP-40 包括 9 项因子分：注意力不集中、冲动 / 多动、对立违抗、品行障碍、焦虑、抑郁、抽动障碍、学习问题、人际关系。量表采用四级计分："从不"记 0 分，"偶尔"记 1 分，"经常"记 2 分，"总是"记 3 分。

这两个量表在评估维度方面有重叠，表现在"注意力"和"多动冲动"评估条目完全相同，均来自 DSM 中 18 条诊断标准，用于评估 ADHD 症状，而 SNAP 相比于 ADHD-RS，还增加了对共患病、功能损害、精神病性症状等的评估。这两个量表均已广泛应用于在境内外开展的儿童 ADHD 药物临床试验中，且其中文版（父母版和教师版）已被证实具有可靠的信效度。

为确保对疗效变化进行敏感观察，通常会选择基线时疾病达到一定严重程度的患者，例如：ADHD-RS-IV 量表，男性总评分 ≥ 25 分和女性总评分 ≥ 22 分；SNAP-IV-18 量表总评分 ≥ 26 分。当疾病亚型与临床研究目的相关时，可以考虑在方案中事先规定亚型的基线评分。

其他筛选标准还包括：功能评定量表，例如：Weiss 功能缺陷量表，临床总体印象量表 - 疾病严重度（CGI-S）≥ 4 分，并排除合并其他精神神经障碍，如焦虑、抑郁、精神发育迟滞、人格障碍、癫痫等，或可能影响患者情绪行为的严重躯体疾病，可能增加受试者安全性风险的疾病也应排除，如先天性心脏病史或心脏手术史、一级亲属 40 岁以下猝死家族史、劳累时异于同龄人的呼吸急促或晕厥、心悸、心律失常、心源性胸痛病史等。

（二）试验设计

1. 短期疗效试验

建议 ADHD 药物在批准上市前提供至少 6 周的短期疗效研究证据。

考虑到 ADHD 疾病病因学及病生理特点的复杂性，以及应用主观评估工具进行疗效评估的多因素影响，对于全新作用机制的 ADHD 新药，建议至少开展 2 项随机、双盲、安慰剂对照、平行组设计的临床试验，对短期临床疗效进行确证及重复性验证。

对于与已上市的 ADHD 药物具有相同作用机制的新化合物，建议至少开展 1 项随机、双盲、三臂（安慰剂对照、阳性药对照）、平行组设计的临床试验，以证明试验药的短期疗效优于安慰剂和阳性药，或者短期疗效非劣效于阳性药但安全性优于阳性药或与阳性药相当。

根据药代动力学研究结果及剂量探索结果，在确证性试验中进行适当的年龄段划分，常见的划分方式为"6 岁至 12 岁"和"13 岁至不满 18 岁"两个年龄段。如果药物在不同年龄段儿童中的药代动力学特征没有明显差异，且没有与年龄相关的特殊安全性风险时，也可以考虑不进行年龄段划分，但需要关注不同年龄段受试者的分布，试验结果应能够为不同年龄段受试者提供充分的安全性和有效性研究证据。

2. 长期疗效试验

建议至少在 1 项试验中进行至少 6 个月的维持疗效观察，提供维持疗效研究证据。6 个月并非强制规定的截止时间点，建议根据药物特征和研究目的，确定合理的观察期。

一般有以下两种设计方法：

平行对照试验：可以是短期疗效试验的延续，即扩展期试验，试验的主要疗效指标与短程试验相同。脱落率和复发率应作为关键次要疗效指标。

随机撤药试验：随机撤药试验分为两个试验阶段。第一个阶段所有受试者均服用试验药物，采用开放、非对照设计，建议持续治疗时间能够充分识别达到应答标准的受试者。随后进入第二个阶段，将治疗有效的患者随机分入试验药物组或安慰剂组，观察两组的复发情况。

3. 长期安全性试验

按照 ADHD 临床诊疗常规，服药期通常超过 1 年，且至少在症状和功能完全缓解 1 年以上，才尝试停药。因此，除了在短期和长期疗效试验中获得的安全性证据之外（还包括 I ~ II 期试验数据），建议提供在儿童患者中观察期至少 1 年的长期安全性研究数据。样本量参考 ICH E1 制定。

在药品批准上市后，建议进行长期安全性随访研究，并在首个再注册期内，按年度提交研究报告。

（三）评估指标

1. 有效性评估

（1）主要疗效指标

目前，无论是在临床诊疗中还是在药物临床试验中，对 ADHD 严重程度及药物疗效的评估尚缺乏可靠的客观指标。使用经过验证的具有良好信效度的量表是目前通行的评估方法。

可以采用 ADHD-RS 量表（父母评分）或者 SNAP 量表（父母评分）进行主要疗效终点评估，以治疗观察终点相对于基线的量表评分变化值作为主要统计学分析对象，其统计学分析结果作为评价药物疗效的最主要依据。如果同时使用这两个量表进行疗效评估，在试验方案中，应说明以哪个量表评分作为主要疗效指标。

除以上两个量表之外，还有其他可用于评估 ADHD 症状的量表工具，若申请人计划选择其他量表作为主要疗效指标评估工具，需提供选择依据。

针对主要疗效指标的试验结果，在评估统计学显著性的基础上，还需评估结果的临床意义，具有临床意义的疗效是获益 / 风险评估的重要依据。

（2）次要疗效指标

根据研究目的、药物特征和适应症特点等，选择次要疗效指标及相应评估工具，如功能评定量表、临床总体印象量表、生活质量评价量表等。

在长期疗效试验中，患者功能的改善情况应被重点关注，应将功能评定量表评定设计为关键次要疗效终点。

建议将 ADHD-RS 和（或）SNAP 的因子分，以及基于 ADHD-RS 和（或）SNAP 计算的有效率纳入次要疗效指标分析。有效通常代表出现了有临床意义的疗效。有效率通常以主要疗效指标（量表评分）变化率 ≥ 50%（或 ≥ 40%）的受试者百分比来定义。如果使用其他"有效率"定义，应在试验方案中阐明定义并提供依据。

2. 安全性评估

在 ADHD 药物临床研究中，需重点关注的安全性评估指标包括但不限于：生命体征异常、心脏毒性（QT 间期延长）、内分泌系统不良反应（身高、体重、性成熟、激素水平变化等）、中枢神经系统不良反应（困倦、失眠、情绪不稳、焦虑、精神病性表现、食欲减退、自杀风险、药物依赖或成瘾风险、反跳和撤药反应等）、脑电图异常。长期安全性研究中，应重点监测药物对大脑和身体发育的影响。

四、特殊考虑

（一）4 岁至不满 6 岁儿童 ADHD 患者试验

如前所述，如果计划纳入不满 6 岁的儿童患者，需提供充分的依据。建议在至少已获得了 6 岁至 12 岁儿童患者完整充分的短期疗效证据后，再考虑扩展至更低年龄段儿童应用。计划开展 4 岁至不满 6 岁儿童患者试验的企业，需提前与药审中心进行沟通。

考虑到临床症状表现、治疗目标以及患者对药物的反应可能存在差异，低龄患者需要的给药方案及安全性特征可能有所不同，因此，6 岁及以上儿童患者的临床研究数据无法完全外推至 4 岁至不满 6 岁儿童患者。需单独开展 4 岁至不满 6 岁儿童患者的试验，不建议在 6 岁及以上儿童患者试验中同时纳入 4 岁至不满 6 岁的儿童患者。

（二）扩展成人 ADHD 适应症

ADHD 起病于童年期，60%~80% 可持续至青少年期，约 50% 可延续至成年（≤ 65 岁），成为成人 ADHD。因此，在临床实践中，成人 ADHD 也存在用药需求。

成人 ADHD 适应症可以在儿童 ADHD 适应症获批后，通过扩大适应症的方式申报，或者在获得了较为完整的儿童 ADHD 安全性和有效性研究证据后，再考虑成人 ADHD 适应症的研发。

由于临床给药方案（剂量递增速度及程度、最大剂量等）在成人和儿童 ADHD 患者中可能不同，临床研究中应特别关注药物在不同人群中的药代动力学差异。儿童 ADHD 适应症与成人 ADHD 适应症的临床研究证据不可进行完全外推。

若首先开展了完整充分的儿童 ADHD 适应症的临床研究，且达到批准儿童患者使用的注册标准时，可以仅开展成人 ADHD 患者短期疗效试验，维持疗效和 1 年及更长期安全性试验可以作为上市后研究要求。

（三）安慰剂的使用

采用安慰剂对照应当谨慎。在 ADHD 临床试验中，设计安慰剂对照是最佳选择时，才考虑使用安慰剂。通常，短程试验不会造成可预期的严重后果或不可逆的伤害，因此可以采用安慰剂对照。

应结合药物作用机制及可能的潜在风险，在安慰剂对照的临床试验中，严格执行试验方案规定的退出与终止程序，最大程度地降低受试者风险。

（四）数据和安全监察

临床试验数据监察委员会（Data Monitoring Committees，DMCs）也称为数据和安全监察委员会（Data and Safety Monitoring Boards，DSMBs；Data and Safety Monitoring Committees，DSMCs），由一组具备相关专业知识和经验的与试验无任何利益关系的专业人员组成，定期对试验数据进行分析评价。其职责是：确保受试者安全和利益；确保试验的完整性和可信性；及时、准确地将试验结果反馈到申办方。

儿童精神疾病患者属于弱势群体，为保证受试者权益，确保试验的完整性和可信性，建议在 ADHD 创新药临床研究中建立 DMC。

（五）客观检测指标的应用

鉴于 ADHD 疾病病因学及病生理特点的复杂性，迄今为止，还没有用于筛查或症状评估的客观检测指标被广泛认可或被推荐使用在药物临床试验中，但是，相关研究与探索已在逐步开展。随着知识与技术的发展，在有合理依据的前提下，可以考虑将客观检测指标纳入 ADHD 药物临床研究中。

参考文献

[1] EMA. Overview of comments received on "Guideline on the clinical investigation of medicinal products for the treatment of attention deficit hyperactivity disorder (ADHD)". 2011.

[2] FDA. Attention Deficit Hyperactivity Disorder: Developing Stimulant Drugs for Treatment Guidance for Industry.2019.

[3] 中华医学会儿科学分会发育行为学组 . 注意缺陷多动障碍早期识别、规范诊断和治疗的儿科专家共识 [J]. 中华儿科杂志，2020，58 (3): 188–193.

[4] 中华中医药学会儿科分会临床评价学组 . 儿童注意缺陷 – 多动障碍中药新药

临床试验设计与评价技术指南 [J]. 药物评价研究, 2015, 38 (5): 472–479.

[5] 郑毅, 刘靖. 中国注意缺陷多动障碍防治指南 [M]. 2 版. 北京: 中华医学电子音像出版社, 2015.

[6] 杜亚松. 儿童心理障碍诊疗学 [M]. 北京: 人民卫生出版社, 2013.

[7] 陆林. 精神病学 [M]. 第 6 版. 人民卫生出版社, 2018.

复杂性腹腔感染抗菌药物临床试验
技术指导原则

一、概述

（一）前言

《抗菌药物临床试验技术指导原则》于 2015 年由原国家食品药品监督管理总局
（CFDA）在我国颁布并实施，其对全身用的各种抗菌药临床试验的技术要求进行
了全面的阐述，为药品注册申请人和临床试验研究者在整体规划、设计、实施临床
试验中提供了技术指导，但未针对各种细菌性感染制定不同临床适应证治疗药物临
床试验技术指导。为针对拟用于复杂性腹腔感染抗菌药物临床试验提供更加精准的
技术指导，解决临床试验中的重点问题，规范其临床试验，保证数据完整性，在遵
循《抗菌药物临床试验技术指导原则》基本要求的基础上，制定了《复杂性腹腔感
染抗菌药物临床试验技术指导原则》，为注册申请人、临床试验研究者在规划、设
计、实施临床试验中提供技术指导。

（二）目的及适用范围

本指导原则适用于在细菌感染所致的复杂性腹腔感染（complicated intraab-
dominal infection，cIAI）患者人群中开展的治疗用抗菌药物临床试验，包括由需氧
革兰阴性菌、革兰阳性菌和厌氧菌所致的复杂性腹腔感染，也包括由上述病原菌导
致的混合感染。

本指导原则适用于全身给药（口服或静脉给药）的抗菌药物的临床试验，包括
作为单药使用的抗菌药物，也包括与其他活性药物联合使用的抗菌药物。

本指导原则并不具有强制性，而仅作为技术层面的建议和推荐，供申办者及研
究者参考。

（三）前提条件

研发药物已经完成基本的药学研究，制备工艺、稳定性研究、质量控制等基本
符合开展临床试验的基本要求。

研发药物已经完成基本的药理毒理学研究，包括基本的毒理及毒代研究，且体

外药效学和动物体内药效学数据足够，能基本阐明研究药物的抗菌作用特点，如抗菌谱、作用机制、抗菌活性（抑菌及杀菌活性）、抗生素后效应、耐药性及其形成机制等等，特别是对 cIAI 的常见病原微生物的作用特点。

此外，研发药物已经完成基本的非临床药代动力学 / 药效学研究，能够通过体外药效学研究、体外 PK/PD 研究和感染动物 PD 研究以及感染动物 PK/PD 研究初步阐明研究药物的药效学特征，确定研究药物 PK/PD 特性属浓度依赖性抑或时间依赖性、PK/PD 指数和非临床 PK/PD 靶值。同时，也已经完成基本的流行病学界值（Epidemiological Cutoff，Ecoff）、非临床 PK/PD 界值（体外 PK/PD 及动物 PK/PD 界值）研究。

研发药物的申请人已经获得国家药品监管机构同意开展临床试验的许可，并在临床试验机构内组织实施临床试验。

由于非复杂性腹腔感染以外科手术治疗为主，而复杂性腹腔感染则需要在手术前、中、后给予抗菌药物治疗，开展复杂性腹腔感染抗菌药物临床试验时，需要同时说明外科治疗情况。

二、临床试验规划和方案

（一）总则

1. 复杂性腹腔感染定义

复杂性腹腔感染是指源于腹部脏器，扩散至腹膜腔或腹膜后腔隙的感染，或可在感染局限后在病灶或穿孔脏器周围形成单个或多个脓肿，并伴有全身症状和体征。复杂性腹腔感染的受试人群包括但不限于下列患者。

（1）腹腔脓肿：病变或穿孔脏器周围的单个或多个脓肿，通常以非特异性腹痛为特征。

（2）肠穿孔：急性肠穿孔伴有弥漫性腹膜感染，通常以非特异性腹痛为特征。

（3）腹膜炎：弥漫性腹膜感染，通常以非特异性腹痛为特征。

（4）阑尾炎伴穿孔或阑尾周围脓肿：急性阑尾感染以右下腹绞痛为特征。

（5）胆囊炎伴穿孔或脓肿：急性感染超越胆囊壁，通常伴有右上腹疼痛。

（6）憩室炎伴穿孔、腹膜炎或脓肿：憩室（结肠固有肌层的黏膜或黏膜下层突出）的急性感染，最常见的体征是左下腹痛。

2. 目标病原菌

复杂性腹腔感染的致病菌包括由需氧革兰阴性菌、革兰阳性菌和厌氧菌，常见病原菌为大肠埃希菌等肠杆菌科细菌、肠球菌属、链球菌属以及拟杆菌属细菌等。

3. 目标人群

临床试验人群应包括 cIAI 患者，其具有前述 cIAI 的临床综合表现，且可能自抗菌治疗中获益者。

4. 有效性评估

临床适应证为 cIAI 的临床试验，宜采用非劣效试验设计评估其有效性；如为优效性试验设计，则仅在采用活性药物作对照时可被接受，单独使用安慰剂作为对照因将导致患者面临严重风险而不被接受。

研究药物治疗 cIAI 的有效性评估包括临床和微生物学疗效评估。临床主要疗效终点为随机后约 28 天的疗效评估。在临床有效性评估同时需进行微生物学有效性评估，即在细菌学阳性患者中同时进行微生物学有效性评估。此外尚需注意有些患者可能为复数菌（≥ 2 种细菌）感染，此时则应按患者例数及病原菌株数分别评估其微生物学疗效。在有效性评估中需关注临床疗效和微生物学疗效的一致性，并对临床和微生物学疗效进行综合评价。

5. 安全性评估

在临床试验过程中应收集所有不良事件信息及安全性实验室数据，无论受试者是否在使用药物，均应在每次访视时予以评估，所有不良事件需随访至消失或稳定或缓解。需注意的是抗菌药的不良反应和感染本身引发的病理过程可能涉及相同的器官，并影响其功能。此外在严重感染患者，尤其是出现脏器低灌注情况时所致的一系列症状和实验室检查异常的器官损伤，均有可能误判为药物不良反应。

6. 药代动力学 / 药效学研究

药代动力学 / 药效学（pharmacokinetics/ pharmacodynamics，PK/PD）研究始于非临床研究阶段，在临床试验阶段，综合非临床 PK/PD 研究和 Ⅰ 期临床试验 PK 研究结果确定 Ⅱ 期临床试验适宜的给药剂量与给药方案。在 Ⅱ 期和 Ⅲ 期临床试验中应考虑开展群体药代动力学（Population Pharmacokinetics，PPK）研究，建立 PPK 模型，定量描述研究药物在患者体内 PK 特点，以及患者个体间存在的 PK 差异，确定主要影响 PK 的生理或者病理因素。回顾性分析患者体内药物暴露量与所观察到的临床疗效和微生物疗效之间以及与药物相关不良事件的定量关系，从而为不同患者群体（如老年人、肝肾功能减退者）给药方案的制定提供依据。

7. 药物敏感性折点

目标致病菌对抗菌药物敏感试验折点（Antibacterial Susceptibility Testing

Breakpoints）研究始于非临床研究阶段，在临床试验阶段，需根据抗菌药物折点研究的需要，在综合前期非临床研究的基础上，主要研究为从确证性Ⅲ期临床试验中获取临床 PK/PD 靶值，如尚不能获得该靶值时，则可采用先前建立的动物 PK/PD 靶值及体外 PK/PD 靶值作为初步的 PK/PD 界值。在上市后临床研究中继续累积资料以获取该药的敏感性折点，并酌情根据细菌耐药性变迁进行更新。具体药物敏感试验折点的制定可参见《抗菌药物折点研究技术指导原则》。

8. 批准上市后的药物敏感性和耐药性研究

在研究药物获批上市后初 3~5 年应对细菌耐药性进行监测，如在此期间出现耐药菌，则需继续延长监测时间。对在监测中发现的最低抑菌浓度（MIC）超过药敏折点或流行病学界值细菌的耐药性、耐药模式和耐药机制进行跟踪研究。

（二）临床试验方案

1. 试验设计

cIAI 临床试验设计应为随机、双盲、活性药对照，采用非劣效或优效设计，鉴于伦理学考虑本适应证不宜进行安慰剂对照试验，除非是加载（add-on）试验，即两组受试者在接受标准抗菌治疗基础上，分别接受试验药或安慰剂。试验应遵循随机化、多中心和双盲的原则，除非有充分的理由和措施能良好控制疗效评价偏倚，否则不建议采用单盲或开放试验。申办者和研究者在设计时 cIAI 患者的病因分布和年龄分布，以免在一项临床试验中招募过多阑尾炎相关的 cIAI 患者或集中在某一年龄段。

2. 试验人群

试验人群应包括总则部分所描述的各种 cIAI 患者。在一项 cIAI 临床试验中，由阑尾炎穿孔和阑尾周围脓肿所致 cIAI 的患者比例应不超过总例数的 50%。

在临床试验早期，儿童、妊娠期及哺乳期妇女不宜作为受试人群，65 岁以上老年患者可占一定比例。

3. 推荐下列入选标准和排除标准

3.1　入选标准

（1）受试者必须在入组的 24 小时内，或在给予第一剂抗菌药物的 24 小时内，安排或已完成为了诊治 cIAI 而行的开腹手术、腹腔镜手术或腹腔脓肿经皮穿刺引流。

（2）对于手术前入组的受试者，只有在高度怀疑或确诊腹腔内感染时，才能给予研究药物，且基线时来自感染部位的腹腔内培养标本已获得或计划获得。

（3）出现一个或多个 cIAI 的全身症状或体征：如发热、低血压、腹痛、恶心呕吐、体检发现腹部肿块、精神状态改变等。

3.2 排除标准

（1）在入组前 72 小时内已接受可能有效的全身性抗菌药物治疗大于 24 小时者。

（2）上消化道穿孔，除非有明确证据表明腹腔内存在继发感染。

（3）手术后入组，但术前已接受可能有效的全身性抗菌药物治疗超过 1 剂。

4. 临床微生物学评估

在接受临床试验药物治疗之前，所有患者均应送检临床样本行微生物学评估，包括镜检（如革兰染色）、培养，以及体外抗菌药物敏感性试验。推荐在开始研究药物治疗前分别在两个不同部位无菌静脉穿刺留取血培养标本分别进行需氧和厌氧培养，培养获病原菌者亦需进行体外药物敏感性测定。对试验中的所有临床分离菌应采用标准化方法进行研究药物和推荐用于 cIAI 的其他抗菌药物的体外药物敏感性测定。

5. 特殊人群

该临床试验受试人群应包括男、女两种性别以及老年患者。对于肾损伤和肝损伤患者，如已在上述人群中进行了研究药物的药代动力学研究并确定了适宜的给药方案，则也可在 Ⅱ、Ⅲ 期临床试验中入选肾或肝损伤患者。如果有意向在儿童中实施 cIAI 临床试验，则应与监管机构先期讨论研发计划。

6. 药代动力学 / 药效学评价

在临床试验阶段，应综合体外及动物研究中药代动力学 / 药效学（PK/PD）特征和 Ⅰ 期临床试验药代动力学（PK）研究结果，为确定 Ⅱ 期及 Ⅲ 期临床试验恰当的给药方案提供依据。在临床试验早期（如探索性 Ⅱ 期临床试验），应考虑采用剂量–反应试验设计，因为此种设计可以权衡不同剂量的获益与风险，以确保次优（suboptimal）或过高的剂量不会应用于确证性 Ⅲ 期临床试验，从而防止某些非预期的和尚未被认识到的剂量相关毒性的发生。

根据剂量–反应试验设计，在 Ⅱ、Ⅲ 期 cIAI 临床试验中应考虑开展群体药代动力学研究，通过测定患者血药浓度（稀疏采样法），以评估患者个体的药物暴露情况，构建 PPK 模型，回顾性分析在感染患者接受不同给药剂量时药物暴露量–反应，以评价药物暴露量与所观察到的临床疗效及微生物疗效之间的相关性，并应探索药物暴露量与药物相关不良事件之间的相关性，以确定不同的给药方案和在不同生理（如老年人）和病理情况下（肝肾功能减退）患者人群中可能出现的风险。有关研究药物在 cIAI 患者中Ⅱ期和Ⅲ期 PPK 及 PK/PD 研究设计、分析及结果评价可参见《抗菌药物药代动力学 / 药效学研究技术指导原则》中相关章节。

7. 研究药物的剂量选择和剂型

为确定Ⅲ期临床试验的药物剂量，申办者应整合临床前毒理学研究、体外 PK/PD 研究、动物感染模型、药代动力学、Ⅰ期临床试验的安全性和耐受性信息以及来自剂量探索的Ⅱ期临床试验的安全性和有效性信息。对动物试验中组织体液穿透性的评估以及Ⅰ期和Ⅱ期临床试验中是否能够达到足够的血液和组织药物浓度作为剂量选择的支持依据，所选剂量可以达到足以发挥临床和微生物学疗效的药物浓度。另外，应在开始Ⅲ期临床试验之前评估药物在特定人群（例如：肝功能和肾功能损害患者）中的药代动力学，以确定是否需要调整剂量。这种评估可能有助于避免将这些患者排除在Ⅲ期临床试验之外。

通常 cIAI 的抗菌治疗以静脉输注药物开始。cIAI 抗菌药物疗程为 5~14 日，至少为 5 日。对于仅有静脉给药制剂的研究药物，建议仅以静脉制剂进行全程临床试验。对于既有静脉制剂又有口服制剂的研究药物，则可采用自静脉制剂转为口服制剂的序贯疗法，其中静脉制剂疗程至少 3 日。但应评估口服制剂的药代动力学特征，以确保药物暴露量的可比性，并制定恰当的给药方案，需限定静脉给药的最短时间，同时注明静脉转换为口服治疗时的客观标准。在静脉给药转换为口服给药时，应进行临床评价。cIAI 患者由于常出现恶心和呕吐等消化道症状，且术后可能需要数天的肠道休息，因此患者通常住院治疗并且在治疗期间不得进食或服用口服药物。对于那些病情出现改善并且能够耐受经口进食的患者，也可以静脉给药继以口服药物完成治疗。

8. 对照药的选择

临床试验中的活性对照药应选择已获得国家监管机构批准的临床用于复杂性腹腔感染的标准治疗药物。

9. 合并用药

对于试验药物抗菌谱能够覆盖 cIAI 所有病原菌者，在研究期间不允许合并使用抗菌谱覆盖 cIAI 目标病原菌的其他抗菌药，直至判断为治愈访视为止。对合并使用其他抗菌药的患者，依据其使用情况及使用时间不纳入有效性评估人群或视作治疗无效。但对于试验用药物可能无法覆盖 cIAI 所有致病菌者，在研究期间可以合并使用抗菌谱与试验药物不同的其他抗菌药物，但需要在研究方案中事先确定。

在研究期间不应合并使用可能影响在研药物消除与代谢的其他药物。

在研究期间可合并使用不会影响研究药物抗菌活性的对症治疗药物，并应详细注明用药情况。

10. 有效性评估

10.1 疗效评估标准

（1）临床疗效

临床应答（成功）：在治疗结束后访视（TOC）时入组时（基线）呈现的cIAI的症状体征缓解或消失，或恢复至感染前状态，无新的症状出现，非微生物实验室检查指标恢复正常，或没有需要进一步治疗的症状和体征。

临床失败：在接受研究药物治疗后，患者死亡，或出现手术部位伤口感染；或基于cIAI症状或体征恶化而判断出现cIAI并发症或cIAI复发，且需行计划外手术或经皮穿刺引流治疗；或由于cIAI症状或体征的恶化而开始使用非临床试验的其他抗感染药物治疗。

不确定：因缺少数据，无法确定临床成功或失败。

（2）微生物学疗效

微生物学成功：在治疗结束后访视（TOC）时入组时获自腹腔感染原始部位培养病原菌（基线病原菌）被清除；或临床疗效为治愈，认为没有必要重复培养。

微生物学失败：在治疗结束后访视（TOC）时入组时获自腹腔感染原始部位培养病原菌（基线病原菌）持续存在；或临床疗效为失败，且无法行重复微生物学培养者。

不确定：因缺少培养结果，无法确定其疗效。

（3）综合疗效

综合疗效在基线获病原菌的患者中进行评估，评价时间点在治疗结束后访视时。

临床和微生物学应答（成功）：临床应答和微生物学成功。

临床和微生物学失败：临床失败和（或）微生物学失败，或患者死亡。

不确定：临床疗效和微生物学疗效中任一项为不确定或两者均为不确定者。

10.2 疗效终点

（1）主要终点

cIAI治疗药物有效性评估的主要疗效终点为临床应答结果，在随机分组后28天左右时进行评估。

（2）次要终点

a. 研究药物治疗结束时的临床结局和微生物学疗效。

b. 治疗结束后访视时的微生物学疗效。

c. 治疗结束后访视时的综合疗效。

11. 安全性评估

可参见原国家食品药品管理局颁布的《抗菌药物临床试验技术指导原则》中的相关内容，或美国卫生及公共服务部、国立卫生研究院、国家癌症研究所颁布的常见不良事件评价标准（Common Terminology Criteria for Adverse Events，CTCAE）中相关内容进行安全性评估。

12. 试验访视及评价时间

12.1　入组访视

入组访视时应收集下列信息：人口学资料、病史及体检发现、先前使用药物、包括生命体征在内的基线症状体征及非微生物学实验室检查结果、影像学检查发现、微生物学标本的留取及检验初步结果以及病情严重度评分。

12.2　治疗过程中访视

治疗过程中需进行至少 2 次访视：治疗过程中及治疗结束时。在治程中研究者应在各次访视时对患者的病情变化加以评估，包括病史、体检、不良事件及实验室检查结果。在治疗过程中访视时，对病情是否恶化或并无改善的患者疗效作出评估，如属治疗无效者，应予以其他抗菌药物补救治疗；对病情有好转者，需对其症状改善情况予以评估。若在访视中发现需延长疗程，应在研究方案中明确延长疗程的标准。

12.3　治疗结束后访视

随机分组后的第 28 天进行治疗结束后访视，对是否成功作出判断。此次访视时，研究者应收集包括不良事件在内的病史、体检资料，以及不良事件缓解情况，如需要也可进行适当的实验室检查和影像学复查。

13. 统计学考虑

临床试验的假设应在临床试验开始前确定，分析方法应在试验方案载明并在统计分析计划中进一步明确，统计分析计划应在数据库锁定前锁定。

主要疗效指标：入组后第 28 天临床应答（成功）率。

13.1　分析人群

（1）安全性分析人群：临床试验期间至少接受过一剂研究药物的患者。

（2）意向治疗（ITT）人群：随机分组的所有患者。

（3）改良的意向治疗（mITT）人群：在 ITT 人群中，符合 cIAI 诊断标准，且至少用药一次并有临床疗效评估的患者。

（4）微生物学意向治疗（micro-ITT）人群：在接受随机分组患者中，明确其基线分离菌为 cIAI 的病原菌，且研究药物对其具有抗菌活性的所有患者。

（5）微生物学改良的意向治疗（m-mITT）人群：在 mITT 人群中，在基线至少获一株病原菌的患者。

（6）临床可评价（CE）或符合方案（PP）人群：在mITT人群中，无重要的方案偏离且完成临床试验的受试者。

（7）微生物学可评价（ME）人群：在m-mITT人群中，无重要的方案偏离且完成临床试验的受试者。

13.2 非劣效界值

如果有可靠的、可重复的证据证明对照药物的有效性，则可采用非劣效试验设计确证试验药物的有效性。对cIAI试验而言，不大于10%的非劣效性界值已被临床普遍认可。如申办者提出＞10%的非劣效界值，应与监管部门讨论，获得同意后方可开展试验。

13.3 样本量

鉴于micro-ITT人群是主要分析人群，主要疗效指标是临床应答（成功）率，据此，取非劣效性界值为10%。非劣效设计一般可以假定试验药和对照药的临床成功率相同，记为π。单侧α=0.025，相应的正态分布界值 $Z_{0.025}$=1.96，统计功效 Power=1−β，相应的正态分布界值为 $Z_{1-\beta}$，则micro-ITT人群的每组样本量估计如下：

$$n = \frac{2(Z_\alpha + Z_{1-\beta})^2 \pi(1-\pi)}{\delta^2}$$

例如：假定对照组在micro-ITT人群的临床应答（成功）率为80%（具体方案设计时应提循证依据），且预期试验组临床应答（成功）率与对照组相同，非劣效界值为10%，取单侧α=0.025，检验效能Power=85%，对应的正态分布界值 $Z_{0.85}$=1.04，micro-ITT人群的样本量为每组288例受试者。假如有90%的受试者入组后能培养出细菌病原体，据此每组应随机入组约288/0.9=320例，合计640例受试者。如果病原体培养率低于90%，则要相应扩大样本量。

14. 说明书

药品说明书中［适应证］［用法用量］［不良反应］等各项内容撰写均基于临床试验结果。以说明书中的适应证为例，在cIAI适应证中需列出由何种病原菌所致者，可列入适应证的细菌种类必须是cIAI的目标病原菌，其所致感染临床疗效为治愈和微生物学疗效为细菌清除或假定清除。病例数需达该目标适应证观察例数的10%（至少10例）。有关说明书撰写详见《抗菌药物说明书撰写技术指导原则》中相关内容。

三、主要参考文献

1. 国家药品食品监督管理局：抗菌药物临床试验技术指导原则. 2015年.

2. U.S. Department of Health and Human Services, Food and Drug Administration, Center for Drug Evaluation and Research (CDER). Guidance for Industry: Complicated Intra-Abdominal Infections: Developing Drugs for Treatment. May 2018.

3. European Medicine Agency, Committee for Medicinal Products for Human Use (CHMP): Guideline on the evaluation of medicinal products indicated for treatment of bacterial infections. January 2012.

4. European Medicine Agency, Committee for Medicinal Products for Human Use (CHMP): Addendum to the note for guidance on evaluation of medicinal products indicated for treatment of bacterial infections (CPMP/EWP/558/95 REV 2) to address indication-specific clinical data. January 2013.

5. U.S. Department of Health and Human Services, Food and Drug Administration, Center for Drug Evaluation and Research (CDER). Guidance For Industry: Evaluating Clinical Studies Of Antimicrobials In the Division Of Anti-infective Drugs Products. February 1997.

6. European Medicine Agency, Committee for Medicinal Products for Human Use (CHMP). Note For Guidance On Evaluation Of Medicinal Products Indicated For Treatment Of Bacterial Infections. October 2004.

7. 国家药品食品监督管理局：抗菌药物药代动力学/药效学研究技术指导原则. 2017 年.

8. 国家药品食品监督管理局：抗菌药物折点研究技术指导原则. 2017 年.

9. 国家药品食品监督管理局：抗菌药物说明书撰写技术指导原则. 2018 年.

10. U.S. Department of Health and Human Services, National Institutes of Health, National Cancer Institute. Common Terminology Criteria for Adverse Events (CTCAE) Version 5.0. November 2017.

11. 夏结来, 中国临床试验统计学组工作小组. 非劣效临床试验的统计学考虑 [J]. 中国卫生统计, 2012, 29 (2): 270-274.

12. Solomkin JS, Mazuski JE, Bradley JS, et al. Diagnosis and Management of Complicated Intra-Abdominal Infection in Adults and Children: Guidelines by the Surgical Infection Society and the Infectious Disease Society of America. Clin Infect Dis, 2010, 50: 133-164.

13. 中华医学会外科学分会外科感染与重症医学学组, 中国医师协会外科医师分会肠瘘外科医师专业委员会. 中国腹腔感染诊治指南（2019 版）. 中国实用外科杂志, 2020, 40 (1): 1-16.

14. European Medicine Agency, Committee for Medicinal Products for Human Use (CHMP). Guidance On the Evaluation of Medicinal Products Indicated for Treatment of Bacterial Infections, Rev 3 (draft). December 2018.

流行性感冒治疗和预防药物临床试验技术指导原则

一、疾病特征

流行性感冒（简称流感）是由流感病毒引起的一种急性呼吸道传染病，几乎每年冬季在温带气候地区以及全年在热带气候地区会发生不同程度的流行或暴发，历史上曾出现过多次流感大流行，对公共卫生形成挑战。

流感患者和隐性感染者是流感的主要传染源。主要通过打喷嚏和咳嗽等飞沫传播，也可经口腔、眼睛等黏膜直接或间接接触传播，接触被病毒污染的物品也可引起感染。人群普遍易感。无并发症的单纯性流感的患者多可以自行恢复，药物治疗可以缩短病程，重症患者可发生病毒性肺炎、全身炎症反应，最后出现急性呼吸窘迫综合征、全身多器官功能障碍综合征及休克。

对于流感，治疗原则主要为尽早隔离、对症治疗、抗病毒治疗。重症病例治疗原则为积极治疗原发病，防治并发症，并进行有效的器官功能支持。有效的疫苗是控制流感传播的核心，抗病毒药物一般用于治疗确诊的流感疾病，并在某些情况下用于疾病暴露前或暴露后的预防。多种抗病毒药物已被批准用于治疗甲型和乙型流感，例如：金刚胺类、神经氨酸酶抑制剂、核酸内切酶抑制剂等，部分药物获得了预防适应症。

二、目的和适用范围

本指导原则在 2012 年 5 月国家局颁布的《预防和 / 或治疗流感药物临床研究指导原则》基础上进行修订，目的是针对甲型（A 型）和乙型（B 型）流感病毒所致疾病（包括季节性和大流行性流感，以及无并发症的单纯性流感和重症流感），协助药物研发者和临床研究者进行治疗和预防用抗病毒药物的临床研发，不适用于丙型（C 型）流感治疗和预防药物，以及流感疫苗或疫苗佐剂的临床研发。

本指导原则不包括对临床试验设计或统计分析一般问题的讨论。相关问题请参照国家药品监督管理局发布的其他相关指导原则和人用药品注册技术要求国际协调会议（ICH）相关指导原则。本指导原则主要针对只在流感药物临床试验中出现的特定试验和试验设计问题。本指导原则只是说明本机构目前对该问题的看法，不具有法律强制性，除非已经在特殊药政法规或法令要求中进行了说明。

三、临床试验设计的总体考虑

流感防治药物的临床试验一般是在自然发生的流感疾病传播情况下进行，以评价流感药物的疗效和安全性。需要注意的是，对治疗季节性流感有效的药物可能对大流行性流感无效或同样有效。因此，应通过从非临床研究产生的数据以及疾病流行时所收集到的临床数据，探索药物对不同病毒株或病毒亚型的潜在反应差异（包括从人感染中分离出的禽类毒株）。

由于流行性和大流行性流感均牵涉到公共卫生的问题，因此，疾病的多变性、有限的治疗选择和研发新药面临的挑战，以及研发新的给药途径都令人关注。申办方在制定新药的研发策略时，应考虑到在研发过程中如若出现公共卫生突发事件，如何为尽快满足临床治疗需求提供支持性信息。同时，建议在相应新药研发过程中提前制定转变为流行和大流行情况下进一步探索和证实药物疗效的方案。

因为感染人群的广泛多样性，患者的合并疾病可与流感疾病本身和治疗相互作用，所以在合适人群中进行充分盲态、严格对照的试验来产生可靠的安全性数据非常重要。申请者应该提供临床试验的毒性分级方案。

四、进入临床试验的条件

（一）非临床药效学研究

在开始临床试验前，应使用从人类临床感染者和／或动物（可以作为新临床毒株的来源）得到的流感病毒的多种类型、亚型和毒株来研究候选药物的作用机制和抗病毒活性。

应在细胞培养试验中对候选药物的活性进行评估，并根据这些结果，在适当的流感病毒感染动物模型中评估其体内活性。还应考虑评估候选药物对其他模拟或加重流感的病原体的作用，包括相似疾病或并发症有关的其他呼吸道病毒和细菌。

非临床研究可用于：

- 探索候选药物对抗不同流感毒株的活性，包括新型毒株；
- 探索接种量大小的效果；
- 比较给药方案与给药途径；
- 确定药物在相关解剖部位的浓度；
- 探索暴露－反应关系；
- 探索在免疫功能缺陷宿主中的活性；

- 鉴定病毒的抗性与传播性；
- 鉴定治疗时间与疾病发作时间的关系。

动物研究计划应包括支持模型选择和特征的信息、模型中疾病自然史的详细信息以及建议的研究设计。当设计动物研究时，应考虑一些因素，诸如宿主调整为动物后病毒株与临床的相关性、疾病在动物模型中的自然史、病毒疫苗作用、药物 / 剂量和时间效应、可得到的与人暴露 – 应答及临床结局有关的资料。

非临床研究不能替代临床试验，但是，它们可以有助于临床试验设计，包括剂量考虑和抗药性监测计划。

抗流感病毒药物研究应进行病毒学评估和耐药性监测。在整个研究过程中，申办方应综合非临床和临床研究目的，提出病毒学研究计划。

（二）非临床安全性研究

一般而言，流感药物非临床安全性研究的项目与研究设计与其他抗微生物药物相似。尽管流感治疗通常是短期的，预防性用药也常常不会超过几周，但是在确定非临床安全性研究的性质和给药期限时，应当考虑到，在一系列的流感季节中治疗或预防可能有多个过程，评估开展相关毒理学研究的必要性。例如，对于药物拟用于治疗流感一般不需要进行啮齿类动物的长期致癌性试验，但是，如果药物拟用于预防流感，因其可能被周期性地反复使用，应在上市申请前进行致癌性试验，是否需要开展致癌性试验请参见 ICH S1A《药物致癌性试验必要性指导原则》。

五、早期临床试验

（一）药代动力学研究

早期临床研究首先包括Ⅰ期人体药代动力学（PK）和耐受性研究。人体药代研究应关注给药途径的不同。对于抗流感病毒药物，可以考虑多种给药途径：口服、注射用药、吸入给药和鼻内给药。对于口服和注射给药途径，推测作用部位的浓度与药物血浆浓度有关，但还不能以此推测抗病毒作用。但是，对于吸入和鼻内给药，在流感的预防或治疗中，与药物血浆浓度相比，其抗病毒作用与上呼吸道，以及气管、支气管、细支气管和肺上皮的药物浓度可能更相关。需关注的是，人禽流感或新型流感毒株很可能在呼吸系统之外复制，此时应考虑抗病毒药物需达到有效的全身暴露。

可以考虑分别由鼻吸 / 洗液、痰液（通常痰诱导）和支气管肺泡灌洗液评估上呼吸道、气管支气管和肺中的药物浓度。此外，也鼓励使用放射性同位素示踪等技术，包括采用分子影像的手段来探测定量吸入和鼻内释药后肺、口咽和鼻咽腔中蓄积的药物的动态分布及代谢情况，并对特定的给药装置、剂型和给药方式等因素进行更直接和深入的考察。鉴于这些方法均为探索性，国内尚无充足的相关研究经验，故不一定能直接用于药物的注册批准。但是，比较靶器官中的动态浓度变化，并结合细胞培养 EC_{50} 值或从具有相似药物浓度的动物靶器官得到的抗病毒活性数据，可能有助于药物临床试验的剂量选择。

（二）药效动力学研究

对药物的效应动力学进行评估，明确起效时间、效应维持强度等，为制定给药方案提供依据。病毒学应答或临床终点可用作暴露 - 应答和药物起效时间评价中的应答度量标准。鼻洗剂中的病毒滴度已用作病毒学应答的测量指标；但是，鼻洗剂中的病毒滴度减少不能作为关键性试验的主要终点支持药物审批。应当根据所有得到的数据评估各种指标与主要疗效终点之间的关系。

对于散发性人感染禽流感毒株，可以对呼吸道和肠道所得病毒样品进行分析，因为人感染禽流感病毒一般与人感染细胞的 α-2,3- 唾液酸受体结合，在流感感染的禽类中，该物质为肠和肺上皮组织中主要的受体类型。另外，最近有人感染禽流感的病例报告，表现为肠胃炎，但没有呼吸道症状。

应当探索任何药物暴露相关的毒性，以评估暴露与不良事件之间的关系，确定最高耐受暴露量，确定在一定的暴露量下发生不良事件的概率。该信息还可以指导特殊人群的剂量调整。

（三）建立模型

在新药申请中，建议建立并提供基于Ⅱ期和/或Ⅲ期试验数据的暴露应答模型，以表征药物剂量、暴露与临床疗效和安全性之间的关系，为剂量选择和个体化用药提供依据，使患者获益最大化。

当开发暴露 - 应答模型时，应以安慰剂组的疾病进展（包含对标准治疗的应答）为基础，考察人口学数据（如性别、种族、年龄、体重和接种疫苗状态）、病毒基因型、可测定的基线指标等协变量对药物暴露与各种应答指标（包括但不限于病毒学应答、疗效终点、安全性指标和总体生存率等）间的量效关系的影响。此外，构建基于机制的模型时还可以参考从细胞培养、动物研究和同类其他药物的研究得到的数据。

根据构建的最终模型，采用模型模拟和实际数据验证的方式，确定合理的剂量和给药方案，并进一步优化不同子人群（如不同病毒基因型、不同种族等）的个体化给药方案。

在探索性临床试验中，有必要同时收集亚组人群的信息和状态，内因如性别、种族、年龄、体重等，外因如合并治疗、食物、接种疫苗状态等，初步评估内外因素对亚组人群的风险程度。另外，结合潜在合并用药和 / 或候选药物的药动学特征，进行相应的药物 – 药物相互作用研究。

六、探索性临床试验

（一）一般考虑

在Ⅲ期临床试验前应进行Ⅱ期临床试验，从Ⅰ期临床试验或挑战试验直接进展到Ⅲ期临床试验会产生无法解释的或不能应用的Ⅲ期临床数据，尤其是在不能明确剂量选择且缺乏依据时。Ⅱ期临床剂量探索试验的主要疗效终点可为病毒学指标，如病毒转阴时间或有临床意义的病毒载量的变化，以临床症状改善作为次要终点。病毒学终点与临床症状的变化趋势可作为后续Ⅲ期临床试验的剂量选择依据。应有足够的样本量，以便能够观察、描述病毒清除的差异。

应指出的是，临床剂量 – 应答试验（dose-response trials）是一类适当的、良好对照的试验，如果在适当的人群中测定了适当的终点，该类试验就可以提供充分的有效性证据。另外，通过临床剂量 – 应答试验还可以获得暴露 – 应答试验（exposure-response trials）数据，后者可以为不同剂量、剂量方案或剂型的批准提供信息支持。根据研究终点，暴露 – 应答信息可以：

- 帮助将体外抗病毒有效浓度（EC_{50}）与暴露量联系起来；
- 帮助将动物与人类试验的结果联系起来；
- 为使用合理的剂量范围设计临床终点试验提供指导；
- 在某些情况下，鉴定药物对不同流感类型和亚型的临床作用；
- 允许在不同的剂量下评估获益与风险。

目前，还未能确定哪种暴露参数或药效（PD）应答参数能够更好地预测抗流感的疗效结果，常常会测定病毒清除的持续时间和总体临床症状，包括鼻塞、发热、咽痛、咳嗽、身痛、乏力、头痛和恶寒 / 发汗。典型的流感其病毒主要限于呼吸道，也有报告称从其他器官系统检测出了甲 /H5N1 病毒 RNA。因此，暴露 – 应答试验中病毒学参数的选择可能取决于所研究的流感毒株。

不同病情严重程度患者的给药方案、治疗反应及获益 – 风险可能不同。重症流感患者的药物剂量选择也应有充分临床数据支持，可以基于非临床药效、人体药代及单纯流感人群探索性试验数据的综合分析，也可以进行重症人群的剂量探索试验，或在Ⅲ期试验中设置多个剂量组以明确重症患者合适的给药剂量。

（二）挑战试验

挑战试验（Challenge studies）是对健康志愿者进行染毒并在染毒前（预防试验）

或后（治疗试验）给予试验用抗病毒药物并观察有效性的试验。与自然发生的流感病毒相比，挑战毒株为减毒病毒，它产生的症状要轻微一些。挑战试验中的药效学（PD）终点包括临床呼吸症状、流出鼻涕的重量以及鼻清洗液中病毒载量的定量检测值等。

挑战试验可以提供有用的暴露 - 应答和安全性信息，并且还有利于证明在流感季节之外的控制条件下药物在人体的抗病毒活性。从挑战试验得到的数据可以为Ⅱ期和Ⅲ期临床试验的剂量选择提供信息，还有利于探索药物在不同的时间对病毒暴露所发挥的作用。但是，需要提醒申办方关注的是，由于与自然发生的流感病毒相比，挑战毒株为减毒病毒，它产生的症状要轻微一些，因此挑战试验不能作为支持上市许可的疗效试验；另外，对于新传播型流感毒株或大流行性毒株，因为组织分布、病毒复制、宿主应答等现象可能与已充分鉴定的挑战毒株特征有着很大的差异，所以挑战试验的结果不能预测对新传播型流感毒株和大流行性毒株的治疗结果。

是否进行挑战试验应基于挑战毒株的安全性以及挑战试验的伦理学问题。基于伦理学、安全性和防护问题，应严格受试者选择且避免使用高致病性或未知致病性的新型毒株。仅在其他常规试验无法开展的时候，才考虑进行。

申请者应根据动物和人体 PK 及耐受性数据、细胞培养 EC_{50} 值、动物模型 PK/PD 数据和其他任何相关信息提供挑战试验的剂量选择依据。

（三）流感大流行期间探索性试验特殊考虑

在流感大流行期间，特别是新型病毒株（病毒变异亚型）出现，尚无有效治疗药物的情况下，出于解决临床急需，可考虑平台设计等灵活的方式进行探索性试验。平台试验可在一个试验中以相同的设计（包括患者人群、背景治疗、终点指标、统计分析方法）直接对比不同药物、不同疗法（包括不同剂量、不同疗程、不同联合治疗方案等），快速获知多种治疗方法的安全有效性概貌，以便尽快筛选安全且有效的临床治疗药物。

为合理利用临床试验资源、提高研发效率，探索性试验可灵活设计，具体应与监管机构沟通。

七、确证性临床试验

（一）试验设计

1. 无并发症的单纯性流感患者治疗性试验

无并发症的单纯性流感治疗的试验应该使用安慰剂对照的优效性设计，而不是阳性药对照的非劣效性设计。因为对于这些人群来说，接受安慰剂的风险很低；评价指标多为临床症状等主观指标；而且，目前已有治疗的疗效有限（例如症状改善时间缩短1天）且存在个体差异，并不能够很好地进行预测以充分支持非劣效性界值的选择。此外，流感病程多变，故非对照或历史对照的数据难以解释或不足以支持试验用药物的疗效。故目前认为，根据药物相对于安慰剂显示出明显优效，来批准抗流感药物更为可靠。但除了安慰剂对照的试验之外，在其他方面健康的成人和儿童中也可使用已批准的抗病毒药物（作为对照）进行优效性试验。

2. 重症流感患者治疗性试验

在尚无确证有效且获批的重症流感治疗药物的情况下，建议采用随机、双盲、安慰剂平行对照、以统一的背景治疗为基础的加载治疗优效性设计，以证明试验用新药加上背景治疗的疗效优于统一的背景治疗（仅获批用于单纯性流感的药物超说明书用于治疗重症流感住院患者也可视为统一的背景治疗）。

目前虽然仍尚无抗流感病毒药物获得重症流感适应症，基于重症流感患者病情较重，安慰剂对照有其伦理问题，故如后续有确证有效的药物上市可作为标准治疗。如果拟开发试验药物与标准治疗作用机制相似（如标准治疗与试验药物均为抗病毒药物），可以考虑阳性药对照的非劣效设计。进行临床试验申报前，需就设计与监管机构进行沟通。

随着对疾病认识的加深或其他相关信息的出现（如标准治疗的改变），可能导致方案进行修订，鼓励申办方与监管机构及时讨论。

3. 预防性试验

国内临床实践中，为避免抗药性产生，对于季节性流感一般不推荐大范围或常规使用抗病毒药物预防流感。但在某些特殊情况下，如接种疫苗后尚未建立稳定免疫力的高危人群、因禁忌症未接种疫苗或接种疫苗后难以获得有效免疫力（如各种原因所致的严重免疫缺陷、所接种疫苗株与此次流行毒株抗原差距性较大）的高合并症风险人群、与流感并发症高危人群密切接触的卫生保健人员或≥1岁儿童、流感暴发期间护士家庭成员或居住长期护理机构人群等，应用抗病毒药物进行暴露前及暴露后预防具有一定积极意义。同时在紧急公共卫生状态（如新型流感大流行）时，预防性疫苗尚难以及时获取的情况下，抗病毒药物预防性应用对切断传播途径，保护公众健康可能是十分必要的，尤其针对高危人群。因此，鼓励在相应新药研发中进行预防性试验，从而为特殊情况下或紧急公共卫生状态下药物的使用提供支持性依据。

需要注意的是，由于导致大流行性流感或人感染禽流感（与季节性流感相比）或特殊流感亚型的毒株可能具有不同于临床试验受试毒株的毒力，以季节性流感患者为试验对象的预防性临床试验可能不能真正反映药物对新毒株的抗病毒作用，因而不能据此获得预防大流行性流感或人感染禽流感（与季节性流感相比）或特殊流感亚型的适应症。但是考虑到抗病毒药物的分子靶点一般不显示亚型特异性，相似的分子靶点从理论上推测可能具有一定作用，如果以季节性流感患者为试验对象的预防性临床试验可以支持药物预防季节性流感，那么该试验可以为紧急公共卫生状态下药物的紧急使用提供必要的支持性信息。另外，从高危人群试验得到的信息也可以帮助了解在流感大流行环境下一般人群可能出现的事件。例如，正如在幼儿和免疫低下患者中所报告的一样，对流感具有较小免疫性，且具有较高致病风险或病毒复制延长风险的人群试验结果可以提供一些有用信息，如抗药性产生的可能途径，以及在流感大流行环境下药物剂量或治疗时间与治疗结局之间的关系等。

预防性试验设计应包括以下两点内容：1）记录流感传播后在社区中的干预，以了解药物在一般意义上的预防作用；和2）记录对暴露于确诊的或临床疑似病例的家庭或机构（如医院、养老院）的干预，以观察暴露前或后预防的作用。样本量和风险－获益评估可能受暴露程度的影响。例如，同一居住单元的住户或疗养院的暴露风险可能大于随机招募的社区居民。

在从公共医疗机构获得了关于药物预防的明确建议的情况下（如疗养院中开始暴发流感后），将不可能进行单纯安慰剂对照。一般情况下，可以考虑进行标准治疗为基础的安慰剂对照的加载比较试验。预防性试验设计时需要考虑以下方面：1）在预防试验中，安慰剂对照组有症状的感染率很大程度上会随季节和人群变化，而且，任何治疗组中实际感染的人数可能很少；2）接种疫苗的状态和正在流行的流感病毒毒株的变化也会对试验结果产生影响；3）非劣效性比较，因观察到的流感患者人数很少，且得到的置信区间很大，导致很难确定新药的作用。如对两种阳性药物的预防作用进行比较，最终观察到的流感患者很少或没有，该结果可能表明两种药物的作用相似或没有真正出现流感暴发。

最直接的家庭流感预防的暴露后试验设计是接触所有存在症状的指示病例的人均接受相同的处理（即所有患者均不使用任何阳性药物进行治疗，所有患者均使用同一试验药物进行治疗，或所有患者均使用特定的选择性干预进行治疗）。然后，以家庭为单位随机分配到试验用药物组或对照药物（如安慰剂）组，这样就可以使同一家庭的所有接触者均接受相同的分配。该设计不能够提供关于治疗指示病例的治疗自身是否可以减少二代传播的信息，也不能够提供关于两种干预措施之间潜在相互作用的信息。若拟开发试验药物抗病毒作用较强，鼓励申办方考虑以指示病例和其家庭成员为单位随机分配到两组，仅指示病例接受试验用药物组或对照药物（如安慰剂），对其家庭成员作密切观察，以观察该药物减少二代传播的能力。

应事先确定筛选家庭的标准，该家庭应具有多个成员，且年龄分类适当。当在筛选家庭中报告有指示病例（即流感患者）时，该家庭就应当被随机分配至一个治疗组。有如下三种可能的设计。

①指示病例未进行治疗，而且家庭中的所有接触者均随机分配至同一治疗（安慰剂或试验药物）组。

②指示病例进行治疗，而且家庭中的所有接触者均随机分配至安慰剂或试验药物组。

③指示病例均随机分配至安慰剂或试验药物组，家庭中的所有接触者不进行抗病毒治疗（发现感染后可考虑给予抗病毒治疗）。

④具有4个组的析因试验，可以用于回答关于流感传播的问题，在该设计中，阳性病例和家庭接触者均被随机分配至治疗组或安慰剂组。包括指示病例（治疗或未治疗）与治疗或未治疗的接触病例的4个组合：

– 治疗的指示病例和给予预防的接触者；

– 治疗的指示病例和给予安慰剂的接触者；

– 未治疗的指示病例和给予预防的接触者；

– 未治疗的指示病例和给予安慰剂的接触者。

如果治疗指示病例会减少对接触者的风险，那么第二个设计所提供的预防效果的检测检验效能就会小于第一个设计。如果想要描述指示病例治疗对接触病例风险的益处以及预防对接触病例的益处，则建议使用第三个设计。

4. 数据监查

对大样本量、安全性风险高、入选患者病情较重、包括适应性特征复杂设计的临床试验，建议设立数据安全委员会（DMC）。定期对安全性数据和关键疗效终点情况进行评估，从而及时就是否继续、调整或终止试验作出决策。

（二）试验人群及入排标准

1. 无并发症的单纯性流感患者治疗性试验

尽管流感影响到整个人群，考虑到易操作性等因素，Ⅲ期临床试验可以在最初健康的、无并发症的流感人群中进行。但是申请者也应该对具有流感并发症高风险的人群进行研究，因为在健康成人中获取的安全有效性特征不能延伸到该类人群，而他们又是流感防治中需重点关注的人群。这些人群包括老年人、儿科人群、孕妇、患有基础疾病的人群（如患有呼吸或心脏疾病的人群以及免疫功能低下的人群），如上所述，在处于严重流感并发症风险的人群中，可能难以进行安慰剂对照试验，建议进行剂量–应答试验，或者相对阳性对照或标准治疗的优效性试验以进行疗效比较。

对于治疗性试验，入选标准应包括临床流感样症状的发生，入选时受试者快速病毒学实验室检测阳性。在入选标准中加入快速病毒学检测目的是使入选人群中有更多的受试者最终病毒学证据呈阳性。新型流感毒株可能具有不同的检测性能和不同的最佳取样部位，而这不可能根据以往传播毒株的试验进行预测。

2. 重症流感患者治疗性试验

试验人群的诊断标准应参照国内外最新的权威临床诊疗指南或共识确定。试验人群选择为确诊流感并符合重症标准的患者。

应规定明确的受试者入选排除标准。在入排标准的确定方面，要结合试验可操作性综合考量入选患者的病情严重程度，不建议入选病情过重、预期寿命过短的患者。已有试验采用临床评分量表作为评估工具进行患者入选，使用此类量表应注意本地化验证。

流感病毒人群普遍易感，但不同人群对不同作用机制的药物的治疗反应可能会有所不同，因而在无并发症的单纯性流感患者中获取的安全有效性证据不能简单外推到重型流感患者。无并发症的单纯性流感患者不应与重症流感患者纳入同一试验。

试验人群应是随机入组的，临床试验中应对试验人群按照性别、年龄、发病时间、合并疾病情况、地域等因素进行规定或分层登记 / 随机。

3. 预防性试验

暴露后预防试验：已确诊流感患者的密切接触者（根据主要疫区隔离管理的定义）。

暴露前预防试验：存在较高暴露 / 感染风险的人群（如医护人员或住院非流感患者）。

应规定明确的受试者入选、排除标准。对于预防性药物，由于用药涉及的人群范围可能较广，其入选标准不宜过严，排除标准不宜过多，否则可能会影响临床试验的代表性和外推性。建议包括具有并发症高风险的人群，具体参见治疗性试验受试人群中具有并发症高风险的人群范围。

4. 儿童人群

出于以下考量，不能从成人试验外推抗病毒药物在儿童中的疗效：①成人中可能存在事先暴露和对病毒具有免疫保护，这可能影响流感疾病和治疗应答，因此不同于儿童；②儿童与成人的病毒清除方式可能不同。故在儿童中仅进行 PK 和安全性试验将不足以支持药物获批用于儿科人群。为了获得相应适应症，申办方必需在儿科人群中进行具有临床疗效终点和完整安全性评价的严格控制的临床试验。

对于婴幼儿，出于伦理考虑，可参考大龄儿童患者的疗效和安全性数据，只进行单臂的疗效和安全性试验。

5. 其他考量

需注意的是，疫苗接种量较高的人群可能因为对照组中疾病的发生率和严重度下降使显示治疗获益的可能性减少，或者如一些试验所示，如果预先存在的免疫力和药物治疗具有相加性或协同性，该人群实际上可能会增加治疗获益。如上所述，因为疫苗接种状况可能影响疗效评估，所以它应作为一个入选标准、基线参数或分层因素。如果在接种活疫苗相同的时间段内服用抗病毒药物，在理论上，抗病毒药物可能抑制疫苗毒株的复制进而降低机体对活病毒流感疫苗的应答；因此，最近接种过活病毒疫苗的人一般不得参加试验。另外，新药对灭活疫苗的影响也不一定与以前的药物一致。因此，疫苗接种状况的认真记录和相互作用的适当分析是试验设计、执行和解释的重要部分。

（三）盲法

由于临床有效性终点的主观性，以及流感自然变化与药物有益或不良作用之间的潜在混淆性，强烈推荐使用双盲试验设计。

（四）给药方案

动物研究、挑战试验和剂量范围探索试验均可为关键性临床试验的剂量选择提供依据。在所有这些试验中均可以评估暴露 – 应答关系，而且，还可以探索 PD 参数（如病毒清除率有关的参数）。如上所述，强烈建议申办方在设计Ⅲ 期临床试验前进行适当的Ⅱ 期临床试验。

对于一些药物，可以考虑多种给药途径。由于给药途径不同，可能会出现不同的剂量、安全性和疗效问题。例如，口服形式可能适合无并发症的流感，静脉注射制剂可能更加适合不能够使用口服制剂的重症患者。对于吸入途径，根据非临床数据确定临床试验的剂量可能具有挑战性。另外，如果与季节性流感病毒比较，新型毒株可在更大范围的器官内进行病毒复制，那么吸入用药可能不足以提供有效暴露。应在已患有肺部疾病的患者中评价经吸入途径释放的药物的安全性，并采取适当的安全措施和监查，因为肺部疾病个体患者发生流感并发症和吸入性药物不良反应的风险可能更高。

对于重症流感试验，试验组为背景治疗加载试验药物，对照组为背景治疗加载安慰剂，研究者可根据诊疗规范决定具体的背景治疗及持续时间。申办方及研究者应结合目标人群病情严重程度、伦理等综合考虑，决定背景治疗是否包括抗流感病毒药物（如神经氨酸酶抑制剂），并在方案中明确规定。

建议制定明确的延长治疗标准及延长治疗方案，对于已完成原定疗程但存在病毒持续复制证据的，可酌情考虑延长治疗。

注意药物相互作用，对合并用药和既往用药进行登记。对于病情较严重患者的试验，允许挽救治疗，并应在方案中进行明确定义。

（五）疗效终点

1. 一般考虑

病毒学指标不可作为主要终点用于流感抗病毒药物的审批。因为在流感试验中，病毒学参数未显示能够可靠地预测临床结局，所以临床试验通常直接评估临床结局。但对于治疗和预防试验，病毒学指标为重要的次要终点，其可以用作试验入选标准或评价内容的一部分。

伴随使用症状缓解药物（如非甾体解热镇痛药）可能增加终点评价的难度，如果使用，需在方案中明确规定，给药需标准化，且应进行用药的监测，以使合并用药所引起的偏倚减到最小。

2. 无并发症的单纯性流感患者治疗性试验

在治疗成人无并发症的单纯性流感的试验中，主要临床终点建议为达到事先定义的症状改善的时间。主要终点症状包括发热加一组流感症状（如头痛、身痛、咽痛、鼻塞、流涕）。次要临床终点建议为恢复至正常活动的时间和体温或主要终点所包括的其他各个症状消退的时间。

各症状测定应标准化，并建议提供确定依据。不建议将不同类型症状的分数加合成总分数或计算症状曲线下面积，因为很难对不同症状严重程度的单位进行统一。

3. 重症流感患者治疗性试验

对于重症流感的临床试验，目前尚无确定的公认的主要终点选择。建议选择临床终点，指标应能评价临床症状、功能恢复或生存情况，具体可有以下选择。

首选临床结局（如全因死亡率）。但全因死亡率在实际操作层面存在一定困难，往往只能在死亡发生率较高的危重人群中使用。如果不使用死亡率作为主要疗效终点的话，也应将其列为关键的次要疗效终点。

已有重症流感试验采用开始治疗至临床改善（恢复）的时间（time to clinical improvement/recovery，TTCI/TTCR）作为主要疗效终点。临床改善（恢复）应具有明确的临床意义并在方案中进行清晰定义。临床改善（恢复）可使用临床状态等级量表或临床症状体征量表作为评估工具，量表应经过验证；也可在方案中自行定义，但应与监管机构事先进行沟通。量表需包括能够反映呼吸氧合的指标（如室内未吸氧的条件下能够达到 $SpO_2 \geq 92\%$ 并持续维持 24 小时）和 / 或临床转归的指标等。指标应客观，不建议单独使用主观程度高（如至出院时间）的指标进行评估。

也有重症流感试验采用在预先指定的时间点基于临床状态等级量表评估的临床状态改善情况作为主要疗效终点。评估时间点的确定应有充分依据，应充分考虑药物代谢特征、入选患者的病情严重程度及病程等影响因素，评估时间点过长或过短均可能导致试验结果不能反映药物实际安全有效性特征。

鼓励在临床研发早期就主要疗效终点与审评机构进行充分沟通。

次要终点应全面，应为对疾病临床症状和体征、临床转归和结局、病毒学转归、肺部影像学转归及药物安全性的综合评估。建议考虑以下指标：全因死亡率；治疗至临床应答（基于体温、症状、氧饱和度、呼吸状态、心率和住院状态等指标）的时间；机械通气发生率 / 机械通气持续时间 / 机械通气撤机率或撤机时间；治疗至脱离氧疗的时间；入住重症监护病房的发生率；入住 ICU 的持续时间；肺部影像学改变；对于休克受试者，休克纠正时间；基于 RT-PCR、病毒基因测序判定的病毒转阴时间和 / 或病毒载量变化；并发症的发生率；不良事件 / 严重不良事件累计发生率；药物相关安全性风险发生情况等安全性指标（如肝功能变化、肾功能变化、血细胞计数变化等）。

4. 预防性试验

预防性试验的主要终点应当是实验室确诊伴或不伴有症状的流感的发生。一般选择 RT-PCR 和 / 或血清病毒培养用于鉴定实验室确诊的流感病例。受实验室确诊时间限制，对有或没有流感样症状的所有受试者进行的补充分析可能是有用的次要终点。

对实验室确诊的流感感染的所有受试者（无论是否出现症状均视为"预防失败"）进行分析可能是一个有价值的次要终点。

除主要终点外，在接受药物预防流感的受试者中观察暴露后感染的疾病程度是否轻于未接受药物预防者也具有研究价值。需注意的是，使用试验药物会导致新发病例数相对较少，在大多数预防试验中，该结果可能难以评估。

（六）安全性指标及风险控制

除常规安全性监测指标外，需针对药物特点制定相应观察项目。生物制品需要检测免疫原性。安全性评估（如生命体征、实验室检查、心电图等）应按照与疾病严重程度和试验药物已知的潜在风险相匹配的时间表进行。

申办方应关注可能增加毒性风险的药物－药物相互作用，并提出控制策略。

应制定风险控制措施，根据已识别风险、潜在风险、未知风险以及系统性风险制定相应措施，特别是在应急状态下药物临床研发时，可能存在很多未知风险，包括药物相互作用等。应全面考虑处置措施。

（七）试验周期和观察时间点

在治疗试验开始后不久的时间段内以及在预防试验中假定的暴露后进行集中深入的临床评估非常重要。流感典型的自限性病程导致不能在较晚的时间点观察药物的治疗作用。预防和治疗试验应当包括足够长的随访，以检测症状暂时改善后的复发情况、迟发的不良事件或耐药病毒的出现情况。试验方案应当包括经常性的自我评估，而观察者的评估频率较少或由自我评估结果引起。

临床评估包括一系列指标如体温、咳嗽、呼吸频率、氧饱和度等，病毒学方面应定期进行 RT–PCR 检测，另外，建议进行肺部影像学检查，明确肺部病变转归。监测时间点应根据病情严重程度、疾病特征、监测项目等确定。

（八）病毒学检测和耐药性监测

治疗性试验进行疗效评价时需使用有确切病毒学证据的受试者，即确诊为甲型或乙型流感病毒感染的受试者。判断药物的预防作用需考察经实验室证实的流感的发生情况。申办方应使用公认的能够提供确切病毒学证据的检测方法，目前建议为：中心实验室进行病毒培养、RT–PCR 或血清学抗体检测。

申办方在评价抗流感药物治疗效果的试验中，应当在基线时（给药前）、治疗期间（以一定的时间间隔）和治疗后进行病原学检测。病毒清除时间为有价值的次要终点，应关注检测时间和频率。

（九）统计学考虑

除了临床试验方案之外，申办方还应当提供统计分析计划（SAP）以进行审评。统计学考虑应当在临床试验方案和 SAP 中事先说明。

1. 治疗性试验

在流感治疗性试验中，若入选标准为流感样症状，则主要疗效分析应当针对实验室确诊的流感人群，但由于临床实践中有可能在诊断证实前作出治疗决定，在此类试验中，应基于 ITT 原则对随机化的所有受试者进行分析。若入选标准为实验室确诊的流感患者（需后续中心实验室结果验证），则应基于 ITT 原则进行分析。

当入选标准设定十分宽泛，需要亚组分层随机和进行亚组分析时，建议按从症状发生以后的时间分组。当在不同的亚组人群中进行试验时，该人群的具体特征（如病毒毒株、吸烟状况、地理位置、使用非处方药治疗缓解症状、其他伴随治疗）都可能会影响疾病的自然发展或疗效大小，因而也需要考虑其他可能的分组变量。

由于这些试验多为短期试验，申办方应当避免进行期中分析。此外，对缺失数据的处理应当有明确的规定。

安全性分析应当基于所有接受治疗的受试者。

2. 预防性试验

在预防性试验中，主要终点应当是实验室确诊的流感的发生。

• 家庭

在家庭试验中，整个家庭同时是随机化单位和分析单位。主要疗效分析应当比较治疗组之间至少有一个随机化接触病例且发生实验室确诊的流感伴或不伴有症状的家庭的百分数。换言之，如果家庭中有一个接触病例成为有症状的感染者，那么，这个家庭就可计数为感染家庭。如果没有一个接触病例成为感染者，那么，就认为这个家庭不属于感染家庭。次要分析还要比较试验药治疗组与安慰剂治疗组发生实验室确诊的流感的接触病例的百分数。

同一家庭中的不同接触病例接受不同用药方案的设计可能会引起大家对药物疗效的担忧，并产生了更多有关家庭内部关系的问题。与之相似，用各个接触病例作为分析单位的分析也可能产生同类问题。可以使用家庭规模分组法，但预计这不会使任何相应的检验效能增加。

• 健康成人群体

对于健康成人的群体试验（如大学校园），应当在流感季节开始时对受试者进行筛选，在出现预定的流行病学信号时，即流感正在目标群体或较大的群体（如包含大学校园的县）中传播时，就将他们随机分配至对照组或试验预防组中。

• 疗养院

对于在疗养院进行的试验，筛选、随机化和分析与健康成人群体社区试验相似。疗养院试验应当包括更加谨慎的定义和临床终点监测，因为受试者可能缺乏自我评估能力，而且工作人员将对受试者健康状况的多个方面进行监测。后面的这些问题也适用于疗养院中的治疗试验。

在疗养院和其他社区居住者的预防试验中，随机化单位和分析单位是各个试验受试者。

预防试验中的统计检验效能取决于方案定义的终点结果（实验室确诊的感染）的数量和干预的作用强度，而与入选的受试者数量无关。因此，预防试验的样本量应当根据预计的这些终点结果的数量和保守评估的作用强度而定。由于每年流感的感染率均不可预知地发生变化，所以，在一个流感季节期间，社区群体预防试验中的受试者数量可能少于预计的流感疾病患者数量。监测流感病例总数以观察数量是否少于预计的数量是合理的。如果流感感染率很低，即使方案最初没有详细说明，继续试验至第二个流感季节也是可行的。如果此时流感疾病的总数仍不充分，那么，在第一个季节结束时不应当对结果揭盲。

对于预防试验，主要分析和检验效能计算可以基于比较试验治疗组预防治疗失败情况（实验室确诊的流感）的几率比值比或相对风险。由于试验药预防组的失败可能性较低，应当使用精确的统计方法，而不是正常的近似值进行推理。

在具有少量治疗结果的试验中，将缺失数据减到最少非常重要。研究者应当努力获得受试者的最终状态，无论受试者进行或没有进行分配的治疗、在试验中或已中止了试验。如果在申办方使用完所有合理的方法说服受试者返回进行评价后，受试者仍没有返回，就应当收集并记录下列信息：受试者的状态（如确定是否还活着）、受试者和他或她的接触者对流感症状和不良事件的描述，以及受试者整体的身体状态。

日记卡缺失几天数据（如小于1周）的受试者或实验室证实为阴性，且缺失血清学评估随访的受试者被认为是缺失数据。在社区和疗养院试验中，缺失数据的受试者被视为没有症状的、非实验室确诊的流感。对非证实的流感病例，且至少有一位接触病例退出试验的家庭被定义为具有缺失数据的家庭。在主要分析中，具有缺失数据，且没有确定的流感病例的家庭被视为没有症状的、非实验室确诊的流感。

预防失败是根据实验室确诊（病毒检测）进行定义的，所以，这些检测的性能将对观察到的失败产生作用，从而对试验检验效能和分析产生影响。检测特异性（即在样品确实为阴性时将样品划分为阴性的检测能力）可能具有最主要的影响。使用具有高度特异性和灵敏度的检测法对增加试验检验效能具有重要意义。

（十）获益 – 风险

在整个研发过程中，均应当考虑流感干预获益与潜在风险之间的平衡。获益 – 风险评估可能会受到公共卫生需要状态（如流行性和大流行性流感的严重度、传播的流感毒株的毒性、疾病和并发症的流行病学、疫苗的可用性）和其他抗流感药物供应状况及相互作用等因素的影响。

八、特殊公共卫生情况下的技术考虑

基于最近对新型流感毒株大范围传播可能性的关注，相关创新性药物研发时也要考虑其用于大流行性流感或人禽流感（与季节性流感相比）或特殊亚型流感的可行性。如前所述，一般而言，抗病毒药物的分子靶点不显示亚型特异性；但是，抗药性毒株可在不同亚型和亚型内出现，而其他毒株仍然有活性。对于免疫力低下的人群和毒性因子不同于临床试验受试毒株的新毒株，无法预测抗病毒药物对其的作用，但是，如果分子靶点仍十分相似，从理论上推测抗病毒药物可能对新毒株有一些作用。为帮助分析药物对可能出现的新毒株的作用，在临床试验期间应关注并收集传播毒株的资料，并及时分析。

为了准备在流感大流行或人禽流感情况下使用抗病毒药物，鼓励拥有已批准的或试验用抗病毒药物的申办方准备可能适用于大流行性或人禽流感情况的方案，并且可以在紧急情况下迅速定案和实施。

流感在全世界以不同的季节性出现，但引起洲际间暴发流行的病毒毒株常常相似。由于难以预计特定区域内暴发流感的时间和强度，因此建议境外申办方在设计流感药物研发项目时考虑有中国患者的试验数据以支持在中国的上市批准。但在紧急公共卫生情况下，不排除依据合理的方式，例如种族敏感性分析、中国病毒株的体外研究数据，结合国外数据支持相应药物在国内的获批。当申请者依靠外国数据时，应该提供试验所在国家的下列资料支持国外数据：正在传播的流感毒株、临床疾病特征、试验人群人口学特征、治疗方案以及其他医疗干预的使用情况。应根据通用的药物管理政策评估国外数据与中国药物审评审批的相关性，同时考虑试验执行标准、试验人群人口学特征、研究中心核查可行性以及疾病表现的适用性和常规医疗护理与中国相应情况的对比。

九、参考文献

[1]《预防和/或治疗流感药物临床研究指导原则》国家食品药品监督管理总局，2012 年 5 月.

[2] 国家卫生和计划生育委员会，国家中医药管理局. 流行性感冒诊疗方案（2018 年版）. 中国感染控制杂志, 2018, 17 (2): 181–184.

[3] 国家卫生健康委员会. 流行性感冒诊疗方案（2018 年版修订版）. 传染病信息, 2018, 31 (6): 500–504.

[4] GBD 2017 Influenza Collaborators. Mortality, morbidity, and hospitalisations due to influenza lower respiratory tract infection, 2017: an analysis for the Global Burden of Disease Study 2017. Lancet Respir Med, 2019, 7 (1): 69–89.

[5] Huang JB, Li HY, Liu JF, et al. Histopathological findings in a critically ill patient with avian influenza A (H7N9). J Thorac Dis, 2015, 7 (12): E672–7.

[6] Influenza: Developing Drugs for Treatment and/or Prophylaxis, CDER FDA, April 2011.

[7] Respiratory Syncytial Virus Infection: Developing Antiviral Drugs for Prophylaxis and Treatment. CDER FDA. October 2017.

[8] COVID-19: Developing Drugs and Biological Products for Treatment or Prevention, CDER FDA, May 2020.

[9] 中华医学会呼吸病学分会, 中华医学会儿科学分会. 流行性感冒抗病毒药物治疗与预防应用中国专家共识. 中华医学杂志, 2016, 92 (2): 85-90.

附录：

重症患者入选和疗效评价量表举例

一、7分临床等级量表（Clinical Ordinal Scale）

1. 不住院，活动无限制。
2. 不住院，活动有限制。
3. 住院，不需要吸氧。
4. 住院，需要吸氧。
5. 住院，不需要机械通气或高流量吸氧装置。
6. 住院，机械通气或ECMO。
7. 死亡。

二、英国国家早期预警评分（NEWS/NEWS2）

生理参数	评 分						
	3	2	1	0	1	2	3
呼吸速率（每分钟）	≤ 8		9~11	12~20		21~24	≥ 25
SpO_2 量表 1（%）	≤ 91	92~93	94~95	≥ 96			
SpO_2 量表 2（%）	≤ 83	84~85	86~87	供应空气情况下 88~92 ≥ 93	供应氧气情况下 93~94	供应氧气情况下 95~96	供应氧气情况下 ≥ 97
供应空气还是氧气？		氧气		空气			
收缩压（mmHg）	≤ 90	91~100	101~110	111~219			≥ 220
脉率（每分钟）	≤ 40		41~50	51~90	91~110	111~130	≥ 131

续表

生理参数	评 分						
	3	2	1	0	1	2	3
意识水平				警觉			CVPU
体温（℃）	≤ 35.0		35.1~36.0	36.1~38.0	38.1~39.0	≥ 39.1	

注：C 为意识模糊，V 对声音有反应，P 对疼痛有反应，U 无反应。

0 分，至少每 12 小时进行监测。继续常规 NEWS 监测。

1~4 分，至少每 4~6 小时进行监测。护士对患者进行评估，决定是否需要增加监测频率和 / 或提高护理级别。

5~6 分，至少每 1 小时进行监测。护士立即通知医生并要求医生对急症患者进行紧急评估，在有监控设备的环境中进行治疗。

7 分及以上，持续监测重要生命体征。护士立即通知医疗团队，具有急救能力的医疗团队对患者进行进行紧急评估（包括具有较好气道管理能力的医生），考虑将患者转至 2 或 3 级护理机构，如 ICU，在有监控设备的环境中进行治疗。

晚期结直肠癌新药临床试验设计指导原则

一、背景

结直肠癌（Colorectal Cancer，CRC）因其高发病率和死亡率而成为影响人民健康的重要公共卫生问题。最新统计数据表明，2020年，全球CRC的发病率男性居第三位，女性居第二位，全球CRC死亡率已位居男性第三位与女性的第四位[1]。同年，CRC居我国男性与女性恶性肿瘤发病率第三位；死亡率居男性第五位，女性第四位。由于CRC早期症状不明显，因此约有30%的患者在确诊时即已发生转移或已进展至晚期，另有超过50%的早期CRC患者最终也会发生复发、转移。改善生存状态一直是晚期CRC重要的治疗目标，因此，在治疗晚期CRC新药研发中，总生存期（Overall Survival，OS）一直是最常用的主要研究终点，为临床获益的金标准。

伴随新药研发进展，抗血管生成类靶向药物、抗EGFR靶向药物、免疫检查点抑制剂等新药的使用，晚期CRC患者的OS不断延长[2]。因此对临床试验设计和终点选择带来了挑战。研究者和申办方都希望通过合理的替代指标和创新的试验设计来支持新药注册，包括替代终点、中间临床终点和其他创新终点的试验设计。

现有的指导原则内容尚不能涵盖和专门针对晚期CRC的临床试验终点的选择与考虑，本文旨在阐述当前晚期CRC结直肠癌临床试验终点的一般性设计与审评考虑，期望为抗肿瘤药物研发人员在晚期结直肠癌临床试验设计和终点选择方面提供参考，提高研发效率，使患者早日获益。

本指导原则适用于支持晚期CRC适应症注册的临床试验设计及其终点选择。本指导原则所涉及的抗肿瘤药物试验设计同样应遵循临床试验设计的一般原则，包括但不限于人用药品注册技术要求国际协调会议（International Conference for Harmonization，ICH）所发布的E8①、E9②、E10③和E17④等指导原则，以及国家药品监督管理局（National Medical Products Administration，NMPA）已发布的《抗肿瘤药物临床试验终点技术指导原则》《抗肿瘤药物临床试验技术指导原则》《抗肿瘤药

---

① E8《General Considerations for Clinical Trials》.
② E9《Statistical Principles for Clinical Trials》.
③ E10《Choice of Control Group in Clinical Trials》.
④ E17《General Principles for Planning and Design of Muti-Regional Clinical Trials》.

物临床试验统计设计指导原则》和《抗肿瘤药联合治疗临床试验技术指导原则》等相关内容。

本指导原则所涉及的观点代表当前 NMPA 对晚期 CRC 临床试验设计和终点选择的审评认识，不能涵盖在抗肿瘤新药研发中遇到的所有情况，鼓励研发人员探索科学创新的终点和试验设计，并及时与 NMPA 的审评部门沟通和交流。

二、结直肠癌中生物标志物的检测

随着对结直肠癌发病机制的深入研究和精准医学的发展，发现了越来越多的与结直肠癌发病和治疗相关的基因，生物标志物的检测目前已成为晚期 CRC 临床研发中的重要内容，同时直接影响了晚期 CRC 的规范治疗。

（一）常用生物标志物

目前与结直肠癌发病相关性明确的生物标志物包括 RAS、MSI/MMR 和 BRAF 等，这些靶点相关的药物研发发展迅速，获批药物也主要集中在上述靶点。

1. RAS 基因点突变

KRAS 和 NRAS 是由 RAS 家族成员基因编码的两种 GTP 酶蛋白，参与表皮生长因子受体（Epidermal Growth Factor Receptor，EGFR）的信号转导，调控细胞生长、分化、增殖和存活。40%~50% 的结直肠癌患者存在 KRAS 点突变[3]；KRAS 自身内在的 GTPase 活性和 GDP–GTP 交换活性在不同 KRAS 突变中是不尽相同的。例如，第 12、13 和 61 位突变一般会使 KRAS 内在的 GTPase 活性减弱[4]。我国 KRAS p.G12C 在结直肠癌的突变率为 2.5%[5]，并且 KRAS p G12C 受试者的预后较差[6]。3.8% 的结直肠癌存在 NRAS 基因点突变[7]。RAS 突变影响结直肠癌患者针对 EGFR 靶向治疗的疗效。

2. BRAF 基因点突变

BRAF 基因作为 RAF 原癌基因家族的成员，位于 RAS 基因下游，是 RAS–RAF–MEK 激酶通路上的关键成员。在亚洲结直肠癌患者中，BRAF 突变率为 5.4%~6.7%[8]。另有研究显示，BRAF 基因突变的转移性结直肠癌患者中，90% 为 BRAF^{V600E} 突变[9]。BRAF 突变患者受益于针对 BRAF，EGFR 及 MEK 的联合靶向治疗。

3. 微卫星不稳定（Micro–Satellite Instability，MSI）状态和错配修复（Mismatch Repair，MMR）蛋白表达

MSI 状态和 MMR 蛋白表达是包括结直肠癌在内的泛瘤种免疫检查点抑制剂

疗效的预测指标[10]。根据微卫星的不同状况可将患者分为 3 种，即：高度微卫星不稳定（MSI-H）、低度微卫星不稳定（MSI-L）和微卫星稳定（Micro-Satellite Stable，MSS）。MMR 蛋白的 IHC 检测，需同时检测 4 个常见 MMR 蛋白（MLH1、MSH2、MSH6 和 PMS2）的表达。其中 ≥ 1 种表达缺失，判定为错配修复基因缺陷（dMMR）；全部阳性，则判定为错配修复基因完整（pMMR）。MSI-H/dMMR 转移性肿瘤患者对于免疫检查点抑制剂疗效较好。

（二）其他生物标志物检测

除上述常用生物标志物外，目前，其他潜在的生物标志物在结直肠癌中的发生率低，临床意义及靶向治疗的反应性尚在评价中，如 HER2 扩增 / 过表达、NTRK 融合、PIK3CA 突变和肿瘤突变负荷（Tumor Mutational Burden，TMB）。

1. HER2

HER2 是 EGFR 基因家族成员，其作为结直肠癌的原癌基因之一，可通过激活 RAS-RAF-MEK 和 PI3K-AKT-mTOR 通路，抑制肿瘤细胞凋亡，促进肿瘤新生血管形成。结直肠癌中 HER2 扩增 / 过表达的总体发生率约为 5%[11]。

2. NTRK 基因融合

NTRK 基因融合在结直肠癌中比较罕见，发生率约为 0.35%[12]。NTRK 抑制剂仅对携带 NTRK 融合的患者有效，而对突变患者无效。

3. PIK3CA 突变

在中国人群中 PIK3CA 突变率仅为 3.5%[13]，与 RAS 信号通路共同构成 EGFR 下游两条平行通路。与 RAS 和 BRAF 基因突变的排他性不同，PIK3CA 突变可与 RAS 突变共同存在[14]。PIK3CA 突变与抗 EGFR 单抗疗效的相关性目前尚不能完全确定。

4. TMB

TMB 是肿瘤组织 DNA 中基因组体细胞突变数的指数，它是测量肿瘤细胞内编码蛋白的平均每百万碱基（1Mb）范围内的非同义碱基突变数量，包括基因编码错误、碱基替换、基因插入或缺失等各种形式的突变。高 TMB 患者对于免疫检查点抑制剂疗效可能更好，同时需考虑肿瘤发生部位，以及 CD_8^+ 细胞与新抗原的表达等情况[15]。

在晚期 CRC 的新药研发中，根据结直肠癌发生发展的病理生理及分子机制开展探索性研究，通过更多的临床前和临床研究探索相关的生物标志物，寻找可能的药物靶点及联用机制，从而促进结直肠癌的新药研发。

三、探索性试验设计

早期临床试验在新药临床研发过程中起着十分重要的作用，通过对晚期 CRC 肿瘤生物学特征和病理生理过程的深入研究，结合药物的作用机制以及非临床研究结果，借鉴同类靶点药物的临床研发经验，选定适合的人群和最能体现新药作用特点的有效性研究终点进行探索性试验。一方面为后续的关键试验的研究设计和终点选择提供重要依据，另一方面也能通过早期试验数据的有效性和安全性结果，决定加速临床试验或及时终止研发。

（一）人群选择

晚期结直肠癌近年来的临床研究进展较快，一二线治疗除了以化疗作为标准治疗，在化疗的基础上还有多个抗血管生成分子靶向药物及抗 EGFR 靶向药物联合化疗获批用于晚期 CRC 的治疗。同时在三线治疗中也有多个药物获批。因而，从受试者保护的角度考虑，单药的早期探索性试验建议在标准治疗失败或者不能耐受的患者中开展，即受试者既往接受过充分的治疗。同时入组人群应选择经病理组织学／细胞学检查确诊的晚期结直肠癌患者，应对患者的基线状态、既往治疗情况、生物标志物状态等进行详细记录。在获得相对充分的、较现有治疗疗效更好的有效性证据之后，可考虑在同一线受试者中进入关键研究，或者进一步在上一线或更早期的患者中开展单药或联合的探索性研究。

探索性研究需要合适的样本量为后期关键研究提供依据，通常在开展关键研究前，非生物标志物富集的人群中期望获得 50~60 例的探索性数据，而在生物标志物富集人群中获得 20~30 例的探索性数据。对于特别罕见的生物标志物富集人群，药物治疗靶点明确，样本量可基于疾病特征和药物机制进行估算。鼓励申请人在开展关键研究前，就已获得的研究结果与监管部门沟通。

（二）临床研究设计

对于早期探索性研究，通常研究目的是初步探索药物的有效剂量范围、安全性和初步的有效性，进行合理的起始剂量及递增剂量的选择，可以采用新的研究设计，推荐应用与药效相关的一个或多个生物标志物进行剂量－暴露量－效应（如药效动力学，PD）分析，合理确定 II 期试验推荐剂量（Recommended Phase II Dose，RP2D）。必要时也可以应用模型引导药物研发（Model-informed Drug Development，MIDD），进行合理的剂量选择、选择合理的风险应对措施、预测安全性风险或识别重要的生物标志。

对于完成了早期探索性研究之后开展的概念验证性研究，通常研究目的是对药物的有效性进行进一步的探索，从而为确证性研究提供依据。研究设计可以采取单臂研究，也可以是与具有充分循证医学证据的标准治疗或安慰剂联合最佳支持治疗或研究者选择治疗对比的随机对照研究，如晚期 CRC 三线治疗中，在中国获批的包括呋喹替尼、瑞戈非尼、曲氟尿苷替匹嘧啶片，三者均可作为对照组，但通常基于研究的均一性，可能只选择其中一种治疗。

对于探索生物标志物富集人群的创新药，建议在探索性试验时进行疗效预测生物标志物的分析，纳入生物标志物阳性以及阴性患者进行概念验证。如概念验证试验提示出某生物标志物具有较强的疗效预测潜力，建议在早期探索性试验中考虑伴随诊断试剂盒的同步研发。

鼓励在晚期 CRC 的探索性试验中采用创新的试验设计，如采用适应性设计优化爬坡设计和剂量选择，可以采用贝叶斯的方法进行无缝试验设计，也可考虑采用伞式设计或平台设计在同一试验中纳入不同的研究队列，结合生物标志物研究，更高效率地探索药物疗效，并可早期发现有效药物并尽早终止无效或治疗效果不理想的药物。

（三）联合用药设计

如果按照 ICH S9[⑤] 的要求完成的研究结果提示，新药研究从作用机制上支持联合给药的，在开展探索性联合治疗前，应具备拟联合药物的相对充分的单药临床试验的证据，当前考虑应具备相对充分的单药药代动力学（PK）、安全性和耐受性证据，并且获得单药 RP2D。

在联合用药的探索性设计中，建议有疗效析因设计考虑，以提供联合用药优于单药的初步证据。例如，当新药联合标准治疗（Standard of Care，SOC）时，建议探索 A+SOC 的疗效，并与 SOC 的数据进行比对，以获得优效证据；当开展 A+B+SOC 或 A+B 等多药联合的探索时，建议在探索性试验进行科学的析因研究，确定所选组合的合理性，包括合理的药物组合、剂量选择和给药方式等。对于罕见的 CRC 亚型，将综合联合治疗的疗效考虑析因设计的可行性。建议参照已发布的《抗肿瘤药联合治疗相关技术指导原则》，考虑晚期结直肠癌联合用药的试验设计。

（四）研究终点

探索性研究的目的通常为探索剂量、探索生物标志物或者目标人群，为确证性试验积累有效性证据，并且通过探索性试验的获益特征，为确证性试验的终点选择和统计假设提供依据。有效性终点通常推荐采用 ORR、TTP 和 PFS 等替代终点。

通常抗肿瘤药物在探索性试验中更加关注 ORR、DOR 和 PFS 等替代研究终点

---

⑤ S9《Nonclinical Evaluation for Anticancer Pharmaceuticals》.

的获益情况，单臂研究中通常关注 ORR 情况，以期了解药物直接抗肿瘤活性的情况。同时对于具有更好生存获益的药物，或者 ORR 虽然较低但是 PFS 和 OS 有明确获益的药物，可以结合一定时间的 PFS 率、OS 率，综合分析药物的疗效情况。对于一些联合用药的析因设计试验等对照设计的探索性试验，由于具有对照组，均建议关注 PFS 等生存终点获益，除非 ORR 的提高具有十分显著的区分度。

四、关键注册试验设计

在开展晚期 CRC 的关键注册试验前，应全面评估前期临床试验数据的充分性，其核心为当前的有效性结果是否具备临床优势、支持关键注册试验或确证性试验。对于联合治疗，应具备联合增效或者减毒的确切依据。晚期 CRC 的临床试验设计可根据有无疗效预测生物标志物分为富集人群试验和非富集人群试验。

（一）非富集人群的临床试验

对于无明确疗效预测因子的晚期 CRC，通常建议开展随机对照研究（Randomized Clinical Trial，RCT），关于 RCT 的临床设计，通常关注以下方面。

1. 入组人群

应选择经病理组织学 / 细胞学检查确诊的晚期结直肠癌患者，同时根据影响预后的因素，如病变部位、ECOG 评分、既往治疗、RAS/BRAF 的突变状态等对入组人群进行分层。

2. 研究设计

对于晚期 CRC，RCT 是确证药物疗效最为可靠的方法，通常对照组建议选择 SOC 或者研究者选择的治疗，对于没有标准治疗的复发难治的晚期 CRC，安慰剂可以作为对照组，同时应联合最佳支持治疗（Best Supportive Care，BSC）以保障患者的利益。

研究设计可以根据药物的疗效及研究目的确定是优效或非劣效设计。通常情况下，新药研发中更倾向于接受优效设计，只有当新药与标准治疗相比具有非常明确的安全性优势或者在治疗依从性方面有更好的优势时，才可以接受非劣效设计。选择非劣效假设时，申请人需要与监管部门沟通非劣效界值。当为安慰剂联合 BSC 作为对照或试验设计为加载设计（Add on）时，则仅接受优效设计。

3. 研究终点

OS 是反映抗肿瘤药物临床获益的金标准，通常作为 RCT 的主要终点。对于后线的晚期 CRC，目前的研究显示，中位的 OS 有限，PFS 较短，同时 ORR 很低，因此在 RCT 中 OS 是目前接受的注册研究的主要终点，通常 HR 低于 0.8 且具有临床意义。但是对于前线的晚期 CRC，随着治疗手段的丰富，OS 不断延长，并且受后续治疗的影响增加，从而增加了研发的时间以及评价的难度。而 PFS 已证实与 OS 的相关性较好，同时不受后续治疗影响，能够反映药物的疗效。因此，PFS 作为替代终点，可被接受作为前线晚期 CRC 注册研究的主要终点，通常希望获得更好的临床获益。同时鼓励申请人探索新的替代终点，建立与生存时间的相关性，并与监管部门进行沟通。

（二）以生物标志物富集人群的临床试验

晚期结直肠癌中，生物标志物的检测可以直接影响其治疗方式，并且随着研究的深入，发现越来越多的生物标志物与结直肠癌的发病及预后相关。同时应综合疾病背景、药物可及性、临床需求、前期临床研究数据等因素，考虑以 RCT 或单臂试验（Single Arm Trial，SAT）支持新药注册。因此对于生物标志物的富集人群的临床研究设计，从以下几方面进行考虑。

1. 入组人群

应选择经病理组织学 / 细胞学检查确诊的晚期结直肠癌患者，根据不同的富集人群选择生物标志物，同时需要对伴随诊断方法进行明确，鼓励新药与体外伴随诊断试剂同步开发。

2. RCT 的研究设计

通常按生物标志物开展富集研究的时候，RCT 仍旧是确证药物疗效的最重要的研究设计，由于患者可能接受过不同的既往治疗，但是接受过不同治疗的患者的体能状态、耐受性，以及生存时间等情况均不同。因此，RCT 试验设计时需考虑对既往治疗情况进行分层。其他研究设计及研究终点与前述非富集人群的 RCT 研究设计类似。

3. SAT 的研究设计和终点考虑

只有在生物标志物阳性且无标准治疗或者罕见基因突变且相关药物疗效已经明确的晚期 CRC 患者，如果新药治疗显示出了突破性的 ORR 和持久的 DOR，才可以考虑以 SAT 作为关键注册临床试验，此时应选择 IRC 评价的 ORR 作为主要研究终点并结合 DOR、PFS 和 1 年 OS 率等综合评价其临床获益，具体是否能够以单臂试验开展关键临床试验，申请人应参考已发布的《单臂试验支持上市的抗肿瘤药进入关键试验前临床方面沟通交流技术指导原则》，充分评估前期研究数据，并且与技术审评部门积极沟通交流。

五、结语

晚期 CRC 是抗肿瘤药物的研发热点，伴随新药研发，有关治疗的证据链日益丰富，药物临床试验的设计和终点选择趋于复杂。在现阶段，延长生存时间和提高生活质量仍是晚期 CRC 治疗的核心目标，临床试验的终点选择均以能够客观、高效反映肿瘤治疗的临床获益为原则。科学的进步必将推动抗肿瘤产品，包括 CRC 治疗药物的研发，鼓励申请人、临床专家与监管机构积极沟通，并且探索创新的试验设计和研究终点。本指导原则将基于晚期结直肠癌的诊疗进步和临床试验的研究进展情况适时进行更新。

参考文献

[1] Ferlay J, Ervik M, Lam F, Colombet M, Mery L, Piñeros M, Znaor A, Soerjomataram I, Bray F (2020). Global Cancer Observatory: Cancer Today. Lyon, France: International Agency for Research on Cancer. Available from: https://gco.iarc.fr/today, accessed [22-06-2021].

[2] Lee JJ, Chu E. Sequencing of antiangiogenic agents in the treatment of metastatic colorectal cancer [J]. Clinical colorectal cancer, 2014, 13 (3): 135-44.

[3] Schirripa M, Cohen SA, Battaglin F, et al. Biomarker-driven and molecular targeted therapies for colorectal cancers [J]. Semin Oncol, 2018, 45 (3): 124-32. DOI: 10.1053/j.seminoncol.2017. 06.003.

[4] Moore AR, Rosenberg SC, McCormick F, Malek S. RAS-targeted therapies: is the undruggable drugged? [published correction appears in Nat Rev Drug Discov. 2020 Dec; 19 (12): 902]. Nat Rev Drug Discov. 2020; 19 (8): 533-552.

[5] Chen W, Zheng R, Baade PD, et al. Cancer statistics in China, 2015 [J]. CA Cancer J Clin, 2016, 66 (2): 115-132.

[6] Ihle, N.T., Byers, L.A., Kim, E.S., et al. Effect of KRAS oncogene substitutions on protein

[7] Wang Y, Loree JM, Yu C, et al. Distinct impacts of KRAS, NRAS and BRAF mutations on survival of patients with metastatic colorectal cancer [J]. J Clin Oncol, 2018, Suppl 36 (15): S3513. DOI: 10.1200/JCO.2018.36.15 suppl.3513.

[8] Yoshino T, Arnold D, Taniguchi H, et al. Pan-Asian adapted ESMO consensus guidelines for the management of patients with metastatic colorectal cancer: a JSMO-ESMO initiative endorsed by CSCO, KACO, MOS, SSO and TOS [J]. Ann Oncol, 2018, 29 (1): 44-70. DOI: 10.1093/annonc/mdx738.

[9] 杨梦园，胡涵光，陈佳琦，等 . BRAF 突变晚期结直肠癌的治疗进展［J］. 实用肿瘤杂志 , 2019, 34 (4): 374–9. DOI: 10. 13267/ j.cnki.syzlzz.2019.04.019.

[10] Le DT, Durham JN, Smith KN, et al. Mismatch repair deficiency predicts response of solid tumors to PD–1 blockade [J]. Science, 2017, 357 (6349): 409–13. DOI: 10.1126/ science.aan6733

[11] Valtorta E, Martino C, Sartore–Bianchi A, et al. Assessment of a HER2 scoring system for colorectal cancer: results from a validation study [J]. Mod Pathol, 2015, 28 (11): 1481–91. DOI: 10.1038/modpathol.2015.98.

[12] Amatu, A.; Sartore–Bianchi, A.; Siena, S. NTRK gene fusions as novel targets of cancer therapy across multiple tumour types. ESMO Open 2016, 1, e000023.

[13] 结直肠癌分子标志物临床检测中国专家共识 中华胃肠外科杂志 2021 年 3 月第 24 卷第 3 期

[14] Liao X, Lochhead P, Nishihara R, et al. Aspirin use, tumor PIK3CA mutation, and colorectal–cancer survival [J]. N Engl J Med, 2012, 367 (17): 1596–606. DOI: 10.1056/ NEJMoa1207756.

[15] McGraol DJ, et al Ann Oncol 2021, high tumor mutation burden fails to predict immune checkpoint response across all cancer types.

体重控制药物临床试验技术指导原则

一、概述

超重和肥胖是一种由多因素引起的以体内脂肪过度蓄积为特征的慢性代谢性疾病，其发病机制包括遗传、代谢、环境和行为因素等，除少数由于疾病导致的肥胖外，绝大多数的超重和肥胖是能量的摄入超过能量消耗以致体内脂肪过多蓄积的结果。超重和肥胖可显著增加心脑血管、呼吸、内分泌、消化、运动、生殖及精神等多系统疾病风险并且严重影响生活质量[1]。

体重管理的首要手段为生活方式的改善，包括运动、饮食和其他行为的改变，但对于一些通过上述方式仍不能取得满意效果的患者，药物治疗也是一种选择。

近年来，随着经济快速发展和人们生活水平的改善，我国肥胖患者数量显著增加，据《中国居民营养与慢性病状况（2020）》[2]报告显示，有超过50%的成年居民超重或肥胖，6~17岁、6岁以下儿童超重/肥胖率分别达到19%和10.4%。因此，对于超重和肥胖患者的体重控制成为迫切的临床需求。

目前全球范围内获准上市了多个体重控制药物，而我国目前仅有奥利司他胶囊一种药物获批用于肥胖或体重超重（体重指数 ≥ 24kg/m^2）患者的治疗，其减重效果有限，加之由于其作用机制（胃肠道脂肪酶抑制剂）相关的胃肠道不良反应如脂肪（油）性大便、脂肪泻等，其在临床上的应用受到限制。体重控制药物存在未被满足的临床需求。近年来国际上和我国体重控制药物的研发逐年增多、成为研发活跃的药物治疗领域，但目前国内尚无体重控制药物的临床试验指导原则，为鼓励和推动体重控制药物研发，规范临床研究设计和相关技术要求，特制定本指导原则。

本指导原则主要适用于在我国研发的体重控制的创新药，且仅针对单纯性肥胖（原发性肥胖），着重对确证性临床试验设计的考虑要点提出建议，供企业和临床研究单位参考。各类创新药研发的共性原则未涵盖于本指导原则。应用本指导原则时，应同时参考药物临床试验质量管理规范（Good Clinical Practice，GCP）、人用药品技术要求国际协调理事会（International Council for Harmonisation of Technical Requirements for Pharmaceuticals for Human Use，ICH）和其他境内外已发布的相关技术指导原则。本指导原则仅代表药品监管机构当前的观点和认识，不具有强制性的法律约束力。随着科学研究的进展，本指导原则中的相关内容将不断完善与更新。

二、超重和肥胖的判定标准和药物治疗指征

1. 体重指数（Body Mass Index，简称 BMI）

体重指数（BMI）以体重（公斤，kg）除以身高（米，m）的平方值（kg/m^2）表示，BMI= 体重 / 身高 ^{2}（kg/m^2）。使用这个指标的目的在于消除不同身高对体重指数的影响，以便于人群或个体间比较。研究表明，大多数个体的体重指数与身体脂肪的含量有明显的相关性，能较好地反映机体的肥胖程度。其测量简便、计算方法简单并且与成人体内总脂肪量高度相关，因此常用于代表体内的总脂肪含量。

我国与欧美国家对超重和肥胖的诊断标准不同。中国肥胖问题工作组编写的《中国成人超重和肥胖症预防控制指南》2006 版 [3] 中提出了中国人肥胖诊断的 BMI 界值，$24kg/m^2 \leq BMI < 28kg/m^2$ 为超重，$BMI \geq 28kg/m^2$ 为肥胖。

上述指南推荐饮食、运动和行为干预作为减重的首选治疗手段并建议当 $BMI \geq 24kg/m^2$ 有合并症，或 $BMI \geq 28kg/m^2$ 不论是否有合并症，经过 3~6 个月的饮食和运动调整仍不能减重 5%，甚至体重仍有上升趋势者，可考虑减重药物治疗。合并症包括高血糖、高血压、血脂异常、脂肪肝、阻塞性睡眠呼吸暂停综合征等。

2. 腰围（Waist Circumference，WC）

身体脂肪的部位亦为超重和肥胖的相关风险的预测因素。如果脂肪主要在腹壁和腹腔内沉积过多，被称为"中心型"或"向心型"肥胖，对代谢影响很大。中心型肥胖是多种慢性病的重要危险因素之一。且反映中心型肥胖的腰围是代谢异常风险的独立预测因素。

我国成年男性肥胖以中心型肥胖为主，而中年女性肥胖的特征也是以腰腹部脂肪增多为主。中心型肥胖相关的腹内脂肪含量，可通过对内脏脂肪含量的测量来反映。相比 BMI，测量腹内脂肪沉积的程度更具临床意义，例如：腹内脂肪水平升高与代谢紊乱的程度及心血管病风险增加相关。腰围与采用计算机断层扫描（Computed Tomography，CT）和磁共振成像（Magnetic Resonance Imaging，MRI）检测得到的内脏脂肪含量相关，因此成为公认的简易的中心型肥胖判定标准。不同种族人群的中心型肥胖采取不同定义标准，使用不同的腰围切点，并且男性和女性的标准也不同。根据 2013 年中华人民共和国国家卫生和计划生育委员会发布的中华人民共和国卫生行业标准《成人体重判定》[4] 中明确以男性腰围 $\geq$ 90cm 和女性腰围 $\geq$ 85cm 作为中国人群中心型肥胖的标准。

BMI 和腰围是判定超重和肥胖的常用指标，由于与欧美相比，中国人群在相对低的 BMI 和腰围时即有较高的代谢性、心血管等疾病风险，故国内对超重和肥

胖的判定标准与国际不同。

三、临床试验设计要点

1. 早期探索性研究

1.1　药代动力学

由于脂肪过多可能影响药物的代谢和处置，应在药代动力学试验中考虑包含超重和肥胖的人群。

鉴于肥胖和超重常合并肝肾功能异常，肝肾功能不全患者的药代动力学研究请参考相关指南。

1.2　药物相互作用

肥胖和超重患者常常合并有其他疾病并接受相应的药物治疗，故建议考虑进行药物相互作用研究（例如，与抗高血压药、降糖药、降脂药、降尿酸药等）。

1.3　探索性研究

探索性研究的疗程应足够长，具体疗程应基于药物的作用机制和作用强度而定，通常为至少 3 个月，以便确定产生减重作用的有效剂量范围。可以预先考虑药物最终给药方案为采用固定剂量或滴定剂量给药。

2. 确证性临床试验

2.1　试验设计

由于调整生活方式（包括控制饮食和运动等）可以对体重有显著影响，故为了尽量消除上述因素对研究结果潜在的不平衡影响，应该采用随机、双盲和安慰剂对照的试验设计，以更客观的评价药物干预的疗效。在临床试验过程中，仍需对受试者进行健康生活方式（包括运动和饮食）的指导。

超重和肥胖患者应接受对合并症（包括高血压、血脂异常和高血糖等药物）的标准化治疗，同时应考虑以上治疗对体重可能产生的影响。

2.2　研究人群

BMI $\geqslant$ 24kg/m^2 有合并症，或 BMI $\geqslant$ 28kg/m^2 不论是否有合并症的人群，经过 3~6 个月的调整生活方式仍不能减重 5%，甚至体重仍有上升趋势者。

如果参加全球同步研发的国际多中心临床试验，也可考虑采用国外常用的 BMI 切点。通常为 BMI $\geqslant$ 30kg/m^2 或者 BMI $\geqslant$ 27kg/m^2 且存在体重相关合并症病史。

2.3　疗效终点

体重控制药物的疗效通过分析体重与基线相比的相对变化百分比和应答率进行评价。

相对变化百分比：活性药物组体重相对于基线下降的百分比与安慰剂组体重相对于基线下降的百分比的差值。

应答率：活性药物组体重相对于基线至少降低 5% 的受试者比例与安慰剂组体重相对于基线至少降低 5% 的受试者比例的差值。

次要疗效终点

次要疗效终点应包括（但是不限于）下列代谢参数的改变：

- 腰围；
- 血压；
- 血脂谱（甘油三酯、胆固醇、低密度脂蛋白等）；
- 空腹血糖和胰岛素；
- 糖化血红蛋白 HbA1c（2 型糖尿病）。

其中腰围为重要的次要疗效终点。

次要疗效终点也可以包括与安慰剂组相比较在接受体重控制药物治疗后，伴随用药的有意义的减量或者完全停止使用的受试者比例。采用可靠的评估工具评估患者报告结局（Patients reported outcome，PRO）的变化（如生活质量）也可作为次要疗效终点。

若需要评价药物对于内脏脂肪含量的影响，建议采用 CT 或者 MRI 检测。腰围是在临床上用于反映内脏脂肪含量的间接指标。在临床试验中它可以用来评价减重药物治疗后腰围减小与预期代谢参数改善之间的相关性，但不能作为内脏脂肪含量检测的替代参数。

2.4 疗程

具体疗程应基于药物的作用机制和作用强度而定。

通常推荐疗程至少 6 个月作为主要疗效终点的考察时间。

为了观察长期用药的安全性、观察对相关合并症的影响，建议疗程持续至少 12 个月。

故建议确证性试验总疗程为至少 12 个月。

2.5 疗效衡量标准

如果治疗后达到以下标准中的其中一项可以认为所评价的减重药物有效：

1. 活性药物组和安慰剂组之间体重相对基线下降百分比的差值至少达到 5%，且差值具有显著的统计学意义。

或

2. 活性药物组体重相对基线下降百分比 ≥ 5% 的受试者比例至少达到 35% 并为安慰剂组体重相对基线下降百分比 ≥ 5% 的受试者比例约两倍，而且二组之间的差异具有显著的统计学意义。

2.6　样本量

人用药品注册技术要求国际协调会（ICH）行业指导原则在 E1（*The Extent of Population Exposure to Assess Clinical Safety*：*For Drugs Intended for Long-Term Treatment of Non-Life-Threatening Conditions*）中提出，评价无生命威胁条件下长期治疗药物的临床安全性的人群暴露程度，推荐暴露人群数量总计至少纳入 1500 名受试者（其中包括 100 名患者至少 1 年研究）来评价新药的安全性。

或活性药物治疗组的暴露量达到 500 人年。

使用安慰剂对照试验（尤其是在长期研究中）可能有较高的脱落率，这使得研究结果评价复杂化。因此，有必要采用有效的非药物干预措施来提高受试者的保留率，申办者应尽力采取所有可能的措施来最大限度地降低脱落率。在随机分组前及试验过程中，应向所有患者提供健康生活方式方面的指导。

四、安全性

1. 一般考虑

超重和肥胖是慢性代谢性疾病，长期的药物干预需重点考察对肝、肾、心血管等系统的影响。

近年来相继撤市的多种减肥药物暴露出可导致成瘾性、依赖性、增加心血管安全性风险、增加自杀倾向和对患者身心健康的影响等，这些特征性潜在不良反应需得到全面评估，还包括安全性药理学及非临床研究的关键毒理学发现。

2. 神经精神安全性

一些体重控制药物（例如：具有中枢性作用机制的药物）有可能引起严重神经精神不良事件。如果作用机制、非临床、早期临床或已上市药物数据提示有神经精神安全性问题，则应对精神性、神经兴奋性或认知不良事件（例如：抑郁症和自杀倾向、激越、焦虑、失眠、精神病反应、注意力障碍）进行前瞻性评估。

五、特殊人群

1. 伴有 2 型糖尿病的肥胖人群

与非糖尿病患者相比较，患有 2 型糖尿病的超重和肥胖患者接受体重控制药物治疗的疗效通常比较差，而且面临出现体重下降后胰岛素促泌剂或胰岛素等诱导的低血糖风险增高等特有的安全性问题。因此，申办者可考虑针对 2 型糖尿病合并肥胖患者开展专门的临床试验，或在试验中纳入部分 2 型糖尿病肥胖患者（建议不超过总体人群的 20%）进行疗效和安全性评估。在设计该类临床试验时，可参考下列建议。

- 患者 HbAlc 基线水平应 ≤ 10%。
- 如果患者的空腹葡萄糖水平大于 11.1mmol/L，应排除这些患者。
- 临床试验方案应包括与血糖控制较差相关的退出标准。
- 临床试验方案应根据对否有糖尿病进行分层。此外，还可以根据空腹血糖和 / 或 HbAlc 水平、基线降血糖药物等进行分层。
- 应监测低血糖的安全性。

2. 儿童肥胖患者

通常应在完成成年人的Ⅲ期临床试验的基础上，鼓励在儿童中开展临床试验。建议先在小样本 12~17 岁的儿童患者中进行药代动力学研究，通过评价成人和儿童药代的异同，外推儿童剂量。建议采用随机、双盲、安慰剂对照的Ⅲ期临床研究设计。一般应包括 BMI 大于或等于与年龄和性别相符的 BMI 的 95% 的患者。根据药物作用机制及在成人中的安全性特征，确定儿童患者的样本量。在进入研究前，应有患儿病史记录，表明生活方式调整未带来显著的体重下降。与成人患者评价要点相同，在临床研究中应包括患有一种或多种与体重相关的并发症（例如：2 型糖尿病、血脂异常或者高血压等）的患儿。在评价儿童和青少年体重变化时需考虑到发育特征。采用的主要疗效指标为 BMI 变化（例如：BMI 的相对变化百分比以及较基线 BMI 下降 ≥ 5% 的患者比例）。在随机分入试验组或安慰剂组之后，受试者应继续接受生活方式调整计划，并给予心理指导支持。除生长期儿童特定的标准安全性评价外，在儿童患者中对作用于中枢神经系统的药物，还应包括神经系统和精神状况的评价。

六、参考文献

[1] 中华医学会内分泌学分会肥胖学组，《中国成人肥胖症防治专家共识》：中华内分泌代谢杂志 , 2011, 27 (9): 711-717

[2] 中华人民共和国国家卫生健康委员会 . 2020 年 12 月 23 日新闻发布会文字实录 [EB/OL]. 北京：中华人民共和国国家卫生健康委员会 , 2020-12-23

http://www.nhc.gov.cn/xcs/s3574/202012/bc4379ddf4324e7f86f05d31cc1c4982.shtml.

[3] 中国肥胖问题工作组，《中国成人超重和肥胖症预防控制指南》2006 版

[4] 中华人民共和国国家卫生和计划生育委员会 . 成人体重判定 [EB/OL]. 北京：中华人民共和国国家卫生和计划生育委员会 , 2013-08-08 http://www.nhc.gov.cn/wjw/yingyang/201308/a233d450fdbc47c5ad4f08b7e394d1e8.shtml.

[5] U.S. Food and Drug Administration. Guidance for Industry Developing Products for Weight Management (Draft Guidance) [EB/OL]. U.S.: Food and Drug Administration, 2007–02–15

[6] European Medicines Agency. Guideline on clinical evaluation of medicinal products used in weight management. [EB/OL]. EU: European Medicines Agency, 2016–07–08

生物标志物在抗肿瘤药物临床研发中应用的技术指导原则

一、背景

随着基础研究和临床医学的迅速发展，人们对疾病的病因和病理生理过程的认识不断深入，越来越多的参与肿瘤发生、发展和影响预后的生物标志物被相继发现，并在肿瘤早期诊断、疗效评估和预后预测等方面发挥重要作用。

生物标志物不仅在临床实践中广泛运用，在抗肿瘤药物研发中的价值也日益凸显，已逐步成为抗肿瘤药物研发过程中极为重要的，甚至是必不可少的一种研发工具。目前已有多个基于生物标志物筛选患者人群的抗肿瘤药物获批上市。研发经验表明，通过有效的生物标志物精准筛选潜在获益人群，有助于提高临床试验成功率，同时还能避免将获益可能性小的患者人群暴露于不必要的安全性风险之中。

为进一步提高我国抗肿瘤新药研发水平，合理应用生物标志物指导抗肿瘤药物的临床研发，特撰写本指导原则。本指导原则适用于抗肿瘤化学药和治疗用生物制品临床研发中生物标志物的应用，旨在系统阐述生物标志物定义、分类和开发，重点说明生物标志物在抗肿瘤药物有效性和安全性研究中的应用，明确基于生物标志物的临床研发中需重点关注的科学问题。

本指导原则仅代表药品监管部门当前的观点和认识。随着科学试验的进展，本指导原则中的相关内容将不断完善与更新。应用本指导原则设计和实施研究时，请同时参考现行《药物临床试验质量管理规范》（GCP）、国际人用药品注册技术协调会（ICH）和其他国内已发布的相关指导原则。

二、生物标志物定义和分类

（一）定义

生物标志物通常是指能被客观测量和评价，反映生理或病理过程，以及对暴露或治疗干预措施产生生物学效应的指标[1]。生物标志物多来源于人体组织或体液，可涵盖生理、生化、免疫、细胞和分子等水平的改变。在肿瘤领域，生物标志物通常是由肿瘤细胞或非肿瘤细胞产生的、反映体内肿瘤细胞或非肿瘤细胞存在和变化的生物学物质，这是生物标志物的物质性。生物标志物还有它的计量性，即它是可以计量的。这种计量的变化紧密地与人体的生理条件、疾病发生和发展、健康状态等相关。可包括基因变异、蛋白受体异常表达或血液成分的变化等[2]。因此，生物标志物的检测可广泛地应用于病人的筛查、诊断、临床研究、指导用药、预后等领域。

（二）分类

根据功能特点的不同，可将与药物研发相关的生物标志物分为以下六种类型[3, 4]。

1. 诊断性生物标志物

用于检测或确认疾病状态，或识别不同疾病亚型的生物标志物为诊断性生物标志物。诊断性生物标志物是临床疾病诊断的重要依据之一，通常作为临床试验特定受试者的入选标准。例如 BCR-ABL1 融合基因阳性是慢性髓性白血病（CML）的诊断指标之一[5]，BCR-ABL1 融合基因即属于诊断性生物标志物。

诊断性生物标志物可帮助区分疾病亚型［例如人表皮生长因子受体 -2（HER2）阳性乳腺癌］和不同组织来源（鳞状细胞癌、腺癌）。在单一生物标志物准确率不高的情况下，可采用多个生物标志物进行联合诊断。

2. 预后性生物标志物

反映疾病预后特征、疾病复发或进展风险的生物标志物为预后性生物标志物。预后性生物标志物通常作为临床试验的富集因子或分层因子。例如，血甲胎蛋白（AFP）升高已在多项研究中被证实是晚期肝细胞癌的不良预后因素[6]，属于预后性生物标志物，在肝细胞癌临床试验中常被用作分层因素。

3. 预测性生物标志物

用于预测患者对某种治疗或干预措施疗效应答情况的生物标志物为预测性生物标志物。预测性生物标志物是目前抗肿瘤药物研发中应用最为广泛的生物标志物，可作为临床试验的富集因子或分层因子，也可用于排除暴露于药物可能产生不利影响的个体。通过采用预测性生物标志物的富集研究设计，可精准筛选出潜在获益的患者人群开展临床试验。例如，基础研究发现间变性淋巴瘤激酶（ALK）融合基因是非小细胞肺癌（NSCLC）的关键驱动基因之一，在 ALK 抑制剂临床研发中采用富集设计，选择具有 ALK 融合基因的晚期 NSCLC 患者作为研究人群开展研究，可极大提高研发效率。预测肿瘤耐药 / 进展的生物标志物还可用于探索联合治疗或开发针对耐药靶点的迭代新药。

4. 药效学生物标志物

反映患者在接受治疗后产生生物学应答的生物标志物为药效学生物标志物。药效学生物标志物是一种动态评价指标，可以是因治疗而新产生的特异性生物标志物，也可以是因治疗导致水平发生变化的已有生物指标。例如，外周血 CD20+B 细胞的数量可作为试验药物靶向清除 CD20+B 细胞的药效学生物学指标。早期临床研发阶段，药效学生物标志物常可作为有效性探索指标，也可用于剂量–暴露量–效应分析，有助于剂量的确认和概念验证阶段适应症的探索。

5. 安全性生物标志物

通过用药前检测或用药过程中监测从而避免或减低患者发生严重安全性风险的生物标志物为安全性生物标志物。安全性生物标志物可帮助识别可能发生严重不良反应的患者人群，例如，尿苷二磷酸葡萄糖醛酸转移酶（*UGT1A1*）基因型的检测[7]可识别使用伊立替康后可能发生严重消化道不良反应的患者，这部分患者需采用低剂量给药。美国食品药品管理局（FDA）和欧洲药物管理局（EMA）认定了 β_2– 微球蛋白、血清半胱氨酸蛋白酶抑制剂 C 等 7 种安全性生物标志物评价新药肾毒性[8]。

6. 监测性生物标志物

用于监测疾病状态变化的（如复发等）生物标志物为监测性生物标志物。例如，在急性淋巴细胞白血病中进行有计划的微小残留病（MRD）监测，可以监测疾病状态。

综上，根据功能的不同，可将生物标志物分为上述 6 类。然而，同一生物标志物可能具有不同功能属性，因此在不同的使用背景下，同一生物标志物的归类可能不同。例如，*BCR-ABL1* 融合基因是 CML 的诊断性生物标志物，*BCR-ABL1* 激酶区的突变情况同时也可预测患者对不同 *BCR-ABL1* 抑制剂的治疗反应，因此也是预测性生物标志物；HER2 是乳腺癌病理亚型和预后性生物标志物，也是抗 HER2 单克隆抗体的预测性生物标志物。

需要特别注意的是预后性生物标志物和预测性生物标志物的区分，生物标志物可能同时具备预后性和预测性，也可能只具有预后性。预后性生物标志物反映患者疾病预后特征，通常与治疗或干预措施无关；而预测性生物标志物则与治疗或干预措施相关，可预测特定的治疗疗效。在采用单臂研究设计的早期研究中，发现携带某种特定生物标志物的患者似乎从治疗中获益更明显，则易将该生物标志物视为预测性生物标志物；然而有可能该生物标志物仅是预后性生物标志物，而不具有预测性。因此，当计划基于单臂试验结果发现的生物标志物来富集人群开展后续研究时，需充分分析和全面考虑。

三、生物标志物的开发

生物标志物是提高药物研发效率的重要工具，探索具有不同作用的生物标志物，应贯穿于早期研发、临床前研究和整个临床开发阶段。生物标志物的功能各有不同，应根据不同药物研发阶段的应用目的，合理选择和使用生物标志物。通常，生物标志物的开发应与药物临床研发并行，根据患者人群的疾病特征、药物作用机制和安全性特征，开发不同的单个或多个生物标志物，加速抗肿瘤新药研发。

（一）开发时机

1. 早期临床试验阶段

早期临床试验的目标是探索药物的安全性、耐受性和初步有效性，并选择合适的目标人群和合理的剂量范围。在早期临床试验阶段，鼓励采用适当的生物标志物进行探索研究，获得药物对人体作用效应的更多信息，包括药效作用和毒性作用。通过前瞻性或回顾性研究生物标志物和临床结果的相关性，探索标志物的疗效预测或预后价值，为关键临床试验人群的选择、分层因素、安全性风险控制等方面提供初步依据。

2. 关键临床试验阶段

关键临床试验是支持药品上市注册的核心证据。建议根据早期临床试验阶段中生物标志物的研究分析结果，明确是否采用某种生物标志物进行人群的富集，并在关键性临床试验中进行确证。建议在明确了人群的富集方案后，尽早规划伴随诊断试剂的开发。同时建议探索更多其它生物标志物，有助于进一步理解药物作用特点及耐药机制等。如不采用生物标志物富集人群的临床试验，也鼓励开展生物标志物的探索性研究。

（二）开发步骤

药物研发过程中，对于一个新生物标志物的认定，从假设的提出到临床试验的应用，通常需经过以下五个步骤。

1. 发现差异，提出假设

在临床治疗中，常常会出现不同患者接受相同剂量的同一药物而呈现疗效和安全性的差异，这些差异可能来源于个体的身高、体重、性别、年龄、器官功能等差异，也可能来源于特定基因表型或分子特征等差异。通过研究和分析产生差异的机制，如基因组学研究发现基因的多态性，分析各种变异与药物疗效及安全性的相关性等，从而提出潜在的与药物反应相关的生物标志物。此外，也可以基于疾病发生发展的分子机制、药物的作用靶点和作用机理等设计进行探索性研究，发现潜在的生物标志物。

生物标志物分析方法的验证重点在于其技术的可行性（易于操作）、灵敏度（分析方法从一份样品中能检测到的某物质的最低含量的能力）和特异度（分析方法测定某种特定物质而不是其他物质的能力）以及可重现性。

2. 验证分析方法

关于实验方法学要求的相关内容，不在此指导原则中进行讨论。

3. 验证生物学效应

生物学效应的验证是在动物或人类体外模型（包括健康或疾病模型，体内和体外实验）中验证所检测的潜在生物标志物存在与否或变化水平是否与药物的暴露水平或药效 / 毒性反应具有相关性。

4. 验证临床样本

临床样本的验证即在临床样本中能可靠地检出生物标志物以识别预期的目标患者，主要验证生物标志物检测方法在患者样本检测中的敏感度、特异度、阳性预测值和阴性预测值等。

5. 临床试验确证

基于不同功能的生物标志物应用目的不同，通常需要通过前瞻性随机对照研究数据来确证，应有事先设计的统计分析计划，并有足够数量患者的生物标志物检测数据支持分析和决策。

四、生物标志物在临床试验中的应用

（一）诊断性生物标志物

诊断性肿瘤生物标志物是临床疾病诊断的重要依据，利用诊断性生物标志物，可根据患者是否存在或缺失某种特定的生理、病理或分子水平的改变，对患者进行归类。因此，诊断性生物标志物可作为临床试验的入选或排除受试者的筛选标准。

（二）预后性生物标志物

预后性生物标志物可将患者按照疾病的发生风险，或疾病某个特定的风险级别

（如肿瘤复发或进展）进行归类，因此，预后性生物标志物通常用于受试者的分层和富集患者人群。

1. 受试者分层

预后性生物标志物可以区分未接受治疗干预下、诊断相同但疾病自然进程不同的患者人群，在对照研究中利用预后性生物标志物，将受试者根据预后的差异进行分层，从而降低受试者的异质性和混杂因素对试验结果的干扰，减少组间偏倚，提高结果的可靠性。

2. 富集人群

预后性生物标志物可帮助筛选出更有可能发生所关注临床事件的患者人群，因此，在开展以临床事件为终点的临床试验中，利用预后性生物标志物筛选富集的高风险患者人群，例如选择复发率高、预后差的高风险患者人群进行研究，可减少临床试验的样本量，更加高效的获得足以支持评价的临床事件数。

选择在高风险富集人群中开展研究并不意味着在低风险的相同适应症患者人群无法从治疗中获益；在高风险人群开展临床试验获得成功后，也可进一步考虑扩展至适当的低风险患者中开展研究。

（三）预测性生物标志物的应用

在抗肿瘤药物研发过程中，通过应用预测性生物标志物筛选出最有可能从治疗中获益的优势人群开展研究，是提高研发成功率的重要方法。采用预测性生物标志物进行研究设计，通常可分为以下两种情况。

1. 经过验证的生物标志物

采用方法学已经过验证的生物标志物，该生物标志物与临床结果的相关性初步建立，且已有证据表明生物标志物阴性（M-）的患者接受治疗缺乏疗效或可能产生严重的安全性问题，此情况下可仅选择生物标志物阳性（M+）患者开展研究（图 1）。

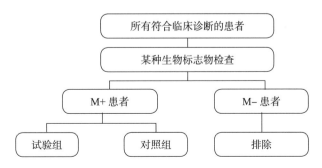

图 1　经验证的生物标志物临床试验设计

2. 尚未验证的生物标志物

对于前期已有充分的基础研究数据支持，但尚未经临床验证的生物标志物，由于不能确定该生物标志物与临床结果的相关性，通常不建议仅在 M+ 患者人群中开展研究，即使获得了 M+ 患者人群的有效性数据，也应进一步证实在 M– 患者人群的疗效。

开展研究时，可同时选择 M+ 和 M– 患者人群分别进行，也可合并研究。合并研究时，如若未事先进行设计、未采用生物标志物进行分层，不能排除组间偏倚，当整体人群未获益而 M+ 患者明显获益，可选择 M+ 患者人群进一步开展前瞻性对照研究。

如若基于事先良好的设计（M+ 的亚组分析应作为主要终点之一或关键次要终点，并且应有足够的样本量），研究有足够把握度证实 M+ 的亚组人群能够从新药治疗中获益显著，该研究结果可基于生物标志物支持批准研究药物在 M+ 人群中的适应症。

（四）药效学生物标志物

1. 指导剂量选择

药效学生物标志物是治疗后生物学应答的表现。通常一个治疗反应可能通过多个药效学生物标志物反映；在早期研究中尚无法确定与临床结果最相关的药效学生物标志物时，可将多个药效学生物标志物以及药代动力学特征相结合，为剂量选择提供重要依据。例如，在布鲁顿氏酪氨酸激酶（BTK）抑制剂的开发过程中，BTK 靶点占有率，可作为选择临床推荐剂量的重要依据。在模型引导的药物研发（MIDD）中，药效学生物标志物是建模和分析的核心因素。

2. 替代终点的开发

生存期延长是肿瘤药物研发中反映临床获益的金标准，因此在抗肿瘤药物临床试验中，通常采用反映生存获益的指标总生存时间（OS）或被证实与 OS 相关的替代终点（如无进展生存时间）作为主要终点支持监管决策。然而采用上述终点时，往往研究周期较长。如果能使用与临床结局建立明确相关性的药效学生物标志物作为替代终点，则可能缩短研发周期，使有效的药物及早惠及患者。例如，在 CML 中，细胞遗传学反应率和分子学反应率与临床获益相关，可作为费城染色体阳性（Ph+）CML 适应症的临床试验的主要终点。需关注的是，使用生物标志物作为替代终点要求证实其准确性（与临床结局的相关性）和精确性（测量结果的可重现性）。当计划采用生物标志物用作替代终点支持审批时，需提供充分可靠的科学证据。

（五）安全性生物标志物

安全性生物标志物可于用药前识别可发生严重不良反应的高风险患者，或者用药过程中在出现明显或严重临床症状甚至不可逆的损伤之前识别风险，使患者的不良反应最小化，或避免发生。发生缺乏量效关系的严重不良反应时，及时开展安全性生物标志物的回顾分析也是必要的。

安全性生物标志物也将有助于发现人群间或种族间安全性差异，识别不同人群中安全治疗窗的差距，指导合理选择药物剂量。

（六）监测性生物标志物

监测性生物标志物可通过动态检测，反映治疗过程中肿瘤患者对药物的敏感程度或肿瘤负荷状态，可以成为复发风险的预测因子，是决定患者的危险分层、预后判断、后续治疗选择的关键因素之一，因此可成为临床治疗中进行疾病监测的良好指标。

对于已经明确的监测生物标志物可在药物治疗过程中动态检测；也鼓励在临床试验过程中进行生物样本的动态检测，寻找潜在的监测性生物标志物。

五、其他关注的问题

（一）影响生物标志物检测的外在因素

生物标志物检测的样本类型、收集方法、处理和保存方式及保存时间、分析过程的规范化同样是影响生物标志物检测及检测的可比性的关键因素。应建立一个样本采集、储存和评估的统一标准操作流程（SOP），以保证生物标志物检测结果的稳定性。

即使建立了生物标志物检测的 SOP，但是在临床试验中也会出现不同实验室间检测结果的差异。生物标志物检测用于确定临床试验适用人群时，尚未广泛应用、正在临床开发过程中的生物标志物，推荐采用中心实验室检测，保证试验结果的可靠性。应用广泛、效能已被证实的生物标志物，如 EGFR 敏感突变的检测，可在本地实验室进行。对于国际多中心临床试验，如国内和国外无法采用同一中心实验室检测，需提供不同实验室之间检测一致性比对结果。

（二）界值确定

当采用基于充分科学基础而确定的预测性生物标志物开展富集研究时，必须有一个可以正确区分生物标志物状态的界值（cut-off 值），确保不发生分类错误。合理的界值选择应综合疾病特征、样本来源、分析方法以及临床效应。同一药物在不同瘤种中开展试验时，相同的生物标志物可能选择不同界值；同时，不同药物在相同瘤种中开展试验时，相同的生物标志物也可能选择不同界值。因此，在进行研究设计时，应充分评估生物标志物界值的合理性。

（三）联合生物标志物

肿瘤的发生发展是一个复杂的过程，单一生物标志物很可能不能充分反映疾病状态，随着生物标志物研发进展和检测技术的提高，越来越多的研究采用联合生物标志物。以免疫治疗为例，有研究显示程序性死亡受体 – 配体 1（PD–L1）表达水平、微卫星高度不稳定性（MSI–H）、肿瘤突变负荷（TMB）等与 PD–1/PD–L1 单抗药物的疗效相关。

因此需要通过更多的临床前和临床试验来证实联合生物标志物的预后或预测作用，以期开发联合生物标志物，为抗肿瘤药物的个体化治疗提供更好的支持。

（四）伴随诊断试剂的开发

在药物研发的早期阶段，鼓励广泛收集生物标志物信息，同时逐步建立成熟可靠的生物标志物检测方法，为后续在确证性临床试验中应用生物标志物打下基础。若某一生物标志物可能产生疗效应答，并需要据此对患者进行选择或分层，伴随诊断检测开发就此可以展开。建议尽早进行预测性生物标志物及其伴随诊断的评估和讨论。

如果在关键临床试验中采用某一特定的诊断试剂盒或方法，该试剂盒专属于目标生物标志物的量化和鉴定，则有必要把专属性试验方法和生物标志物相关联，并反映在药品说明书中。

如果生物标志物的鉴定方法是通用的（即针对该生物标志物，临床上已有广泛应用且批准的检测试剂盒），且不专属于某个药物或治疗方案（如 CYP2D6 多态性的鉴定）时，可不要求提供特定的诊断试剂盒信息，也不要求反映在药品说明书中 [9]。

关于伴随诊断试剂更多具体要求的相关内容，不在此指导原则中进行讨论。

六、结语

生物标志物在抗肿瘤新药研发中发挥了十分重要的作用，已经有多个抗肿瘤药物因生物标志物的合理应用提高了临床研发效率，更增加了在抗肿瘤药物研发中应用生物标志物的信心。鼓励申请人在早期临床试验阶段开展生物标志物的探索性研究，不断验证并确证其价值，充分发挥生物标志物在指导药物剂量选择、获益人群选择、替代终点应用和安全性风险控制等方面的作用。不仅在药物临床研发阶段探索和研究生物标志物，还应在药品上市后继续开展探索和研究，发挥其在药物全生命周期中的作用，精准治疗人群，控制患者安全性风险。

对于本指导原则尚未涵盖的生物标志物应用的考虑，鼓励申请人与监管部门沟通交流，共同提高临床试验研发的效率和成功率。

七、参考文献

[1] Biomarkers Definitions Working Group. Bethesda, Md.Biomarkers and surrogate endpoints: Preferred definitions and conceptual framework. Clinical Pharmacology and Therapeutics, 2001, 69: 89-95

[2] https://www.cancer.gov/about-cancer/diagnosis-staging/diagnosis/tumor-markers-fact-sheet

[3] FDA-NIH Biomarker working group: BEST (biomarkers, Endpoints, and other tools) 2018

[4] FDA. Qualification Process for Drug Development Tools.2014

[5] Hughes T, Deininger M, Hochhaus A, et al. Monitoring CML patients responding to treatment with tyrosine kinase inhibitors: review and recommendations for harmonizing current methodology for detecting BCR-ABL transcripts and kinase domain mutations and for expressing results. Blood. 2006. 108 (1): 28-37.

[6] Galle PR, Foerster F, Kudo M, et al.Biology and significance of alpha-fetoprotein in hepatocellular carcinoma. Liver Int. 2019; 39 (12): 2214-2229

[7] Takano M, Sugiyama T. UGT1A1 polymorphisms in cancer: impact on irinotecan treatment. Pharmgenomics Pers Med. 2017, 10: 61-68.

[8] FDA. Review of qualification data for biomarkers of nephrotoxicity submitted by the predictive safety testing consortium https://www.fda.gov/media/87781/download

[9] FDA. Principles for Co-development of an In Vitro Companion Diagnostic Device with a Therapeutic Product.2016

治疗绝经后骨质疏松症创新药临床试验技术指导原则

一、概述

骨质疏松症（Osteoporosis）是一种常见的慢性骨骼疾病，多见于绝经后女性和老年男性。随着我国人口老龄化日趋严重，骨质疏松症已成为重要的公共健康问题。骨质疏松性骨折（又称脆性骨折）是骨质疏松症最严重的后果[1]，不仅影响患者的生活质量，也是老年患者致残和致死的主要原因之一，造成了沉重的家庭和社会负担。

骨质疏松症及骨质疏松性骨折好发于绝经后女性。因此，通常以绝经后骨质疏松症（Postmenopausal osteoporosis，PMO）作为首个适应症进行治疗骨质疏松症药物的开发。目前已有多种不同作用机制的药物（见表 1）获准用于治疗绝经后骨质疏松症，但面对众多患者，骨质疏松症的治疗仍然存在未被满足的临床需求。

表 1　治疗绝经后骨质疏松症主要药物

骨吸收抑制剂	骨形成促进剂	其他机制类药物
• 双膦酸盐 • 降钙素 • 雌激素 • 选择性雌激素受体调节剂 • RANKL 抑制剂	• 甲状旁腺激素类似物	• 活性维生素 D 及其类似物 • 维生素 K_2 类 • 锶盐
• 硬骨抑素单克隆抗体 （尚未在我国上市）		

在已发布的《治疗绝经后妇女骨质疏松症药物临床试验的考虑要点》[2]基础上，结合临床试验进展和国内外相关指南制定本指导原则，进一步指导治疗绝经后骨质疏松症创新药的开发。本指导原则重点阐述治疗绝经后骨质疏松症的创新药物在临床试验设计中的重点关注问题。

本指导原则仅代表药品监管部门当前的观点和认知，随着科学研究的进展，本指导原则中的相关内容将不断完善与更新。应用本指导原则时，请同时参考药物临床试验质量管理规范（GCP）、国际人用药品注册技术协调会（ICH）和其他国内外已发布的相关指导原则。

二、临床试验设计的一般要求

用于治疗绝经后骨质疏松症的创新药物应根据其作用机制的特点，通过非临床安全性数据及药效学数据，初步明确其临床定位，为后续研究人群选择提供依据。同时需结合临床需求，考虑药物剂型、给药方式、给药频率等在拟定研究人群中的合理性。

临床试验通常包括临床药理学研究、探索性临床试验及确证性临床试验。通过临床试验证实药物可显著降低新发骨折的风险，已成为目前全球监管机构评价绝经后骨质疏松症治疗药物有效性的共识[2-5]。安全性方面，除在不同临床试验阶段尽量全面收集安全性信息外，还应根据药物作用机制及前期非临床暴露风险，并参考同类作用机制药物临床试验数据等相关信息，在临床试验阶段设置相应的安全性考察指标。

如研发药物与境内、外已上市的治疗绝经后骨质疏松症药物的作用靶点、作用机制相同，计划采用如适应性设计等创新型临床试验设计方法时，申请人可与药品审评中心进行沟通交流。

三、临床试验终点及主要设计建议

（一）临床试验设计的终点指标

1. 脆性骨折

骨质疏松症的主要治疗目的是预防初次骨折发生或降低再次骨折的风险[6, 7]，因此脆性骨折发生是目前治疗绝经后骨质疏松症的创新药临床试验中常用的事件发生终点。根据骨折发生部位的不同，主要分为椎骨骨折和非椎骨骨折。

1.1　椎骨骨折

椎骨骨折好发于胸椎及腰椎，是最常见的骨质疏松性骨折。

通常推荐以椎骨骨折发生率在不同组间的差异作为确证性试验的主要疗效指标。试验过程中需关注新发椎体骨折及原有椎体骨折程度的加重，并在访视中安排定期影像学检查以避免漏诊。

1.2　非椎骨骨折

非椎骨骨折指椎骨以外部位的骨折，如髋部骨折、前臂骨折、骨盆骨折、肋骨骨折等，其中髋部骨折是最严重的骨质疏松性骨折，直接影响患者的生活质量和生存时间，常常单独作为重要的次要疗效指标。

非椎体骨折中，除髋部骨折通常建议单独作为次要疗效指标进行分析外，其他部位的非椎体骨折可以单独进行分析，也可以按照非椎骨骨折进行整体分析。此外，主要骨质疏松性骨折（包括椎体、髋部、前臂或肱骨）也可作为骨折疗效评估指标之一。

1.3 骨折终点影像学评估要点

多中心研究中影像采集质量可能会影响影像学结果的评估，因此应特别重视影像采集操作的标准化和规范化，通常临床试验启动前需对实施影像采集人员进行专项操作培训。

对于椎体骨折的影像学评估，通常建议在常规 X 线侧位影像确诊骨质疏松性骨折的基础上，结合半定量分级等方法进一步评估椎体骨折的严重程度。原则上，建议对椎体骨折影像进行中心化评估。

2. 骨密度

2.1 骨密度在临床研发中的作用

骨密度（Bone mineral density，BMD）是指单位体积（体积密度）或单位面积（面积密度）所含的骨量[1]。BMD 低下是骨折风险因素之一，且 BMD 可以提供评估个体骨折风险和监测治疗疗效的支持性证据。因此，BMD 为绝经后骨质疏松症确证性临床试验中常用的次要终点及探索性临床试验的主要终点。

2.2 骨密度终点影像评估要点

建议绝经后骨质疏松症临床试验采用双能 X 线吸收测量法（Dual energy X-ray absorptiometry，DXA）测量骨密度。在 DXA 测量基础上，也可同时考虑采用其他骨密度测量方法进行评估。

BMD 的检测部位主要包括中轴骨和四肢骨等不同部位，如腰椎、股骨近端、非优势侧桡骨远端 1/3 等，以充分观察骨小梁和骨皮质的情况。探索性临床试验中，通常选择腰椎 L1~L4 的 BMD 较基线变化率作为主要疗效指标，其他部位的 BMD 较基线的变化率可作为次要疗效指标共同评价药物疗效。

DXA 测量过程需要建立统一的、规范的操作流程和技术标准，进行严格的质量控制和误差校正等有效措施，保证不同测量仪器之间测量结果的可比性。同一受试者临床试验期间应使用同一台测量仪器进行 BMD 随访，随访监测的扫描条件，感兴趣区（Region of interest，ROI）等应保持一致，便于前后结果比较。

最小有意义变化值（least significant change，LSC）[6]是除去操作误差、仪器误差等因素后评判骨密度真正有变化的阈值，各参研中心的 LSC 范围不同，对于结果解读可能带来影响，因此每个参研中心需要在随访的骨密度报告中注明相应的 LSC 值。

国际临床骨密度测量学会推荐 BMD 的精确度及 LSC 的可接受范围分别为：腰椎 1.9%（LSC=5.3%）；全髋 1.8%（LSC=5.0%）；股骨颈 2.5%（LSC=6.9%）[9]。

BMD 精确度评估及 LSC 计算方法如下。

（1）测量 15 例受试者 3 次或 30 例受试者 2 次，每次测量都应重新摆位。

（2）计算这组受试者标准差的平方根（Root mean square standard deviation，RMS-SD）。

（3）根据（2）的结果，计算在 95% 置信区间的 LSC。

LSC "-" SD=1.96 × $\sqrt{2}$ × RMS "-" SD=2.77 × RMS "-" SD

变异系数（Coefficient of variation，CV）=［标准差（SD）÷ 平均值（Means）］× 100%

LSC "-%" CV=1.96 $\sqrt{2}$ × CV%=2.77 × CV%

3. 骨转换标志物

骨转换标志物（Bone turnover markers，BTMs）是骨组织自身代谢（分解与合成）产物，常作为绝经后骨质疏松症临床试验中的药效动力学（Pharmacodynamics，PD）指标。BTMs 分为骨形成标志物和骨吸收标志物[1, 8]，见表 2。BTMs 可以监测药物的早期疗效，建议在用药后多个时间点采集。

表 2　骨转换标志物

骨形成标志物	骨吸收标志物
• 血清骨钙素（OC） • 血清骨特异性碱性磷酸酶（BALP） • 血清 I 型原胶原 C- 端前肽（P1CP） • 血清 I 型原胶原 N- 端前肽（P1NP） • 血清碱性磷酸酶（ALP）	• 空腹 2h 尿钙 / 肌酐比值（UCa/Cr） • 血清抗酒石酸性磷酸酶（TRACP） • 血清 I 型胶原 C- 末端肽交联（S-CTX） • 尿吡啶啉（Pyr） • 尿脱氧吡啶啉（D-Pyr） • 尿 I 型胶原 C- 末端肽交联（U-CTX） • 尿 I 型胶原 N- 末端肽交联（U-NTX）

根据药物的不同作用机制，还可以选择血清 25- 羟基维生素 D、血清甲状旁腺激素、血钙、血磷、碱性磷酸酶和尿钙等检测项目。

（二）探索性临床试验设计

探索性临床试验在新药临床研发过程中起着十分重要的作用。早期临床试验可使用科学的临床研发工具，明确药物的药代动力学 / 药效动力学（PK/PD）关系，以及确定合适的目标人群和给药方案，为确证性试验的研究设计提供重要依据。

1. 试验人群

探索性试验可以选择骨量低下或者绝经后骨质疏松症患者。建议参照世界卫生组织（WHO）推荐的诊断标准，骨密度通常用 T- 值（T-Score）表示，基于 DXA 测量结果：骨密度 T 值降低介于 1~2.5 个标准差之间为骨量低下；降低大于或者等于 2.5 个标准差为骨质疏松症。T- 值 =（实测值 – 同种族同性别正常青年人峰值骨密度）/ 同种族同性别正常青年人峰值骨密度的标准差。

2. 对照组

探索性临床试验中，对照组通常选择安慰剂和 / 或阳性药物。设定阳性对照药有利于进一步明确在研药物的临床价值及剂量选择，临床试验中可根据药物的作用机制和临床治疗定位，选择已上市的治疗绝经后骨质疏松症的药物作为阳性对照药。

3. 试验终点

探索性试验中，通常建议选择腰椎 L1~L4 的 BMD 较基线变化率作为主要疗效指标，其他部位的 BMD 较基线的变化率可作为次要疗效指标。

此外，可根据药物的作用机制，选择不同的 PD 指标如骨转换生物标志物或参与骨代谢的钙、磷、维生素 D 代谢物、甲状旁腺激素等。椎体、髋部和前臂等部位的新发骨折也可作为探索性观察指标。

（三）确证性临床试验设计

在开展绝经后骨质疏松症确证性试验前，应全面评估前期临床试验数据，为确证性临床试验人群的选择、试验药物的用法和用量，以及对照药的遴选等关键临床试验设计提供合理依据。

确证性临床试验通常采用随机、双盲、安慰剂对照、平行分组的多中心优效设计，可根据研发情况增设临床认可的阳性药作对照组。建议在方案中对生活方式，以及钙、维生素 D 补充剂的摄入方法和摄入量等相关内容进行规范。

1. 试验人群

确证性临床试验选择的绝经后骨质疏松症患者，应符合 WHO 推荐的诊断标准。注意排除继发性骨质疏松症和其他影响骨代谢的疾病。

近年出现的新靶点药物，在治疗绝经后骨质疏松症的临床试验中均证实可显著降低新发骨折风险，但在非临床或临床研究中暴露出了一定的安全性问题。对于新靶点药物的研发，考虑到其作用机制、疗效、安全性等特征与既往传统药物可能存在不同，可根据药物特征，选择不同严重程度的骨质疏松症患者作为试验人群，如限定在骨折高风险的骨质疏松症患者。

在绝经后骨质疏松适应症临床试验过程中，应保留充分的基线疾病特征。由于年龄增高及骨密度降低与骨折发生率升高具有明确的相关性，因此建议可考虑按照受试者年龄和 / 或基线骨密度 T- 值进行分层。种族、地理区域、是否有骨质疏松症家族史、骨质疏松性骨折史、主要骨质疏松性骨折的骨折风险评估工具（FRAX）评分等因素也可能会对疗效结果的评估产生影响。

2. 对照组

确证性临床试验通常选择安慰剂作为对照药，以充分、全面地评估药物的疗效及安全性。如在骨折高风险人群中开展临床试验，选择安慰剂作为对照药可能存在伦理挑战，建议与监管机构进一步讨论。

3. 治疗周期

既往指南指出，治疗绝经后骨质疏松症的药物临床试验通常需要 3 年或更长的治疗周期[3]，才能反映出与安慰剂相比的骨折风险差异。因此，确证性临床试验的治疗周期通常建议为 3 年。

试验药物结合自身的作用特点及前期临床研究数据，若预计在小于 3 年的时间内即可证实显著降低骨折风险，可根据相关统计学原则，确定治疗周期。但由于骨质疏松症为慢性疾病，需要长期用药，因此建议确证性临床试验中，药物的治疗周期不应低于 1 年，以便较为充分地评估有效性或安全性。同时应在上市后依据风险控制计划，定期收集药物安全性数据，进一步评估风险获益。

4. 试验终点

主要疗效终点

推荐选择较安慰剂相比，试验药物对受试者新发椎体骨折发生风险的影响作为主要疗效终点。

次要疗效终点

推荐选择较安慰剂相比，试验药物对受试者非椎骨骨折（尤其是髋部骨折）发生风险的影响作为次要疗效终点。

除骨折外，还可以考察骨密度、骨转换标志物、身高降低、疼痛症状等疗效指标的变化，如有必要还可监测血清甲状旁腺激素、钙和维生素 D 等生化指标，以便反映药物特点。

5. 样本量估算与统计学考虑

确证性临床试验采用事件驱动设计，试验样本量应基于事件驱动的方法计算。对于采用阳性药为对照组的确证性临床试验，非劣效界值的确定应参考相关统计学原则，并建议与监管机构沟通。

基于临床试验周期较长，实施过程中常常会发生某些伴随事件，如补救治疗、方案违禁用药、因依从性不佳而停止治疗或改为其他治疗等，应在设计和分析时提前考虑，建议参考 ICH E9（R1）指导原则。

四、安全性评价

绝经后骨质疏松症为慢性疾病，需要长期药物治疗，因此对于治疗绝经后骨质疏松症药物进行安全性观察时，受试人群的暴露程度应遵循 ICH E1 的要求。安全性指标的设计应基于对研究药物作用机制特点、给药途径、非临床安全性信息、同类药物已知安全性信息和潜在风险等综合评估后确定。

临床试验过程中应尽量全面收集安全性信息，一般安全性指标包括死亡、严重不良事件和不良事件、临床实验室检查（血液学、血生化、尿液）、生命体征、心电图等及骨代谢疾病中常见的钙磷紊乱、甲状腺和甲状旁腺改变、组织钙化等安全性指标。应记录不良事件发生的严重程度、频率和转归，通过药物剂量和治疗持续时间等因素来评估不良事件与药物应用的相关性。生物制品应关注免疫原性导致的不良反应及其对药物疗效的影响。

对于治疗绝经后骨质疏松症药物特殊的安全性考量：由于绝经后骨质疏松症患者通常为中老年患者，结合此类患者基础情况特点，临床试验中应尤其注意观察患者心血管、肾脏等脏器的安全性事件。目前已上市的不同机制的抗骨质疏松药物暴露出了一些安全性风险特征，如胃肠道不良反应、骨肉瘤、下颌骨坏死、高钙血症、心血管安全性风险等，故长期给药临床试验中，基于安全性保障的需要，必要时应建立独立的数据监查委员会，以审查研究期间报告的安全性事件，并提供指导建议。

五、参考文献

1. 中华医学会骨质疏松和骨矿盐疾病分会. 原发性骨质疏松症诊疗指南 (2017). 中华骨质疏松和骨矿盐疾病杂志. 2017, 10 (5) 412–443.

2. 张杰，王宏宇，杨志敏. 治疗绝经后妇女骨质疏松症药物临床试验的考虑要点.

3. EMA.Guideline on the Evaluation of Medicinal Products in the Treatment of Primary Osteoporosis.

4. CDER. FDA Public Workshop Osteoporosis Drug Development: Moving Forward.

5. PMDA. 骨粗鬆症用薬の臨床評価方法に関するガイドライン.

6. 廖二元，徐苓，朱汉民等. 原发性骨质疏松症干预的疗效监测与评估专家意见. 中华骨质疏松和骨矿盐疾病杂志. 2015, 8 (1) 1–6.

7. 中华医学会骨质疏松和骨矿盐疾病分会，中华医学会骨科学分会骨质疏松学组. 骨质疏松性骨折患者抗骨质疏松治疗与管理专家共识. 中华骨质疏松和骨矿盐

疾病杂志 . 2015, 8 (3) 189–195.

8. 中华医学会骨质疏松和骨矿盐疾病分会 . 骨代谢生化标志物临床应用指南 . 中华骨质疏松和骨矿盐疾病杂志 . 2015, 8 (4): 283–293.

9. ISCD. 2019 ISCD Official Position Adult.www.iscd.org/official–position/2019–iscd–official–position–adult/.

抗肿瘤药临床试验影像评估程序标准技术指导原则

一、前言

抗肿瘤药是当前全球新药研发的热点之一，随着肿瘤治疗手段的逐渐丰富，患者的生存期不断延长，客观缓解率（objective response rate，ORR）、无进展生存期（progression free survival，PFS）和无疾病生存期（disease free survival，DFS）等基于医学影像评估结果的替代终点，越来越多地被作为支持新药上市的关键研究的主要终点。目前临床影像学中影像处理、信息传输等已经具备了一定程度的标准化，并在临床实践中被广泛应用。临床或影像科医师对医学影像进行分析和诊断时，通常以主观判断及优势的病灶测量为主，不需要系统性的量化评估也能满足临床对影像诊断的需求。但在临床试验中，影像检查及评估过程的差异可导致相关测量误差增加、临床试验终点评估变异增大，最终影响临床试验结果，因而临床试验影像评估程序的标准化在以影像评估为主的临床试验中变得十分重要。

由于越来越多的关键研究采用了医学影像相关的研究终点作为主要研究终点，而在影像评估的总体设计、实施过程和数据管理等方面，尚无相关技术要求或行业标准可循。因此，在该领域急需制定临床试验影像评估程序标准的技术指导原则，以规范行业操作，明确技术标准。

二、背景

当新药研发的关键研究采用影像相关终点作为主要研究终点时，为保障评估的客观性和独立性，通常会在临床研究中设置第三方独立影像评估，依据独立影像评估章程（后简称为影像章程）开展工作。影像章程具体描述试验的影像评估过程和标准，特别当试验的影像评估过程与标准包含了现有的医学影像实践的额外要求，或试验的影像采集、标准运用或疗效结果评估较为复杂时，更需要注意具体的操作细节，使影像评估结果科学可信，因此申办方和（或）委托方需要起草独立的影像章程。影像章程应描述影像检查可能涉及的偏倚和变异及其控制方法，以及如何在临床试验中良好地采集影像数据并进行影像评估，确保评估结果的客观性和科学性。良好的临床试验影像评估设计，并严格依从影像章程实施评估是获得可靠的影像评估结果的关键要素。

合格的临床试验影像评估程序应满足以下要求：能客观地反映研究药物 / 治疗手段的疗效；在未来的临床试验和治疗中，评估结果稳定；评估数据可溯源。

本指导原则适用于在国内开发的抗肿瘤药物临床试验，指导原则将以临床试验影像的设计、实施和数据管理方面的考虑为逻辑，阐述临床试验影像评估程序标准化的研发和审评考虑，并附影像章程的规范化和科学性考虑（附件 1），以及上市申请时影像相关资料建议清单（附件 2），为医药研发企业、影像合同研究机构（contract research organization，CRO）、研究者及各临床试验参与者提供临床试验影像评估程序标准化和资料准备建议。

在临床试验影像评估等实施过程中，还应遵循人用药品注册技术要求国际协调会议（international conference for harmonization，ICH）所发布的 E6[①] 和 E9[②] 指导原则，和现行《药物临床试验质量管理规范》。

本技术指导原则旨在阐述当前药品技术审评机构对抗肿瘤药临床试验影像评估程序标准的评价考虑，不能涵盖在新药研发中遇到的所有情况。目的是提升临床试验影像的标准化和规范化，提高创新药物 / 治疗方法的疗效评价质量、确保疗效可信，为药物研发从业者在临床试验影像相关内容的设计、实施及申报提供参考。

三、临床试验影像的设计考虑

当影像学终点作为关键临床试验的主要研究终点时，在临床试验影像的设计层面，申办方首先应评估该终点的临床意义，与药品技术审评机构讨论，确定在关键研究中使用该终点的可行性。一旦可行，将在设计层面讨论临床试验影像的相关问题，包括主要研究终点是否选择独立评审委员会（independent review committee，IRC）评价、影像学检查方式和其它相关方案设计等内容。

（一）设立独立评估委员会的考虑

与抗肿瘤临床试验中作为金标准的总生存期（overall survival，OS）相比，研究者在疗效评估时不仅有影像数据，还可获得影像外的临床数据。该因素有助于研究者对影像学资料的判读，但在开放性设计的临床试验中（尤其为安慰剂对照试验），研究者可能对试验组受试者产生倾向获益的预期，由此可能导致研究的影像评估结果出现潜在的偏倚或倾向性。

独立中心化的影像评估过程通常是充分盲化的，评估者不知晓所评病例的

① E6（R2）：Guidance for Good Clinical Practice. E6（R2）：药物临床试验管理规范
② E9：Statistical Principles for Clinical Trials. E9：临床试验的统计学原则

治疗信息（非单臂试验）和研究者的评估结果，即盲态独立中心评估（blinded independent central review，BICR），BICR 可提高影像评估的独立性和可信度，并与研究者的评估结果互为对比。因此可能提高研究结果的客观性。若能够充分证实影像评估数据在常规临床诊疗环境中有很好的一致性和可重复性，此情况下独立影像评估也不是必要的；在双盲随机对照的大型Ⅲ期设计的临床试验中，从数据可重复性 / 稳定性的角度出发，随机抽取部分影像进行 BICR 也可做为一致率是否符合要求的检测，以提高数据的可靠性。

当拟支持注册的关键研究存在以下情况时，建议使用独立影像评估。

（1）单臂设计的试验（当前须采用 BICR 评估）；

（2）无法设盲、可能存在评估偏倚的对照试验；

（3）有效性假设 / 预期结果趋于临界值的随机对照试验；

（4）影像源数据质量易出现偏差，需要设置 IRC 对影像源数据质量进行控制的试验；

（5）使用特殊评估标准的试验，如需要特殊影像量化方法：少数罕见病如神经母细胞瘤间位腆代苄胍扫描（meta-iodobenzylguanidine，MIGB）或 PET，或影像数据须借助特殊软件进行处理和评估，在实施时难以控制各中心的一致性。

一项关键研究是否需要 IRC，采用前瞻性或回顾性 IRC，是否将 IRC 终点设置为主要研究终点，以及 IRC 的章程设计，例如采用同步评价，阶段性评价或者回顾性评价，须在关键研究方案设计时沟通明确。

（二）影像源数据的规范化

1. 影像检查方式

影像检查方法的选择，例如选择 X 线 /CT/MRI/PET-CT 等，是设计层面重点考虑的问题。由于检查方法与解剖部位和 / 或适应症及试验药物的作用机制密切相关，建议在设计试验时充分考虑影像检查方式对目标适应症和主要研究终点的适用性。如 MRI 或增强 CT 是肝细胞癌评效的可选方式，而目前肺癌评效通常采用增强 CT，而不常采用 MRI。

2. 影像检查的标准化

虽然常规临床医学的影像诊断已经具备了一定的标准化，鉴于临床试验对影像评估的要求高于一般临床诊疗，常规影像数据的质量也许不能满足注册临床试验的要求。多中心临床试验中，如果各研究中心影像数据质量的一致性较差，也可能直接影响评估结果的可靠性。建议申办方考虑如下影像检查的标准化因素，保障不同研究中心的影像质量满足试验所需最低要求。

（1）各研究中心间或其它（第三方）影像检查机构，影像检查手段在技术和性能上的差异，影像检查成本，以及多中心的可行性（部分中心是否适宜纳入研究）；

（2）对影像检查医师和／或责任医师的资质核实，能满足试验所需的任何特殊技术条件；

（3）需在影像上做测量的，推荐使用体模和／或适当的校准标准对影像检查设备根据特定临床试验的需求进行定期校准验证和维护，以保证各临床研究中心图像的质量以及一致性；

（4）任何临床试验设计相关的图像采集特征，包括受试者的摆位、影像检查的解剖覆盖范围、造影剂的使用、图像的采集时相、受试者是否需要麻醉以及影像采集设备的设置等；

（5）图像质量控制标准，包括必要时为复查影像检查获取可评估图像所规定的标准。

3. 操作人员资质及培训

在图像采集过程中，临床研究中心的影像技师和／或责任医师有非常重要的职责，包括识别成像错误或不可接受的图像，必要时重新进行影像检查等。多中心试验影像采集过程的实施差异可能影响评估结果。因此，申办方应在设计层面评估影像采集实施过程的潜在差异，决定是否对影像采集人员进行资质要求或进行相关培训。具有特殊要求的影像检查手段，应在试验开展前对影像采集人员开展必要的培训。

影像章程应说明影像技师和／或责任医师在图像采集过程中的职责，包括应具备的资质，以及在必要时对图像质量做出初步评估的职责。在某些情况下，即便患者增加少量的辐射剂量，重新做影像检查对试验也是合理的，应尽量避免因为不合格的图像质量而导致无法评估疗效的情况。在某些情况下，如超声成像中，应对医师操控成像探头的要点进行详细说明。根据影像检查手段和技术的要求，章程可以描述或引用试验方案中所描述的培训部分，以提高图像采集质量和一致性。

4. 影像扫描设备管理的规范化

影像源数据的质量是评估者实现准确评估的基础，尤其是需要进行量化评估的影像终点更依赖于影像扫描设备的精准度，故如前所述可通过影像体模等工具或可行的校准手段对参与扫描的设备进行定期检验，以保证各临床研究中心图像质量的精准度及一致性。非量化或量化权重较低的影像终点应提供符合国家标准的检测报告。

采用常规影像操作标准的临床试验，应在方案中详细说明如何执行这些标准。对影像过程中可能引入或增加的图像质量偏离应考虑是否采纳超出常规的操作标准，如图像质量控制标准；另外，图像的存储对于试验的实施、监察和临床试验数据核查也非常重要。

章程应包括对图像采集、存储和传输的定期质量监察计划，以及适用时利用体模和／或适当的校准标准对影像检查设备进行的定期检测，对可预期的相关质量偏离制定相应纠正计划。这类监察的重要性和特点因影像技术的特点而异，但至少应该包括某种形式的定期的由研究中心或第三方机构对影像检查设备做出的质检报告。

另外影像检查设备可能出现的升级或故障，以及影像相关的药物如造影剂在不同研究中心可能存在的差异；这类监查的重要性和特点因影像技术的特点而异，应用 PET 的 standard uptake value（SUV）绝对值变化对药物疗效的定量评估时，需要使用体模对 PET 进行定期测试。但在实体瘤疗效评价标准 1.1（RECIST 1.1 标准）中，当 PET 仅作为疾病定性评估的辅助工具时，提供常规年检或规定检测周期范围内的检查报告即可。

在影像检查过程比较复杂或是某种创新检查的试验中，我们建议研究中心按照特定标准进行图像的预采集，并提交给影像质控人员进行图像质量的确认，以评估参与研究的中心的图像采集能力。

5. 影像源数据规范化的其它考虑

影像源数据规范化的其它考虑，还包括采用国际通用的医学数字成像和通信标准，即医学数字成像和通信（digital imaging and communications in medicine，DICOM）格式图像。

DICOM 影像数据在进行传输、展示及存储等操作时也需要遵守 ICH 和《药物临床试验管理规范》（good clinical practice，GCP）原则，对受试者的隐私进行充分保护，如在规定外但在怀疑疾病进展时采集的影像也应该上传，涉及患者隐私非评价必要的信息不能上传等。章程或附件中应详细说明对 DICOM 数据的处理标准和过程。

建议将受试者基线的手术史（包括近期的胸腹腔穿刺术）、放疗史（详细到具体病灶）和病理活检结果等基线信息反馈给 IRC，为 IRC 选择基线靶病灶提供必要的背景信息。如果上传的不良事件（adverse event，AE）影像会破坏 IRC 的独立性或导致 IRC 评估偏倚，应避免上传。建议章程明确与研究药物或同类药机制可能相关的特殊 AE（如与免疫检查点抑制剂相关的非感染性肺炎）的影像是否上传，以及上传的条件和限制，在 IRC 的独立性和影像结果评价的准确性之间做合理的平衡。总体上，应避免上传非必要的 AE 影像，以保障 IRC 的客观独立。

（三）影像评估数据的规范化

影像评估数据的规范化是在设计层面对结果质量和可信度的重要保障。在设计层面评估数据的规范化考虑范围包括：是否选择了正确的评估标准，评估周期设置是否合理，评估流程设计的科学性，对评估者的资质和培训要求，以及其它设计层面的规范化考虑。

1. 评估标准

影像评估标准作为影像临床试验个体评估转归结论的核心依据，应在影像章程中明确。影像评估标准可由个人或专家组（如 GCP 专家、医学、影像专家和影像物理师等）；制定者应具备与临床试验指征相符的临床资质和相关专业学科领域的经验。

影像评估标准的确定可参考自身早期经验，或是以往类似临床试验中曾使用过的以影像学为主要终点的案例，尤其应注意已观察到的影像学方法中的问题。

影像终点疗效评估标准应根据不同适应症和药物作用机制的特点来确定，建议使用量化或半量化评估标准，并且所采用的标准应首选经充分验证的、国际通用且被广泛认可的评估标准（Sargent et al.，2009），如 RECIST 1.1 标准（Eisenhauer et al.，2009）、Lugano 标准（Cheson et al.，2014），肝癌选用的 mRECIST 标准（Lencioni & Llovet，2010），胃肠间质瘤选用的 Choi 标准（Choi et al.，2007），脑胶质母细胞瘤选用的 RANO 标准（Wen et al.，2010），前列腺癌选用的 PCWG3 标准（Scher et al.，2016）等。在部分适应症或药物的临床试验中可能选择其它评估标准作为探索性终点，例如免疫检查点抑制剂选用的 iRECIST 标准（Seymour et al.，2017）等。须在影像章程中明确试验所采用的评估标准，避免出现标准适用错误的情况。评估标准可根据临床试验适应症和预期影像学变化特征而确定，当临床试验终点指标的评估标准较复杂时或临床信息部分具有较高评效权重时，在 IRC 组织内可引入相关专业学科的独立临床医师评估者，以独立评审委员会的形式完成综合疗效评估。对常用标准中容易产生歧义或导致偏倚的方面或是试验拟采用特殊的标准时，应当在方案和影像评估程序标准的设计中明确说明，避免出现对评估标准理解不统一，甚至适用标准错误的情况。随着治疗方法的改进，也许未来还会有其他类型疾病的特定评估标准出现，届时可根据具体情况特殊制定。

如果申办方需要对常规实践已接受的评估标准进行修订，或是有定制化的评估标准时，须提供充分的修订科学依据，并与临床影像专家及药品技术审评机构沟通修订的合理性可行性。

2. 评估频率

影像学检查的频率取决于：

（1）对目标适应症潜在变化趋势的了解，例如晚期恶性肿瘤常依据治疗周期的整倍数选择每 6/8 周进行疗效评价，辅助和新辅助肿瘤可以每 8/12 周或更长周期进行评价等；

（2）影像检查计划的可行性，患者的依从性，影像检查剂量对受试者的安全性；

（3）总体试验设计的特征，如系统性治疗与局部治疗。

在非单臂研究设计中，所有试验组中影像随访周期及评估的频率还应考虑一致性的问题，非对称影像评估时间点在疗效评估中可能产生偏倚。对于使用时间 - 事件分析方法的主要终点，应当进行充足频次的影像学评价，以确保精确捕捉事件时间。当研究设计了不同于常规的评估频率时，应与药品技术审评机构沟通，提供证据支持其合理性。

3. 评估流程的设计考虑

为保障 IRC 评估结果的独立性、稳定性和科学性，须有严谨的操作章程。IRC 的独立性是药品技术审评机构的关注重点。设计者可以根据目标适应症特点、试验设计和实际实施因素考虑章程的设计。要避免因评估流程存在的科学性问题而导致评价结果发生系统性偏倚：如由一名技术员选择靶病灶，评估者根据技术员已选择的靶病灶再进行评估，由于技术员的选择偏倚，将不能保障评估者评估结果的独立性；如多名评估者同时在一块大屏幕上评价目标病例，将难以避免讨论并影响单个评估者的独立判断；如采用回顾性 IRC 分析时，IRC 获知了研究者的评估结果，甚至包括具体病例的评价结果，这将严重影响 IRC 评价的独立性。诸如此类问题应在影像章程的设计时避免。

有多种随机化图像展示方法，如顺时排序（time-sequential image presentation），同步图像展示（simultaneous image presentation），同步 - 随机时态图像展示（simultaneous, randomized temporal image presentation），单时间点同步展示（simultaneous time point presentation），混合随机化图像展示（hybrid, randomized image presentation）等。对这些方法的选取应由项目申办方在满足科学性的基础上依具临床试验的需求选取。

在保障 IRC 的独立性后，应关注评估流程的设计细节，以提高 IRC 评价的稳定性和准确性。应有准确、量化的评价标准，符合资质的评估者，训练和质控等设计以保障 IRC 的评价结果稳定准确。如果影像评价所采用的标准存在争议或在实践中有较大自由度，则应尽可能明确其标准或细则，并加以培训，以提高评价结果的稳定性。

IRC 评估数据的稳定性是保证评估结果可信以及反映 IRC 评价质量的重要指标。IRC 稳定性的概念是相对广泛的，包括同一个临床试验在评估实施初期和结束时，或根据章程规定的时间（例如按每 1/3 病例或事件数）评估结果的稳定性；IRC 评估者之间评估结果的稳定性；同一个评估者前后自身评估结果的稳定性；以及总体 IRC 的评估结果与研究者的评估结果之间差异的稳定性——包括试验组和对照组之间差异的方向和幅度。而不过度强调 IRC 与研究者在最终评估结果的一致性。

由于 IRC 仅可获得章程规定的有限的临床信息，不宜将 IRC 的评估结果作为决定患者治疗决策的唯一依据。如果采用前瞻性实时 IRC 评估，方案设计需要明确是否根据 IRC 的评估结果揭盲，以将 IRC 的评价结果及时地反馈给研究中心。采用回顾性的影像收集时，因所有影像数据已采集完毕，IRC 无法对影像源数据进行质控，可能会降低其评估质量，建议在设计层面权衡上述因素，明确影像传输时间及所采用的 IRC 评估为实时评估、阶段性评估还是回顾性评估。

本指导原则的附件 1 提供了对影像章程设计的规范化 / 科学性考虑。

4. 评估者的资质及培训

在制定章程时，申办方 / 研究者应确定评估者的数量及评估者所需的背景资质。章程制定者应明确以下几点：

（1）IRC 评估者的利益冲突回避情况；

（2）评估者能够完成影像评估的必要的专业背景和 / 或技术知识范围；

（3）影像评估和 / 或评估过程设盲的重要性；

（4）评估者疲劳对临床试验的潜在影响以及使用替代评估者作为解决措施。因评估者疲劳引起的图像评估质量下降在临床医学中已有报道（Krupinski et al., 2012）；

（5）评估者对评估任务所用时间的承诺，及评估者参与评估的可能性。

（6）对裁定评估者资质的考量，确定其能裁定评估者间的结果差异并决定最终评估结论。根据研究特点和对 IRC 的要求，裁定评估者可以是固定的或是在评估者间轮转的。

章程对评估者的培训过程应做描述，特别要强调培训文件编制过程、任何特定的培训材料的使用，例如培训手册或培训图像、图像展示的培训以及任何图像评估标准应用的测试过程。章程应对培训影像资料的来源做出描述，例如从影像数据库或公开资料库中获得。另外，章程应预先规定，在培训后和整个试验过程中，是否会以某种标准对评估者进行资质认证。评估者培训手册是一份关键性文书，其包含更多评估者培训程序的细节，所以应与章程一同提交给药品技术审评机构审查。

申办方 / 研究者在制定评估者培训过程中应考虑以下条目的重要性：

（1）对影像评估主要目标的概述：除非影像评估过程中还涉及临床信息的使用，一般来说，对影像评估者的培训只应强调和图像相关的影像评估过程的各个方面。该过程还应减少影像评估时可能会引入的偏倚，避免评估者从某些图像特征中可了解到治疗分组情况，进而破坏临床试验设计中的盲化设置；

（2）对图像后处理、病变测量和其他图像评估的主要要求进行概述，评估者可以从以下培训中受益：计算机辅助判读、辅助测量和其他分析工具的使用、图像的测量和记录的过程，尤其是当此过程涉及独特的软件数据锁定和密码保护功能时。某些情况下，辅助评估过程的顺利实施需要评估者具备以下先决条件：扎实的评估标准知识，并能使用特殊的评估工具，例如 RECIST 1.1 的评估工具（Eisenhauer et al.，2009）。章程应详细的描述图像后处理、病变测量和其他图像评估的主要要求，并当图像质量不利于必要的病变测量或其他软件工具的使用条件时，需对这些情况进行说明；

（3）确认某些特定评估的定义和 / 或标准，包括对影像病例报告表的使用：多数临床试验可能受益于对评估标准的预先定义，例如识别导致图像不可评的条件，而且这些标准可能不同于常用的临床标准。培训和对培训的认证含模拟影像评估可能对记录评估者的读片熟练程度很重要；

（4）对维持评估者评估能力措施的描述：一些影像评估的过程包括了在临床试验图像中混合了一些测试图像，定期对评估者的能力和一致性进行间断性测试。若评估者不能维持评估的能力效果，他 / 她可能会接受再次培训或被替换为另一个经过培训测试的有资质的评估者。章程应对评估者的测试和重新培训或更换过程加以描述。

为保障评估质量，IRC 的每一名评估者均须具备项目所需的相关评估资质，并进行项目相关培训或具有实施经验。建议 IRC 能够采用至少一名具备临床专业背景、对影像评估标准有过充分培训、对目标适应症诊疗具备丰富执业经验的质控员进行质控，以提高评估者执行影像评估标准的严谨性和评估结果的准确性。建议各中心的主要研究者也遵循评估章程中的规范，针对目标试验影像评估的特殊流程，在入组前培训本中心的影像评估人员（通常为临床研究医师），将对提升研究评估质量有一定帮助。

在同一多中心试验中，研究者评估可能存在多种情况，例如部分中心采用研究医师评估，部分采用放射科医师评估。申办方应在设计层面考虑研究者评估的复杂情况，对评估者资质提出具体要求，并在项目实施前实施必要的培训。

（四）其它设计考虑

在影像源数据的规范化方面，应在受试者数据隐私保护等方面具备相应考虑。在临床试验影像评估程序标准的设计层面，如下的考虑内容有助于提高影像评估的实施效率并利于核查：比如在与方案设计匹配的影像学内容，简单的可增设影像检查实施记录表及疗效评价记录表，或在研究者手册中明确影像相关内容；复杂的可进行独立的病历报告表（Case Report Form，CRF）设计和或满足 CRF 需求的电子数据采集（electronic data collection，EDC）系统。申办方自行评估，根据数据收集需要，确定是否在 EDC 中设置相应的影像学模块。

影像相关检查结果的溯源是当前 GCP 核查的重要内容，申办方应考虑影像相关内容的设计清晰简要，提高临床试验数据核查中溯源的便利性。

四、实施

临床试验中影像数据的采集、存储、记录、评估和修订均须参照现行 ICH E6 和《药物临床试验质量管理规范》的原则实施。本章节将提醒不同的实施主体关注如下关键要素。

（一）申办方职责

所有的 IRC 有关的文件，由申办方递交。申办方对递交的所有临床试验数据负责，包括临床试验影像数据产生及评价过程，具有保障临床试验影像章程良好实施，记录完整，结果可溯源的义务，并承担相应责任。以下内容提醒申办方在实施过程中关注：

申办方的监查员应按照临床试验方案和 / 或章程对临床试验影像的实施过程进行监查，包括是否按方案及章程要求开展了相应的影像学检查，以及是否超窗，记录是否完整，修改是否合规；并将所发现问题及时反馈给申办方及研究者。

申办方对所递交的临床试验数据全权负责，申办方应关注以下方面：

（1）影像数据与临床数据一样需要注重受试者隐私，符合 ICH 标准，相关数据记录务须完整，履行结果可溯源的义务，并承担相应责任；

（2）影像检查是否在既定窗期内进行了检查，影像数据的采集是否符合既定的设计标准，各时间点影像检查方式是否一致，扫描覆盖解剖区域是否完整，图像质量及增强扫描的时相是否符合设计要求，图像数据在评估时是否保持无损等；

（3）评估流程及遮盲措施是否符合设计规范，数据是否准确、真实、可溯源，数据锁定是否合理，锁定后是否存在变更记录，使用第三方独立评估时是否能够保证其评估的独立性。

若使用 EDC 系统，影像评估数据应在对独立评估者的病例报告确认后完成锁定，任何变更都应符合 GCP 要求进行留痕。

（二）研究者职责

研究中心或第三方的影像科室应有专人负责临床试验影像相关事务。研究者应参照 ICH E6 和国内现行 GCP 原则，实施临床试验影像标准相关内容。具体包括：按照影像章程或影像扫描协议采集并储存图像；提供真实、完整和可溯源的评价记录，并对修订内容留痕；及时反馈申办方和 / 或第三方合同研究机构检查员的沟通/问询内容；配合临床试验数据核查等。

（三）影像 CRO 职责

IRC 务必保障其评估流程的独立性。IRC 实施方面的主要职能是数据的收集、质量保障及盲化独立评估，输出准确的评估数据，对影像源数据和评估数据进行可靠的存储，并有义务配合申办方和药品技术审评机构对相关记录进行核查。影像终点独立评估合同研究机构（CRO）应在实施过程中需注意以下方面：

（1）影像 CRO 利益冲突回避，例如影像 CRO 或其关联公司持有或被持有申办方及申办方关联公司的股份等情况；

（2）运营的质量管理体系应符合 ICH E6 和现行 GCP 的相关要求，并能够支持临床试验影像终点独立评估的规范实施及保障数据质量；

（3）涉及临床试验计算机管理系统和 EDC 的，应以临床试验为单位，根据试验特定流程和需求，对软件工具/系统进行用户权限、流程和评估标准的充分测试、验证、风险分析及应对措施，以确保临床试验平稳运行。保存相关记录以备稽查所用。用于 DICOM 图像的展示、测量和（或）后处理软件建议具备国内和/或国际同等权威机构的认证证书方可用于影像终点的量化评估；

（4）有职责要求或协助申办方选择符合评估资质的独立评估者，并对其评估质量负责，包括对其进行试验特定标准的培训、测试及认证，以满足影像终点独立评估的专业性要求，必要时重复培训－测试－认证过程，以保证评估数据的质量和一致性。独立评估者的资质及培训可参照《评估者的资质及培训》章节；

（5）严格执行影像评估章程和/或影像采集协议对影像终点相关标准的设计。独立评估者在实施影像终点评估的过程中，不应被任何组织或个人进行干预和/或诱导，影响其终点结论的判断，否则涉嫌严重违规；

（6）在临床试验运营期间及试验结束后的 5 年内对原始影像数据、评估数据及输入至输出的全过程文件记录有保存、管理和维护的责任；

（7）独立影像评估实际包含两大职能：数据收集和独立评估，根据临床试验对数据的需求，IRC 在实施不同类型的评估时应注意时效性的问题，从执行独立评估的方式与时效性的关系上可分为：

a. 回顾性批量数据收集及独立终点评估，可用在临床试验启动前未对影像终点标准进行独立评估规范化设计的临床试验，对数据收集及评估的时效性根据申办方提交审批材料的进度而定，较易实施，这里不做详细说明；

b. 实时入组标准独立评估，用于需要对患者入组标准判断严谨性较高的临床试验，需要患者在入组前完成的影像检查，应根据试验方案在既定时间内完成数据的质量检查及评估，对时效性要求较高，需要临床研究中心的配合度较高；

c. 实时数据收集及质控后批量独立终点评估，用于多数对影像数据质量有要求但对独立评估结论的时效性不高的临床试验，此方式实施的可行性较高，但应注意数据收集和质量检查过程的时效性，因为需要考虑到可能出现的需要进行重新影像检查的情况以避免检查超窗，也需要研究中心的配合。

实时数据收集及质控后实时独立终点评估，用于独立评估作为部分治疗决策依据或确认进展的临床试验，对数据收集和质量检查过程以及独立评估结论都有时效性要求的方式，实施时比较依赖于研究中心的配合度。

在实践中，医学影像诊断通常在图像采集后几个小时至数天内完成，但临床试验中的独立中心化影像评估可能需要更长的时间。

以下情况需要 IRC 及时地评估：

（1）受试者入组评估，例如方案规定纳入由 IRC 评估基线具有靶病灶的患者，对基线是否存在靶病灶的确认，需在受试者的入组前及时完成；为减少 IRC 评估时间对试验入组效率的影响，应在方案内对 IRC 的评估时间做出具体规定，并在试验流程设计中将其考虑在内，避免 IRC 评估延迟造成的研究方案偏离；

（2）临床试验中期分析评估；

（3）用于图像质量控制的评估；

（4）IRC 评估结果为受试者治疗决策考虑之一时。

五、影像数据的质量保障

涉及临床试验影像终点标准的数据包括影像源数据（推荐使用 DICOM 标准格式的影像数据）和影像终点评估结论数据两部分。影像源数据又包括在各研究中心的受试者的原始影像数据，经过后处理的影像数据，研究者和 / 或独立评估者进行影像评估时在图像上所做的标记图像；影像终点评估结论数据则为评估者填写的病历报告表。

数据管理的核心考虑包括影像数据在传输、接收、变更过程中的留痕，以及评估结论数据的锁定及修改的原则，IRC 评价质控不合格的考虑，基于变更而触发核查的可能情形以及支持技术审评及核查的影像数据建议。

（一）数据锁定及修改的考虑

在临床试验某一时间点（如达到目标事件数或末例受试者的访视时间达到方案分析要求）进行影像终点评估时，应对评估者产生的影像评估数据，包括病例报告表中所填信息和相应的评估者在图像上所做的任何标注，都应在完成评估后做锁定处理。常规情况下，数据锁定后不允许做进一步修改，除非有充足理由时，例如新增了影响本次或该受试者总体疗效评价结果的关键影像数据，IRC 被发现有明显方案或评估标准违背，或章程允许其他的理由。数据的变更应完整记录并保障可溯源及被核查。对图像数据和评估结论数据所做的任何变更都应包含但不限于以下要素：对什么做了变更；变更的理由；变更者和变更的时间。对数据的锁定和任何可能的变更都应在章程中做详细说明。

应在章程设计时明确 IRC 评价过程中可能存在的质控不合格的情况及处理措施，而不是在出现问题后再修改章程的原则性条款。在项目实施过程中，IRC 应对所推荐的评估者的专业表现负责，实时或阶段性评价评估者的专业水准及评估结论是否符合评估标准，并采取相应措施保障评估质量。

出现以下情况将导致数据无效甚至整个临床试验失信：

（1）无依据修订结果；

（2）干涉 IRC 评估独立性的行为，如诱导或迫使独立评估者对其评估结果和 / 或结论进行修改以符合申办方预期或与研究者评估一致的行为；

（3）隐瞒修改结果的行为；

（4）无可溯源数据。

不同的 IRC 评估者对某类影像结果可能存在一定的倾向性，例如对疾病进展新病灶判定较为敏感，很多情况下评估结论的不同与正确与否无关，只代表不同评估者或同一评估者的不同时期对影像表象的解读有所不同。关键临床试验 IRC 和研究者在总体评估结果以及部分选定病例的评估结果通常会存在一定差异，此差异可来自于不同的评估者在基线选择了不同的靶病灶，或对同一病灶的测量差异等，或对新病灶的判定差异，甚至是 IRC 和 / 或研究者的评价错误（如采用了错误的评价标准，或明显的错判、漏判等）。尽管如此，章程应明确规定被允许的总体差异的范围，如双评一致率，仲裁同意率，评估者自身的组内差异率等，建议通过优化 IRC 的评估流程、加强质控等措施尽可能避免评价错误的发生。在 IRC 的总体质控合格、结果可溯源的情况下，不能因上述原因否认原 IRC 评估结论，尤其在 IRC 评估的结果未达预期的情况下。

鉴于当前 IRC 评估结果对于支持加速附条件上市产品的重要性，建议章程明确重评的具体条件，目前仅在试验数据锁库前，达到章程的重评条件，且申办方与 IRC 双方确认总体评估结果已失信时，申办方应及时地与药品技术审评机构沟通，考虑能否重评。

提醒注意的是，考虑重评引入的不确定风险，包括重评对盲态的破坏和对 IRC 的干扰，重评存在将试验药物的疗效评价过高的系统性风险，重评结果可能被视为敏感性分析，尤其为拟支持注册的关键单臂试验。

（二）审评数据清单

除非申办方 / 研究者特别说明影像评估章程是包含在临床方案中，否则我们默认影像章程是一个独立的、重要的评估结果文件，可由单一文件或一系列文件共同组成，建议作为附件，附在研究方案之后，与关键研究方案一并提交讨论。在递交新药上市申请时，将影像章程实施的具体结果与其他资料一并提交。提交章程和操作记录供监管机构审查有助于对试验数据完整性／综合性的确认，影像章程的有效执行对研究核查和数据质量评估都很重要。

监管机构对章程的格式没有特定的要求。在制定章程时，申办方／研究者应该根据试验的影像学检查目的、影像检查方法在各研究中心的具体实施细节来制定标准。并且，申办方／研究者也应明确影像学检查的关键要求，包括影像设备和图像质量，以及图像采集、显示、评估、存储和数据传输的过程。当前注册递交建议清单详见附件2。

六、总结

本技术指导原则旨在阐述药品技术审评机构当前对临床试验影像评估程序标准的评价考虑，期望通过对临床试验影像的采集和评价的规范化，以提高新药／治疗手段影像相关终点的评价质量、确保疗效可信。本技术指导原则尚不能涵盖临床试验影像采集和评价等过程的全部内容，鼓励研发从业者与药品技术审评机构及时沟通，持续完善本指导原则。

七、参考文献

[1] Cheson, B. D., Fisher, R. I., Barrington, S. F., Cavalli, F., Schwartz, L. H., Zucca, E.,... United Kingdom National Cancer Research, I. (2014). Recommendations for initial evaluation, staging, and response assessment of Hodgkin and non-Hodgkin lymphoma: the Lugano classification. J Clin Oncol, 32 (27), 3059-3068. doi: 10.1200/JCO.2013.54.8800

[2] Choi, H., Charnsangavej, C., Faria, S. C., Macapinlac, H. A., Burgess, M. A., Patel, S. R.,... Benjamin, R. S. (2007). Correlation of computed tomography and positron emission tomography in patients with metastatic gastrointestinal stromal tumor treated at a single institution with imatinib mesylate: proposal of new computed tomography response criteria. J Clin Oncol, 25 (13), 1753-1759. doi: 10.1200/JCO.2006.07.3049

[3] Eisenhauer, E. A., Therasse, P., Bogaerts, J., Schwartz, L. H., Sargent, D., Ford, R.,... Verweij, J. (2009). New response evaluation criteria in solid tumours: revised RECIST guideline (version 1.1). Eur J Cancer, 45 (2), 228-247. doi: 10.1016/j.ejca.2008.10.026

[4] Krupinski, E. A., Berbaum, K. S., Caldwell, R. T., Schartz, K. M., Madsen, M. T., & Kramer, D. J. (2012). Do long radiology workdays affect nodule detection in dynamic CT interpretation? J Am Coll Radiol, 9 (3), 191-198. doi: 10.1016/j.jacr.2011.11.013

[5] Lencioni, R., & Llovet, J. M. (2010). Modified RECIST (mRECIST) assessment for hepatocellular carcinoma. Semin Liver Dis, 30 (1), 52–60. doi: 10.1055/s–0030–1247132

[6] Sargent, D. J., Rubinstein, L., Schwartz, L., Dancey, J. E., Gatsonis, C., Dodd, L. E., & Shankar, L. K. (2009). Validation of novel imaging methodologies for use as cancer clinical trial end–points. Eur J Cancer, 45 (2), 290–299. doi: 10.1016/j.ejca.2008.10.030

[7] Scher, H. I., Morris, M. J., Stadler, W. M., Higano, C., Basch, E., Fizazi, K.,... Prostate Cancer Clinical Trials Working, G. (2016). Trial Design and Objectives for Castration–Resistant Prostate Cancer: Updated Recommendations From the Prostate Cancer Clinical Trials Working Group 3. J Clin Oncol, 34 (12), 1402–1418. doi: 10.1200/JCO.2015.64.2702

[8] Seymour, L., Bogaerts, J., Perrone, A., Ford, R., Schwartz, L. H., Mandrekar, S.,... group, R. w. (2017). iRECIST: guidelines for response criteria for use in trials testing immunotherapeutics. Lancet Oncol, 18 (3), e143–e152. doi: 10.1016/S1470–2045 (17) 30074–8

[9] Wen, P. Y., Macdonald, D. R., Reardon, D. A., Cloughesy, T. F., Sorensen, A. G., Galanis, E.,... Chang, S. M. (2010). Updated response assessment criteria for high–grade gliomas: response assessment in neuro–oncology working group. J Clin Oncol, 28 (11), 1963–1972. doi: 10.1200/JCO.2009.26.3541

附件 1　影像章程的规范化和科学性建议

独立（影像）评估章程内容架构

专业术语和缩写表

1. 执行摘要 / 前言

2. 研究概述

如：方案编号 / 方案名称；适应症；研究目的；研究设计；入排标准；试验终点 / 影像终点，等。

3. 职责

说明在项目中的职责。

4. 图像采集、提交和处理

4.1.　中心资质认证

如：设备信息、医师等人员的基本资质。

4.2. 图像采集标准

4.3. 图像提交说明

4.4. 图像数据处理原则

如：技术处理、质量检查、对方案 /IAP 偏离图像的特别说明、不符合评估条件的受试者，等。

4.5. 质量监查和质量偏离纠正计划

5. 临床数据收集、提交和处理（如涉及）

数据清单、数据提交、数据处理 – 质量检查，等。

6.（肿瘤）终点疗效评估标准 / 影像评估标准

7. 盲态独立中心评估流程

7.1. 评估流程图

7.2. 访视点评估说明

如：评估者的职责、设盲、提供的图像和 / 或临床数据、测量和评估、数据锁定，等。

7.3. 仲裁评估

如：评估者的职责、设盲、提供的图像和 / 或临床数据、测量和评估、数据锁定，等。

7.4. 临床评估（如涉及）

如：评估者的职责、设盲、提供的图像和 / 或临床数据、测量和评估、数据锁定，等。

8. 独立评估者的质量控制

如：独立评审员的资质和筛选；预防偏倚措施；利益冲突声明；独立评审员的培训；独立评审员更换的流程；评估稳定性分析，包括并不限于评估者组间和组内一致性分析。

9. 数据传输和保存

10. 评估质量保证措施

11. 参考文献

附件 2　上市申请影像相关资料清单

上市申请提交文件列表建议

序　号	文件名称	备　注
1	独立（影像）评估章程	科学性核查依据
2	影像采集标准	数据标准核查依据
3	团队名单	责任人
4	研究特定流程	运营合规性核查依据
5	问题说明报告	
6	项目不符合（偏离）报告	
7	独立（影像）评估数据库	
8	评估结果稳定性 / 一致性分析报告	数据稳定性判断依据
9	独立评审总结报告	问题核查索引

注：5 和 6 为核查依据，在 NDA 申请时可根据审评需要递交。

以临床价值为导向的抗肿瘤药物
临床研发指导原则

一、背景

药物上市的根本目的是解决患者的需求。药物研发应该以患者需求为核心，以临床价值为导向已经成为普遍共识。国际人用药品注册技术协调会（International Council for Harmonisation of Technical Requirements for Pharmaceuticals for Human Use，ICH）在 2020 年 11 月通过了以患者为核心的药物研发（Patient Focused Drug Development，PFDD）议题文件（Reflection Papers），并在 2020 年 12 月 7 日至 2021 年 3 月 7 日期间，公开征求意见，计划制定指南，以指导在临床试验中选择、修改或开发可以反映临床意义和价值的临床结局评估（Clinical Outcome Assessments，COAs），以及如何收集、分析、报告患者反馈信息，如何应用定性或定量工具等等，从而通过结合患者经验，确定在哪些关键领域纳入患者的观点可以提高药物研发的质量和效率，更好地为药物开发和监管决策提供信息[1]。

2017 年美国食品药品监督管理局（Food and Drug Administration，FDA）发布了以患者为核心的药物研发指导原则的制定计划，共计划发布四项指南，旨在促进和使用科学方法，收集和使用有意义的患者反馈，以便更好地为医疗产品开发和监管决策提供信息[2-4]。上述指导原则、议题都主要围绕或计划围绕患者反馈信息的收集、分析的方法学和工具开发开展。

目前我国抗肿瘤药物研发处于快速发展阶段；新的治疗手段进一步延长了肿瘤患者的生存期，恶性肿瘤呈现慢病化趋势，这使得肿瘤患者对于药物的安全性、治疗体验和生存质量，以及肿瘤受试者在临床试验中的体验都有了更高的期望。新药研发应该以为患者提供更优（更有效、更安全或更便利等）的治疗选择作为最高目标。以患者为核心的抗肿瘤药物研发的理念，不仅仅体现在对患者的需求、反馈信息的收集、分析方法学的完善，而是从确定研发方向，到开展临床试验，都应该贯彻以临床需求为导向的理念，开展以患者为核心的药物研发，从而实现新药研发的根本价值——解决临床需求，实现患者获益的最大化。

因此，本指导原则将从患者需求的角度出发，对抗肿瘤药物的临床研发提出建议，以期指导申请人在研发过程中，落实以临床价值为导向，以患者为核心的研发理念；为促进抗肿瘤药科学有序地开发，提供参考。本指导原则不包含对于具体方法学的讨论。后续，我国也将参与 ICH 相关议题和指南的讨论和制修订工作，指导研究和开发药物研发过程中与患者评估有关的工具和方法学。

本指导原则仅代表药品监管部门当前的观点和认知。随着医学科学和临床试验的发展，本指导原则中的相关内容将不断完善与更新。应用本指导原则设计和实施临床试验时，请同时参考药物临床试验质量管理规范（good clinical practice，GCP）、ICH 和其他国内已发布的相关指导原则。

二、以患者需求确定研发立题

立题是药物研发的起点，合理的立题是药物上市的前提。新药研发的核心目标是满足患者的治疗需求，因此应该充分了解患者的需求，并以此引导药物研发。

目前大多数肿瘤仍无法治愈，对于肿瘤患者，依然存在着极大的未满足的治疗需求。鼓励申请人从以下方面（包括但不限于）开展研究和思考，发现患者需求，确定研发立题。

（一）以患者需求为导向

1. 加强机制研究

基础研究和药物作用机制创新，是推进药物研发的根本动力。恶性肿瘤的致病机制复杂，存在许多研究空间，因此在药物研发伊始，应该加强肿瘤发生、发展机制方面的基础研究，同时加强药物作用机制的研究，通过突破与创新，优化药物设计，开发新的治疗方法，不断满足肿瘤患者的治疗需求。

2. 提高精准化治疗

随着生物技术在医学领域的快速发展，以及对肿瘤发病机制研究的不断深入，肿瘤的诊断与治疗已向精准医学转化。在抗肿瘤药物研发过程中，应该关注并且持续改进患者与治疗药物的匹配程度，不断提升抗肿瘤治疗的精准性，使肿瘤患者能接受到更为适合自己的治疗药物。

此外，为了提高疗效，积极探索不同形式的联合用药方案，也是抗肿瘤药物研发的必然方向。例如免疫治疗用于晚期非小细胞肺癌（non-small cell lung cancer，NSCLC）一线治疗，业已出现免疫治疗单药、免疫治疗联合化疗、免疫治疗联合化疗和抗血管靶向治疗、不同免疫治疗相联合等多种组合。然而，并非所有患者都会从联合治疗中获益，不同患者人群可能适合不同的方案，此时对于具有不同生物学特征的同一组疾病患者人群，应根据疾病的生物学特征和药物的作用机制，选择合适的联合方案；否则，就可能会使一部分患者得不到有效治疗，而另一部分患者增加了更多的安全性风险。抗肿瘤联合用药在研发之初，就应分析评估是否所有患者都适合联合用药；哪些患者需要某种特定的联合用药治疗；应该根据不同患者的不同需求，合理地进行抗肿瘤药物联合用药的开发。

3. 关注治疗需求的动态变化

随着新药的不断涌现，肿瘤患者的治疗需求始终处于动态变化中，因此，应该时刻关注患者治疗需求的变化，不断发掘肿瘤患者未满足的临床需求。

首先，随着靶向治疗的发展，抗肿瘤治疗越来越精准，抗肿瘤药物治疗的有效性也逐步提高。例如，抗 PD-1 单克隆抗体治疗难治复发经典型霍奇金淋巴瘤（classic Hodgkin's Lymphoma，cHL）的客观缓解率最高已可达 80%~90%；然而即使在如此高的缓解率下，仍有部分患者未能得到有效治疗，对于这一部分患者而言，治疗的需求更高，更应予以关注。

其次，为了提高研发效率，在有些药物临床试验中，会利用某些预后性生物标志物，或预测性生物标志物筛选富集人群。然而，选择在富集人群中开展研究并不意味着其他患者人群无法从该治疗中获益，因此在富集人群中的临床试验获得成功后，应该积极关注在其他人群中的进一步开发。

再次，肿瘤耐药是抗肿瘤治疗与新药研发中所面临的一大挑战。晚期肿瘤患者一旦发生耐药，可能又将陷入无药可治的境地，因此应该关注耐药患者的需求，寻找新一代克服肿瘤耐药的抗肿瘤新药，或可以克服耐药的抗肿瘤药物组合。

4. 不断改善药物安全性

恶性肿瘤作为致死性疾病，在其治疗药物的研发过程中，通常可能更加关注疗效的提高，而对不良反应的容忍度较高；长期用药安全性也易被忽视。

然而，不良反应不仅会影响患者的治疗依从性、增加其治疗负担、影响其生活质量，同时，还可能由于患者无法耐受药物的不良反应，导致药物减量或治疗终止，影响患者的最终疗效，或者使患者失去治疗机会。随着肿瘤患者生存时间延长，恶性肿瘤逐步呈现出慢性病特征，许多抗肿瘤药物需要长期应用，其长期用药安全性就变得越来越重要。

在抗肿瘤药物的研发中，应该关注肿瘤患者对用药安全性，特别是对长期用药安全性日益提高的需求和期待，将提高和不断改善抗肿瘤药物的安全性，以及提高和改善安全性的管理、监测、预防等措施，作为重要的研发方向。

5. 改善治疗体验和便利性

在提高疗效的基础上，肿瘤患者对治疗体验、治疗的便利性的要求也越来越高。

改良给药途径是重要改良方式之一。比如，开发皮下制剂、口服制剂，将改善患者治疗的便利性；开发长效制剂，减少给药频次，可有助于减少患者治疗负担，提高治疗依从性。

改良型新药的研发，可以参考《化学药品改良型新药临床试验技术指导原则》[5]。需要注意的是，无论采用何种改良方式，都应该确保患者的用药安全，并且尽可能顺应患者一般的治疗习惯，切实符合患者的便利性。在对给药频次进行改良时，建议选择符合患者用药记忆规律和习惯的给药频次，特别是患者可以在家中自行进行治疗时（如口服，皮下注射），更需予以关注。

（二）倾听患者声音

对于药物疗效和治疗评价，通常是由研究者、评估机构和监管机构等第三方从外部视角进行评价；然而对于疾病所带来的生理、心理和个人生活的影响，患者的偏好，对治疗的预期和需求，以及治疗所带来的改善或负担，只有患者本人具有最直接的感受；这些信息以往是医务人员／研究者、申请人／医药企业和监管机构不全了解或容易忽视的。

了解患者的需求，还应回归患者群体，主动倾听患者的声音；因此，鼓励申请人在研发伊始，开展相关调研工作；鼓励开展患者访谈，了解患者需求。例如，收集患者对疾病、对治疗的期望；疾病的症状、体征，对机体功能的影响、对日常生活的影响；现有治疗所产生的疗效、不良反应和相应负担；对于疾病或治疗可能带来的潜在影响或结局；以及患者对获益风险的评价等。

对患者信息和需求的收集，可以采用访谈、调查问卷等多种形式[4]，但应注意受访人群的代表性，是否与未来产品研发的目标人群相匹配；同时，特别应关注和尊重患者的隐私保护。

总之，鼓励申请人在进一步提高抗肿瘤药物有效性、改善安全性的基础上，深入挖掘、了解患者的需求，引导药物研发方向。在明确了研发方向和立题后，后续的研究设计均应该围绕研发立题开展。

三、体现患者需求的临床试验设计

（一）探索研究阶段

1. 关注安全性风险

创新药的早期探索研究，特别是首次人体试验（first in human，FIH）通常风险较高，且存在较高的不可预知性，因此在临床试验中，受试者的安全性始终是首要关注的事项和重要的评价内容；应该始终把受试者安全放在第一位，保持识别风险的警惕性。

2. 早期临床试验

2.1 灵活的试验设计

在早期研究阶段，鼓励采用灵活的试验设计，以期有效地加快抗肿瘤药物的临床开发，达到及早满足肿瘤患者对有效治疗需求的目的。例如，可以采用多重扩展队列试验设计，在研究中同时入组多个患者队列，在不同瘤种、不同人群（例如，儿童或老年患者或器官功能损伤患者）中评估药物安全合理的剂量，或同时对多个剂量或给药方案进行评估。

对于晚期肿瘤患者而言，参与临床试验本身就是治疗手段之一，因此科学灵活的试验设计，将有助于受试者更快地接受到有效治疗。例如，在早期研究阶段采用适应性设计（adaptive design，AD），根据试验中已经积累的信息，适时动态调整试验设计，将有助于以较快的速度对药物的疗效和安全性做出科学的分析和判断，尽可能快地将受试者分配到安全有效的剂量组，使受试者最大程度获益。

早期研究设计并不限于上述举例，鼓励申请人积极与监管机构沟通，尝试和探索更高效的临床试验设计。

2.2 选择合适的受试者

健康受试者是较为理想的均质性人群。出于对抗肿瘤药物毒性的担忧，抗肿瘤药物的首次人体试验通常不选择健康人群，而是选择充分治疗后，已经没有标准治疗可供选择的末线肿瘤患者。对于参与研究的肿瘤患者，临床试验即是重要的治疗手段，为了使肿瘤患者在临床试验中更有可能获得潜在治疗，推荐 FIH 试验首先在非临床研究中已经观察到对试验药物具有治疗应答的瘤种中进行。

对于靶点非常明确的药物，如果机制研究、非临床研究或同靶点药物研究已经显示，此类药物对于不存在该靶点的人群预期无效，则建议在早期研究中，仅入组存在该靶点的患者，同时关注伴随诊断的开发；在未获得疗效信号的情况下，暂不建议入组不存在该靶点的患者。

预期对健康受试者安全性影响较小，且不具有遗传毒性的抗肿瘤药物，例如激素类药物、对健康受试者不太可能有毒性的药物，或在评价靶向效应机制时，FIH 试验也可以在健康受试者中开展。健康受试者的研究一般可提供药代动力学和一定的安全性信息，有利于肿瘤患者在后续参与临床试验时，接受到更为接近于目标给药方案的治疗，减少肿瘤患者的无效暴露。

2.3 剂量探索方式

对于首次人体试验的起始剂量的选择，应参考 ICH 相关指导原则及非临床研究相关技术要求[6]。

临床试验是肿瘤患者重要的治疗手段。然而早期临床试验阶段，主要目的是对药物的耐受性、药代动力学和药效动力学进行初步研究，为后期研究中给药方案的设计提供数据支持。在早期研究阶段，特别是在剂量递增阶段，患者往往无法接受到充分、有效的治疗。因此，应该尽可能减少受试者的无效暴露。

例如，传统的 3+3 设计是抗肿瘤药早期研究中常采用的剂量爬坡方式；为了减少无效暴露，在安全可控的前提下，可以在较低剂量水平采用加速滴定的方式；除此之外，还可以采用基于模型的设计和一些新兴的模型辅助方法[7]。在初步明确 Ⅱ 期推荐剂量（Recommend phase Ⅱ dose，RP2D），或确保较高剂量安全性时，在预判受试者可耐受的前提下，可以将早期接受低剂量治疗的受试者，调整接受 RP2D 剂量，或安全的高剂量治疗。

总之，无论选择何种剂量探索方式，都应该在临床试验中，既要保障受试者的安全性，同时兼顾最大限度地保障患者的疗效获益。

3. 概念验证

概念验证（proof of concept，PoC）是指验证候选药物的药理效应可以转化成临床获益，一般在早期临床研究阶段完成对药物的概念验证。概念验证阶段将确定药物的目标治疗人群和推荐剂量。鼓励用尽可能少的受试者达到概念验证研究的目的。

3.1 精准定位目标人群

由于受试者的病理生理学特点和药物作用机制的复杂性，不同受试者的药物治疗效果不尽相同，有些患者可能并不适合采用试验药物治疗。在没有对患者进行筛选和区分的情况下，虽然有时通过较大的样本量，花费较长的时间可以完成临床试验，并达到预设的临床终点，然而这种研发策略，不仅仅耗费临床资源和时间，最重要的是，由于人群定位不精准，在临床试验中，有可能纳入实际上并不适合采用该试验药物治疗的患者；在药物上市后，也由于无法精准定位人群，而使部分患者错失最佳治疗选择。

通过早期探索研究确定合适的目标人群，是实现抗肿瘤药物精准治疗的基础；只有提高目标人群的精准度，才能确保药物上市后，目标患者人群接受的是合理有效的治疗。

采用"富集策略"，是提高目标人群精准度的方式之一。"富集策略"，即通过筛选，在最有可能获益的受试者中开展临床试验。对于受试者而言，"富集策略"能使入组患者最大可能地从试验药物中获益；也可以最大限度地提高药物上市后，治疗人群的精准性；使最合适的患者接受最合适的治疗。

需关注的是，"富集策略"是在对疾病的科学认知的基础上实施的开发策略。对于肿瘤而言，发病机制非常复杂，对其科学研究至今仍然有限，因此在未被富集的人群中，并不代表该治疗药物绝对无效；采用"富集策略"，精准人群定位的同时，应兼顾其他未能被"富集"人群的治疗需求，在富集人群中的临床试验成功后，应基于科学开展临床试验，合理地扩大治疗人群范围。

此外，在药物开发过程中，还需要关注试验人群是否可以代表相应瘤种高发人群的治疗需求。例如急性淋巴细胞白血病（acute lymphoblastic leukemia，ALL），在儿童或青少年人群中发病率更高，因此，在开发以 ALL 为目标适应症的产品时，应及早关注高发人群的研究，并适时在临床试验中，入组儿童和青少年患者。

3.2　合理剂量的确定

给药剂量通常可以根据药效学特征、药代动力学特征、剂量 – 暴露量 – 效应（安全性 / 疗效）关系进行确定。鼓励采用科学工具，用尽可能少的肿瘤受试者完成研究目的，最大限度地降低肿瘤患者接受无效剂量、非充足剂量治疗的可能性。

例如，药物模型是从患者角度制定合理剂量的重要基础，可采用模型引导的药物开发（model-informed drug development，MIDD），在早期研究阶段积极收集相关数据，通过有限的临床数据，采用数学方法，基于统计学原理，通过模型模拟对生理学、药理学以及疾病过程等信息进行整合和定量分析，充分利用群体药代动力学模型、药代动力学 / 药效动力学模型、群体药效动力学模型、暴露 – 效应关系模型等[8]，确定合理的用法用量。

3.3　联合用药析因

联合用药析因分析也是概念验证的一部分。合理的联合治疗可以为肿瘤患者带来更好的治疗选择，但是不恰当的联合开发将徒增受试者安全性风险。联合治疗的核心评价点是联合用药的合理性，疗效析因是联合开发评价的核心要素。

在早期探索性试验中，应该特别关注联合治疗是否可协同增效，选择确实可为患者带来临床获益的联合方案进行开发；避免盲目地开展联合用药研究，尽量减少患者暴露于风险获益不确定的联合治疗中。

4. 研发决策的制定

新药研发的失败率较高；但是对于肿瘤受试者而言，临床试验本身是治疗手段之一，如药物本身并无预期疗效，可能使患者错失接受有效治疗的机会，因此在抗肿瘤药物研发中，应对试验药物"试错"的概率予以积极控制。

早期研究的目的之一是淘汰一些有效性低或不良反应高的药物、不合适的瘤种或用药剂量、方案，以避免更多的患者接受无效治疗，因此有必要在方案中事先规定试验中止标准，及早发现信号，做出继续研发或终止研发的决策。如果药物在早期临床试验中对某种肿瘤没有达到期望的效果（如抗肿瘤活性太低和 / 或毒性太高），则应及时做出判断，停止继续入选患者，或终止该药物的研发。

研发决策还需顺应动态变化的临床需求，及时终止不再具有临床价值的药物研发，或改变研发策略。

5. 特殊人群用药相关问题

5.1 儿童用药

儿童肿瘤是当前急需攻克的医疗难题之一，儿童肿瘤患者治疗需求迫切，因此鼓励申请人积极研发儿童抗肿瘤药物。

对于儿童与成人共患肿瘤，特别是一些在儿童发病率较成人更高的瘤种或亚型（如急性淋巴细胞白血病），考虑到疾病危重，临床上存在迫切的治疗需求，可在成人人群中获得初步数据并显示有效性信号后，及早开展儿童人群药物临床试验。

对于儿童特有的肿瘤，鼓励在成人获得初步安全耐受性数据和药代动力学/药效动力学相关数据后，合理地使用科学工具，利用成人数据建立 PK-PD 关系，开发相关模型，以支持儿童患者临床试验设计和儿童用法用量的合理性。

对于已上市产品，特别是治疗儿童与成人共患瘤种的药物，鼓励研发单位，积极开展儿童人群临床试验，探索儿童用法用量，获得产品在儿童人群中的安全有效性证据；或采用真实世界研究[9]，以及儿童适应症外推等策略[10,11]，及时地合理扩展已上市产品的儿童适应症。

此外，鼓励研发单位开发针对儿童的剂型，尤其是低龄儿童，需考虑其吞咽能力及口味等。

总之，在儿童抗肿瘤药物的研发过程中，应该充分借鉴成人的相关研究数据，以确保研究设计科学合理；应该尽可能利用科学工具，减少儿童受试者暴露；应该降低儿童受试者的负担和痛苦，特别是尽量减少有创性操作，例如，通过群体药代动力学的研究方法，采用稀疏采血，而非密集采样的方式，获得可靠的 PK 数据[12]。

5.2 老年人群

老年人通常基础疾病较多，耐受性较差，因此在关键研究中，往往将高龄患者进行排除。然而部分肿瘤（如多发性骨髓瘤）往往是老年人高发，而且随着肿瘤的慢病化，高龄肿瘤患者也逐渐增多，老年患者相关数据的缺失将限制其临床治疗，存在潜在的安全性风险[13]。因此，在抗肿瘤药物研发过程中，应该关注老年人群用药，特别是在老年高发的瘤种，更加需要关注老年人用药安全，及早开展相关研究。考虑到老年人肝肾功能的退化，建议研发单位在对其所开发的药物在肝功能/肾功能对 PK 的影响有所掌握的前提下，进行老年人群用药的临床开发，确保老年人群的安全性。

在开发治疗老年患者高发瘤种的抗肿瘤药物时，应关注所研发药物在老年患者中用药的可接受性，包括而不限于给药途径、剂型、药物的可吞咽性、口感/口味、老年患者的感知能力（例如，患者服用前是否可辨别了解产品颜色、尺寸、形状、黏度）等等，这些对患者的依从性和用药安全均有影响。

5.3 其他特殊人群

临床实践中，患者的情况往往较临床试验中受试者更为多样、复杂；在临床试验中被排除的人群，在临床中也有治疗需求，因此开展必要的特殊人群研究不可或缺。其中伴有肝功能损害、肾功能损害的患者最受关注。肝脏是药物体内代谢的重要器官，因此肝功能损害可能会对药物的经肝代谢和排泄产生影响。对于伴有肾功能损害的患者，其肾脏分泌或排泄功能降低，均会对药物 PK 特征产生影响。

在药物研发过程中，需要充分分析人群的特殊状态对药物药代动力学、药效学和安全性的影响，必要时开展相关临床药理学研究，以满足临床上特殊人群用药需求[12]。特别是对于肿瘤本身常会导致相关脏器功能损害时，应该更早地启动特殊人群研究，否则可能无法满足代表性人群的用药需求。例如，我国肝癌患者多数存在乙型肝炎病毒感染和相关的基础肝病背景，因此更容易合并肝功能不全，对于治疗肝癌的药物，如果缺乏肝功能异常人群的临床试验数据，那么上市后可能将无法满足伴有肝功能不全的肝癌患者的治疗需求。

再如，伴有单克隆免疫球蛋白（monoclonal immunoglobulin，MIg）升高的血液系统恶性疾病（如华氏巨球蛋白血症、多发性骨髓瘤），因单克隆免疫球蛋白可引起多种形式的肾脏损伤而使患者伴有不同程度的肾脏功能不全[14]，此时，就需要及早在肾功能不全患者中开展临床试验。

5.4 药物相互作用研究

对于肿瘤患者而言，可能需要接受抗肿瘤药物的联合用药治疗，也可能因为肿瘤自身导致的并发症或患者本身的其他基础疾病，需要合并使用其他治疗药物；特别是在老年患者，常常同时患有多种慢性疾病，临床中普遍存在多类药物同时服用的情况，因此，应关注及时开展药物相互作用研究[12]，以便在药物上市后，为临床实践中患者用药提供安全有效的指导。

（二）关键研究阶段

1. 选择合适的试验设计

1.1 随机对照试验

随机对照试验（randomized controlled trial，RCT）能够最大程度地避免试验设计及实施中可能出现的各种偏倚，平衡混杂因素，提高统计学检验的有效性，因此是理想的药物临床试验设计，也是证明药物疗效的"金标准"。一项体现患者需求的随机对照试验，应关注以下问题：

（1）对照药的选择

在对照试验中，根据需要，可以选择阳性对照药、安慰剂或最佳支持治疗

（Best Support Care，BSC）作为对照。

在干预性的临床试验中，在未撤回知情同意书的情况下，受试者须严格遵照试验方案接受治疗，而无法自由选择治疗药物／方案，因此应该尽量为受试者提供临床实践中被广泛应用的最佳治疗方式／药物，而不应该为了提高临床试验成功率和试验效率，选择安全性和／或有效性不确定，或已被更优的药物所替代的治疗手段。另一方面，对照药是体现新药临床价值的基础。当选择非最优的治疗作为对照时，即使临床试验达到预设研究目标，也无法说明试验药物可以满足临床中患者的实际需要，或无法证明该药物对患者的价值。

因此，在选择对照药时，既要关注临床试验中受试者权益的保障，还要关注药物上市后，广大患者群体权益的保障。当选择阳性药作为对照时，应该关注阳性对照药是否反映和代表了临床实践中目标患者的最佳治疗选择；当计划选择安慰剂或最佳支持治疗（best support care，BSC）作为对照药时，则应该确定该适应症在临床中确无标准治疗；当有 BSC 时，则应优选 BSC 作为对照，而非安慰剂。

（2）样本量比例

在平行或交叉的随机对照试验设计中，试验组与对照组样本量比例也是需要关注的问题；试验组与对照组的样本量可以相等也可以不等，一般是试验组例数多于或等于对照组。在总样本量固定时，对比各组间样本量相等的情况下，统计效能最高，也更利于安全性的评价。

对于受试者而言，样本量比例将影响其被分配到试验组或对照组的概率，因此在设置样本量比例时，兼顾科学性和试验效率的同时，应该充分考虑对受试者疗效的维护。在尚无充足证据表明试验药物显著优于安慰剂／阳性对照药时，可采用1：1的设计；而如果早期临床试验已经显示出试验药物优于安慰剂／阳性对照药，为了使更多患者接受到潜在的更优治疗，可以考虑用2：1的分配比例。

1.2 单臂临床试验

单臂试验是指在临床试验设计时，不设立平行对照组，并采用开放设计，不涉及随机与盲法的一种临床试验设计。这些特征一方面加速了临床试验的进程，显著缩短了药物的上市时间，使晚期恶性肿瘤患者可以更快地获得治疗药物，但同时也导致了单臂临床试验本身的不确定性。因此采用单臂试验支持药物上市的前提，是对患者而言，获益明显大于单臂试验不确定性所带来的风险。

对于接受过充分治疗，已无标准治疗的疾病而言，一般可采用安慰剂／BSC 作为对照，开展对照研究，以证实药物的有效性；然而晚期无药可治的肿瘤患者，生命受到疾病威胁，存在急迫的治疗需求；一旦早期数据已提示试验药物存在非常突出的疗效时，则希望入组的受试者均能接受试验治疗，得到潜在的抗肿瘤治疗机会，因此不再要求采用安慰剂／BSC 对照，可以采用单臂试验设计，以历史数据作为对照。因此，原则上，单臂试验适用于治疗严重危及生命且缺乏有效标准治疗手段的难治疾病或罕见疾病，并在早期探索性研究中初步显示突出疗效的单药治疗。

1.3 真实世界研究

真实世界研究（real world study，RWS）是指针对预设的临床问题，在真实世界环境下收集与研究对象健康有关的数据（真实世界数据）或基于这些数据衍生的汇总数据，通过分析，获得药物的使用情况及潜在获益 – 风险的临床证据（真实世界证据）的研究过程[15]。

相较于入排标准严苛、样本量有限的 RCT 研究，真实世界研究更接近于患者的真实疾病状态和临床实践；同时可对更广泛的患者人群进行研究分析，可以充分考察不同患者亚组的治疗获益和风险，进而获得真实世界证据以支持更精准的目标人群定位[15]。对于患者而言，真实世界研究也将大大减少参与临床试验所带来的负担。

2. 人群代表性

临床试验中所入组的受试者，应该尽可能接近临床实践中患者的特点和组成，使临床试验的结果和经验，可以在临床实践环境中推广应用，有效地指导临床实践中患者的用药。

肿瘤患者因疾病原因，常常一般状态功能较差，特别是晚期患者，除了肿瘤可能侵犯其他器官而造成功能障碍以外，在经历多次抗肿瘤治疗后，也往往合并有脏器功能的损伤。然而在关键临床试验中，为了尽可能确保临床试验安全、提高试验药物疗效、减少因患者自身耐受性差，或肿瘤在重要脏器转移对预后的影响，往往会设置较为严格的入排标准，对受试者的功能状态、器官功能进行要求，并将高危人群进行排除。严格的排除标准在一定程度上可以提高受试者的安全性，但有时也会使研究人群不能完全代表或充分体现临床中实际需要治疗人群的特征。

因此，设计入排标准以及入组受试者时，在考虑受试者安全性的同时，还需兼顾受试者是否可以代表广大患者的特征。否则，临床试验中研究人群的安全耐受性与临床上实际需要治疗的广泛患者的安全耐受性特征之间可能存在明显的差异，此时临床试验结果，就无法全面地为更广泛的患者提供安全性用药指导。

如果确因安全性考虑不宜纳入高危人群（如肝功能损害、肾功能损害人群等），则应适时开展在特殊人群中的研究，以满足临床中广泛患者的治疗需求。

3. 临床终点的选择

在临床试验中，应该关注研究结果是否与研发立题预期一致。当以患者需求为导向确定了产品的研发立题与方向后，试验终点也应与研发立题呼应，由此才能说明试验药物确实可满足患者的需求。建议积极收集反映患者获益的临床终点信息，特别是该药物在最初立题时所预期带来的获益指标。例如，预期特定安全性较现有治疗改善的药物，应该收集相关安全性数据并与现有治疗进行比较；预期患者用药后，疼痛感较现有治疗改善的药物，应该开展疼痛评估，并与现有治疗进行比较。本指导原则重点讨论以下两个问题。

3.1 替代终点

对于抗肿瘤药物，提高疗效和延长患者的生存时间仍是当下追求的主要目标，因此通常会选择可以反映生存获益的临床终点，如总生存期（overall survival，OS）。在某些瘤种中，由于生存期越来越长，还有后续治疗的影响，为了缩短临床试验时间，使药物及早上市满足更多患者的治疗需求，可能选择与生存获益相关的替代终点作为研究终点；或是在大规模对照研究中已证实试验药物治疗的 OS 获益，在桥接研究中，也可能选择与生存获益相关的替代终点，如无进展生存期（progression-free survival，PFS）、无事件生存期（event-free survival，EFS）等作为研究终点，从而提高研发效率，并使对照组患者在发生相关事件后（如发生疾病进展、复发），有机会交叉至试验组接受该治疗，从而尽可能确保受试者接受更有效的治疗。

当计划以替代终点作为主要终点时，首先应该确认和证明所采用的替代终点，与该瘤种患者的生存获益是明确相关的，避免患者延长生存时间的根本获益受损。

3.2 患者报告结局

肿瘤患者可能因疾病本身以及治疗相关的不良反应而存在严重的疾病负担（Burden of Disease）和症状负担，严重影响肿瘤患者的生活质量。

患者报告结局（patient reported outcome，PRO）是直接来自于患者对自身健康状况、功能状态以及治疗感受的报告[16]，包括症状的测定，健康相关的生活质量，以及对治疗的满意度等。PRO 可以用于对慢性疾病的评价、精神类疾病的评价、缺乏客观指标的疾病评价，以及用于了解患者对治疗的总体满意度。

在肿瘤患者中收集 PRO 数据，可以提供无法从其他指标或终点中获得的临床重要信息；也可反映抗肿瘤治疗对患者的影响，捕捉传统评价指标（如 OS、PFS）无法全面反映的患者治疗体验和临床获益，以及抗肿瘤治疗对肿瘤患者生活质量的影响。鼓励申请人通过生活质量（quality of life，QOL）评估、症状评估等 PRO 工具，了解药物治疗在症状缓解和对患者生活质量方面的影响。鼓励在研发初期即考虑应用、设计和开发 PRO 工具，通过 PRO 了解患者需求，并为后续研发过程中充分、合理和科学地应用 PRO 工具打下基础。

PRO 评价方式通常包括患者自填量表或者问卷、面对面定性访谈以及电话访谈等方式，鼓励申请人引用或开发多种评估方式，如使用电子化手段记录的电子化患者报告结局（electronic patient-reported outcome，ePRO），减轻受试者在评估中的负担。

当前肿瘤药物的注册临床试验中，多将 PRO 指标作为次要终点或探索性终点；鼓励研究单位和申请人开发、验证患者报告结局评估终点，并与监管机构讨论上述终点支持监管决策的可行性。

4. 预设合理的期中分析

期中分析定义为正式完成临床试验前，根据事先制定的分析计划，对临床数据的有效性和安全性进行分析。期中分析的目的，主要在于对有关结果进行初步判断，如果安全性数据有问题，可以因安全性问题而终止试验；如有效性达到预设终点，也可以提前终止试验；在有多个组别的临床试验中，也可以提前终止无效或低效的试验组。在抗肿瘤药物的关键性试验中，宜考虑建立临床试验数据监查委员会（Data Monitoring Committee，DMC）进行期中分析[17]。

对于受试者而言，提早终止风险过高和无效/低效的试验治疗，将降低患者的安全风险，尽早结束不必要的无效/低效治疗，从而有机会接受获益风险更为明确的治疗。对于患者而言，提前终止已经达到预设优效结果的试验，可以缩短药物上市时间，及早满足患者对有效药物可及性的需求。

（三）减少受试者负担

临床试验的开展过程中，在确保数据质量的同时，应尽可能减轻受试者负担。对于肿瘤受试者，特别是老年或儿童受试者，出行、随访可能存在不便利；前往研究中心随访，还可能增加本身免疫功能较差的肿瘤患者发生感染的风险；对于儿童受试者，在随访过程中，面临无法参加学习活动的困境，还可能对监护人带来误工、收入损失等额外社会经济负担；因此在研究设计时，对于随访时间和地点，应进行合理规划，既要满足必要的信息收集，同时还应该尽量减少受试者及其家庭的负担和不便。

申请人还可以考虑在临床试验设计中，加入去中心化临床试验（Decentralized Clinical Trials，DCT）的设计元素。DCT 往往利用"虚拟"工具，开展远程医疗随访和监测，或使用可穿戴医疗设备远程收集数据，以及直接向患者家庭提供研究药物和材料等。DCT 的远程监测和数据收集将受试者参与研究的障碍最小化，那些原本因客观不便而无法参与传统临床试验的患者，可能会有意愿参加 DCT。在传统试验中代表性最不足的参与者群体，如老年人、居住在偏远地区的人以及一些少数民族受试者，也有参与临床试验的机会，临床试验结果在不同人群中的普遍性和代表性将得以增强[18]。

DCT 可以减少受试者负担，增加更多样化的受试者累积，鼓励申请人探索远程访视、远程实验室评估、远程成像评估以及远程监测，鼓励探索研究中心和居家随访结合的新随访模式，鼓励尝试采用远程电子设备进行信息收集，鼓励尝试在可行的情况下，提供研究药物配送等等，提高肿瘤患者临床试验参与度和便利性，降低受试者负担，提高试验结果的代表性。考虑到临床试验操作的多样性，可能对临床试验评估标准的统一性、数据完整性以及结果可比性等多方面带来挑战，建议申请人在临床试验的设计和实施过程中，加强与监管机构的沟通交流。

四、总结

以患者为核心的研发理念应该贯穿于药物研发的始终。从抗肿瘤药的研发立题之初，就应该以患者的需求为研发导向，在早期临床试验设计和关键临床试验设计中，鼓励利用模型引导药物研发等科学工具，鼓励采用高效的临床试验设计，预设研发决策阈值和必要的期中分析，以减少受试者的无效暴露，保障受试者的权益，同时提高研发效率；此外，还应关注人群的代表性，关注特殊人群用药开发，以期最大限度地满足临床实践中不同类型人群的安全用药需求。

抗肿瘤药物研发应该体现临床价值，而临床价值应以患者需求为导向。本指导原则旨在对于当前抗肿瘤药物研发过程中，所遇到的主要关注点进行梳理归纳，不可能涵盖和预见所有问题。鼓励申请人开拓思维，积极与监管机构进行沟通交流，在满足科学原则的前提下，开展更符合患者需求，更保障患者利益和安全，更反映药物临床价值的临床试验。未来也将根据抗肿瘤药物的发展，不断地完善和补充本指导原则。

五、参考文献

[1] Reflection Paper on Patient-Focused Drug Development for public consultation. International Conference on Harmonizagtion.

https://www.ich.org/news/reflection-paper-patient-focused-drug-development-public-consultation.

[2] Plan for Issuance of Patient - Focused Drug Development Guidance.Food and Drug Administration.May 2017.

https://www.fda.gov/media/105979/download.

[3] Patient-Focused Drug Development: Methods to Identify What Is Important to Patients Guidance for Industry, Food and Drug Administration Staff, and Other Stakeholders. Food and Drug Administration.OCTOBER 2019.

https://www.fda.gov/regulatory-information/search-fda-guidance-documents/patient-focused-drug-development-methods-identify-what-important-patients-guidance-industry-food-and.

[4] Patient-Focused Drug Development: Collecting Comprehensive and Representative Input. Food and Drug Administration.June 2020.

https://www.fda.gov/media/139088/download.

[5] 国家药监局药审中心关于发布《化学药品改良型新药临床试验技术指导原则》的通告（2020年第54号）.

http://www.cde.org.cn/news.do?method=largeInfo&id=6f87bd4229395c43.

[6] ICH. Nonclinical evaluation for anticancer pharmaceuticals (S9)［S］2009.

[7] 国家药监局药审中心关于发布《抗肿瘤药物临床试验统计学设计指导原则（试行）》的通告（2020年第61号）.

http://www.cde.org.cn/news.do?method=largeInfo&id=a0bda034cb6c5dad

[8] 国家药监局药审中心关于发布《模型引导的药物研发技术指导原则》的通告（2020年第59号）.

http://www.cde.org.cn/news.do?method=largeInfo&id=098341fe2a636c47

[9] 国家药监局药审中心关于发布《真实世界研究支持儿童药物研发与审评的技术指导原则（试行）》的通告（2020年第22号）.

https://www.nmpa.gov.cn/xxgk/ggtg/qtggtg/20200901104448101.html.

[10] 总局关于发布《成人用药数据外推至儿科人群的技术指导原则》的通告（2017年第79号）.

http://www.cde.org.cn/zdyz.do?method=largePage&id=9efb053e8786b209.

[11] 国家药监局药审中心关于发布《儿科用药临床药理学研究技术指导原则》的通告（2020年第70号）.

http://www.cde.org.cn/news.do?method=largeInfo&id=e7457452a86f1dd6.

[12] 冀希炜，季双敏，孟祥睿，等.应用特殊人群的药代动力学指导药物临床试验[J].中国临床药理学杂志, 2017, 33 (22): 111-114.

[13] 李敏，胡欣，李可欣.老年人体药动学研究必要性分析[J].中国新药杂志, 2013, 22 (23): 2827-2830.

[14] 梁耀先，燕宇，董葆.单克隆免疫球蛋白相关肾损害的临床病理特点及诊断思路[J].中华内科杂志, 2019, 58 (11): 853-857.

[15] 国家药监局药审中心关于发布《用于产生真实世界证据的真实世界数据指导原则（试行）》的通告（2021年第27号）.

http://www.cde.org.cn/news.do?method=largeInfo&id=eaed86b800e8d9d9.

[16] Appendix 2 to the guideline on the evaluation of anticancer medicinal products in man-The use of patient-reported outcome (PRO) measures in oncology studies. Committee for Medicinal Products for Human Use (CHMP), European Medicines Agency, 2016.

https://www.ema.europa.eu/en/documents/other/appendix-2-guideline-evaluationanticancer–medicinal–products–man_en.pdf.

[17] 国家药监局药审中心关于发布《药物临床试验数据监查委员会指导原则（试行）》的通告 (2020 年第 27 号).

https://www.nmpa.gov.cn/xxgk/ggtg/qtggtg/20201016145738190.html.

[18] Norman G. Decentralized Clinical Trials [J]. JACC: Basic to Translational Science, 2021, 6(4): 384–387.

多发性骨髓瘤药物临床试验中应用
微小残留病的技术指导原则

一、概述

多发性骨髓瘤（multiple myeloma，MM）是一种克隆浆细胞异常增殖的血液系统恶性疾病，多发于老年人，目前仍无法治愈。

在 MM 治疗过程中，通常参考 2006 年国际骨髓瘤工作组（International Myeloma Working Group，IMWG）的传统疗效标准[1]进行评估；然而随着多种作用机制新药的批准，MM 的治疗模式逐渐发生变化，新型药物大大提高了多发性骨髓瘤治疗的缓解深度。原有传统疗效评估标准，很难有效反映缓解深度的变化。微小残留病（minimal residual disease，MRD）通常在患者达到完全缓解（complete response，CR）的基础上进行检测，可在低于传统形态学检测多个数量级下检测恶性肿瘤是否持续存在。MRD 是肿瘤负荷的常用指标，可反映患者对治疗的反应，也可用作评估患者未来复发风险的预后工具。IMWG 在 2016 年更新了治疗应答标准，在原有传统疗效评估标准之外，增加了 MRD 疗效标准[2]。

在 MM 的临床试验中，常采用无进展生存期（progression-free survival，PFS）作为反映患者获益的疗效终点；虽然 MM 仍然是无法治愈的疾病，但研究显示，随着新药的上市，患者缓解和生存时间明显延长，新诊断的 MM 患者中位生存时间（overall survival，OS）已经由 2~3 年延长至将近 10 年[3]，因此有必要寻找恰当的替代终点，以便在更早的时间点评估新疗法的疗效。多项研究表明，在获得完全缓解的患者中，MRD 转阴与患者的 PFS 密切相关[4]；这使得使用 MRD 作为潜在替代终点以加速药物开发更受关注[5, 6]。

本技术指导原则针对在我国研发的 MM 新药，对临床研究，尤其是关键性注册临床研究中进行 MRD 检测提出观点和建议，供药物研发的申请人和研究者参考。有关 MM 新药临床研究计划和具体设计、MRD 检测的方法学细节、伴随诊断研发的具体要求等内容，未被涵盖于本技术指导原则的范畴。

应用本技术指导原则时，还请同时参考国际人用药品注册技术协调会

（International Council for Harmonisation of Technical Requirements for Pharmaceuticals for Human Use，ICH）和其他国内外已发布的相关技术指导原则。

二、多发性骨髓瘤的微小残留病检测

（一）骨髓微小残留病检测的方法选择

临床上用于检测 MM MRD 水平的常用方法包括多参数流式细胞术（multiparameter flow cytometry，MFC）和二代测序（next generation sequencing，NGS）。IMWG 指出，二代流式（next generation flow，NGF）或二代测序 NGS 可作为检测 MM 骨髓 MRD 的方法。

MFC 可以使用细胞表面及细胞质标记物检测、定量肿瘤细胞和正常浆细胞；NGF 在 MFC 的基础上，进一步提高了灵敏度。对于浆细胞的鉴定，一般联合使用 CD38 和 CD138，同时，CD19、CD56、CD45、CD38、CD27、CD20、CD28、CD33、CD117 和表面膜免疫球蛋白的异常表达模式也可以表征单克隆浆细胞的表型[7]。需注意的是，随着针对 MM 细胞表面抗原新药相继被用于临床，有些疗法可能会阻断 MM 细胞表面抗原达数月之久，因此可能对 NGF 检测产生干扰。

NGS 在测量骨髓瘤的 MRD 时比传统的流式细胞术更敏感，该方法通过使用聚合酶链式反应（polymerase chain reaction，PCR）和 NGS 定量鉴定患者骨髓样本中重排的基因序列（如 VDJ，IgK，IgL 等），以此识别克隆型。通过监测克隆型，可以在治疗后和复发时的随访样本中评估 MRD。但是，NGS 目前主要见于商业化平台应用，在国内的应用时间短，各实验室之间并没有统一的操作标准，无法保证结果的一致性。

用于 MM MRD 检测方法各有优劣，目前并不对临床试验中的检测方法进行特别要求。申请人应该根据目标人群选用适用性强、敏感性和特异性高、可重复性良好，且有充分的数据证明其检测结果临床意义的检测方法。检测方法的灵敏度应不高于 MRD 临界值。在以 MRD 为终点的某一项临床试验中，应该采用统一的 MRD 检测方法，并在研究方案中预先明确。如果计划在一项临床研究中同时采用多种方法进行 MRD 检测，应该提前说明以哪种方法的检测结果进行主要分析，并建议对不同检测方法的结果做一致性分析。如确需将不同检测方法数据合并作为单次 MRD 测量结果时，应预先定义合并原则，并确保合并原则的科学合理性。

（二）骨髓微小残留病检测要求

针对具体的检测方法，在临床试验方案的制定过程中应结合该检测方法的特征和局限性拟定标准或解决方案。

1. 细胞学检测方法

申请人如果计划在临床试验中采用细胞学方法，即 NGF 进行 MRD 检测，至少应该说明或考虑以下问题：

- 预先规定标本采集时需要获得的细胞数下限。
- 预先考虑可能影响样本及细胞稳定性的因素（例如标本稀释、运输耗时过长、保存条件等），提出预防措施和 / 或解决方案。
- 使用一致的抗体和荧光组合，并经过灵敏度水平的验证。
- 使用一致的分析模板（如设门策略）。
- 提前分析治疗是否会影响某一抗原的可检测性，并提出解决方案。
- 评估治疗后正常的骨髓细胞被误读为肿瘤细胞的可能性。

2. 分子学检测方法

申请人如果计划在临床试验中采用 NGS 方法进行 MRD 检测，至少应该说明或考虑以下问题：

- 提出针对核酸质量和数量的要求。
- 通过计算核酸含量获得细胞数量时，应该考虑设立内部对照，以避免因核酸质量问题导致的假阴性。
- 明确是否需要获得 / 保存诊断、复发或进展时的样本，用于确定克隆型。
- 关注因克隆型转变、改变分析方法或其他原因导致的检测失败，对相关情形进行跟踪总结，并分析检测失败原因。

3. 样本采集

在临床试验中使用任何技术平台进行 MRD 评估时，申请人应考虑以下几点：

- 预先说明分析前的程序，并确保使用的样本采集和储存程序适当，能够获得所需最低细胞数下限。
- 考虑采集骨髓标本时容易被血液稀释（具体而言，为使程序能够获得所需数量的事件或核酸数量而所需的骨髓量）。
- 尽管用高度敏感的技术可以在外周血中检测到少量的恶性细胞，但目前针对 MM，检测样本限于骨髓，外周血中的评估被作为探索性研究。

三、多发性骨髓瘤新药研发中的微小残留病应用

（一）微小残留病临界值

目前在 MM 中骨髓 MRD 阴性（或不可测）意味着骨髓中每 100,000 个有核细

胞中的骨髓瘤细胞少于 1 个（即 MRD 水平 $< 10^{-5}$）。根据检测方法，有如下定义[8]：

（1）NGF MRD 阴性：应用 NGF 检测，骨髓无表型异常的克隆性浆细胞，流式采用 EuroFlow 标准操作规程（或者应用经过验证的等效方法），临界值为 10^5 个有核细胞中可检测出少于 1 个克隆性浆细胞。

（2）NGS MRD 阴性：可采用 PCR 扩增结合 NGS 深度测序方法，检测患者骨髓细胞中肿瘤浆细胞 IgH（VDJH）、IgH（DJH）或 Ig-Kappa（IGK）克隆性重排为阴性。临界值为 10^5 个有核细胞中可检测出少于 1 个克隆性浆细胞。

随着检测技术的发展和治疗手段的更新，具体的 MRD 临界值可能会发生变化。申请人应提供具体的 MRD 临界值依据。

（二）早期探索性临床研究中的应用

建议申请人在早期探索性临床研究中即对受试者进行 MRD 状态的监测；如果研究对象为既往接受过治疗的患者，建议充分收集受试者既往治疗过程中的 MRD 相关信息。监测的方法和流程应该符合临床实践中形成的共识。早期探索性临床试验中获得的 MRD 相关数据可以为推荐剂量、目标人群的选择提供依据，也可用于分析 MRD 状态与临床终点之间的相关性。

（三）关键性注册临床研究中的应用

对于新药关键性注册临床研究，MRD 信息的收集和 MRD 状态的监测在人群的选择和富集、疗效判断和疾病监测的过程中有重要价值。

1. 人群选择 / 人群富集

申办方可以使用 MRD 水平作为分层因素，以选择高风险患者，或富集试验人群。

例如，在以复发难治性 MM 为目标人群的临床试验中，可收集患者既往治疗 / 末次治疗缓解状态中的 MRD 水平，作为随机分层的因素；以新诊断患者为目标人群时，以是否实现 MRD 阴性或 MRD 水平对其他有效性指标进行亚组分析。

再如，在以计划接受维持治疗 / 移植的患者作为目标人群时，可采用 MRD 水平作为富集人群的生物标记物，将既往治疗史不同，但均获得严格完全缓解（stringent complete response，sCR）/ 完全缓解（complete response，CR）的 MM 患者纳入同一研究，以扩大潜在受试人群。

2. 疗效终点

MRD 阴性率：在 MM 治疗中，一般先进行传统的疗效评估，在临床研究中当患者进入完全缓解后再进行 MRD 疗效评估。对 MRD 阴性率进行计算时，可用达到 CR 的所有受试者作为分析人群，也可用所有接受治疗的受试者作为分析人群，取决于临床试验所纳入的受试人群和计算反应率所针对的具体问题。

作为疗效终点时，应该基于意向治疗（Intent-to-treat，ITT）人群计算 MRD 阴性率，而非经试验治疗后达到 CR 人群或 MRD 可评估人群（可作为敏感性分析人群），因各种原因未进行 MRD 评价或检测失败的受试者不应被计为 MRD 阴性者。

对于伴有髓外浸润的 MM 患者，应关注髓外病灶的清除。由于 MM 细胞全身分布存在不均一性，逃逸治疗的 MM 肿瘤细胞可在骨髓以外形成髓外病变，针对骨髓的 MFC 和 NGS 法检测无法反映髓外疾病，单一 MFC 和 NGS 检测阴性可能低估处于 sCR 的患者体内存在的 MM 肿瘤负荷；因此，建议申请人关注使用成像技术（如正电子发射计算机断层扫描、磁共振成像）综合髓外病灶及骨髓 MRD 评估疾病总体缓解情况。

当考虑在 MM 临床试验中使用 MRD 时，建议申办方与监管机构提前沟通讨论如何评估髓外疾病以及是否应将影像学纳入缓解评估中。关于影像学评估的相关要求，应在具体试验中另行讨论，不在本技术指导原则中阐述说明。

持续 MRD 阴性：通常定义为 NGF 或 NGS 检测骨髓 MRD 低于临界值，并且影像学检测阴性，至少间隔 1 年的 2 次检测均为阴性。

MRD 阴性的持续时间：通常定义为从达到 MRD 阴性（MRD 不可检测）到 MRD 重新出现的时间。该终点仅适用于达到 MRD 阴性的患者。

需要注意的是，虽然已有相当充分的证据表明 MRD 水平与复发风险 / 长期预后高度相关，但其相关程度的认识可能随对疾病认识的深入、新治疗手段的出现和 MRD 检测技术的改进发生变化。MRD 反应率作为疗效终点的监管考虑可能因产品的作用机制、治疗目的有所调整，申请人在开展关键性临床研究之前应与监管机构进行充分的沟通交流。

3. 微小残留病的检测时机

MRD 检测的时机取决于治疗方案和研究目标，应在方案中预先规定。如试验人群是不符合移植条件的患者，建议在治疗后，患者达到 sCR/CR 时进行 MRD 检测；如试验人群是符合移植条件的患者，试验治疗是作为移植前诱导治疗时，MRD 检测建议在治疗后患者获得最佳反应时，以及移植后第 100 天时分别进行检测；如试验治疗是作为维持治疗，建议在开始维持治疗前和随访期间进行 MRD 检测，可根据疾病缓解情况制定 MRD 检测的频率及时机。

4. 对临床研究开展和执行的其他要求

无论采用何种检测方法，在关键性注册临床试验中应采用中心实验室的检测结果，对 MRD 状态进行确认或作为相关疗效指标的计算依据。此外，建议进行以下探索性分析，以了解 MRD 的预后价值及其在监管方面的潜力：

（1）建议在不同临界值下（例如，分别以 10^{-4}，10^{-5}，10^{-6}，作为 MRD 临界值），分别对 MRD 阴性率进行分析。

（2）建议采用中心实验室进行检测，并对检测失败的情况进行跟踪统计并做分析。申请人应该在新药注册时提供中心实验室 MRD 检测的操作流程说明。

（3）在开展 MM 新药的临床研究时，应尽可能获得接受筛选者 / 受试者诊治过程中可能影响后续 MRD 评价的信息，和既往 MRD 水平监测的完整记录（包括 MRD 达阴性的时间、MRD 水平、MRD 复发时间等）。建议尽可能获得既往 MRD 检测的完整信息，例如检测方法、实验室信息和检测报告；尽可能获得初次诊断时或诊断复发时 / 试验药物用药前的相关信息。

（4）建议在研究中对同时满足以下疗效标准的有效性进行分析：影像学检查证实髓外病灶清除、骨髓检测达到 MRD 阴性标准，且恢复正常浆细胞（正常重 / 轻链比）。

四、总结

本技术指导原则旨在阐述监管机构当前对 MM 新药临床研究中应用 MRD 的观点和认识，不具有强制性的法律约束力。期望通过明确 MRD 对于 MM 新药研发的价值，对临床试验中 MRD 的检测方法、临界值、检测计划、相关信息 / 数据的采集提出规范化要求，以提高临床试验中 MRD 检测结果的可靠性和可比性。本技术指导原则不能涵盖 MM MRD 检测和评价的全部内容，鼓励研发从业者与监管机构及时沟通，持续完善本技术指导原则。

五、参考文献

[1] Durie B, Harousseau J L, Miguel J S, et al. International uniform response criteria for multiple myeloma [J]. Leukemia, 2006, 20 (9): 1467–1473.

[2] Kumar S, Paiva B, Anderson KC, et al. International Myeloma Working Group consensus criteria for response and minimal residual disease assessment in multiple myeloma [J]. Lancet Oncol, 2016, 17 (8): e328-e346. DOI: 10.1016/S1470-2045 (16) 30206-6.

[3] Manasanch EE. What to do with minimal residual disease testing in myeloma [J]. Hematology Am Soc Hematol Educ Program, 2019 (1): 137–141.

[4] MunshiNC, Avet–LoiseauH, RawstronAC, et al.Association of minimal residual disease with superior survival outcomes in patients with multiplemyeloma: a Meta–analysis [J]. JAMA Oncol, 2017, 3 (l): 28–35.

[5] European Medicines Agency. Guideline on the use of minimal residual disease as a clinical endpoint in multiple myeloma studies (draft).https://www.ema.europa.eu/en/guideline–use–minimal–residual–disease–clinical–endpoint–multiple–myeloma–studies.

[6] FDA. Hematologic Malignancies: Regulatory Considerations for Use of Minimal Residual Disease in Development of Drug and Biological Products for Treatment [EB/OL] (2020/1/24) [2020/4/24]. https://www.fda.gov/drugs/media/134605/download.

[7] Oliva S, D'Agostino M, Boccadoro M, et al. Clinical Applications and Future Directions of Minimal Residual Disease Testing in Multiple Myeloma [J]. Frontiers in Oncology, 2020, 10: 1–10.

[8] 中国医师协会血液科医师分会，中华医学会血液学分会，中国医师协会多发性骨髓瘤专业委员会.中国多发性骨髓瘤诊治指南（2020 年修订）[J].中华内科杂志 2020 年 59 卷 5 期，341–346 页.

慢性髓细胞白血病药物临床试验中检测微小残留病的技术指导原则

一、概述

染色体易位 t（9；22）（q34；q11）形成的费城染色体（Ph）是慢性髓细胞白血病[①]（Chronic myeloid leukemia，CML）的标志性特征，分子水平表现为 22 号染色体的 BCR 基因和 9 号染色体上的 ABL1 基因形成的 BCR-ABL1 融合基因。靶向 BCR-ABL1 融合基因的酪氨酸激酶抑制剂（Tyrosine kinase inhibitor，TKI）出现后，CML 患者体内的肿瘤细胞被深度清除，显著改善了患者的生存预后及生活质量。接受 TKI 治疗的慢性期（chronic phase，CP）患者不但追求主要分子学反应（Major molecular response，MMR），同时还强调早期分子学反应（Early molecular response，EMR）和稳定的深度分子学反应（Deep molecular response，DMR）。临床试验结果表明，接受 TKI 治疗获得深度分子学反应持续超过 2 年的 CML 患者，有可能实现无治疗缓解（Treatment-free remission，TFR），因此，CML 逐渐成为一种可长期生存的慢性疾病。由于深度而持久的分子学反应显著延长了 CML 患者的无事件生存期（Event free survival，EFS）、无进展生存期（Progression free survival，PFS）和总生存期（Overall survival，OS），新药研发关键性注册研究中采用上述临床终点作为主要疗效终点越来越不可行，而广泛地使用某一治疗节点上的分子学反应作为替代终点。

临床实践和新药研究中，通过对 CML 患者进行分子学水平微小残留病（Minimal residual disease，MRD）的监测实现对患者的分子学反应评价。因此，对 CML 患者进行规范的分子学水平 MRD 监测对于评价是否达到最佳治疗效果至关重要，在恰当的时间点进行 MRD 检测已经成为 CML 治疗过程中的常规手段。然而，国内尚无技术要求或行业标准对 CML 新药临床试验中进行 MRD 检测的方法、界值、数据 / 信息采集计划提出要求，也未明确 MRD 检测用于新药注册的实际价值。临床实践中实验室检测方法缺乏充分的标准化和规范性，导致检测结果的稳定性、可靠性不理想，给正确解读新药临床试验的有效性结果带来挑战。

[①] 注：疾病名"慢性髓细胞白血病"采用全国科学技术名词审定委员会编撰的《血液学名词》中的表述。

本技术指导原则针对在我国研发的用于治疗 Ph+ CML 的新药，对临床研究尤其关键性注册临床研究中进行 MRD 检测提出观点和建议，供药物研发的申请人和研究者参考，不具有强制性的法律约束力。有关 CML 新药临床研究计划和具体设计、MRD 检测的方法学细节、伴随诊断研发的具体要求等内容，并非本技术指导原则的重点。

应用本技术指导原则时，还请同时参考国际人用药品注册技术协调会（The International Council for Harmonisation of Technical Requirements for Pharmaceuticals for Human Use，ICH）和其他国内外已发布的相关技术指导原则。

二、CML 的 MRD 检测

（一）MRD 检测的方法选择

新药临床试验中，应采用实时定量逆转录聚合酶链式反应（Real-time quantitative reverse-transcription polymerase chain reaction，RQ-PCR）在分子学水平对 CML 患者进行治疗过程中的 MRD 监测，以确定患者体内 *BCR-ABL1* 融合基因信使核糖核酸（message ribonucleic acid，mRNA）的拷贝数水平。无论 CML 患者的疾病分期和治疗阶段，采用骨髓细胞遗传学核型分析或者荧光原位杂交（Fluorescence in situ hybridization，FISH）检测的细胞遗传学水平反应程度都不能代替分子学水平的 MRD 检测。

典型的 CML 患者为 *BCR-ABL1*（P210）型；另有不到 5% 的 CML 患者，融合基因为 *BCR-ABL1*（P230）型、*BCR-ABL1*（P190）型或其他变异类型。应该在临床研究中根据 CML 患者的融合基因型为所有患者预先拟定 MRD 的检测方案。若计划纳入新诊断或已明确复发的患者，应该采用定性或 RQ-PCR 确定 *BCR-ABL1* 融合基因的类型；若计划纳入既往经过治疗且仍处在低肿瘤负荷状态的患者，至少应该获得初诊时 *BCR-ABL1* 融合基因类型的报告，以便治疗期间采用适宜的 MRD 监测方案。

（二）MRD 检测的方法学要求

临床试验中，应该提供详细的 RQ-PCR 操作方案和规范，明确定量方法，指定对照、试剂、仪器、引物和探针序列，提供稳定的公共体系和标准品，并对实验室的检测能力（敏感度）和管理体系提出要求。

应采用国际标准（International scale，IS）对 *BCR-ABL1*（P210）mRNA 的拷贝数水平进行报告。通常选择 *ABL1* 作为内参基因，以 *BCR-ABL1* 拷贝数与 *ABL1* 拷贝数的比值代表 *BCR-ABL1* 融合基因的 mRNA 水平。也可以选择国际上推荐的其他内参基因，但同一研究中内参基因应该固定。IS 将标准化的基线值定为 100%，并采用对数标尺报告 *BCR-ABL1* mRNA 水平相比于基线的下降程度以反映分子学反应深度，例如 BCR–ABL1^{IS} 为 1% 代表相比于基线值下降了 2–log，0.0032% 则代表下降了 4.5–log。

骨髓和外周血都可用于 CML 患者诊断及治疗过程中的分子学检测，但治疗过程中 MRD 状态检测和监测的最佳样本为外周血。为保证结果的准确性，每份样品的目的基因及内参基因均应该做平行管或二次扩增；在目的基因拷贝数很低时，若平行管之间拷贝数差异＞2 倍还应该进行第三次扩增。

（三）实验室要求

临床试验中应采用中心实验室进行 *BCR-ABL1* mRNA 拷贝数水平检测，应以中心实验室的检测结果作为相关疗效指标的计算依据。本地实验室可以采用与中心实验室不同的 RQ–PCR 操作方案和操作规范，但本地实验室和中心实验室检测结果的一致性将对有效性结果的评价产生影响。

中心实验室必须获得进行 BCR–ABL1^{IS} 转换的转换系数（Conversion Factor，CF），并通过定期的评估即室间质控样品比对校正来保证 CF 持续准确。所选择的临床研究中心应具备已获得 CF 值的本地实验室，或可在不影响受试者诊疗的情形下将样本送往已获得 CF 值的实验室进行检测。建议中心实验室和本地实验室的检测敏感度应达到可检测的 *ABL1* 拷贝数 ≥ 32,000。

三、CML 新药研发中的 MRD 应用

（一）分子学反应的定义

临床实践中常用的 CML 分子学反应定义如表 1 所示。

表 1　慢性髓细胞白血病分子学反应定义

分子学反应	定 义
主要分子学反应（MMR）/ MR3.0	BCR–ABL1^{IS} ≤ 0.1%（*ABL1* 拷贝数 ≥ 10,000），即 BCR–ABL1 拷贝数相比于基线下降 3–log
MR4.0	BCR–ABL1^{IS} ≤ 0.01%（*ABL1* 拷贝数 ≥ 10,000），即 BCR–ABL1 拷贝数相比于基线下降 4–log
MR4.5	BCR–ABL1^{IS} ≤ 0.0032%（*ABL1* 拷贝数 ≥ 32,000），即 BCR–ABL1 拷贝数相比于基线下降 4.5–log
MR5.0	BCR–ABL1^{IS} ≤ 0.001%（*ABL1* 拷贝数 ≥ 100,000），即 BCR–ABL1 拷贝数相比于基线下降 5–log
早期分子学反应	治疗 3 个月时 BCR–ABL1^{IS} ≤ 10% 或治疗 6 个月时 BCR–ABL1^{IS} ≤ 1%

MR=molecular response，分子学反应；MMR=major molecular response，主要分子学反应。

分子学反应（Molecular response，MR）的程度和发生的时间都对判断其临床价值具有意义。在治疗开始后 12 个月内任何时间点获得稳定的主要分子学反应（MMR）是 CML 一线 TKI 和二线 TKI 治疗的目标。MR4.0 和 MR4.5 是在 MMR 的基础上所追求的深度分子学反应（DMR），持久的 DMR 是实现无治疗缓解（Treatment-free remission，TFR）的前提。丧失 MMR 或出现耐药性 BCR-ABL1 激酶区突变被认为是对当前治疗分子学反应的终止。其中丧失 MMR 定义为已经实现 MMR 的患者再次出现 2 次 BCR-ABL1^{IS} > 0.1%（同一份样本应分析两次，4~6 周内另行取样并进行检查）。若出现经过证实的 CHR 丧失或 CCyR 丧失或进展至 AP/BP 或死亡，则可以在没有 MMR 评估的情况下同时判断为丧失 MMR。

（二）早期探索性临床研究中的应用

考虑到 MRD 对于 CML 患者的诊疗具有非常重要的临床价值，无论目标人群为何种疾病阶段和治疗史的患者，均应在早期探索性临床研究中对受试者进行规范的 MRD 监测，并且充分收集各种水平的分子学反应数据。监测的方法和流程应该符合临床实践中形成的共识。早期探索性临床试验中获得的 MRD 相关数据可以为推荐剂量、目标人群的选择、关键性注册研究的设计提供依据，也可用于分析 MRD 状态与临床终点之间的相关性。

（三）关键性注册临床研究中的应用

治疗过程中的 MRD 状态是衡量一种 CML 新药临床价值的关键指标。对于接受一线或二线 TKI 治疗的慢性期患者而言，多数患者经过 TKI 治疗可以获得与健康人相似的预期生存期，追求更早、更深、更持久的分子学反应是新药研发的首要目标。在实现 MMR 的基础上，获得持久的 DMR 并实现 TFR 是下一个治疗目标。对于多次复发的 CP 患者，以及加速期（Accelerated phase，AP）和急变期（Blastic phase，BP）患者，分子学水平的 MRD 监测也是评价治疗获益的重要手段。

1. 人群选择

分子学反应的发生时间、深度和持续时间对判断患者的长期预后至关重要，申请人应该考虑将 MRD 作为临床试验中的随机分层因素、筛选高风险人群的指标或亚组分析的生物标志物。例如，在以既往接受过 TKI 治疗的 CML 患者为目标人群的临床试验中，可收集患者既往治疗 / 末次治疗是否实现 MMR 或达到的 MRD 水平，作为随机分层的因素；以新诊断患者为目标人群时，以是否在某一时间节点实现 MMR 或分子学反应程度对其他有效性指标进行亚组分析。

2. 人群富集

MRD 状态也可以成为 CML 临床研究中富集人群的指标。例如，接受 TKI 治疗的过程中，部分患者在不同治疗节点的 BCR-ABL1^{IS} 水平符合当时的"警告"标准，可将这类患者纳入同一研究以探索当前治疗药物的更优剂量，或新药是否可获得比当前药物更具优势的治疗反应；可将当前治疗过程中丧失分子学反应或未在12 个月内获得 MMR 作为未在分子学水平实现治疗目标的人群富集依据。

3. 疗效终点

对于新诊断或一线 TKI 治疗失败的 CML-CP 患者最佳治疗反应为起始治疗后12 个月内实现稳定持久的 MMR，临床试验的主要疗效终点应反映这一治疗目标。对作为主要疗效指标的 MMR 进行计算时，应该仅将在规定的评估节点时被评价为 MMR 的受试者判断为反应者，而不包括曾经获得过 MMR 但已经丧失 MMR 的受试者。新产品应该开展与现有一代或二代 TKI 产品相比较的随机对照研究，证明其在获得 MMR 方面更具优势，同时对缓解持续时间、EMR、DMR（MR4.0 和MR4.5）、至反应时间、各评估节点时的分子学反应率等指标进行全面的比较分析。申请人应该基于前期探索研究获得的数据，在开展关键性注册研究之前，与审评部门就对主要疗效指标进行主要分析的时间节点、支持注册的最短随访时间等达成一致。考虑到 CML 患者接受 TKI 治疗后，普遍可获得较长的 EFS、PFS 和／或 OS，因此要求新产品上市之前观察到上述临床终点层面的治疗获益并不现实。然而，强烈建议申请人在新产品基于分子学反应率获批上市后，继续在关键性注册研究中对试验组和对照组的长期治疗获益（例如 PFS 和 OS 等）进行随访和比较；考虑到DMR 及其持续时间对实现 TFR 具有重要意义，应在后期随访中对相关指标持续进行评估和分析。

对于多次复发的 CML-CP 患者，以及 CML-AP 和 CML-BP 患者，当前的临床实践并不追求 MMR。但是针对这部分患者人群的临床试验，也应将分子学反应相关指标列入次要疗效指标，作为有效性评价的支持性数据。

受试者已经实现完全血液学缓解（Complete hematologic response，CHR）是对MMR 以及 DMR 进行评价的前提。作为疗效终点时，应该基于意向性治疗（Intent-to-treat，ITT）人群计算分子学反应率，而非经试验治疗后达到 CHR 人群或分子学反应可评估人群（可作为敏感性分析人群）。因各种原因未进行 MRD 评价或检测失败的受试者不应被判断为反应者。需要注意的是，当前对于分子学反应与 CML长期生存的相关性研究均基于已有的 TKI 产品。不排除在新的 TKI 产品中观察到不同规律的可能性，也不排除未来出现并非以 BCR-ABL1 作为治疗靶点的新产品。审评部门对分子水平 MRD 监测在 CML 新药研发中的监管考虑可能因产品的作用机制、治疗目的有所调整，申请人在开展关键性临床研究之前应与审评专业技术机构进行充分的沟通交流。

4. 检测时间点或时间窗

应该至少每 3 个月进行一次 *BCR-ABL1* mRNA 水平检测，即使受试者已经获得了 MMR 或实现 TFR。获得 MMR 且持续缓解时间超过 24 个月的受试者，可以酌情降低检测频率至每 6 个月一次，直至当前治疗首次给药后至少 5 年或丧失分子学水平反应。接受异基因造血干细胞移植的受试者应该在移植前后均进行 *BCR-ABL1* mRNA 水平检测。未达到最佳反应，或已达到 MMR 但 *BCR-ABL1* mRNA 水平出现增高趋势的受试者，应该适当增加检测频率。未获得最佳疗效、治疗失败或出现病情进展时、AP 和 BP 患者在接受治疗前应进行 *BCR-ABL1* 激酶区突变检测。

四、总结

本技术指导原则阐述了药品审评专业技术机构当前对抗 CML 新药临床研究中 MRD 检测的观点和认识，通过明确 MRD 对于 CML 新药研发的价值，对临床试验中 MRD 的检测方法、临界值、检测计划、相关信息/数据的采集提出规范化要求，实现提高临床试验中 MRD 检测结果可靠性和可比性的目的。本技术指导原则不能涵盖 CML MRD 检测和评价的全部内容，鼓励研发从业者与药品审评专业技术机构及时沟通，持续完善本技术指导原则。

参考文献

1. FDA. Hematologic Malignancies: Regulatory Considerations for Use of Minimal Residual Disease in Development of Drug and Biological Products for Treatment[EB/OL]. (2020/1/24) [2021/5/11]. https://www.fda.gov/drugs/media/134605/download.

2. FDA. Table of Surrogate Endpoints That Were the Basis of Drug Approval or Licensure[EB/OL]. (2021/3/31) [2021/5/11]. https://www.fda.gov/drugs/development-resources/table-surrogate-endpoints-were-basis-drug-approval-or-licensure.

3. 秦亚溱，主鸿鹄. 慢性髓性白血病分子监测手册 [M]. 北京：人民卫生出版社，2013.

4. 中华医学会血液学分会. 慢性髓性白血病中国诊断与治疗指南 (2020 年版) [J]. 中华血液学杂志 , 2020, 41 (5): 353–364.

5. 中华医学会血液学分会试验诊断学组，中国慢性髓性白血病联盟专家组. 中国慢性髓性白血病诊疗监测规范 (2014 年版) [J]. 中华血液学杂志 , 2014, 35 (8): 781–784.

6. Hochhaus A, Baccarani A, et al. European LeukemiaNet 2020 recommendations for treating chronic myeloid leukemia. Leukemia. 2020, 34 (4): 966–984.

7. Hochhaus A, Saussele S, et al. Chronic myeloid leukaemia: ESMO clinical practice guidelines for diagnosis, treatment and follow-up. Annals of Oncology. 2017, 28 (suppl 4): iv41–iv51.

8. Soverini S, De Benedittis C, et al. Best practices in chronic myeloid leukemia monitoring and management. Oncologist. 2016, 21 (5): 626–33.

抗 HIV 感染药物临床试验技术指导原则

一、概述

人类免疫缺陷病毒（HIV）感染是一种慢性病毒感染，临床表现可分为急性期、无症状期和艾滋病期。高效抗反转录病毒治疗（HAART）是目前治疗 HIV 感染的最有效措施，HAART 的应用使得 HIV 感染从一种致命性疾病变为一种可以治疗的慢性疾病。但 HIV 感染治疗仍存在各种问题，如需终身治疗；在积极治疗的情况下预后有：无症状长期稳定、致残和死亡等多种情况；相当一部分患者因病毒耐药或药物不良反应等原因导致死亡。同时由于社会对感染者的歧视，也常常给感染者带来沉重的精神压力。另外，晚期并发症的治疗给家庭和社会带来沉重的经济负担和社会问题。目前 HIV 感染在全球及我国的流行情况仍然严峻，我国 HIV 感染疫情整体保持低流行状态的同时，部分地区流行程度较高，并且存活的感染者和病人数明显增多，发病人数增加，因而对临床治疗的需求也在增加。

HAART 是目前治疗 HIV 感染的最有效措施。HAART 能将患者体内的 HIV 载量控制至现有检测方法的定量下限（LLOQ）以下，延缓疾病进展，重建机体的免疫功能，改善 HIV 感染患者的预后，提高患者生存质量，阻断母婴传播，降低患者将 HIV 传播给他人的风险。随着研究的深入，新型、高效、安全的抗病毒药物不断问世，HIV 感染抗病毒治疗方案和策略也不断被优化，提高了抗 HIV 感染治疗的疗效。为指导和规范抗 HIV 感染新药的临床研究，促进创新药物的研发，制定本指导原则。

本指导原则对临床试验方案的设计和需要重点关注的问题进行了讨论，旨在为抗 HIV 感染新药临床试验的设计、实施和评价提供一般性的技术指导和参考。由于此类药物的临床治疗和临床试验仍处于探索和发展阶段，本指导原则也会随着这些研究的进展而不断修订和完善。申请人和研究者有创新性的设计也可与监管机构进行沟通交流。

本指导原则主要适用于国内外均未上市抗 HIV 感染的直接抗病毒药物，包括化学药物和治疗用生物制品，不适用于抗 HIV 感染的辅助治疗药物和预防用药。

本指导原则的使用应遵守我国的相关法律、法规和规章，并与其他相关技术指导原则相互参考使用。

二、非临床药效学研究

非临床药效学研究与评价是抗 HIV 药物评价的重要组成部分，对于该类药物的临床试验与临床定位有重要的提示价值。不同的抗 HIV 药物作用机制不同，各有特点，应通过作用机制研究阐明药物作用的主要靶点或病毒复制的阶段。体外抗病毒活性研究是说明药物具有抗 HIV 作用的基础，其主要内容包括药物在不同细胞培养系统中对 HIV 临床分离株和实验室适应株的抗病毒活性测定、细胞毒性测定和治疗指数计算等。血清蛋白可以结合并屏蔽很多药物，从而影响药物的抗病毒活性。因此建议在不同浓度的人类血清中进行药物的抗病毒活性评估，并以此推算在 100% 的人类血清中的抗病毒活性。目前尚缺乏理想的 HIV 感染动物模型，但如果可行，体内药效学研究对于进一步提示药物的抗病毒作用是有益的补充。HIV 具有高度的变异性，极易产生耐药性，耐药性研究有助于确定药物的临床适用范围。应在合适的细胞模型中对 HIV 在药物治疗下产生耐药性的能力以及药物与已上市药物产生交叉耐药性的可能性进行评估。联合用药是目前临床抗 HIV 治疗的基本原则，联合用药的体外药效学研究对抗 HIV 药物的临床应用配伍有提示作用，应视具体情况进行此项研究。抗 HIV 药物非临床药效学研究应按照药物研发的客观规律分阶段持续进行，在进行临床试验前提供必要的、足够的有效性提示信息，在临床试验和临床应用过程中可能根据实际情况和需要进行深入研究。非临床药效学研究的具体内容及相关考虑可参考《抗 HIV 药物药效学研究技术指导原则》。

三、早期临床研究

（一）首次人体试验和人体药代动力学试验

对于首次人体试验，建议在健康成年人中进行单剂量和多剂量递增试验以评估药物的安全性和药代动力学，一般不在 HIV 感染者中进行，以避免由于药物接触而产生耐药性。人体药代动力学试验应遵循相关技术指南。应尽量在上市前开展特殊人群如肝损伤和肾损伤患者的药代动力学研究。

（二）药物相互作用研究

由于抗 HIV 治疗常为联合给药方案，患者需要使用其他多种药物，因此很大程度上可能发生具有临床意义的药物相互作用。此外，多种抗反转录病毒药物会发生潜在的药物相互作用问题（作为受变药和 / 或促变药），这使得抗 HIV 联合给药方案及治疗管理变得复杂。因此必须遵循相关指南，在早期阶段就开展药物相互作用研究，为在临床研究和临床实践中合并用药提供依据和支持。

上市前，并不要求开展所有适用的药物相互作用研究。进入 Ⅱ、Ⅲ 期临床试验前，应完成拟联合用药方案中各药物间的药物相互作用研究。早期研究中，建议优先开展 HIV 伴随感染（例如 HCV、HBV、侵袭性真菌和细菌感染，包括分枝杆菌病）治疗用药物、激素类避孕药物、代谢异常（例如高血脂症）治疗药物、胃食管反流治疗药物和药物依赖管理所用药物的药物相互作用研究。在这些领域，应优先研究无合理替代治疗和存在相互作用可能的临床常用药物。初始申报资料应包括药物相互作用研究的完成计划。

（三）药代动力学 / 药效学（PK/PD）研究

在获得体外药效学数据、健康受试者的初步安全性和药代动力学研究数据基础上，可以考虑进行 HIV 感染者的药代动力学和药效学研究。在 HIV 感染者中进行的 PK/PD 研究，需要充分考虑 PK 采样方式，包括经典药代动力学的富集采样和 / 或群体药代动力学的稀疏采样。通过开展群体药代动力学研究，可以评价一些因素对药物体内暴露的影响，如生理（年龄、性别、体重）、病理（肝肾功能不全、疾病状态）以及联合用药等；可通过模型分析等方法，如构建初步的 PK/PD 模型，建立体内药物暴露与抗病毒疗效或 / 和安全性之间的关系。对于构建的 PK/PD 关系应在随后的临床研究中通过获得的研究数据不断完善，以获得更加可靠的研究结果，为临床试验的进一步推进提供支持。

（四）概念验证试验

在 HIV 感染者中进行的早期药效学试验（首次概念验证试验）可以是单剂量或多剂量的试验，具体取决于该化合物的药理特性。体外药效学和健康志愿者的药代动力学研究可以为研究的剂量和给药方案选择提供支持（例如，针对病毒血浆水平和经蛋白质结合率校正的 EC50/95 值进行比较，以论证目标药动学指数以及 HIV 感染者选用的剂量范围）。疗效评估指标为在短期内 HIV-RNA 水平相比于基线值的降低，可进行用药数天到 2 周的评估，评估的时长取决于药物的种类和细胞耐药性数据，同时进行短期的安全性评估。应在能评估药物疗效的前提下，尽量减少单药治疗的周期从而降低产生耐药性的风险。建议以 HIV-RNA 水平较基线值的平均变化作为主要终点。早期人体药效学试验可以考虑以下设计：

• 单药治疗随机对照试验。该试验用于 HIV 初治或经治无耐药患者（对所有已批准药物完全敏感、初治或既往接受过治疗但有充分记录的治疗史且证明无病毒学失败），在多个剂量水平下比较临床试验性新药和安慰剂的疗效。试验周期取决于细胞实验中预测的药物耐药屏障。耐药屏障较低的药物不适合进行单药治疗研究。耐药屏障较高的药物可进行长达 2 周的研究。

• 功能性单药治疗随机对照试验。该试验用于部分耐药或多发耐药的患者（对多种药物和多种药物类别耐药，无论是否能够构建一种治疗方案，将 HIV-RNA 抑制到 LLOQ 以下)，在多个剂量水平下比较临床试验性新药和安慰剂的疗效。将一种新药添加到不能产生完全病毒抑制的治疗方案中，被称为功能性单药治疗。功能性单药治疗不适合长期治疗。可在治疗 2 周或更短的时间内进行初步的疗效评估。在最初的安慰剂对照试验中提示了药物的疗效后，患者可以继续进行长期的开放性治疗以评价药物的安全性，应答的持久性及耐药性的产生。试验方案应对 2 周后背景疗法的调整进行规定，以获得病毒完全抑制的可能性最大化。另外随机分配到安慰剂组的患者可以在 2 周后在最优化的背景疗法基础上接受临床试验性新药的长期治疗。

四、剂量探索研究

通过早期短程单药治疗的浓度 – 病毒动力学及浓度 – 安全性研究，可以初步获得药物的有效性和安全性剂量范围，从而确定剂量探索阶段的给药剂量，一般来说给药剂量提供的暴露量应超过药物对相关 HIV 基因型 / 亚型经蛋白结合调整的细胞培养物 EC_{50} 值的数倍。然而应注意，与核苷反转录酶抑制剂（NRTI）的血浆浓度相比，细胞内三磷酸盐的浓度与药效学关联更大。因此需在充分分析病毒学和药代动力学数据后才能开展剂量探索研究。

剂量探索试验的主要目的是进行与其他抗反转录病毒药物联合使用，探索完整治疗方案下的新药剂量选择和给药方案，获得不同给药方案的疗效和安全性特征，为疗效确证性研究治疗方案的选择提供支持。应在能检测到不同剂量抗病毒疗效差异和耐药性选择风险的情况下进行联合给药研究，如预测在背景治疗方案中添加新药疗效优于单独使用背景治疗方案时可进行联合给药研究。建议采用随机、双盲、对照的试验设计。根据适应症定位选择受试者人群，在较高 $CD4^+$ 细胞计数的患者中获得有价值的疗效和安全性数据后建议纳入重度免疫缺陷的患者或具有症状的患者。根据目标人群的不同，试验设计可有所不同。如对初治或经治无耐药人群，应进行规范的剂量探索试验，疗程至少为 16~24 周，主要终点为 HIV-RNA 水平低于 LLOQ 的患者比例。如为多发耐药人群，可进行灵活的临床试验设计，可采用更短的疗程。

五、确证性研究

（一）研究目的

确证性研究的目的是通过设计良好的随机对照临床试验，确证新药的有效性和安全性，为上市注册提供充分证据。

（二）试验设计和人群

1. 初治或经治无耐药患者

首选的试验设计是随机、盲法、标准治疗对照的非劣效试验。患者随机分组，对照组接受三种药物治疗的标准疗法，试验组则接受新药替换标准疗法中某一种药物，疗程至少 48 周。

如果申办者认为无法在双盲条件下开展试验，则应与监管机构进行充分沟通，寻求监管科学建议。非劣效界值的确定应遵循相关指导原则，采取新的选择方法应进行充分的沟通和讨论。

转换试验

转换试验纳入的患者为应用初始治疗方案病毒完全抑制，随机分配受试者继续现有治疗方案或将其现有治疗方案中的一种（偶尔两种）药物更换为研究新药。由于转换试验无法评估药物 / 治疗方案诱导病毒抑制的能力，只能检查病毒抑制的维持情况，转换试验应在药物获得确证性试验数据或已获批上市的基础上进行，只能支持转换治疗的适应症。转换试验中，患者继续接受至少 48 周的随机分配方案治疗，以便严格评估试验入组时病毒抑制患者中病毒抑制丧失的情况。

2. 多发耐药患者（对多种药物或多种药物类别具有耐药性且无法构建将 HIV-RNA 抑制到 LLOQ 以下的治疗方案）

这一人群往往接受过大量治疗，没有适当的标准治疗作为对照充分描述药效，无法定义非劣效界值，在这一人群中非劣效试验设计通常不可行。

（1）当研究药物为一种新药时，应在背景治疗中添加新药或安慰剂，进行随机、安慰剂对照的优效试验，由于长时间使用失败方案增加了对新药或背景药物耐药的风险，可在给药后 1 周至 2 周评估主要疗效指标。随后在优化的背景治疗基础上，所有患者接受新药，在 24 周时进行第二次评估。

（2）如果同时有两种新药可供研究，可采用析因设计的随机对照优效试验。在这种试验设计中，A 和 B 均为新药，患者可随机分配到下列试验组之一：

- 组 1：已批准药物 + A + B
- 组 2：已批准药物 + A
- 组 3：已批准药物 + B

为了证明药物 A 的疗效，组 1 应优于组 3，而为了证明药物 B 的疗效，组 1 应优于组 2。

3. 部分耐药患者（有药物耐药性但能够构建一种抑制 HIV–RNA 低于 LLOQ 以下的治疗方案）

推荐随机、双盲、阳性药物对照非劣效试验设计。对于这一人群，疗程 24 至 48 周。如果 24 周时分析结果显示新药疗效优于已批准药物，24 周的研究结果可用于上市申请。建议使用以前在大型随机试验中研究过的药物作为对照，以证明非劣效界值选择的合理性。

另一种试验设计是添加治疗优效试验，患者随机分配接受以下新方案：由已批准药物组成的新方案和由已批准药物联合新药组成的方案。通常考虑到患者病史和耐药性后选择该方案中的已批准药物。两组患者需要有足够数量的药物来构建一种完全抑制病毒的治疗方案。但应该注意，如果入组人群中有太多患者具有较多其他治疗选择，特别是药物疗效较好时，那么在该方案中添加另一种药物很难显示出优效性。

（三）随机、分层和设盲

推荐进行随机、双盲试验。在开放性试验中，患者知道自己没有接受新的治疗将更有可能退出试验。当试验设计可能难以进行设盲时，申办方应事先与监管机构进行沟通交流。

申办方应考虑根据重要的基线因素对患者进行分层，包括但不限于以下因素：病毒载量（ < 100,000 拷贝 / 毫升或 ≥ 100,000 拷贝 / 毫升）、CD4$^+$ 细胞计数（ < 200 个 /mm^3 或 ≥ 200 个 /mm^3）。此外，因为可能在高基线病毒载量患者中出现明显的抗病毒疗效差异，因此在初治患者中开展的研究应该包括一部分代表性患者，其基线病毒载量 ≥ 100,000 拷贝 / 毫升。基线耐药性评分（表型、基因型或总体敏感性）可作为有治疗史患者试验的分层因素。

（四）对照药的选择

进行试验时，申办方选择的治疗方案应符合临床实践标准。由于公认的 HIV 治疗标准在不断修订，预期适当的对照方案将随着时间的推移而发生变化。总体而言，应避免将次佳方案作为对照，影响患者今后的治疗选择。

根据临床治疗指南推荐的抗反转录病毒治疗方案，选择基础治疗方案或联合治疗方案，一般至少使用三种阳性药物。通常新药组和对照组采用相同的背景治疗。对于初治或经治无耐药患者的试验，NRTI 新药可与方案中另外两个 NRTI 其中的一个进行比较。在现有的优选方案中，阳性药物对照可选用替诺福韦，拉米夫定或恩曲他滨。选择这些药物做阳性对照是因为：（1）曾在多项临床试验中作为对照，能提供历史数据；（2）获得了临床医师的广泛认可。当在非劣效试验中研究 NRTI 时，第三种药物应选用依非韦伦（EFV）或其他类似的非核苷反转录酶抑制剂（NNRTI），而不应选蛋白酶抑制剂（PI）药物。NRTI 对基于 EFV 方案的疗效能从以往的研究数据中合理地估算出来。这种情况不适用于包含 PI 药物的方案。

如果新药和对照药背景治疗不同（例如分别为替诺福韦/恩曲他滨和阿巴卡韦/拉米夫定），研究开始前应经过充分讨论沟通并取得共识，基础治疗方案应同时作为分层因素。在此情况下，必须采用双盲双模拟方式以支持双盲研究设计。对部分耐药或多发耐药的患者，没有标准的治疗方案。阳性对照药既取决于研究目标人群的基线特征，也取决于阳性对照药物已有的临床试验数据的充分性。

（五）有效性终点

1. 主要终点

初治或经治无耐药患者：使用公认的灵敏检测方法，48 周时 HIV-RNA 水平低于 LLOQ（50 拷贝/毫升）的患者比例。

多发耐药患者：在早期时间点（最长 2 周），HIV-RNA 较基线下降超过 0.5 log10 的患者比例。其他终点如较基线降低 1 log10 患者的比例。

部分耐药患者：48 周时 HIV-RNA 水平低于 LLOQ 的患者比例。如果一种药物预期优于现有药物，可采用 24 周的时间点进行优效比较。

转换试验：使用公认的灵敏检测方法，48 周时 HIV-RNA 大于或等于 LLOQ 的患者比例。本试验终点侧重于评价病毒学失败而不是成功。由于在转换试验中，患者的初始 HIV-RNA 水平已经被抑制在 LLOQ 以下，因此试验关注的重点是基线 HIV-RNA 受抑制且转换至新药或治疗方案后失去病毒学控制的患者比例。

2. 次要终点

包括接受过治疗的患者的病毒载量较基线的平均变化；CD4$^+$ 细胞计数相对于基线的变化。

六、统计学注意事项

临床试验的假设应明确。如果试验有多个假设，要考虑由于多重性问题导致 I 类错误增加而产生的假阳性问题。

抗 HIV 药物临床试验所采用的分析数据集包括意向性治疗人群（ITT）和修正的意向性治疗人群（mITT）。

根据试验目的以及对照组的不同，可采用不同的临床试验设计。非劣效试中，由于不存在所有研究均通用的非劣效界值，需在临床试验启动前对试验的非劣效界值的选取进行仔细研究，可与监管机构进行商讨。非劣效界值的选取可参考国内外相关技术指南。在非劣效试验中，可以进行非劣效和优效性的判断，首先进行非劣效性判断，若非劣效性成立，可进一步进行优效性判断，但这一点应在方案中预先说明。

主要疗效指标的分析应考虑重要协变量调整（如基线 HIV-RNA 水平等）。用于分析的协变量应当预先在方案中说明。对于亚组分析，主要疗效终点的分析应当考虑重要的人口学特征和基线特征，如性别、种族、年龄、区域、基线 HIV-RNA 病毒载量、$CD4^+$ 细胞数、基线耐药评分以及合并肝炎感染等因素。亚组分析的目的是评估不同亚组之间主要疗效终点的一致性。对于不同亚组间的异质性结果，解读需要谨慎。

对于临床试验中数据的缺失没有最优的解决方式。当患者数据缺失无法避免时，应尽力减少试验中数据的缺失，并收集数据缺失的原因及患者最终结局的信息。可以根据既往临床实践经验预判数据缺失情况，在方案中预设合理的估计目标、伴发事件及其处理策略、相应的敏感性分析方法等以减少缺失值所产生的偏倚。

如果进行期中分析，需在方案和统计分析计划中进行说明。确证性临床试验中，采用独立数据监查委员会（IDMC）是合理的，但需说明委员会成员组成、操作流程等详细信息。

七、其他注意事项

（一）复方制剂

固定剂量复合制剂的临床开发应遵循相关法规和技术指南要求。复方中每一组分都应具有其声明的药效；每一种药物的剂量选择应有数据支持；复方组成应有联合用药的基础。

如果复方制剂中包括全新化合物，则需要针对新药开展系统的临床研究。包括但不限于配比探索、剂量探索等，研发计划应与监管机构进行充分的沟通。

如果复方制剂用于取代临床治疗方案中的联合用药，且此治疗方案的安全性和疗效均经临床试验证实（例如具有一项或多项确证性临床试验数据），申请人应根据已获批制剂的给药情况，主要进行空腹和 / 或餐后复方制剂与联合药物给药的生物等效性研究。

如果拟对复方制剂剂量进行调整，可通过对 PK/PD 研究数据进行充分分析后，判断是否需要开展进一步的临床研究，必要时需与监管机构进行沟通交流。

对于在儿童中使用的复方制剂，需特别考虑复方制剂各成份的药物清除率或生物利用度在年龄 / 体重方面的差异，也需考虑可满足剂量调整的规格的需求。

（二）耐药分析

对抗 HIV 感染药物的耐药分析分为基因型耐药分析和表型耐药分析。耐药分析需检测所有病毒学治疗失败的患者，如病毒反弹、无抗病毒应答、抗病毒应答不完全，或提前中止治疗等。概念验证试验和有效性试验中应分析评估 HIV 对研究新药的基因型耐药情况。对于观察到病毒反弹（定义为① HIV-RNA 相对最低值增加 1 log10；或② HIV-RNA 抑制达到低于 50 拷贝 / 毫升水平后 HIV-RNA 升高超过 400 拷贝 / 毫升；或③符合其他耐药标准）的患者，应采用基线和治疗失败时的样本进行表型或基因型的耐药检测。

基因型耐药分析应当在初治或经治无耐药、部分耐药或多发耐药患者人群试验中的所有患者的基线样本中进行，从而建立一个有效的背景对照。此外对基线样本进行分析，以确定 HIV 基因多态性与新药不同抗病毒活性的关系。对于在临床试验中观察到，但没有在非临床病毒学试验中识别和表征的病毒耐药相关多态性，应当对其表型进行研究。

NRTIs/ NNRTIs/PIs 耐药检测：NRTIs、NNRTIs 和 PIs 是目前我国最常见的一线抗 HIV 药物，HIV 对上述三种药物产生耐药，主要体现在 pol 基因 PR 区和 RT 区的突变。对相应的基因片段进行分析，可获得病毒株的耐药情况。RT-PCR 是目前常用的检测方法。

INIs 耐药检测：整合酶抑制剂（INIs）也已在我国临床应用（常见药物为拉替拉韦、多替拉韦和埃替拉韦），了解 INIs 耐药也具有非常重要的意义。

（三）儿童患者研究

在儿童人群进行抗 HIV 感染药物临床试验应严格遵守我国儿科药物临床研发相关指导原则。

一般应在成人患者的临床试验数据证实了药物的安全性和初始抗病毒活性后，才能启动儿童临床试验。儿童治疗研发项目应当涵盖以下内容：

应开发适用于儿童相应年龄段的制剂和配方。

临床药理学研究，包括单剂量或多剂量给药（根据药物具体情况确定）的药代动力学研究，根据药物在不同年龄段儿童（4 周至＜ 18 岁）的药代动力学特点，评估药物的疗效和安全性，并进一步确定儿童的给药剂量。

积累足够的儿童安全性数据库，从而确证新药在儿童患者中的安全性。一般而言，一个包含 100 名（4 周至＜ 18 岁年龄段内且有足够的代表性）接受至少 6 个月治疗的儿童患者的安全性数据库可说明药物的安全性，但这一样本量会因药物的不同特点而有所不同。

应有治疗结束后的长期随访计划，以评估新药对儿童成长和病程发展的影响，以及对病毒学抑制的持久性。至少需进行 3 年的随访。

（四）合并感染乙型或丙型肝炎患者研究

HIV 与 HBV、HCV 的合并感染是临床常见现象，这种合并感染的合并用药治疗临床上也较为常见。特别在某些地区合并感染 HBV、HCV 构成了 HIV 患者的重要组成部分。因此，这些患者在关键研究中可能占据了很大数量，应研究新药在慢性肝炎患者中肝脏的安全性。并根据药物总体安全性特征和药物相互作用的影响进行合理的临床试验设计。

在非临床研究中，当新药表现出对 HIV 共感染病毒（如 HBV）的抗病毒作用时，应对新药潜在的临床作用进行全面评估，包括共感染病毒的药效学、耐药性等。

八、临床安全性

药物暴露人数应该满足相关法规和技术指南的要求，以及统计学要求。当非临床研究或早期临床试验结果提示需要一个较大或持续时间较长的数据库以充分评估潜在的药物毒性时，鼓励申请人与监管机构提前沟通安全性数据库。建议进行 96 周或更长时间的随访，继续收集药物的安全有效性数据，尤其是初治患者或经治无耐药患者。

应进行常规安全性项目的观察，并结合非临床研究结果和同靶点同作用机制药物已有的临床安全性数据，设置特殊针对性安全性观察项目。根据临床试验风险情况，制定风险控制计划。

九、英文缩略语表（英文缩写、英文全文、中文）

HIV	Human Immunodeficiency Virus	人类免疫缺陷病毒
HAART	Highly Active Antiretroviral Therapy	高效抗反转录病毒治疗
CD4$^+$	Cluster of Differentiation 4 Positive T-cell	分化簇 4 阳性 T 细胞
LLOQ	Lower Limit of Quantification	定量下限
HBV	Hepatitis B Virus	乙型肝炎病毒
HCV	Hepatitis C Virus	丙型肝炎病毒
PK/PD	Pharmacokinetic/ Pharmacodynamics	药代动力学 / 药效学

NRTI	Nucleoside Reverse Transcriptase Inhibitor	核苷反转录酶抑制剂
NNRTI	Non-Nucleoside Reverse Transcriptase Inhibitor	非核苷反转录酶抑制剂
PI	Protease Inhibitor	蛋白酶抑制剂
INI	Integrase Inhibitors	整合酶抑制剂
ITT	Intention to-treat	意向性治疗人群
mITT	Modify Intention to-treat	修正的意向性治疗人群
IDMC	Independent Data Monitoring Committee	独立数据监查委员会

十、参考文献

1. FDA. Human Immunodeficiency Virus-1 Infection: Developing Antiretroviral Drugs for Treatment Guidance for Industry. November, 2015.

2. EMEA. Guideline on the clinical development of medicinal products for the treatment of HIV infection. April, 2016.

3. 中华医学会感染病学分会艾滋病丙型肝炎学组，中国疾病预防控制中心. 中国艾滋病诊疗指南（2018 版）. 中华内科杂志, 2018, 52(12): 1-18.

化学药品和治疗用生物制品说明书中儿童用药相关信息撰写的技术指导原则（试行）

一、概述

药品说明书中儿童用药信息缺失或表意不明确是导致儿科不规范处方行为和不合理用药引发儿童用药安全有效性问题的重要原因之一。2006 年原国家食品药品监督管理局颁布了《药品说明书和标签管理规定》（国家食品药品监督管理局令第 24 号），后续又通过《关于印发化学药品和生物制品说明书规范细则的通知》附件的形式颁布了《化学药品和治疗用生物制品说明书规范细则》，对药品说明书中儿童用药信息的撰写提出了基本要求。

2014 年 5 月 21 日，原国家卫生和计划生育委员会等六部委联合下发《关于保障儿童用药的若干意见（国卫药政发〔2014〕29 号）》，明确提出"加强药品说明书管理，对部分已临床使用多年但药品说明书缺乏儿童用药数据的药品，发挥专业协会作用，组织论证、补充完善儿童用药数据，引导企业修订药品说明书"。

为促进企业有序开展起草和完善药品说明书中儿童用药信息的相关工作，更好地指导临床合理用药，特别制定本指导原则。本指导原则可作为起草新批准的生物制品和化学药品说明书和修订已上市相应药品说明书时的参考，不适用于非处方药说明书的撰写。

本指导原则是基于当前药品监管机构在制修订药品说明书时的认识与考虑，随着经验积累及问题总结，将不断完善本指导原则的内容。

二、总体考虑

（一）利于指导临床合理用药，保障儿童患者安全用药

药品说明书中儿童用药相关信息应包含该药品所有已获得的儿童使用信息。围绕批准儿童应用的适应症进行全面且充分的药品使用信息说明，指导临床合理用药。对于未批准儿童应用的成人用药，需在【用法用量】章节中"特殊人群用药"部分和【儿童用药】章节中予以说明。

儿童适应症的批准常常滞后于成人适应症，有时甚至会长时间滞后，因此，临

床上可能会基于成人获批的适应症及相关信息，在同样适应症的儿童患者中标签外使用。为保障儿童患者安全，提示儿童使用时的风险，当有证据提示该药品在儿童相同适应症中使用时会出现严重的安全性风险，且总体风险大于获益时，即使该药品的适应症中不包含儿童适应症，也应在【禁忌】和【注意事项】中予以明确提示。

（二）以科学可靠的证据为基础起草或修订儿童用药信息

起草或修订药品说明书中儿童用药信息时，均应以来源清晰的研究数据为基础，通过科学合理的分析形成制修订依据。在缺乏研究数据或儿童用药的安全有效性证据尚不充分时，不应在说明书中仅采用"儿童请在医师指导下使用"或"儿童用量酌减"等缺乏依据的简单描述。

拟删除儿童用药信息时，除了提供可靠的研究证据之外，还需考虑修订后是否会对已有临床使用人群的获益风险造成严重影响，特别是对于拟删除【用法用量】、【警示语】、【禁忌】等章节的内容时。如确有删除必要，需提供对正在使用该药品的儿童患者的获益风险不会造成严重影响的分析资料。

（三）突出儿童用药特点，清晰准确描述儿童用药信息

药品说明书中儿童用药相关信息应突出儿童用药特点，针对不同年龄段儿童患者的适应症、给药剂量方案、配伍习惯、不良反应特征、注意事项、禁忌等进行清晰准确的描述。特别是对于年龄分段多（或按公斤体重或体表面积分段多），各分段人群的用法用量不同，更应采取清晰明确简洁的呈现方法，避免剂量误用。

通常，儿童用药相关信息应在说明书各章节中进行单独描述。对于与成人应用具有明显差异的内容，除描述儿童情形之外，还应阐述儿童与成人之间差异的原因，便于对儿童用药信息的准确理解和掌握，利于儿童安全用药。

（四）鼓励全生命周期管理药品说明书中儿童用药信息

对于成人与儿童共患病，在批准成人应用之后，建议企业积极考虑向儿童应用的扩展。在获得充分支持儿童应用扩展的研究证据后，在药品说明书中增加儿童用药信息。

对于已批准儿童应用的药品，应关注上市后安全性监测数据的收集，特别关注是否存在与儿童生长发育相关的长期安全性问题，以及与成年患者不同的安全性特征，不断完善药品说明书中儿童用药相关信息，利于全生命周期的药品信息管理。

三、撰写要点

【警示语】

儿童患者应用时所发生的严重的不可逆的安全性风险应列入警示语。例如：该药品的使用会增加儿童患者自杀风险。

【适应症】

应列出该药品已批准用于儿童的全部适应症。

对于适用于儿童全年龄段（0 岁至不满 18 岁）的适应症，可仅表述为"儿童"，无需写明年龄段。例如：本品适用于存在凝血因子Ⅷ抑制物的 A 型血友病（先天性凝血因子Ⅷ缺乏）儿童患者的常规预防治疗，以防止出血或降低出血发作的频率；本品适用于儿童急性淋巴细胞白血病患者的一线治疗。

对于适用于部分儿童年龄段的适应症，需在"儿童"前写明特定的年龄段。例如：本品适用于 1 岁至 6 岁儿童的过敏性鼻炎；本品适用于 6 个月及以上儿童的术前镇静。

对于适用于 12 岁及以上年龄段儿童的适应症，可表述为"青少年"，但仍需在"青少年"前写明年龄段。例如：本品适用于 12 岁及以上青少年的支气管哮喘。

对于适用于特殊发育阶段儿童的适应症，包括早产儿、新生儿，可表述为"早产儿"、"新生儿"，同时写明胎龄。例如：本品适用于胎龄 ≥ 34 周的新生儿肺动脉高压。

【用法用量】

应列出该药品已批准用于儿童的全部适应症的用法用量信息，应按不同适应症分别列出。

对于在所批准的儿童年龄段或公斤（kg）体重范围内的用法用量相同的情况，可直接描述用法用量，无需按照年龄段或公斤（kg）体重进行划分。对于用法用量在不同年龄段或不同公斤（kg）体重范围间有差异的情况，需按照年龄段或公斤（kg）体重范围分别写明相应的用法用量。

建议尽可能以列表形式呈现不同年龄段或不同公斤（kg）体重范围的用法用量。例如：

患者年龄段	给药频率	单次给药剂量
6 个月至 5 岁	每晚一次	每次 1.25mg（2.5ml）
> 5 岁至 12 岁	每晚一次	每次 2.5mg（5ml）
> 12 岁至不满 18 岁	每晚一次	每次 5mg（10ml）

患者体重	第一周	第二周	第三周及之后
30 至 < 50kg	2mg/ 次，每日一次	2mg/ 次，每日两次	3mg/ 次，每日两次
10 至 < 30kg	1mg/ 次，每日一次	1mg/ 次，每日两次	2mg/ 次，每日两次
5 至 < 10kg	0.5mg/ 次，每日一次	1mg/ 次，每日一次	1mg/ 次，每日两次

按体表面积计算剂量时，参照同样撰写建议。

为提高剂量描述的直观性及给药的准确性，建议在用法用量描述中，同时写明剂量相对应的药品数量或计量方法。例如：2mg（1 片）；0.2ml（4 滴）。

应描述与儿童应用有关的配制、服药 / 给药操作、储存条件、需合并使用或不宜合并使用的药物 / 食物等信息。对于静脉给药的注射液和雾化吸入用溶液等剂型，建议写明对给药速度的具体要求。

对于未批准用于儿童的成人用药，应在"特殊人群用药"标题下单独列出"儿童"条目：

1. 该药品仅用于成人疾病，不涉及儿童使用，建议写为"本品不用于儿童"。

2. 该药品可能涉及儿童使用，但尚未批准用于儿童，建议写为"本品尚未批准用于儿童"。

3. 该药品会导致儿童严重的不可逆的安全性风险，建议写为"因本品（简要描述安全性风险情况），本品禁用于儿童"。

【不良反应】

应列出该药品已批准用于儿童的全部适应症的临床研究中报告的和上市后应用中收集的不良反应信息。

根据药品的具体情况，可以考虑逐一描述各项研究中的不良反应信息，也可以合并各项研究后汇总不良反应信息。

对于不同适应症目标治疗人群的病理生理特征及安全性特征相似，且不同适应症间剂量范围跨度不大的情况，可以将不同适应症的不良反应汇总后列出。否则，应按照不同适应症分别列出不良反应信息。

对于在儿童中高发、罕见且难控、可造成严重不良后果（如致畸、致残、死亡）的不良反应，与剂量相关性强的不良反应，与成人发生率或严重程度有明显差异的不良反应，需单独列出，并进行详细描述。

【禁忌】

应列出该药品与儿童应用相关的全部禁用信息，特指由于存在严重安全性风险而禁止用于特定年龄段的儿童、特定身体状态的儿童，或正在使用某些禁止合用药物的儿童的信息。为避免泛化禁忌使用范围，应尽量对限制范围进行准确描述。例如：禁用于新生儿（出生后 28 天内）。

禁忌范围同时涵盖成人和儿童时，可不再单独列出儿童禁忌信息。例如：禁用于对本品任何成分过敏者。

此章节仅对禁忌信息进行概述，详细描述写入【注意事项】中。

有充分证据提示儿童应用该药品会导致严重的不可逆的安全性风险时，建议写为"本品禁用于儿童"。缺乏研究数据不应归为禁忌。

【注意事项】

应列出该药品与儿童应用相关的全部注意事项信息。

应至少包括以下几个方面：

1. 应描述与【用法用量】中写明的"与儿童应用有关的配制、服药／给药操作、储存条件、需合并使用或不宜合并使用的药物／食物等的信息"相关的注意事项，包括使用条件产生的原因及过程中需注意的问题等。

2. 应描述与【不良反应】中写明的"在儿童中高发、罕见且难控、可造成严重不良后果（如致畸、致残、死亡）的不良反应，与剂量相关性强的不良反应，与成人发生率或严重程度有明显差异的不良反应"相关的注意事项，包括对不良反应的发现、处置、随访等的指导和建议。

3. 应描述与【禁忌】中写明的儿童禁用信息相关的注意事项，包括禁忌产生的原因及禁忌人群的筛选方法等。

4. 应描述与儿童应用的长期安全性（如生长、神经行为发育、性成熟）或特殊监测（如身高、体重）有关的任何必要的注意事项。

5. 应描述在儿童用药过程中对日常活动（如学习能力、身体活动）有严重或长期影响或对食欲或睡眠有影响的任何必要的注意事项。

6. 应描述可增加儿童用药安全性风险（毒性作用）的非活性成分（如新生儿或婴儿中的苯甲醇毒性）及与非活性成分有关的安全性风险情况。

注意事项信息同时涵盖成人和儿童时，可不再单独列出儿童信息。

【儿童用药】

应概述该药品在儿童中应用的整体情况，以及相应的临床研究信息。

对于儿童专用药或成人与儿童共用药，概述该药品已批准的儿童应用范围，并写明详细信息所需参见的章节，同时，写明尚未批准的儿童应用范围。例如：本品批准用于6个月及以上儿童的过敏性鼻炎，详见【适应症】、【用法用量】、【不良反应】、【注意事项】、【禁忌】、【药物相互作用】、【药代动力学】。本品尚未开展6个月以下儿童的临床研究，不建议本品用于6个月以下儿童。

对于未批准用于儿童的成人用药，通常包括以下情况：

1. 该药品仅用于成人疾病，不涉及儿童应用，建议写明"本品不用于儿童"。

2. 该药品可能涉及儿童应用，但尚未开展支持儿童应用的临床研究，建议写明"本品尚未开展用于儿童的临床研究"。

3. 该药品完成了儿童应用的临床研究，且研究结果证明该药品不能支持儿童应用的批准，建议写明"不建议本品用于儿童"，并概述已完成的与儿童应用相关的临床研究信息，包括证明该药品不能支持儿童应用的具体临床研究结果，以利于临床用药风险控制，避免儿童不合理使用。

4. 有充分证据提示儿童应用该药品会导致严重的不可逆的安全性风险时，建议写明"本品禁用于儿童"，并概述研究证据，描述重要的安全性信息，以利于临床用药风险控制，避免儿童不合理使用。

【药物相互作用】

应列出该药品涉及的儿童与成人在药物相互作用方面的区别。

区别可能是由于儿童与成人的药物代谢特征存在差异所导致的，建议在【药代动力学】中对儿童药物代谢特征进行描述。

该药品与食物的相互作用也应列出。例如：对于完全以乳类为食物的新生儿，通常包括该药品与乳类的相互作用信息。

【药物过量】

与儿童使用中药物过量相关的信息可以单独列出，特别是涉及的特殊处理或抢救。

【临床试验】

应列出该药品以儿童为受试者而开展的全部临床研究信息，包括支持已批准适应症有效性和安全性的临床研究信息，以及在未批准的适应症上完成的临床研究信息。应列出在成人受试者中开展的支持批准儿童应用的全部临床研究信息（成人数据外推）。建议按照不同适应症分别列出。

描述内容至少包括以下方面：研究目的、研究设计、受试者特征（至少包括疾病诊断、年龄）、纳入分析的受试者例数（试验组、对照组）、主要疗效终点结果（包括与对照药的比较结果）、关键次要疗效终点结果（包括与对照药的比较结果）。临床研究中的安全性数据不在此章节进行描述。

【药理毒理】

应列出该药品在幼龄动物中开展的临床相关的非临床毒理学研究数据。

单独列出"幼龄动物毒性"小项，描述动物种属类型、给药方法（动物给药起始日龄、给药周期、给药途径、给药剂量）和主要毒性表现等重要信息，尤其是对生长发育的影响，以及与成年动物毒性的异同。

当幼龄动物研究数据表明存在不良信号（如长期的安全性信息，包括生长发育或神经认知发育；或者在幼龄动物研究中某年龄组出现安全性担忧，但未在儿科临床研究中进行评估）时，应提供详细的研究数据，并以临床相关术语进行临床相关性分析，包括但不限于：人体等效剂量暴露、试验动物年龄及与人类年龄的近似关系、受影响的器官系统、动物给药时间及与临床使用的关系、不良影响的可逆性、发育延迟（如适用）。

对于未批准儿童应用且未开展儿童应用的临床试验的成人用药，不建议仅在【药理毒理】项列入幼龄动物毒理学内容，尤其是阴性结果，避免引起儿童可安全使用的错误印象。但是，若幼龄动物毒理学试验已发现明显的或特殊的风险，可根据情况写入【药理毒理】项。

【药代动力学】

应列出该药品以儿童为受试者而开展的全部药代动力学研究信息。应列出与批准儿童应用相关的从建模模拟或桥接研究中获得的药代动力学数据。

描述内容至少包括以下方面：儿童药代动力学数据，若不同年龄段儿童间存在差异，应分别描述；与目标治疗人群的生长发育阶段相关的药代动力学特征；与成人药代动力学特征的区别，特别是剂量－暴露－效应关系方面的差异。

参考文献

[1]（原）国家食品药品监督管理局.关于印发化学药品和生物制品说明书规范细则的通知.2006年5月.

[2]（原）国家食品药品监督管理局.关于印发中药、天然药物处方药说明书格式内容书写要求及撰写指导原则的通知.2006年6月.

[3] 国家药品监督管理局.国家药品监督管理局关于发布抗菌药物说明书撰写技术指导原则的通告.2018年5月.

[4] 萧惠来.药品说明书撰写指南.化学工业出版社.2020年9月.

[5] FDA. Pediatric Information Incorporated into Human Prescription Drug and Biological Product Labeling Guidance for Industry. 2019年3月.

[6] European Commission. A Guideline on Summary of Product Characteristics (SmPC). 2009年9月.

[7] European Commission. Revision 1 – Frequently asked questions on SmPC pediatric information (EMA/551202/2010 Rev 1). 2019年3月.

[8] FDA. New Pediatric Labeling Information Database. 2019年7月.

急性非静脉曲张性上消化道出血治疗药物临床试验技术指导原则

一、适用范围

本指导原则旨在为急性非静脉曲张性上消化道出血治疗药物研发提供技术建议。主要针对用于治疗胃或十二指肠溃疡等引起的上消化道出血，治疗其他原因如急性胃黏膜病变等引起的急性非静脉曲张性上消化道出血也可参考使用。本指导原则不涉及预防应激性溃疡、非甾体抗炎药相关溃疡引起的出血等。

本指导原则适用于化学药品和治疗用生物制品的药物研发，仅作为推荐性建议。应用本指导原则时，还应同时参考药物临床试验质量管理规范（GCP）、国际人用药品注册技术协调会（ICH）和其他境内外已发布的相关指导原则。

本指导原则仅代表药品监管部门当前的观点和认识，不具有强制性的法律约束力。随着科学研究的进展，本指导原则中的相关内容将不断完善与更新。

二、概述

本指导原则主要讨论消化性溃疡出血治疗药物研发中临床试验设计的重点关注内容。关于临床试验设计或统计学分析的一般性问题可参考其他相关指导原则。对于其他原因引起的急性非静脉曲张性上消化道出血治疗药物的临床试验设计，建议与药品监管部门沟通。

（一）适应症特点

上消化道出血临床表现为呕血、黑便等，轻者可无症状，重者伴有贫血及血容量减少，甚至休克，危及生命。消化性溃疡出血是我国上消化道出血的首要病因，占比达 50% 以上，为临床最常见的急症之一 [1, 2, 3]。国外一项包括 93 个临床试验的系统评价显示，其年发病率为 19.4~57.0/10 万，发病后 7 天再出血率为 13.9%，病死率为 8.6% [4]。上世纪 90 年代，一项国外研究显示，根据内镜下出血性消化性溃疡的 Forrest 分级判断患者发生再出血的风险，Ⅰa、Ⅰb、Ⅱa、Ⅱb、Ⅱc、Ⅲ的再出血概率分别是 55%、55%、43%、22%、10%、5% [5]。

（二）临床治疗学现状及需求

国内急性非静脉曲张性上消化道出血诊治指南[4]建议早期对患者进行病情评估，在内镜下采用 Forrest 分级（Ⅰa 喷射样出血、Ⅰb 活动性渗血、Ⅱa 血管裸露、Ⅱb 附着血凝块、Ⅱc 黑色基底、Ⅲ基底洁净）对出血溃疡进行再出血风险判断，根据病情、按照循证医学原则行个体化分级诊治。

临床常用止血措施包括内镜下止血和药物治疗，药物治疗主要是抑酸药的使用。

常用的内镜止血方法包括药物局部注射、热凝止血和机械止血 3 种。国内外临床诊治指南均推荐对再出血高危病变行内镜下止血治疗[3, 6-8]。然而，目前国内高危溃疡性出血患者接受内镜治疗的比例仍然偏低，部分或大部分患者并不能及时获得内镜诊断分级和止血治疗，尤其是在基层医院。近年一项全国 1006 例的流行病学调查研究显示，我国的出血性溃疡中 43.4% 为 Forrest 分级Ⅰa～Ⅱb，但其中仅有25.2% 接受内镜下止血治疗[9]。此外，首次内镜止血治疗成功后也可能发生再出血。一项北京某三甲医院 223 例患者的回顾性分析显示，Forrest 分级Ⅰa～Ⅱb 首次内镜止血成功后发生再出血的比例为 15.2%[10]。前述全国 1006 例的流行病学研究显示，Forrest 分级Ⅰa～Ⅱb 患者内镜治疗后 3 天内再出血发生率为 10.9%[9]。

目前临床常用的抑酸药物包括质子泵抑制剂（Proton Pump Inhibitors，PPIs）和 H_2 受体拮抗剂（Histamine-2 Receptor Antagonists，H_2RAs）。公认的抑酸药治疗消化性溃疡出血的机制是，通过提高胃内 pH 值，既可促进血小板聚集和纤维蛋白凝块的形成，避免血凝块过早溶解，有利于止血和预防再出血，又可治疗消化性溃疡。国内临床诊治指南推荐：内镜治疗前采用大剂量 PPIs 可减少内镜下止血的需要、降低内镜治疗难度；内镜治疗后大剂量 PPIs 可以降低高危患者再出血率及病死率；对于低危患者，可采用常规剂量 PPIs 治疗，实用性强，适于基层医院开展[3]。

目前国内已批准用于消化性溃疡出血的 PPIs 注射剂有：奥美拉唑、兰索拉唑、泮托拉唑、雷贝拉唑、艾司奥美拉唑、艾普拉唑等；H_2RAs 注射剂有：雷尼替丁、法莫替丁、罗沙替丁等。

随着内镜和药物治疗的进步，消化性溃疡再出血率显著降低。尽管以 PPIs 制剂为代表的抑酸药物短期用于消化性溃疡出血普遍耐受良好且对大多数患者有效，但尚有一定改善空间，如影响有效性方面的抑酸作用起效时间和维持时间、夜间胃酸控制效果、代谢酶遗传多态性等问题，以及药物相互作用和罕见的全血细胞减少、肝肾功能损害等安全性方面的问题。

三、总体考虑

药物研发临床试验的设计基于临床试验目的而定。

（一）受试者

应聚焦国内临床需求，符合国内临床实际和治疗目标，同时结合研究药物的特点。

一般来讲，重点关注的应是再出血高危患者。国内外诊治指南一致推荐高危患者在内镜治疗后静脉使用大剂量PPIs以降低再出血风险[3,6-8]，这一观点已有国内外循证医学证据支持[11-13]。因此，首先推荐入选高危患者（如：Forrest分级Ⅰa~Ⅱb），并在给药前根据诊治指南进行内镜止血治疗。

（二）疗效指标评价

有效性评价主要关注是否再出血，以及因出血导致的再次内镜治疗或外科手术、输血、死亡等相关情况。

如何判断再出血是有效性评价的关键。

1. 内镜评价标准

内镜检查客观性强、可靠性高。一般认为，内镜检查是否见活动性出血是最重要、最直观、最核心的疗效评价标准。Forrest分级Ⅰa、Ⅰb定义为活动性出血。常规复查内镜可能面临患者依从性等方面的挑战，但对于药物研发的有效性评价是目前公认不可或缺的金标准。因为上述原因，可能造成一定的疗效指标缺失而影响有效性评价，可通过在试验设计和实施过程中采取相应措施尽量规避。

为减少偏倚，推荐采用中心阅片，应由两名及以上经过培训的消化内镜专家进行盲态下评价。图像存储备查。

2. 临床评价标准

临床评价标准中涉及的指标包括临床症状与实验室检查，如：血压、心率、呕血、黑便、血红蛋白、红细胞压积等。在临床诊疗实际中，上述指标是监测出血征象的常规项目，临床医师通常根据这些临床症状、生命体征和实验室检查结果综合判断患者是否有活动性出血。临床指标相对内镜检查结果而言更容易获得，能在一定程度上反映再出血情况，但是，用于药物研发的有效性评价可能存在一些缺陷，如：血红蛋白降低、黑便可能有一定延迟，血压、心率的影响因素较多，故而特异性不足等，缺乏灵敏性或可靠性，无法完全反应止血疗效。

推荐的临床评价标准：呕吐大量新鲜血液（＞200ml），或者出现以下三项中至少两项：①呕吐新鲜血液（＜200ml），鼻胃管抽出新鲜血液，或正常大便后出现血便或黑便；②24小时内血红蛋白下降＞20g/L或红细胞压积下降＞6%，或24小时内输血量≥2个单位而血红蛋白增加＜10g/L或红细胞压积增加＜3%；③在血流动力学稳定后出现生命体征不稳定，即收缩压＜90mmHg或脉搏＞110次/分。

3. 评价时间点

应保证足够长的研究时间以观察再出血情况。不同时间的再出血风险不同，以72小时内风险最高，之后逐渐递减。研究显示，接受内镜治疗和未接受内镜治疗的高危患者治疗后1~3天、4~5天、6~30天再出血的发生率分别是10.9%和10.4%、3.6%和3.7%、0.9%和1.5%[9]。因此，有效性评价时间点的选择需要考虑入选人群再出血风险（如：Forrest分级，给药前是否进行内镜下治疗等因素）和药物预期作用等因素。临床试验中有效性评价时间点通常包括3天、5天等。

无论使用哪种标准判断再出血，均应在方案中事先定义。并且，对于内镜评价标准和临床评价标准中涉及的每一项指标，均应明确检查的时间窗。考虑到临床实际情况比较复杂，一般认为，72小时内镜检查时间超过12小时内（即84小时内）是可以接受的。

（三）方法学考虑

在入组前一定时间内［根据不同药物的药代动力学（Pharmacokinetics，PK）和药效学（Pharmacodynamics，PD）特点预先确定］及试验期间，所有使用抑酸药或其他止血药的患者均应排除。目前，临床上诊断为活动性出血的患者多数在急诊内镜前已常规使用静脉抑酸药，因此，需要特别注意患者在入组前是否接受这些可能影响有效性评价的合并用药等情况。

对于涉及主要疗效指标判断的内镜或临床指标检查时间超窗或者缺失，可能影响有效性评价，应参考相关的统计学指导原则，进行必要的敏感性分析，以进一步评价主要分析结论的稳健性。

四、临床药理学研究

通常，临床药理学研究包括人体耐受性试验、PK和PK/PD试验等。

在药物的早期研发阶段，可以考虑在健康志愿者中以抑制胃酸分泌作用相关的指标作为药效学指标，进行PK/PD评估，全面了解药物的暴露/效应作用特点，为后续临床试验提供指导。常用的药效学指标有：胃内pH＞6的时间百分比、胃内pH＞4的时间百分比、胃内pH平均值和中位数等。

早期研发阶段应针对药物体内处置过程关键环节，如关键代谢酶或转运体的底物、诱导剂或抑制剂等，开展药物相互作用研究。根据药物的代谢特点，考虑 CYP450 代谢酶基因多态性等的影响，必要时，对药物在不同代谢型受试者中的量效关系进行分层分析，以进一步支持后续临床试验中剂量选择的合理性。基于群体 PK 分析也有助于描述已知或新确定的相互作用的临床影响，并提供剂量调整的建议。

五、探索性临床试验

（一）总体设计

探索性临床试验一般采用随机、双盲、对照设计。

如果采用安慰剂对照，应考虑因目前该适应症领域在临床上已有多种有效治疗药物可供选择，可能会面临伦理学、可接受性等问题。如果采用阳性对照，应考虑该阳性药是否具有充分的临床有效性和安全性证据，是否能够反映临床标准治疗。

（二）量效关系评价

探索性临床试验应基于前期 PK/PD 评估结果设置多个剂量组，充分评价药物的量效关系，为后续给药方案的选择提供依据。消化性溃疡出血为急危重症，需要药物快速起效并达到满意的治疗目标，因此，在保证安全性可接受的前提下，探索性试验中选择的剂量和间隔应包括能够提供最大抑酸作用的给药方案。由于基线 Forrest 分级和给药前是否进行内镜下止血等不同情况下患者的再出血风险不同，在分析量效关系时应充分考虑这些重要因素的影响。

六、确证性临床试验

（一）总体设计

应采用随机、双盲、对照设计。基线 Forrest 分级以及给药前是否进行内镜止血治疗等因素都可能对预后产生显著影响，为减少偏倚，随机分组时可以考虑采用分层区组随机化的方法。

对照药的选择原则与探索性临床试验相同。阳性对照研究的目的既可以是证明研究药物与阳性药相比的优效性，也可以是证明其非劣效性。界值应遵循相关指导原则预先确定。不同临床试验入选人群基线再出血风险（包括给药前是否进行内镜止血）以及评价再出血的具体标准可能不同，在确定界值时需要关注。

（二）受试者

受试者应符合消化性溃疡出血的诊断标准，内镜检查是确诊的关键，可明确病因并判断再出血风险。需要考虑年龄、性别、疾病严重程度、Forrest 分级以及给药前是否进行内镜止血治疗等。根据适应症定位制定具体的入排标准，尽可能接近预期的目标治疗人群。鉴于研究者判断具有一定主观性，如缺乏统一标准，可能造成一定偏倚，因此，不推荐由研究者视受试者情况决定是否行内镜治疗，建议在方案中明确是否进行内镜治疗的具体标准并说明依据，建立统一的标准操作规程。

出于保证受试者安全性的考虑，临床试验中一般需要考虑排除血流动力学不稳定者、内镜治疗失败需要手术者、伴有重要器官疾病者等严重情况。

（三）给药剂量和治疗持续时间

给药方案应有前期临床试验数据等科学支持，根据研究药物的作用机制和所选疗效指标的预期作用，基于量效关系和整体获益风险评估合理选择剂量、给药间隔和治疗持续时间。已上市 PPIs 注射剂一般仅短期用于不宜口服者，疗程多为3~5 天，取决于无活动性出血可以改为口服的时间，后续改为口服标准剂量至溃疡愈合。

（四）主要和次要疗效指标

推荐以 72 小时再出血率或未再出血率作为主要疗效指标，根据内镜下是否见活动性出血进行判断。

推荐以下次要疗效指标：（1）根据临床评价标准进行判断的 5 天再出血率或未再出血率。（2）3 天内、5 天内的因出血导致的再次内镜治疗或外科手术率、输血率、输血量、死亡率等。

七、安全性评价

原则上遵循安全性评价的共性标准。

目前已上市药物短期用于消化性溃疡出血普遍耐受良好。因此，对于研究药物安全性特征的可接受性相比之下要求较高。

针对可能发生的再出血风险，根据诊疗规范监测出血征象，并在方案中事先规定补救治疗，以确保临床试验受试者安全。

八、参考文献

[1] 王海燕，顿晓熠，柏愚，等．中国上消化道出血的临床流行病学分析 [J]．中华消化内镜杂志，2013, 30 (2): 83–86.

[2] 王锦萍，崔毅，王锦辉，等．上消化道出血 15 年临床流行病学变化趋势 [J]．中华胃肠外科杂志，2017, 20 (4): 425–431.

[3]《中华内科杂志》，《中华医学杂志》，《中华消化杂志》，等．急性非静脉曲张性上消化道出血诊治指南 (2018 年，杭州) [J]．中华内科杂志，2019, 58 (3): 173–180.

[4] Lau JY, Sung J, Hill C, et al. Systematic review of the epidemiology of complicated peptic ulcer disease: incidence, recurrence, risk factors and mortality [J]. Digestion, 2011, 84 (2): 102–113.

[5] Laine L, Peterson WL. Bleeding peptic ulcer [J]. N Engl J Med, 1994, 331 (11): 717–727.

[6] Karstensen JG, Ebigbo A, Aabakken L, et al. Nonvariceal upper gastrointestinal hemorrhage: European Society of Gastrointestinal Endoscopy (ESGE) Cascade Guideline [J]. Endoscopy International Open, 2018, 06: E1256–E1263.

[7] Laine L, Jensen DM. Management of Patients With Ulcer Bleeding [J]. Am J Gastroenterol, 2012, 107 (3): 345–360.

[8] Barkun AN, Almadi M, Kuipers EJ, et al. Management of Nonvariceal Upper Gastrointestinal Bleeding: Guideline Recommendations From the International Consensus Group [published online ahead of print, 2019 Oct 22]. Ann Intern Med, 2019, 10.7326/M19–1795.

[9] Bai Y, Du YQ, Wang D, et al. Peptic ulcer bleeding in China: a multicenter endoscopic survey of 1006 patients [J]. J Dig Dis, 2014, 15 (1): 5–11.

[10] 张静，张佳莹，丁士刚，等．内镜止血在急性非静脉曲张性上消化道出血治疗中的临床价值 [J]．北京大学学报，2012, 44 (4): 582–587.

[11] Laine L, McQuaid KR. Endoscopic therapy for bleeding ulcers: an evidence–based approach based on meta–analyses of randomized controlled trials [J]. Clin Gastroenterol Hepatol, 2009, 7 (1): 33–47.

[12] Sung JJ, Barkun A, Kuipers EJ, et al. Intravenous esomeprazole for prevention of recurrent peptic ulcer bleeding: a randomized trial [J]. Ann Intern Med, 2009, 150 (7): 455–464.

[13] Bai Y, Chen DF, Wang RQ, et al. Intravenous esomeprazole for prevention of peptic ulcer rebleeding: a randomized trial in Chinese patients [J]. Adv Ther, 2015, 32 (11): 1160–1176.

已上市化学药品和生物制品
临床变更技术指导原则

一、概述

已上市药品临床变更是指，药品获准上市后，药品上市许可持有人出于临床安全有效使用药品的需要，对药品的适应症、适用人群范围、用法用量、药品说明书安全性信息、药物警戒计划等事项进行的变更。药品上市后临床变更管理属于药品全生命周期管理的重要组成部分。

本指导原则明确了药品在中国获准上市后的临床变更事项，并基于变更大小及其对药品临床安全有效使用可能产生的影响及风险程度进行了分类，细化了不同分类对应的申报程序及技术要求等，旨在为药品上市许可持有人开展药品上市后临床变更研究，药品监督管理部门进行变更分类管理等提供有益的技术指导和参考。

本指导原则适用于化学药品、预防用生物制品和治疗用生物制品。对于已上市药品增加境内未批准的新适应症、改变给药途径等，需按照药物临床试验和上市许可申请通道进行申报和审评审批。

二、临床变更分类

根据变更对药品安全性、有效性及对临床安全有效使用产生的影响程度和风险高低，将临床相关变更分为重大变更、中等变更和微小变更三种类型，具体如下：

（一）重大变更

药品安全性和有效性信息的变更，以及药品说明书安全性相关信息的变更均属于临床重大变更。根据重大变更的复杂程度及其需要开展的研究情况，将重大变更分为 A 类和 B 类。

1. 重大变更 A 类

药品安全性和有效性信息的变更，属于重大变更 A 类，是指与用药人群、有效性、安全性、给药剂量和给药方法相关的变更，例如：用药人群变更，给药剂量超过或低于已批准的用法用量范围，药物相互作用信息的变更等。

此类变更主要涉及药品使用人群或剂量范围的扩大或缩小等有效性信息的变更，将直接影响药品的临床使用，应有临床试验数据和／或相关非临床研究数据的支持，需要提交补充申请并经过审评、审批后执行。此类变更应同时对药品说明书和／或包装标签进行相应修订。

重大变更A类主要包括以下情形：

（1）已批准适应症的变更

①适用人群的变更，例如：在成人的基础上扩展至儿童等适用人群年龄范围扩大的情形。

②基于临床研究证实有效性证据不足或风险大于获益的，需要对适应症加以限定或删除等。

（2）用法用量的变更，包括推荐用药剂量和／或给药方案的变更等，变更后的给药剂量超过或低于已批准的用法用量范围。

（3）特殊人群用药信息的变更，例如：孕妇及哺乳期妇女用药、儿童用药、老年用药信息的变更；增加肝功能损害、肾功能损害患者用药信息；增加免疫功能不全患者用药信息等。

（4）药物相互作用信息的变更。对于联合用药治疗某种疾病的情形应按新适应症管理。

（5）增加新规格，新规格的药物含量未在已批准说明书的用法用量范围内。增加新规格通常在用法用量变更的同时提出。

（6）现有风险管理措施的变更，例如：①因安全性原因删除已获得批准的某种给药途径或规格；②删减禁忌项内容（例如：孕妇的使用等）；③将禁忌改为注意事项。

（7）增加国内同品种已批准的适应症或删减已批准的适应症。

（8）其他：与药品临床安全有效使用相关的其他重大变更A类。

2. 重大变更B类

药品说明书安全性相关信息的变更，属于重大变更B类，是指药品说明书中患者用药风险管理相关内容的变更。该类变更不改变已批准的适应症和用法用量。此类变更对临床安全有效使用产生一定影响，通常需要大规模药物警戒（上市后安全性警戒）数据支持，需要递交药品说明书信息变更补充申请，并经审评审批后执行。

对于需要临床试验数据或非临床研究数据支持变更的情形，应归为重大变更A类，而非药品说明书安全性相关信息变更。

重大变更B类主要包括以下情形：

（1）规范已批准适应症的文字表述，以避免理解错误。变更不应涉及适应症人群范围的扩大或缩小。

（2）修订不良反应。例如：增加或删减不良反应信息；修订已知不良反应的发生频率等。

（3）增加禁忌或警告。例如：定义一个处于高风险的特定亚组人群（例如：伴随某种疾病的患者、合并用药人群或特定年龄组患者）。这些变更也包括明确风险管理措施（例如：确保患者意识到某种风险）。

（4）修订注意事项、药物过量、药理毒理等内容，以指导临床安全用药。

（5）修订药品使用说明，包括用药准备、配药方法等，以优化药品的安全使用。

（6）其他：与药品临床安全使用相关的其他重大变更 B 类。

（二）中等变更

按照国家药品监督管理局公告或批准信息变更说明书安全性信息，属于中等变更。多数情况下，此类变更为药品上市许可持有人参照国家药品监督管理局公告或批准信息对化学药品仿制药或生物类似药说明书安全性信息或包装标签信息进行的变更。此类变更通常需同时对包装标签进行相应修订。此类变更可报送相关管理部门备案。

中等变更主要包括以下情形：

1. 按国家药品监督管理局公告要求统一修订说明书。

2. 参照国家药品监督管理局已批准上市的创新药、改良型新药或列入《化学仿制药参比制剂目录》并已在我国上市的参比制剂的最新版说明书，对化学药品仿制药或生物类似药说明书中安全性信息进行的变更。安全性信息的变更包括：

（1）修订不良反应。

（2）修订禁忌或警告。

（3）修订注意事项、药物相互作用、药物过量、药理毒理等内容。

（4）修订药品使用说明，包括用药准备、配药方法等，以优化药品的安全使用。

3. 根据已批准的药品说明书修改包装标签。

（三）微小变更

药品说明书中行政管理信息的变更，属于微小变更，是指不会改变药品使用安全性和有效性信息的变更。此类变更通常需同时对包装标签进行相应修订。此类变更不需要经过审评审批或备案，药品上市许可持有人应当在年度报告中进行报告。

微小变更主要包括以下情形：

1. 根据国家药品监督管理局批准文件所做的变更，如更改药品名称或商品名称等。

2. 更改药品上市许可持有人和／或生产企业的名称或地址名称，而实际主体或地址未变更（例如，因合并而更改名称，主体未变更）。

3. 更新药品上市许可持有人的联系信息（例如：电话号码、网址）。

三、临床变更程序

对于已上市药品的临床变更，药品上市许可持有人应根据变更的事项确定变更分类，并按相应程序进行申报、备案或年度报告，申请时应在申请表中明确变更分类和主要变更事项。

（一）补充申请

对于已上市药品临床重大变更，药品上市许可持有人须在实施变更前，向国家药品监督管理局提出补充申请，说明变更事项及依据，在获得批准后方可进行相应变更。

药品上市许可持有人应根据变更的不同情形开展相应研究。通常，用于支持重大变更A类和B类的研究内容不同，需采用不同的申报程序。具体包括：

1. 重大变更A类，对药品安全有效使用产生的影响及风险程度较高，通常需要严格设计并实施的临床试验数据和／或非临床研究数据支持。药品上市许可持有人在开展临床试验前，应首先提出补充申请，在获得批准后方可开展临床试验。药品上市许可持有人完成临床试验并经评估认为试验数据可支持相应变更时，可向国家药品监督管理局递交补充申请。

2. 重大变更B类，对药品安全有效使用产生一定影响，通常需要药品上市后药物警戒（安全性警戒）数据支持。药品上市许可持有人应在对药物警戒数据充分评估论证后递交补充申请。

（二）备案管理

中等变更，因其变更依据均已经国家药品监督管理局的审评审批，故此类变更可按备案管理。药品上市许可持有人应在备案同时提供用于支持备案的相关资料。

（三）年度报告

微小变更，通常不会影响药品安全有效使用，可按年度报告管理。药品上市许可持有人应提供用于支持年度报告事项的证明性文件等资料。

（四）其它

多种情形临床变更同时申报，应按其中最高类型变更的程序要求进行补充申请或备案。

四、临床变更技术要求

药品上市许可持有人在申请药品上市后临床变更前，应首先评估变更对药品安全性、有效性、临床安全有效使用等各方面的潜在影响。对于存在潜在影响的，应针对性开展相关研究，在获得研究数据并经评估认为可支持相关变更的前提下，提出申请并递交支持性技术资料。对于存在潜在影响但系参照国家药品监督管理局公告或批准信息进行变更的，可直接备案，并递交相关支持性资料。对于不存在影响的，可进行年度报告，并递交相关支持性资料。

（一）变更研究技术考虑

临床变更是否需要开展研究以及研究的复杂程度取决于变更对药品安全性、有效性及临床安全有效使用的潜在影响，应具体问题具体分析。就支持重大变更所需的临床和 / 或非临床数据的充分性，鼓励药品上市许可持有人与国家药品监督管理局进行沟通交流。

通常，对于重大变更 A 类，所需支持性非临床和 / 或临床安全性和有效性研究的类型和范围应基于变更相关的获益 / 风险评估、药品特征、已批准适应症特点（发病率、死亡率、急性或慢性疾病、当前疾病治疗的可及性等）、安全性因素等方面综合评估后确定。例如：对于已批准适应症由成人扩大至儿童人群，应遵循儿科用药研究相关指南要求开展必要的非临床和 / 或临床研究，同时考虑适应症特点等因素；对于用法用量的变更，应在评估已有剂量相关安全有效性数据并确保受试者安全的基础上，开展相应研究，如变更前后不同用法用量下的安全有效性对比研究；对于现有风险管理措施的变更，可能需要已有临床试验、上市后观察性研究或大规模上市后安全性数据以获得支持性证据等。

对于重大变更 B 类，通常需要提供药物警戒报告（如定期安全性更新报告）以支持说明书相关安全性信息的变更。

对于中等变更，通常需要提供国家药品监督管理局发布的相关公告或已批准的同品种说明书等支持性资料。

对于微小变更，通常需要在年度报告中提供相关证明性文件，如无法提供，应予以说明。

药品上市许可持有人应根据临床变更种类和程度，参照国家药品监督管理部门发布的相关药理毒理和临床技术指导原则针对性开展研究。例如：上市许可持有人拟变更药品的药物相互作用信息，应参照《药物相互作用研究指导原则》开展针对性研究等。

（二）变更申报资料要求

1. 重大变更

（1）重大变更 A 类

①变更内容及变更理由。

②变更相关研究总结。应提供用于评估变更对药品有效性和 / 或安全性影响的主要研究方法及完成的研究情况。

③与变更相关的非临床研究资料和必要的国内外文献资料。

④与变更相关的药品临床试验资料，包括综述资料，临床试验计划和方案、统计分析计划、临床研究报告等；临床研究报告中应对临床测定方法和验证情况进行详细说明。

⑤申请变更的说明书和包装标签样稿，药品批件的说明书和包装标签附件、修订说明、修订前后对比表。

⑥药物警戒计划，针对变更内容及研究数据确定是否需要制定并提供相关药物警戒计划。

上述②、③、④相关资料可按照《M4：人用药物注册申请通用技术文档（CTD）》中相关模块要求撰写。

（2）重大变更 B 类

①变更内容及变更理由。

②临床相关支持性数据（药物警戒报告等）和统计分析结果。

③申请变更的说明书和包装标签样稿，药品批件的说明书和包装标签附件、修订说明、修订前后对比表。

2. 中等变更

（1）变更内容及变更理由。

（2）支持变更的相关文件，包括国家药品监督管理局发布的公告、国家药品监督管理局已批准上市的创新药、改良型新药或列入《化学仿制药参比制剂目录》并已在我国上市的参比制剂的最新版说明书等。

（3）申请变更的说明书和包装标签样稿、国内批准的原研品或参比制剂最新版说明书附件、修订说明、修订前后对比表。

3. 微小变更

（1）变更内容及变更理由。

（2）支持变更的证明性文件或相关文件。

（3）申请变更的说明书和包装标签样稿，药品批件的说明书和包装标签附件、修订说明、修订前后对比表。

参考文献

1. Guidelines on procedures and data requirements for changes to approved biotherapeutic products Proposed guidelines. WHO/PAC for BTPs_DRAFT/3, Oct 2016.

2. Guidance for Industry: Changes to an Approved NDA or ANDA. U.S. Department of Health and Human Services, Food and Drug Administration, Center for Drug Evaluation and Research (CDER), April 2004, CMC.

3. Guidelines on the details of the various categories of variations, on the operation of the procedures laid down in Chapters Ⅱ, Ⅱa, Ⅲ and Ⅳ of Commission Regulation (EC) No 1234/2008 of 24 November 2008 concerning the examination of variations to the terms of marketing authorizations for medicinal products for human use and veterinary medicinal products and on the documentation to be submitted pursuant to those procedures. Official Journal of the European Union, 2013/C 223/01.

生物类似药相似性评价和适应症外推技术指导原则

一、背景

近年来，国内外医药企业纷纷开展生物类似药研发，已有药品按生物类似药获准上市，可更好地满足患者临床用药的可及性。然而，生物制品具有分子量大、结构复杂、生物活性对其结构完整性依赖性强、生产工艺复杂等特点，因此，为进一步规范和指导生物类似药开发和评价，推动生物医药行业健康发展，本指导原则在《生物类似药研发与评价技术指导原则（试行）》的基础上，进一步增补生物类似药相似性评价和适应症外推的指导性建议，旨在为工业界、研发者及监管机构提供技术参考。

生物类似药的研发和评价应当遵循本指导原则，并应符合国家药品管理相关规定。

二、定义及适用范围

本指导原则所述"相似性"是指候选药与已获准注册的参照药整体相似，且在质量、安全性及有效性方面不存在有临床意义的差别。"适应症外推"是指在候选药与参照药整体相似的基础上，当直接比对临床试验证明候选药在至少一个适应症上与参照药临床相似的，则可能通过拟外推适应症相关的研究数据和信息的科学论证，以支持其用于参照药中国获批的其他未经直接研究的适应症。适应症外推不能直接获得，需根据药物作用机制特点、已研究适应症与拟外推适应症之间在发病机制、病理生理等方面的异同，以及相似性比对研究数据的充分性进行个案化考虑。

本指导原则适用于结构和功能明确的治疗用重组蛋白质制品。对聚乙二醇等修饰的产品及抗体偶联药物类产品等，按生物类似药研发时应慎重考虑。

三、相似性评价

（一）一般考虑

生物类似药相似性评价应对药学、非临床、临床比对研究设计和结果进行综合评价，以确定候选药与参照药的整体相似性。

生物类似药逐步递进研究的不同阶段均应开展相似性评价，非临床和临床研究应基于前期药学比对结果进行针对性设计，以解决候选药和参照药间的不确定性，进而支持整体相似性评价。

前期药学研究结果显示，候选药与参照药之间存在微小差异，如后续针对性非临床和临床比对研究未检测到相关临床意义的差异时，则可认为候选药与参照药之间具有相似性。对于前期药学研究显示出现明显差异的，以及前期药学研究显示存在微小差异且后续非临床和／或临床研究检测到具有临床意义的差异时，则不能判定为相似。

（二）药学相似性

药学比对研究是生物类似药研发和评价的基础和前提，是简化非临床和临床研究的先决条件。药学比对研究应当以证明候选药与参照药的质量相似性为目的，进行科学合理的研究设计。候选药应尽量选择与参照药相同的表达体系、生产工艺、制剂处方和包装材料等，上述存在差异时均有可能对产品安全性、有效性和免疫原性相关的质量属性产生影响，应进行严谨科学的评估，并基于候选药生产企业自身的平台知识、分析技术和生产经验制定稳健的产品控制策略。

质量相似性研究贯穿在生物类似药开发的全过程，由于生物制品结构的复杂性及其内在的异质性，应选择代表性批次开展候选药和参照药之间全面的质量比对研究。对于产品关键质量属性的识别和评估，理解产品质量属性、作用机制与临床风险获益之间的相关性，是质量属性风险评估和标准设定的重要依据，也有助于评估候选药和参照药质量属性之间的差异对临床安全性、有效性和免疫原性等方面的影响。

1. 参照药和候选药的选择

药学比对研究各个阶段所使用的参照药，应尽可能选择中国批准上市的原研药品。对研发过程中选择同一上市许可持有人在其他国家和地区批准上市的原研药品作为参照药的，应与中国批准上市的原研药品进行质量桥接研究。上市申请时，应以中国批准上市的原研药品作为参照药建立与候选药的质量相似性。考虑到生物制品结构的异质性和批间的变异性，比对研究应纳入足够代表性批次的参照药建立相似性评价可接受范围，批次数量的要求取决于质量属性和分析方法的变异程度，应能对候选药和参照药的质量相似性进行有意义的比较。药学比对研究所使用的候选药，应尽可能选择商业化生产代表性工艺条件制备的批次。通常临床研究批次和商业化工艺验证批次应纳入进行比对研究。对于比对研究选择不同开发阶段候选药的，应充分评估产品开发期间药学变更（如有）对产品质量的影响。比对研究用候选药制剂应尽可能来源于不同的原液批次，以充分体现产品的批间变异性。

2. 关键质量属性的认知和评估

对参照药关键质量属性的认知和评估，是药学比对研究的重要基础。早期开发时可结合对参照药的质量分析和评估，以及国内外公开的专利、文献、非临床和临床试验数据等，建立参照药的目标产品质量概况。随着对参照药质量研究的深入和认知的提升，进一步识别和评估产品关键质量属性与临床风险获益之间的相关性，建立合适的风险评估工具评判质量属性的权重，并设定相似性评价标准。

候选药的开发应以尽可能减少候选药和参照药的质量差异为目标，鼓励采用先进的工艺开发方法理解候选药关键物料属性、关键工艺参数和关键质量属性之间的相关性，有针对性地开发工艺和制定产品控制策略，建立起综合物料、工艺、设施设备、过程控制、放行和稳定性检测等要素的有效的质量风险控制体系。

3. 药学研究和评价要素

关于药学研究和评价的一般考虑、工艺研究、分析方法、特性分析、质量指标、稳定性研究，以及涉及宿主细胞、制剂处方、规格和内包装材料的其他研究，参见《生物类似药研发与评价技术指导原则》（试行）。

生物类似药的药学研究思路不同于创新药循序渐进的特点，药学开发和优化以围绕参照药的目标产品质量概况开展。对候选药开发过程中工艺、规模、场地等发生改变的，应根据变更程度和风险谨慎评估对产品质量的影响。对候选药变更前后产品质量存在差异的，必要时还需重新评估与参照药的质量相似性。药学比对研究所使用的候选药应尽可能为商业化生产代表性工艺批次。原则上临床试验样品采用商业化工艺生产，可更充分地支持整体相似性评价物质基础的一致性。

候选药的氨基酸序列原则上应与参照药相同。对研发过程中采用不同于参照药所用的宿主细胞、表达体系等，需进行充分研究。由于宿主细胞和表达系统的改变可能会影响蛋白翻译后修饰（如糖基化），或引入新的工艺相关杂质等，需对产品安全性、有效性和免疫原性等的潜在影响进行充分论证。

鼓励采用先进的、敏感的、正交的技术和方法对候选药和参照药开展全面的质量比对研究，并尽可能使用不同原理的分析手段检测潜在的质量差异。比对研究首先考虑采用与参照药一致的分析方法，对采用其他技术和方法的，应充分评估所采用的分析方法的优势和局限性，结合分析方法确认和验证结果，确保所采用的分析方法适用于检测目的和相似性评价的要求。用于放行检测的分析方法应进行全面的方法学验证，用于特性鉴定的分析方法则应确保其可适用于分析目的，分析结果具有可靠性和重现性。

候选药质量指标的设定和标准应符合药品管理相应法规的要求，并尽可能与参照药一致。候选药质量标准的制定应基于对质量属性与临床风险获益相关性的认知和理解，结合分析方法的变异性、产品质量放行数据、稳定性数据、质量相似性比对结果，以及非临床和临床研究批次的质量检测结果等综合考虑。通常，可采用足够代表性批次参照药在货架期内的质量变异范围作为拟定的依据。对于候选药和参照药存在质量微小差异但具有整体相似性时，可依据候选药生产企业自身的生产经验和控制策略等制定合理质量标准限度范围。候选药质量标准对于其批间变异的控制水平，应确保不会对候选药和参照药的相似性产生具有临床意义的影响。

应参考生物制品稳定性研究相关技术指导原则开展候选药稳定性研究，以支持产品生产、运输、贮存条件以及有效期。选择敏感的条件（如加速、强制降解等）和适当的考察指标开展候选药和参照药的稳定性比对研究，加速和强制降解稳定性比对研究对评价降解途径和降解速率方面的异同具有重要的提示意义。

生物类似药上市后增加原研药新获批的适应症时，应对其上市后积累的生产批次进行质量分析，重点对与适应症外推相关的关键产品质量属性进行回顾总结，以评估产品质量对适应症外推的支持程度。

4. 质量相似性评价

4.1　质量属性风险评估

质量相似性评价指标通常包括蛋白结构和理化特性、纯度和杂质、生物学活性、免疫学特性、稳定性等。基于对参照药质量属性的认知程度及其与临床风险获益的相关性，采用合适的风险评估工具对质量属性进行分级，对于质量属性权重的评估应有合理的研究数据和公开文献支持。如质量属性与临床表现之间的相关性存在不确定性时，其质量风险应评估为更高的等级。稳定性比对研究可不必进行风险分级，但应体现在质量相似性评价中。

4.2　质量相似性评价方法和标准

生物类似药药学比对研究以证明候选药和参照药质量相似为目的，并基于候选药生产企业对参照药的质量分析结果建立相似性评价可接受标准。结合质量属性风险评估结果，对于高风险和中风险质量属性，可采用质量范围方法进行定量评估。对低风险和无法采用定量方法评价的质量属性（如一级结构、高级结构），可采用头对头定性比对或图谱比对的方法进行评估。对于某些已知质量属性（如聚集体、杂质等）的丰度与临床风险呈正相关时，对其限度的确定应结合参照药和候选药在货架期内的检测结果，以及临床使用风险等进行合理论证。

质量相似性定量评估引入统计学分析方法有助于增强相似性判断的客观性，如有合理的理由和依据，也可采用其他评估方法（如实际检测数据范围）建立相似性评价标准。通常情况下，用于定量评估的质量范围定义为（$\mu R - X\sigma R$，$\mu R + X\sigma R$），其中 μR 为检测样本的平均值，σR 为标准偏差，系数 X 的设定应根据质量属性的风险等级进行科学论证。候选药足够批次（如 90% 以上）的检测结果落在参照药质量范围内，则认为该质量属性与参照药相似。此外，还应关注参照药与候选药检测结果的平均值及标准偏差的异同，也可根据研究需要对实际检测数据以恰当的方式（如散点图）进行直观对比，如检测数据分布存在差异的，应提供科学合理的解释或相关研究证据支持相似性结论。对于和产品作用机制或临床表现直接相关的质量属性（如生物学活性），可根据质量风险分级和相似性评价目标，采用其他统计方法进行数据分析，如等效性检验。

质量相似性评价中用于定性和定量评估的批次数量应结合质量属性和分析方法的变异程度进行合理研判，并兼顾统计学原则和要求。如特定批次被排除某项研究时，应有充足的理由和依据。此外，还应考虑某些质量属性（如纯度）随时间推移的变化情况，结合候选药和参照药在分析检测时所处于效期内的时间点进行评估。

4.3 质量相似性研究结果的评估

对于候选药和参照药质量相似性的评估，应建立在对产品质量属性进行充分表征和比对研究的基础上，对产品质量属性与临床风险获益相关性的认知程度，以及质量相似性研究的深度、广度和维度是评判质量相似性的重要考量因素。

应基于整体的药学比对研究结果对候选药和参照药之间的质量相似性进行综合评估。针对质量相似性研究中所观察到的候选药和参照药之间的质量差异，可结合产品不同质量属性之间相关性的已有认知进行评估，如糖基化修饰水平的差异是否影响体外生物学活性和免疫学特性等。此外，还可根据质量属性与临床安全性、有效性和免疫原性之间相关性的已有认知，如抗体聚集体、高甘露糖修饰与免疫原性之间的相关性，FcRn 结合活性、唾液酸修饰水平与药物体内代谢之间的相关性等，进一步在非临床和临床研究中重点关注质量差异是否对产品安全性、有效性和免疫原性等产生影响。对质量差异与临床风险获益之间的相关性认知尚不充分或存在不确定性的，需结合非临床和 / 或临床证据科学论证质量差异是否具有临床意义。

（三）非临床相似性

1. 非临床相似性评价的整体策略

生物类似药的研发为逐步递进式评价，参照药的性质及其复杂性将影响非临床相似性评价。对于候选药和参照药非临床相似性的评估，应建立在对参照药药学、非临床、临床特性充分了解的基础上，并根据前期药学比对试验结果，设计科学合理的比对性研究。对药学比对试验研究显示候选药和参照药无差异或很小差异的，可仅开展药效学、药代动力学和免疫原性的比对试验研究。对体外药效、药代和免疫原性试验结果不能判定候选药和参照药相似的，应进一步开展体内药效和毒性的比对试验研究。关于非临床研究内容，包括药效学、药代动力学、免疫原性和毒理学研究，参见《生物类似药研发与评价技术指导原则》（试行）。

2. 非临床相似性研究及结果评价

非临床相似性评价包括体外研究和体内研究。相似性评价研究不同于新药研究，重点在于比对性研究，因此，需在对参照药非临床特性充分了解的基础上，选择能代表且涵盖其药理毒理特性的方法进行非临床相似性研究。

体外试验为非临床相似性评价的重要组成部分，包括但不限于结合试验、生物学试验 / 功能试验、酶动力学试验等。体外试验方法应具有特异性和敏感性，且能检测到前期提示的质量属性的差异是否对非临床有效性和 / 或安全性的影响。

体内试验可用于药效学、药代动力学、免疫原性和 / 或毒性的比对性研究。根据前期药学比对结果和功能试验结果，选择合适的研究内容。

在结果评价时，应综合分析统计学意义和生物学意义，分析其前期显示出的药学差异对有效性和 / 或安全性的潜在影响，为后续临床比对性研究提供参考信息。

对于药效学比对性研究，部分体外试验，如生物学活性和免疫学特性研究可能已包含在药学相似性评价中，其评价参考药学评价标准。体内药效学试验，采用合适的统计学方法进行分析，评价其药效作用的相似性。

对于非临床药代 / 毒代比对性研究，对其药时曲线相似性进行分析，关注重要的药动学参数（如 C_{max}、AUC、$t_{1/2}$）并采用合适的统计分析方法进行分析，评价其药代特征相似性。

对于免疫原性比对性研究，关注抗药抗体阳性率的差异，必要时对产生时间、程度的差异进行分析。

对于毒理学比对性研究，关注毒性反应类型和程度的差异，尤其关注是否有新增毒性靶器官和毒性反应。

在对非临床研究相似性综合评估时，应根据与临床安全性和有效性的相关程度确定评判相似性的权重，在此基础上，作出非临床有效性和安全性是否相似的结论。

（四）临床相似性

1. 参照药临床特征认知和评估

应充分了解参照药用于所有批准适应症的作用机制、药代动力学、有效性、安全性及免疫原性特征。重点关注参照药所有获批适应症之间在发病机制和病理生理等方面的差别、参照药在不同适应症人群中作用靶点的异同、用药后相比安慰剂的疗效差值，以及免疫原性等相关安全性的差别。在综合上述因素的基础上，评估比对研究中是否选择了敏感模型以助于相似性评价。

2. 临床研究设计和关键要素

2.1 临床研究的整体策略

临床研究的整体研发策略应在充分认知参照药临床特征的基础上综合考虑，应使候选药的整体研发设计足够敏感，以支持临床相似性充分评价，并助于后续适应症外推。

不同产品的整体研发策略应基于产品自身特点具体问题具体分析。生物制品的结构复杂性差异很大，申请人可基于其复杂性及药学相似性程度提出不同的临床比对试验策略。对于存在可预测临床终点的 PD 指标的产品，如重组粒细胞 – 集落细胞刺激因子等，可通过敏感人群的药代动力学（Pharmacokinetics，PK）比对研究和药效动力学（Pharmacodynamics，PD）或 PK/PD 比对研究支持临床相似性评价；对于缺乏 PD 指标的产品，如多数单抗类生物制品，通常需通过 PK 比对研究和随机对照临床比对研究进行临床相似性研究和评价。此外，整体研究设计还应结合安全性评价的需要进行综合考虑。

通常，健康受试者因变异性小而被视为 PK 研究最敏感人群，但当因伦理学等原因导致健康受试者无法参与人体 PK 研究时，则需在参照药批准适应症中选择相对具有均质性、变异性较小的，对观察 PK 差异足够敏感的人群进行 PK 和 / 或 PK/PD 比对。在获得候选药与参照药的暴露量或暴露 – 效应比对数据后，针对性开展临床比对研究。临床研究应选择敏感模型设计进行比对，进而更好地支持临床相似性评价和适应症外推。

2.2 临床试验设计关键要素

临床试验设计应以考察候选药与参照药的临床差异为目的，选择合适的具有充分效力的敏感模型进行比对研究是发现差异并评估相似性的基础。

敏感模型是指基于参照药的临床特征，对研究人群、给药途径和剂量、有效性终点、有效性评价时间点、研究周期、安全性指标、免疫原性、等效性界值等一系列临床试验关键要素的敏感性进行综合权衡后确定的研究模型。选择敏感模型时需重点关注以下方面：

研究人群：

临床比对研究应根据参照药在获批适应症中的作用机制及临床特征，选择具有充分数据基础，且足够灵敏的能检测候选药与参照药之间潜在差异（包括有效性、安全性及免疫原性）的人群。通常，参照药相比安慰剂疗效差值足够大的适应症人群更易检测出参照药与候选药可能存在的差异。同时，如考虑到适应症外推和更广泛适应症的临床可比性，还应综合参照药不同适应症的病理生理、药物作用涉及的受体或结合位点的差异选择敏感的研究人群。

需关注临床比对研究入选人群的基本特征，包括人口统计学、疾病程度进展阶段，以及治疗方案（包括之前是否接受过生物治疗、合并免疫抑制剂等治疗情况）等，尽量选择均质且非免疫功能异常的患者人群，以确保所观察到的临床效应由试验药物直接作用触发，而不受其他因素（如疾病状态、药物等）干扰。申请人应当提供所选人群的科学依据。

给药剂量：

候选药剂量的选择应在参照药批准的用量范围内，通常应采用最低治疗剂量。健康受试者 PK 比对研究中如果低于批准剂量的较小剂量能够更灵敏地检测差异，则该较小剂量可能是合理的，必要时可与监管机构沟通。

应考虑到靶点密度在健康志愿者和患者之间、不同治疗领域或疾病严重程度的患者之间均可能不同。必要时可在 PK 比对研究中对靶点和非靶点介导的消除进行评价。

有效性指标：

主要疗效终点的设计可考虑与参照药的关键支持性临床试验的终点一致，建议采用经过验证的更敏感的评价指标，并依据参照药给药后疗效随时间变化的曲线，选择疗效变化最显著的时间点进行评估，以更敏感地比对候选药和参照药之间的差异。

除主要有效性终点外，应参考参照药已知疗效特征全面评估候选药和参照药在主要疗效终点和所有次要疗效指标上的相似性。研究可选择敏感的 PD 指标作为次要疗效终点，PD 敏感指标的选择需要关注以下方面：给药后 PD 指标开始发生变化的时间和停药后恢复到基线的时间；PD 指标在药物暴露范围内的动态变化；PD 指标对候选药及参照药差异的敏感性；PD 指标与参照药已知作用机制的相关性；PD 指标检测的可靠性。必要时，选择这类指标应与监管机构沟通。

安全性指标：

基于参照药已知的安全性特征合理设定比对指标，同时关注免疫原性特征对有效性和安全性的潜在影响。

研究周期：

研究周期应综合安全性和有效性两方面相似性评价的需要进行考虑。研究期应包含疗效评估时间，同时需参考参照药的重要安全性特征，如严重不良反应以及免疫原性相关事件暴露时间，制定安全性观察周期。而对罕见的或潜在的严重不良事件，可能还需要进行额外的长期安全性评估。

等效性界值：

所有比对试验都应符合统计学要求。PK 比对研究设计时，应确定主要 PK 参数的生物等效性界值，并论证合理性。

临床比对研究的统计模型应在研究开始前预先规定。应参考参照药的绝对效应值，选取公认的等效性界值。在某些情况下，可使用上限更大的非对称区间以排除优效，或使用较低的下限区间排除劣效，例如，临床研究中使用的剂量接近剂量反应曲线的平稳期，并且几乎没有剂量相关效应（例如毒性）的可能性，那么使用非对称区间可能是合理的。

多数情况下，使用不对称区间可能需要的样本量更小。需根据整体研究的敏感性设计综合考虑，建议与监管机构沟通并阐述所选择界值的合理性及其科学依据。

2.3 临床相似性研究方法学评价

PK 比对研究中应使用具有代表性的候选药和参照药批次，并记录是如何选择产品批次的。应事先确定选定的候选药和参照产品批次的蛋白质含量，并使用相同的分析方法进行分析。

生物分析方法是 PK 研究的一个关键要素，生物样本分析使用的分析方法应适合其预期用途。分析方法除需具备在复杂生物基质中的检出和持续定量（母体药物和 / 或代谢物）能力外，同时还应满足特异度、灵敏度、准确度和精密度以及适当的定量范围等。

免疫原性比对研究中对抗体应答的采样时间应进行具体评估并证明其合理性，例如，末次给药与检测抗体之间是否有足够的时间间隔，为了尽量减少对分析的干扰，建议在药物浓度较低（即 6~7 个半衰期后）且已经产生抗药抗体时进行样本采集。采样时间点的设计应能够区分持续阳性和暂时阳性的患者。治疗结束后样本采集的时间点取决于蛋白质的半衰期和抗药抗体分析方法的药物耐受性。在药物治疗期间检测抗体时，应对任何可能的分析干扰情况进行考察和讨论。应研究抗药抗体对蛋白质药物药代动力学的影响。

3. 临床相似性评价

3.1 PK 相似性评价

在单剂量 PK 研究中，血管外给药的主要终点指标为 C_{max} 和 $AUC_{(0-\infty)}$，血管内给药的主要终点指标为 $AUC_{(0-\infty)}$。对于开展多剂量 PK 研究的，主要终点指标为 AUC_{0-tau}，次要终点指标为稳态下的 C_{max} 和 $C_{trough\,ss}$。同时也应该对次要终点指标如达峰时间（T_{max}）、表观分布容积（V_d）、半衰期（$T_{1/2}$）等进行评估。应通过参照药了解候选药的药代动力学特征。通常，应绘制每个治疗组的个体 PK 曲线，以揭示在平均血浆浓度 – 时间曲线中可能掩盖的趋势。

通常，主要终点指标几何均值比的 90% 置信区间（CI）应在 80%~125% 范围内。然而，对于候选药的 PK 比对研究比化学小分子复杂，仅考虑候选药与参照药的 90% 置信区间（CI）可能不够。在解释相似性时，还应考虑置信区间的位置和宽度。例如，90%CI 在接受范围内，但存在统计学上的显著差异，需要解释和证明以排除因不相似造成的差异。需注意如果 90%CI 超过了预先指定的界限，建议解释这种差异并探索根本原因。在不明确的情况下，建议慎重开展后续的临床试验。

3.2　PD 和（或）PK/PD 相似性评价

如果可行，可在药代动力学研究中设置药效学（PD）指标。PD 指标的选择应基于参照药的研究结果以及其与临床终点的相关性进行选择。

在某些情况下，满足以下条件，PK/PD 比对研究可证明候选药和参照药相似：

- 选定的 PD 指标是疗效替代指标，与患者结局相关，则对 PD 指标的相似性证据将支持临床结局的相似性。

- 一些 PD 指标不能作为疗效的替代指标，但与活性物质的药理作用相关，并且参照药的研究结果已证明存在明确的剂量 – 效应或浓度 – 效应关系。在这种情况下，两个或多个剂量水平的单次或多次剂量 – 暴露效应关系研究有可能用于支持临床相似。建议在剂量 – 反应曲线的陡峭部分选择试验剂量。如采用此类指标应与监管机构沟通并提供科学依据。

3.3　有效性相似性评价

应首先对患者基线进行评估，如基线特征不均衡，需评估其对有效性和安全性的相似性判定的影响，必要时进行亚组分析。在基线可比的情况下对疗效结果进行相似性评价，需关注起效时间、疗效强度以及疗效维持时间等差异，同时分析差异产生的原因，并评估差异的临床意义。如存在伴随用药情况，还应评估不同的伴随用药亚组人群中候选药与参照药的疗效相似性。

评价中除对主要和次要疗效指标进行评估外，还应关注有临床意义的生物学指标变化趋势，以更全面地评估候选药与参照药的相似性。此外，还需评估抗药抗体（anti-drug antibody，ADA）（如发生率和滴度等）对疗效的影响，同时比较与参照药的相似性。

3.4　安全性相似性评价

应结合药代、药效和临床比对研究数据进行总体安全性评价，包括比对不良反应类型、严重性以及频率，同时还应关注试验人群与参照药的注册试验人群特征的比对，从而分析其对安全性的影响。此外，免疫相关不良反应的差异（不良反应类型、发生频率、严重程度），应结合免疫原性相似性评估其对整体安全性的影响。

而对于特殊给药途径的药物，如玻璃体内、鞘内或者局部给药等，可能存在系统暴露的风险，因此需通过 PK 采样确认全身血药浓度，以评估候选药系统吸收与参照药的差异，进而评价潜在的系统暴露后的安全性。

3.5　免疫原性相似性评价

免疫原性的相似性应结合 PK、PD 或 PK/PD 及临床比对研究设计对于检测免疫原性差异的敏感性及相关免疫原性结果进行综合评价。ADA 检测应尽可能包括参照药和候选药的所有抗体，或应至少能检测针对候选药的所有抗体。

对于长期治疗药物，免疫原性的随访期应至少 6 个月，通常，需要更长的随访期以确定免疫反应的持续性和临床影响。

免疫原性评价主要关注 ADA 发生率、滴度、持续时间、中和活性以及 ADA 阳性和阴性受试人群之间疗效和安全性等差异。如出现差异，需调查免疫原性差异产生的根本原因。首先应重新评估 ADA 测定中可能的偏倚，如不存在测定相关技术问题，则应进一步分析产生差异的原因，如理化结构、杂质、辅料、包装、功能比较中观察到的所有差异，讨论其对免疫原性的可能影响，并结合患者和疾病相关的因素，如免疫系统状态、伴随的免疫治疗等综合评价免疫原性的相似性，以及对安全性和有效性的潜在影响。

对于观察到的 ADA 阳性率或滴度(包括中和抗体)差异，应通过 PK 比对研究、记录相关症状复合物（如过敏或自身免疫），以及比较候选药和参照药在相关临床研究中的累积药物剂量来探讨 ADA 反应的持续性和可能的临床相关性。

通常，候选药的免疫原性不应高于参照药，但即使候选药的免疫原性较低，也应关注因此而产生的暴露量增加的可能及其影响。

（五）整体相似性

整体相似性评价应根据药学、非临床及临床比对试验结果综合评价。当前期研究中发现候选药与参照药存在差异，但该差异对安全有效性影响尚不确定的，应结合后续研究中其对药物安全性、有效性和免疫原性的影响进行综合评价，以确定观察到的差异是否具有临床意义。

如候选药和参照药微小的质量差异未发现对安全性、有效性和免疫原性等存在影响的，则可认为候选药与参照药整体相似。

如候选药和参照药存在质量差异，且该差异对安全性、有效性和免疫原性等影响存在不确定性的；或体外生物学活性评价模型对体内行为和药效预测有限的，经后续针对性药学比对试验，以及必要的非临床和（或）临床比对试验，证明该质量差异不影响有效性和安全性，则可认为候选药与参照药具有整体相似性。例如，体外生物活性测定可能无法完全反应蛋白质的临床活性，而这些情况可能影响 PD 和临床表现，因此，如发现可能影响候选药功能的糖型或翻译修饰的微小差异，应结合非临床和临床比对数据论证该差异是否具有临床意义，进而评价整体相似性。

如候选药和参照药间的质量差异对临床安全性和有效性产生影响，则不宜按生物类似药进行研发。

四、适应症外推

（一）一般考虑

适应症外推是在候选药和参照药整体相似的基础上，当直接比对临床试验能证明候选药在至少一个适应症上与参照药临床相似的，则可能通过拟外推适应症相关的研究数据和信息的科学论证，支持候选药直接用于参照药中国获批的其他适应症。

生物类似药不能自动外推参照药的全部适应症，应充分论证候选药与参照药在未经直接研究的适应症人群中，是否存在作用机制、PK、PD、有效性、安全性及免疫原性的差异。如不存在以上差异，则可支持将生物类似药用于其他未经研究的适应症人群。

（二）适应症外推的条件

适应症外推应根据产品的特点和目标适应症特点个案化考虑，不同产品结构和功能的复杂程度、不同适应症间及其作用特点的潜在差别等，均对适应症外推支持性数据的要求程度有所不同。通常，适应症外推需同时满足以下条件：

1. 完成的比对研究已使用敏感的临床试验模型，且未检测出临床差异

应结合比对研究设计的敏感性，评估在拟外推的适应症人群中是否存在影响有效性和安全性的差异。如从一个疾病组到另一个疾病组（如自身免疫性疾病到癌症），疾病病理生理机制差别较大，其中 PK 和给药方案（剂量、频率、周期）等可能不同，这时可能需要额外的 PK/PD 研究或临床试验解决不确定性后方可支持外推。

2. 临床相关的作用机制和 / 或相关受体相同

药物对直接比对研究的适应症和拟外推适应症的主要作用机制应尽可能一致，对于具有多重生物学活性或功能的药物［如单克隆抗体可通过抗原结合片段（fragment antigen binding，Fab）端发挥结合或中和生物学活性，通过可结晶片段（fragment crystallizable，Fc）端发挥免疫学功能］，应充分理解和评估药物在不同适应症之间作用机制的异同。

对于不同适应症中药物作用机制不同的情形，应充分探索其生物学活性或体外功能的异同，某些情况下，需要使用不同的靶细胞和效应细胞以更好的模拟目标适应症的病理状态进行评价。必要时需开展额外的非临床或临床比对试验数据来支持适应症外推。体外功能试验对于检测适应症相关差异更为敏感。

3. 已对候选药的安全性和免疫原性进行了充分评估，并且拟外推的适应症没有特殊或额外的安全性问题

结合比对研究的敏感性，评估在拟外推的适应症人群中，是否可能存在潜在影响安全性的风险。如存在可能影响安全性的不确定性，还应在上市后对潜在的罕见不良反应等进行监测。

不同疾病所致的免疫系统受损可使药物免疫原性不同，通常，如果在完整的免疫系统为特征的适应症中显示出候选药与参照药类似的免疫原性，那么可推断在免疫抑制的人群中具有相似的免疫原性。同时还需关注免疫原性特征（如 ADA 升高或降低）在拟外推的适应症人群产生暴露量差异的可能，以及其对有效性及安全性的潜在影响。必要时需上市后研究以评估潜在的免疫原性相关并发症。

（三）综合评价

整体相似性是适应症外推的基础，应对完整的相似性证据链进行整体评估，药学、非临床及临床的相似性证据之间应相互验证、相互支持。适应症外推时应考虑疾病因素的复杂性，并结合认知的深入进行科学考量。

通常，使用敏感模型开展临床比对研究的，其结果可用于支持适应症外推。对于作用机制不完全相同的适应症，外推时需额外的研究数据支持。

五、案例分析

某抗肿瘤坏死因子 α（抗 TNF-α）药物在国内外获准用于多个适应症，该药物对不同适应症的作用机制不同。对于强直性脊柱炎、类风湿关节炎、斑块型银屑病、银屑病性关节炎、幼年特发性关节炎、葡萄膜炎，该药主要通过结合和中和可溶性肿瘤坏死因子 -α（sTNF-α）发挥作用。而在克罗恩病和溃疡性结肠炎中，该药除结合 sTNF 外，还通过结合跨膜肿瘤坏死因子 -α（tmTNF-α）发挥作用。

基于相似性评价和适应症外推的目的，在制定临床整体研究策略时，应尽可能选择健康人群进行 PK 比对，并选择敏感模型进行临床比对研究。如不适合选择健康人群进行 PK 比对的，建议在 PK 与临床研究中分别选择不同的适应症人群进行比对，以充分评估候选药与参照药的临床相似性。

关于敏感模型选择，根据参照药临床试验数据，该药物治疗斑块型银屑病的疗效最强，在强直性脊柱炎、类风湿关节炎、葡萄膜炎、炎症性肠病等适应症中疗效依次递减，其在主要疗效终点相比安慰剂的疗效差值依次约为 61%、37%、35%（伴甲氨蝶呤）/18%（不伴甲氨蝶呤）、16%、7%~14%（诱导缓解）/4%~23%（维持缓解）。该药物在斑块型银屑病、强直性脊柱炎、类风湿关节炎患者的抗体检出率分别为 8.4%、8.6%、0.6%（伴甲氨蝶呤）/ 12.4%（不伴甲氨蝶呤），合并免疫抑制剂甲氨蝶呤治疗的抗体检出率明显下降，难以充分反映药物免疫原性特点。结合疗效强度及免疫原性充分暴露的考虑，斑块型银屑病患者可作为更敏感的人群。如选择需合并免疫抑制剂治疗的适应症，应在整体研发策略中关注其对于免疫原性差异评估的影响。

关于适应症外推，根据参照药的特征，该药在不同适应症中疗效存在差异，其中炎症性肠病患者的疗效最低，且该药对炎症性肠病的作用机制与其它适应症不完全一致，因此在外推炎症性肠病相关适应症时，不仅应评估是否针对不同适应症已知或潜在作用机制开展了全面的生物功能及活性研究，包括 sTNFα 介导与所有适应症有效性相关的功能活性，包括 sTNFα 结合活性、sTNFα 亲和力、细胞凋亡抑制、细胞因子释放抑制等；还应评估 tmTNFα 介导的可能与 CD 和 UC 的有效性相关的功能活性，包括 tmTNFα 结合活性、抗体依赖的细胞介导的细胞毒性、补体依赖的细胞毒性、生物学活性，以及与 PK、免疫系统调节相关的 Fc 相关亲和力等。因单克隆抗体多具有多重生物学活性和功能，应根据与临床效果的相关程度确定评判相似性的权重，并设定标准以助于评价。必要时，可通过额外的体内研究支持外推。

六、名词解释

相似性：候选药与已获准注册的参照药整体相似，且在质量、安全性及有效性方面不存在有临床意义的差别。

适应症外推：在候选药与参照药整体相似的基础上，当直接比对临床试验证明候选药在至少一个适应症上与参照药临床相似的，则可能通过拟外推适应症相关的研究数据和信息的科学论证，以支持其用于参照药中国获批的其他未经直接研究的适应症。

敏感模型：基于参照药的临床特征，对研究人群、给药途径和剂量、研究终点、研究周期、安全性指标、免疫原性、等效性界值等一系列临床试验关键要素的敏感性进行综合权衡后确定的研究模型。

儿童用化学药品改良型新药临床试验技术指导原则（试行）

一、概述

为儿童患者提供安全、有效、质量可控且适合于不同年龄阶段患儿使用的药品是儿童用药开发的目标。在已知活性成分药品基础上优化出具有明显儿童临床优势的改良型新药是拓展儿童应用的常见选择。鼓励以我国儿科临床需求为导向，根据儿童生长发育特点和儿科临床实践需要，在已知活性成份药品基础上，开发／扩展儿童应用，如增加儿童适应症，或者对已有儿童制剂进行改良，如开发儿童适宜剂型，以更好地满足我国儿科临床用药需求，改善儿童给药便利性，提升儿科临床诊疗效果和用药安全。

本指导原则适用于儿童用化学药品改良型新药，是在《化学药品改良型新药临床试验技术指导原则》基础上，针对儿童用改良型新药的临床研究提出建议。增加儿童用规格等的补充申请，也可参考本指导原则中的建议。

本指导原则着重阐述目前常见的改良情形、相应的临床研究设计考虑，并提出需关注的问题，有关改良型新药临床研究的一般要求、与年龄相关的剂型开发要求、儿童药物临床研究的设计方法等请参考《化学药品改良型新药临床试验技术指导原则》《儿科人群药代动力学研究技术指导原则》《儿科人群药物临床试验技术指导原则》《成人用药数据外推至儿科人群的技术指导原则》《真实世界证据支持儿童药物研发与审评的指导原则（试行）》《儿童用药（化学药品）药学开发指导原则（试行）》《儿科用药临床药理学研究技术指导原则》，以及 ICH E11（R1）用于儿科人群的医学产品的药物临床研究指南。

本指导原则是基于当前研发实践的总结，仅代表药品监管机构现阶段的观点和认识，随着科学研究的进展及实践经验的积累，将不断完善本指导原则的内容。

二、常见改良情形

（一）开发／扩展儿童应用

1. 由成人应用扩展至儿童应用

在已批准的成人适应症基础上进行改良，开发儿童人群的应用，为满足儿应用目的，同时改变剂型、规格等制剂特征。也适用于大龄儿童用药向低龄儿童扩展。

案例1：已批准用于成人的吸入用糖皮质激素，规格为每揿400μg。申请扩展至6岁及以上儿童应用，同时增加适宜儿童应用的规格（如每揿200μg）。

案例2：已批准用于成人的抗过敏药，剂型为片剂。开发同活性成份药品，用于1岁及以上儿童，同时改剂型为口服溶液，并开发适宜儿童应用的单剂量包装规格。

2. 扩展新的儿童应用范围

在已批准的儿童应用范围基础上进行改良，增加儿童新适应症，扩展儿童应用年龄段，优化儿童剂量方案等，为满足新的儿童应用目的，同时改变剂型、规格等制剂特征。

案例3：已批准用于12岁及以上儿童精神分裂症患者的抗精神病药，剂型为片剂。开发同活性成份药品，在原批准儿童应用范围基础上增加新适应症，用于3岁及以上儿童孤独症激越症状的控制，同时改剂型为口服溶液。

（二）改良儿童制剂

在已批准的可供儿童使用的药品基础上进行改良，改良制剂不超过已批准的儿童适应症范围。

1. 改变剂型

鼓励根据儿童生长发育特点和疾病诊疗需要，开发儿童适宜剂型类的改良制剂。

此类改良的临床价值判断遵循以下原则：减少给药创伤或避免侵入性，如注射剂改为口服制剂；提高治疗依从性或给药便利性，如口服固体制剂改为口服溶液剂、单日多次给药普通片改为减少给药次数的缓释片；避免误服、错服、窒息等潜在风险，如泡腾片改为口服溶液剂。

案例4：已批准用于6岁及以上儿童注意缺陷多动障碍（ADHD）的药品，剂型为片剂，每日口服3次。开发同活性成份的缓释片，每日口服1次。

案例5：用于儿童手术及操作前镇静/抗焦虑的药品由注射液改为口服溶液（带矫味）。

2. 改变规格

鼓励在符合我国已批准的儿童用药说明书用法用量基础上，结合我国儿科临床实际需要，开发适宜规格，提高给药时的计量准确性和给药便利性，减少不必要的药品浪费和污染。通常，此类改良同时涉及改变剂型等制剂特征。

此类改良的临床价值判断遵循以下原则：与单次给药剂量相同；与长期维持治疗中的固定给药剂量相同。

案例6：用于6岁及以上儿童ADHD的药品，剂型为片剂，已批准规格5mg/片，维持治疗剂量为20mg/次，需同时口服4片。开发同活性成份口崩片，同时增加20mg/片规格。

三、临床研究设计考虑

（一）基本原则

对于儿童用改良型新药，在临床研究设计中，同样需遵循儿童药物临床研究的基本原则，即尽可能利用已有研究证据，减少在儿童中开展不必要的重复研究。

开展儿童临床试验应有明确的研究目的，研究设计需严格围绕研究目的，不应在儿童中开展明显缺乏治疗获益或安全性风险难以预期的临床研究。对于不同年龄段儿童用药的剂量探索，建议采用模型/模拟进行预测，获得拟定剂量后再在儿童中开展小规模的验证研究，不提倡在儿童中进行研究目的不明确的剂量探索研究。

鼓励在改良型新药开发中合理应用临床药理学/定量药理学研究方法。例如，采用临床药理学/定量药理学研究方法描述改良制剂的体内药代动力学特征，提供生物利用度/生物等效性数据，比较与原制剂间体内药代动力学特征的异同，为临床治疗特征的桥接提供参考和依据。

（二）具体考虑

1. 开发/扩展儿童应用：此类改良所包含的情形，通常涉及该活性成份已获得的临床研究证据尚不足以充分支持其用于新的目标儿童人群的治疗范围，因此，需开展新的目标儿童人群的临床试验。

对于适应症由成人向儿童或大龄儿童向低龄儿童扩展的情形，重点关注目标治疗人群与已批准应用人群之间在疾病病因和病理生理过程方面的相似性，在此基础上研究和探索目标治疗人群的给药剂量，并通过后续的临床试验结果确证在目标治疗人群中的获益与风险，同时，根据目标治疗人群的给药剂量和用药习惯，开发适宜的剂型和规格。

对于在已批准儿童应用的基础上扩展儿童应用范围的情形，重点关注不同疾病间的治疗反应和可能的药物组织分布差异，从而研究和探索不同适应症之间是否存在剂量差异，再根据新应用范围的研究结果确定是否增加新规格便于准确给药。

上述改良情形一般需要围绕改良目的开展临床试验，提供该活性成份在新的儿童治疗范围使用的研究证据，支持获益风险评估。涉及成人数据外推或大龄儿童向低龄儿童数据外推时，可以参考《成人用药数据外推至儿科人群的技术指导原则》中建议的策略。

2.改良儿童制剂：此类改良所包含的情形，主要涉及改良后是否带来体内药代动力学的变化。

对于改良后涉及体内药代动力学变化的情形，例如，改良给药途径和释药行为（缓控释制剂），可以采用良好设计的临床药理学/定量药理学研究方法，描述改良制剂体内临床药理学过程，基于剂量－暴露－效应关系等，探索改良制剂的适宜给药方案，并进行验证。

对于改良后不涉及体内药代动力学变化的情形，通常可以接受原有的剂量－暴露－效应关系，可不再开展额外的临床研究，基于药代动力学研究桥接原制剂临床获益风险评估结果。对于明确不涉及改变体内药代动力学特征的变化，例如，改变规格或改变口味，可以考虑采用体外药学研究或者非临床研究支持评价的可能性。

另外，对于改良儿童制剂，如果涉及由原剂型换为改良剂型，需提供支持合理换药方案的证据。

四、需关注的问题

（一）改良制剂的临床优势评价

儿童用改良型新药在临床价值判断方面与改良型成人用药并不完全一致，例如，在成人应用中，片剂改为口服溶液通常不被认可具有明显临床价值，但在低龄儿童应用领域，可视作具有临床价值的改良。

在儿童应用范畴之内，对于临床价值的判断也并非完全一致。例如，不同年龄段儿童各有其较为适宜的剂型类别，但是，剂型的适宜性并非仅依据年龄段进行划分。注射剂的侵入性给药特征决定了其通常并非儿童用药剂型开发的首选，但是，针对口服配合困难的婴幼儿，或无法口服的危重症或急症患儿，注射剂剂型是可被接受的。

具备临床价值并非等同于认可临床优势，临床优势的判断仍需结合未被满足的临床需求程度，以及与已有上市剂型的比较等，进行综合考虑，并且可能随着临床诊疗方式的进步及药品类型的逐步丰富，临床优势判断标准会发生变化。

（二）多目标同时优化制剂特征

一个改良制剂可能同时涉及多个方面的改良。对于儿童用改良型新药，鼓励在一次改良开发过程中，兼顾与儿童应用相关的多方面优化，例如，增加儿童适应症的同时，开发适宜该年龄段患儿使用的适宜剂型、适宜规格和适宜口味等。

鼓励通过适当的矫味方法改善儿童制剂口味，以提高儿童服药的依从性和舒适性。考虑到个体喜好难以标准化，故无需在口味类别之间（如草莓味和苹果味之间）进行优劣比较。

对于供儿童服用的口服溶液剂型，通常，单剂量包装利于保证剂量的准确性，减少药液暴露污染的风险。在涉及较长期服药或者涉及合并症的疾病领域，通过改变口服溶液的溶剂，减少药物对儿童器官发育或生理代谢的影响，也是具有临床意义的。例如，将糖浆改为不含糖（或糖含量低）的口服溶液，以减少患儿龋齿发生风险，也便于合并血糖异常的患儿使用。

另外，在针对儿童应用的改良中，通过去掉潜在毒性基团优化已知活性成分的结构，或者去除或减少儿童使用具有潜在安全性风险的辅料，在不改变药物临床治疗范围和给药剂量的前提下，提高药物安全性，也是具有临床意义的。

需要注意的是，改变口味、改变包装规格、改变溶剂或改变部分药学制剂特征通常难以作为单独改良目的满足明显临床优势的要求，但由于其具备明确临床价值，鼓励企业在儿童用改良型新药的研发中予以关注，多目标同时优化制剂特征。

（三）新复方的开发

不鼓励在缺乏明确的临床需求及药物联合使用证据的情况下，开发儿童使用的复方制剂。

此类改良必须满足以下条件：复方各成份在儿童体内的临床药理学过程已明确，用于儿童的临床安全性和有效性已确证，儿童用法用量已确定；有充分可靠的证据支持复方中各成份组成及剂量搭配的临床必要性和剂量合理性，证据来源包括药物临床研究、已被广泛认可且临床正在执行的诊疗指南、用药指南和专家共识等文件、公开发表的文献；复方各成份单药的联合使用无法满足临床治疗需要，或存在明显的给药便利性问题。

以通过合并各成份单药以减少分别给药为目的的复方开发，例如，由一次口服三种片剂各 5mg 改为一次口服含有三种片剂成份各 5mg 的复方，通常不被认可具有临床价值，除非有充分证据支持疾病的特殊性及采用"鸡尾酒疗法"的必要性。

（四）特殊或复杂剂型的考虑

儿童用改良型新药的开发可能涉及特殊或复杂剂型，相比于成人应用，开发儿童应用的特殊或复杂剂型需要额外考虑诸多儿童生长发育特征及用药习惯等因素，这些因素不仅影响临床价值和临床优势的判断，同时也是临床研究中需要关注的重要问题。例如，儿童用经口吸入制剂，需要考虑到儿童呼吸道及肺部器官成熟度对空气动力学的影响、肺活量随着生长发育的变化，以及儿童对于吸入器械的配合度等因素。例如，儿童用透皮贴剂，需要考虑不同年龄段儿童皮肤状况（部位、厚度、吸收度等）、贴合度是否会受到运动的影响、儿童使用是否存在更高的暴露污染风险等因素。

因此，开发涉及特殊或复杂剂型的儿童用改良型新药时，应以符合儿童生长发育特征及用药习惯为前提，研究设计应纳入儿童特征考虑，并最终提供充分证据支持其在儿童中应用的预期疗效和安全性。

（五）鼓励沟通交流

儿童用改良型新药的开发离不开对我国儿科临床实践信息的了解。为提高研发效率，减少无效申报，鼓励企业积极与我国儿科临床专家进行沟通，掌握临床需求信息，确立科学合理的改良目的。同时，针对具体开发项目，欢迎企业与药品监管机构保持良好沟通。

参考文献

[1] 国家药品监督管理局. 化学药品改良型新药临床试验技术指导原则. 2020 年 12 月.

[2]（原）国家食品药品监督管理局. 儿科人群药代动力学研究技术指导原则. 2014 年 7 月.

[3]（原）国家食品药品监督管理局. 儿科人群药物临床试验技术指导原则. 2016 年 3 月.

[4]（原）国家食品药品监督管理局. 成人用药数据外推至儿科人群的技术指导原则. 2017 年 5 月.

[5] 国家药品监督管理局. 真实世界证据支持儿童药物研发与审评的指导原则（试行）. 2020 年 8 月.

[6] 国家药品监督管理局. 儿童用药（化学药品）药学开发指导原则（试行）. 2020 年 12 月.

[7] 国家药品监督管理局. 儿科用药临床药理学研究技术指导原则. 2020 年 12 月.

[8] 戴学栋, 孙涛, 黄芳华, 王庆利. 改良型新药非临床研究的一般考虑及需要关注的问题 [J]. 中国新药杂志, 2017, 26 (18): 2121-2127.

[9] 王梓凝, 赵侠, 崔一民. 改良型新药生物等效性研究的思考及建议 [J]. 中国临床药理学杂志, 2016, 32 (14): 1341-1344.

境外已上市境内未上市经口吸入制剂仿制药
临床试验技术指导原则（试行）

一、前言

经口吸入制剂（Orally Inhaled Drug Products，OIDPs），指通过口腔吸入途径将药物递送至呼吸道和 / 或肺部以发挥局部或全身作用的制剂，主要用于呼吸系统疾病及其他疾病的治疗。

基于临床治疗的需要，经口吸入制剂包括多种不同剂型，且递药系统复杂。临床用药人群的年龄跨度较大，躯体状态及适宜给药方式也有差别。因此，经口吸入制剂仿制药的评价要求具有一定的特殊性和复杂性。2020 年 12 月药品审评中心发布了《经口吸入制剂仿制药生物等效性研究指导原则》（2020 年第 49 号）[1]，对经口吸入制剂仿制药的人体生物等效性研究提出要求。对于境外已上市境内未上市的经口吸入制剂仿制药，除了人体生物等效性研究之外，参照药品审评中心于 2020 年 10 月发布的《境外已上市境内未上市药品临床技术要求》（2020 年第 29 号）[2]，因难以获得原研药品完整临床试验数据，可能影响对原研药品进行充分临床评价，故通常需开展必要的临床试验以支持仿制药用于中国患者的安全性和有效性评价。

本指导原则是在《境外已上市境内未上市药品临床技术要求》[2] 的基础上，对经口吸入制剂仿制药开展"以支持仿制药用于中国患者的安全性和有效性评价"为目的的临床试验的实施条件和设计要点提出建议，供研发企业及临床研究单位参考。

本指导原则是基于当前研发实践的总结，仅代表药品监管机构现阶段的观点和认识，随着科学研究的进展及实践经验的积累，将不断完善本指导原则的内容。

二、适用范围

本指导原则适用于境外已上市境内未上市的经口吸入制剂仿制药。根据现行化学药品注册分类要求 [3]，包括 3 类（仿制境外上市但境内未上市原研药品），也包括一部分 5.2 类（境外上市的仿制药品）。

本指导原则适用于针对支气管哮喘和慢性阻塞性肺疾病（慢阻肺，Chronic Obstructive Pulmonary Diseases，COPD）而开发的特定药理作用机制的单方和复方经口吸入制剂仿制药。特定药理作用机制的药物包括吸入性糖皮质激素（Inhaled Corticosteroids，ICS）、短效 β_2 受体激动剂（Short-acting beta2-agonists，SABA）、长效 β_2 受体激动剂（Long-acting beta2-agonists，LABA）、短效抗胆碱药物（Short Acting muscarinic anticholinergic，SAMA）、长效抗胆碱药物（Long acting muscarinic anticholinergic，LAMA）。

本指导原则适用的经口吸入制剂剂型主要包括吸入气雾剂、吸入粉雾剂、吸入喷雾剂、吸入液体制剂。

三、总体原则

境外已上市境内未上市经口吸入制剂仿制药同样遵循仿制药研究与评价的一般原则，即通过研究证明仿制药与原研药品（参比制剂①）质量与疗效的一致性。

首先应开展仿制药与原研药品在药学方面（包括递送特性）的全面系统的比较研究，然后进行人体生物等效性研究，再基于同活性成份药品的境内外上市情况，以及我国患者使用同活性成份药品的临床安全性和有效性证据，结合同活性成份药品不同剂型之间的剂量 – 暴露量 – 效应关系等，对申报仿制药用于我国患者的获益风险情况进行评估。如果已有资料证据能够充分支持获益风险评估且评估结果为获益大于风险的，申报仿制药可不再开展"以支持仿制药用于中国患者的安全性和有效性评价"为目的的临床试验，尽可能避免不必要的重复性研究；不符合以上条件的申报仿制药需开展"以支持仿制药用于中国患者的安全性和有效性评价"为目的的临床试验。

四、具体考虑

（一）试验的实施条件

根据同活性成份药品境内上市情况及同活性成份不同剂型之间的剂量 – 暴露量 – 效应关系分析，分为以下情形：

1. 如果相同活性成份、不同剂型的经口吸入制剂药品已在境内上市，批准用于相同适应症，且在我国患者中使用的获益风险特征已明确，同时，具有充分证据支持不同剂型之间具有明确的剂量 – 暴露量 – 效应关系（支持剂型之间获益风险特征的桥接），则在与参比制剂的药学和人体生物等效性研究达到一致性评价标准[1] 的情况下，可考虑豁免"以支持仿制药用于中国患者的安全性和有效性评价"为目的的临床试验。

---

① 指国家药品监督管理局发布的参比制剂

2. 如果相同活性成份、不同剂型的经口吸入制剂药品已在境内上市，批准用于相同适应症，且在我国患者中使用的获益风险特征已明确，但是，缺乏充分证据支持不同剂型之间具有明确的剂量 – 暴露量 – 效应关系（无法支持剂型之间获益风险特征的桥接），应开展"以支持仿制药用于中国患者的安全性和有效性评价"为目的的临床试验。

3. 如果相同活性成份、相同或不同剂型的经口吸入制剂药品已在境内上市，批准用于与申报仿制药不同的适应症，且在我国批准适应症患者中使用的获益风险特征已明确，则应结合适应症之间的疾病特征相似性、境内外医疗实践差异和类似机制药物临床研究情况等，考虑开展"以支持仿制药用于中国患者的安全性和有效性评价"为目的的临床试验的必要性。

上文中提到的"相同活性成份"是指相同成份的单方制剂或与申报仿制药所含各成份完全相同的复方制剂。

情形	与境内已上市、且中国患者人群获益风险特征明确的经口吸入制剂产品对比			开展"以支持仿制药用于中国患者的安全性和有效性评价"为目的的临床试验的考虑
	同成份	同剂型	同适应症	
1	√	×	√	如果相同活性成份、不同剂型的经口吸入制剂药品已在境内上市，批准用于相同适应症，且在我国患者中使用的获益风险特征已明确，同时，具有充分证据支持不同剂型之间具有明确的剂量 – 暴露量 – 效应关系（支持剂型之间获益风险特征的桥接），则在与参比制剂的药学和人体生物等效性研究达到一致性评价标准的情况下，可考虑豁免"以支持仿制药用于中国患者的安全性和有效性评价"为目的的临床试验。
2	√	×	√	如果相同活性成份、不同剂型的经口吸入制剂药品已在境内上市，批准用于相同适应症，且在我国患者中使用的获益风险特征已明确，但是，缺乏充分证据支持不同剂型之间具有明确的剂量 – 暴露量 – 效应关系（无法支持剂型之间获益风险特征的桥接），应开展"以支持仿制药用于中国患者的安全性和有效性评价"为目的的临床试验。
3	√	√ / ×	×	如果相同活性成份、相同或不同剂型的经口吸入制剂药品已在境内上市，批准用于与申报仿制药不同的适应症，且在批准适应症我国患者中使用的获益风险特征已明确，则应结合适应症之间的疾病特征相似性、境内外医疗实践差异和类似机制药物临床研究情况等，考虑开展"以支持仿制药用于中国患者的安全性和有效性评价"为目的的临床试验的必要性。

（二）试验的设计关注点

建议采用随机、盲法、对照设计。

研究人群应符合目标治疗人群特征。根据仿制药拟申报适应症，在我国对应患者人群开展"以支持仿制药用于中国患者的安全性和有效性评价"为目的的临床试验。

对照药建议优先选择已在我国上市的相同药理机制、相同适应症、相同剂型的原研进口药品。若无法实现，也可选择其他对照方式，需提供合理依据。

研究剂量原则上应覆盖临床常用剂量和最高剂量。对于具有多个规格的药品，可以根据不同规格临床使用的人群、使用条件、剂量递增要求等，决定是否有必要逐个在试验中使用。

五、其他相关问题

（一）与人体生物等效性研究的区别和联系

根据《境外已上市境内未上市药品临床技术要求》[2]，对于境外已上市境内未上市药品的仿制药的临床试验要求，需结合原研药品临床评价结果及制剂学两个方面的因素综合考虑后确定。根据药学和生物药剂学特征，考虑开展必要的人体生物等效性研究。基于临床评价结果的考虑，可能需要开展必要的临床试验以支持仿制药用于中国患者的安全性和有效性评价。

因此，开展人体生物等效性研究与开展"以支持仿制药用于中国患者的安全性和有效性评价"为目的的临床试验具有不同的研究目的。对于可豁免人体生物等效性研究的品种，并不一定同时满足豁免"以支持仿制药用于中国患者的安全性和有效性评价"为目的的临床试验的条件。例如，我国尚无同活性成份经口吸入制剂获批的吸入液体制剂（真溶液）仿制药，通常可以通过药学质量一致性评价生物等效性，而通常不再要求进行人体生物等效性研究[1]。但是，如果已有资料证据不足以支持该品种上市的获益风险评估时，其仍需开展"以支持仿制药用于中国患者的安全性和有效性评价"为目的的临床试验。

《经口吸入制剂仿制药生物等效性研究指导原则》[1]中提出，部分吸入制剂仿制药开展"随机对照临床试验"，作为仿制药与参比制剂人体生物等效性研究要求的一部分。对于按照《经口吸入制剂仿制药生物等效性研究指导原则》开展以支持人体生物等效性评价为目的的随机对照临床试验，同时还需要开展"以支持仿制药用于中国患者的安全性和有效性评价"为目的的临床试验的品种，可以设计完成一项随机对照试验，在评估我国患者安全性和有效性的同时，纳入生物等效性评估元素。考虑到这类临床试验设计的复杂性，鼓励研发企业与临床专家和临床药理学专家进行充分讨论，研究制定合理方案，并与药审中心保持良好沟通。

（二）境外上市的仿制药品数据的使用

已在境外上市的经口吸入制剂仿制药申请进口时，研究与评价要求与境内仿制药一致，所提供的研究数据需符合我国的法律法规和技术要求，否则需参照我国要求开展研究。

（三）与我国已上市药品的成份含量或用法用量不同的情况

在不同国家或地区上市的含有相同活性成份的经口吸入制剂可能存在成份含量或用法用量方面的差异。在考虑仿制研发之初，需充分调研差异的原因及依据，并对比我国临床用药特征及境内已上市含同活性成份药品的临床应用情况，综合考虑仿制研发的必要性和合理性。如果申报仿制药的成份含量或用法用量与我国已上市药品有明显差异，且缺乏对差异的合理解释时，不建议进行该仿制药的开发。

六、参考文献

[1] CDE. 经口吸入制剂仿制药生物等效性研究指导原则 (2020 年第 49 号), 2020 年 12 月 .

[2] CDE. 境外已上市境内未上市药品临床技术要求 (2020 年第 29 号), 2020 年 10 月 .

[3] CFDA. 关于发布化学药品注册分类改革工作方案的公告 (2016 年第 51 号), 2016 年 3 月 .

基因治疗产品长期随访临床研究
技术指导原则（试行）

一、概述

（一）前言

基因治疗是指通过修饰或操纵基因的表达以改变活细胞的生物学特性，从而达到治疗目的的治疗手段，主要作用机制有正常基因替换致病基因、使不能正常工作的基因失活或者引入新的或修饰的基因等方式。随着基因治疗技术的不断发展，临床研究的不断深入，基因治疗已为多种难治性疾病提供了新的治疗策略。目前，在全球范围内已有多个基因治疗产品批准上市，如，AAV2-hRPE65v2 用于治疗 RPE65 基因突变造成的视网膜营养不良，CAR-T 细胞用于治疗多种恶性血液肿瘤以及含人 ADA cDNA 序列的逆转录病毒载体转导的 CD34+ 细胞用于治疗腺苷脱氨酶缺乏导致的重症联合免疫缺陷。国内也有治疗不同适应症的多种基因治疗产品进入临床研究阶段。

通常来说，基因治疗通过引起人体的永久或长期的变化达到治疗效果，这些变化在体内长期存在，可能增加不可预测的风险如迟发性不良反应等。为了评估和降低迟发性不良反应等风险，并了解治疗效果随时间延长的变化，有必要对接受基因治疗临床试验的受试者开展长期随访。长期随访的观察方法和研究设计取决于基因治疗产品的风险特性、适用人群和给药途径等因素，本指导原则主要针对上述因素开展讨论，对于药物临床试验需要遵从的一般原则以及与其他指导原则的重复内容在本指导原则中不再赘述。

（二）目的和适用范围

本指导原则适用于按照《中华人民共和国药品管理法》《药品注册管理办法》等药品管理相关法规进行研发和注册申报的具备基因治疗属性的产品，如质粒 DNA、RNA、基因改造的病毒、细菌或细胞以及基于基因编辑技术的产品等，旨在为该类产品开展长期随访临床研究提供技术指导，确保及时收集迟发性不良反应的信号，识别并降低这类风险，同时获取这类产品长期安全性和有效性的信息。

本指导原则是对基因治疗产品开展长期随访临床研究相关技术问题的建议和

推荐，不具有强制性的法律约束力。随着基因治疗技术的发展、认知深入和经验积累，本指导原则中的相关内容将不断完善与更新。申请人在研究中应始终坚持具体问题具体分析的原则，并建议及时与药审中心就长期随访研究方案的具体设计和细节进行沟通。

二、基因治疗产品长期随访临床研究设计

（一）长期随访的观察目的

基因治疗产品长期随访的主要目的是收集受试者的迟发性不良反应，了解基因治疗产品在体内的存续情况，从而识别并降低接受基因治疗产品的患者的长期风险。此外，考虑到基因治疗产品长期作用的特点，观察疗效随时间的变化情况也是长期随访的目的之一，有助于评价产品的获益风险情况。

（二）长期随访观察的考虑要素

1. 迟发性不良反应相关的潜在风险因素

在评估基因治疗产品的风险因素时，申请人应考虑基因治疗产品的特性，同时参考该产品的非临床和临床数据以及类似产品的已知数据。基因治疗产品的非临床研究旨在为临床研究提供支持性信息和关键安全性特征参数，如机体中的生物分布和持久性 、整合/修饰宿主基因组、潜伏再激活以及潜在免疫原性等。对于新型基因治疗产品，可参考数据有限，申请人应尽可能在非临床研究中获得用于评估迟发性不良反应风险的数据。

基因治疗产品特有的可能会引起迟发性不良反应的风险因素包括：

（1）基因组整合活性

基因治疗产品可能会采用修饰宿主基因组的技术，并有可能在宿主细胞或组织中持续存在。很多基因治疗载体的基因整合不会指向基因组的特定位点，可能在整合位点处产生插入突变，或激活整合位点附近的原癌基因等，进而破坏重要基因功能或增加恶性肿瘤的风险，例如，国外已有多项研究报告在接受了使用γ- 逆转录病毒载体转导的基因修饰细胞治疗的受试者中发生白血病。因此，对于存在此类风险的产品，有必要进行长期随访临床研究以评估出现迟发不良反应的风险。

国内外基因治疗产品开展的非临床研究、长期随访获得的临床经验以及基因组整合位点分析方法的显著改进，都有助于更好地理解整合性基因治疗载体相关风险。通常认为，很多能够介导外源基因转入细胞核的载体（如逆转录病毒载体、转座子元件和基因编辑产品等）有基因组整合潜力，需要通过长期随访观察迟发性不良反应的风险；根据目前的认识和研究数据，质粒、痘病毒、腺病毒和腺相关病毒

（AAV）等载体的基因治疗产品整合风险较低，国际上开展的临床试验中也表现出较低的迟发性不良反应风险。当载体或基因治疗产品原有的风险特征增加时，例如经过修饰以携带基因组编辑成分的质粒或改变给药方式以提高整合能力等，需要提高对长期随访观察的要求；反之，也可以对目前认为存在迟发风险的基因治疗载体进行修饰，以降低这些风险。

（2）长期表达

与其他产品相比，部分基因治疗产品的显著特征是可以在患者靶细胞或基因修饰细胞中持续存在并编码表达作用因子（功能性蛋白或基因表达调节元件），并通过永久或长期改变靶细胞或组织的功能来达到治疗效果。同时，由于基因治疗编码的作用因子在体内的长期暴露或表达异常，可能产生与其功能相关的长期安全性风险，如细胞生长失控和恶性肿瘤形成、自身免疫反应或其他无法预测的迟发性不良反应。

（3）潜伏再激活

部分病毒类基因治疗产品可能存在从潜伏期被再激活的可能性或者引起机体中已有病毒感染的再激活，存在感染相关的迟发性不良反应的风险。

（4）持续感染

有复制能力的病毒或细菌载体基因治疗产品，有可能在免疫能力低下的患者中发展为持续感染，进一步增加发生迟发但严重感染的风险。

（5）基因编辑活性

基因编辑等新型基因治疗产品有独特的基因组修饰功能，可诱导人类基因组中的位点特异性改变或修饰，同时也可能在基因组中发生脱靶效应，导致非预期的基因表达变化，进而增加未知且不可预测的迟发性不良反应风险。

（6）非预期的生物分布

某些基因治疗产品需要在特定的细胞或组织中表达以实现治疗目的，如果基因治疗产品在非预期的细胞、组织或器官中表达或修饰，可能引起非靶细胞功能、生长或分化改变，甚至引发肿瘤。

（7）基因重排或重组

当基因治疗产品所用载体及其携带的基因发生复制时，可能出现非治疗目的非预期的基因表达或改变，或者与相应野生型或辅助病毒互补后产生回复突变或意外复制或形成新的病毒。

（8）免疫原性

由于基因治疗产品在体内的持续暴露或者需要多次给药等情况，机体可能产生针对基因治疗载体或编码的作用因子的免疫应答。由于基因治疗产品在靶细胞或组织中的表达时间、分布范围或表达强度等差异，机体免疫应答的后果可能从不具有临床意义的一过性的免疫反应，到针对靶细胞或组织的免疫攻击，甚至产生严重危及生命的不良事件。

（9）脱落与传播

对于部分有感染或复制能力的基因治疗产品，从受试者体内排出或脱落到自然环境后，可能会传播给受试者的密切接触者，包括患者亲属和医护人员等，进而产生病毒传播或感染风险。

（10）其他考虑因素

除产品相关因素外，基因治疗产品的长期风险评估还应考虑靶细胞/组织/器官，患者群体（年龄、免疫状态、死亡风险等）和相关疾病的特征以及合并其他治疗的影响。如果基因治疗产品可在生殖腺、生殖细胞等组织器官中分布并发挥作用，可能对受试者或其配偶的生育能力、妊娠以及胎儿产生难以预测的迟发性影响。

2. 临床研究人群

如果一种基因治疗产品具有引起迟发性不良反应的风险，需要开展长期随访观察时，所有接受基因治疗产品的受试者在签署知情同意书后均应入组长期随访临床研究。在设计长期随访临床研究的方案时，应考虑目标受试者人群及特征、整体健康情况以及接受治疗的患者的预期生存期等特征对迟发性不良反应的收集的影响。通常来说，当临床研究人群的某些特征（如预期寿命短、多重合并症，以及暴露于放疗或化疗等其他药物）可能干扰迟发性不良反应的观察分析时，会影响长期随访观察在评估和减轻受试者风险方面的效用；而在病情较轻或较局限，合并症以及伴随治疗有限或较稳定的受试者中，通过长期随访观察收集到的评估数据可能更容易分析。

3. 长期随访的观察时间

长期随访的持续时间应确保足以观察到受试者因产品特性、暴露情况（生物分布和给药途径）等导致的风险，应不短于迟发性不良反应的预期发生时间。

一般而言，针对不同类型的基因治疗产品建议如下：

• 具有基因组整合活性的载体（例如 γ- 逆转录病毒和慢病毒载体）和转座子元件建议观察不短于 15 年。

• 可以产生持续感染，或有潜伏再激活风险的细菌或病毒载体（如单纯疱疹病毒）建议观察 15 年或至数据表明不再存在任何风险（感染或再激活）。

• 基因编辑产品建议观察 15 年或至数据表明不再存在任何风险。

• 腺相关病毒载体建议观察 5 年或至数据表明不再存在任何风险。

以上长期随访时间的建议主要基于基因治疗的产品类型，具体产品的随访时间取决于产品的特性和体内存在时间、转基因表达时间、迟发性不良反应的预期时间及发生率、受试者适应症和预期生存期、给药途径，以及长期随访的其他观察目的。随着随访数据的积累，研究者和研究申办方可能会根据产品的存在情况、转基因表达和临床表现的持续评估情况，延长或缩短长期随访的持续时间。如果研究申办方认为其基因治疗产品安全性风险较低、无需开展长期随访临床研究，或者希望变更随访时间，应合理说明依据或变更理由并与药品监督管理部门进行沟通。

4. 有效性

尽管基因治疗产品的疗效持续时间通常较长，但随着时间的推移，基于质粒、非病毒载体或病毒载体等的基因治疗产品在体内的转基因表达水平可能逐渐下降，含有载体或病毒的靶细胞数量也可能逐渐减少，上述因素都可能导致基因治疗产品的疗效逐渐下降。长期随访观察有助于了解基因治疗产品有效性随时间推移的变化情况，以及如果可能，再次接受治疗的时机和方法。

（三）长期随访的设计实施

1. 知情同意

知情同意应遵循《药物临床试验质量管理规范》的相关要求，向受试者说明参加临床试验可能预见的安全性风险，内容需包含长期随访研究的目的、研究程序、持续时间、访视间隔以及研究者、伦理委员会或申办方的联系方式等。当非临床研究或临床试验中发现基因治疗产品的风险有所改变时，应及时更新知情同意书并告知受试者。知情同意书中还应对长期随访期间的人体组织样本采集和保存、基因检测等进行说明。

2. 设计和实施

在基因治疗产品长期随访临床研究中，应建立一套可行的监测计划用于记录并收集受试者与研究相关的所有数据，可以及时记录、报告不良事件并做出评估。通常，长期随访临床研究应详细说明受试者的监测计划，包括访视时间表、采样计划、监测检查方法以及长期随访临床研究中的目标临床事件等。建议申办方提供一份简明科学的随访记录指导，供研究者及相关医务人员（包括研究者以外的医生和护士）记录所有观察结果和与研究相关的所有数据。如果在临床试验期间或上市后获得改变基因治疗产品风险的重要信息，应及时修订随访计划并予以实施。

在受试者接受基因治疗后的 5 年内（或根据具体产品的风险确定的长期随访期内），临床随访应记录受试者的简要病史，使用致癌或致突变药物和其他药物的情况以及有关的不良事件信息，新出现、复发或加重的疾病（例如恶性肿瘤、神经系统疾病、免疫原性或自身免疫类疾病、感染、甚至死亡等）及相关体格和实验室检查、受试者及其配偶的妊娠和生育情况等。同时，尽可能在合适的随访时间点采集相关样本，使用经过验证的、足够敏感的方法检测基因治疗产品在体内的持续存在情况并分析相关影响，直至数据表明不再有任何风险。如随访过程中出现疑似与基因治疗产品相关的不良事件，应及时根据临床、实验室、分子生物学、细胞遗传学、组织学或 HLA 分析获得的证据或深度测序数据等进行相关性的因果分析，必要时提高随访频率或增加随访内容。

对于随访时间超过 5 年的基因治疗产品，完成前 5 年的随访后，可通过电话或书面调查问卷等方式，并尽可能采集相关样本，保持每年至少随访受试者一次直至随访期结束。如前期随访提示产品在体内持续存在，建议观察至数据表明不再存在任何风险。

申办方向药品监督管理部门递交临床试验申请（IND）时应纳入长期随访的研究计划。长期随访的研究内容可以与不同阶段临床试验方案整合在一起，也可以单独设计为一个研究方案，无论采用何种形式，申办方需注意实施的连贯性和一致性，若临床试验过程中对长期随访的研究计划进行了更新，应确保各阶段临床研究的每位受试者都按照最新的计划进行随访，并及时更新知情同意文件。申办方应在研发期间定期安全性更新报告（DSUR）中总结上一个报告期内长期随访的研究结果，并按照相关法规要求及时报告临床试验期间出现的不良事件。

（四）不同基因治疗产品的特殊考虑

1. 关于整合性载体的特殊考虑

如受试者接受整合性载体基因治疗产品，例如转座子元件、γ- 逆转录病毒、慢病毒及其他逆转录病毒载体，或利用整合性载体或基于转座子的载体在体外修饰的细胞，长期随访中需格外关注基因治疗产品的基因组整合风险，建议申办方分析基因治疗载体在靶细胞或相关替代细胞的基因组中整合的影响（例如是否存在克隆性生长、是否存在优势克隆、克隆性生长是否导致恶性肿瘤等）。

如果基因组整合相关风险的分析可行，应注意以下几点：

• 在接受基因治疗产品的最初 5 年内，两次检测间的采样间隔建议不超过 6 个月。此后每年至少检测一次，直至检测数据表明不再存在任何安全性风险。

• 检测方法的敏感度、特异性和可重复性应经过验证，并设计适当的阳性和阴性对照；

• 当体内靶细胞或替代细胞中载体序列阳性的比例超出预期范围时，应开展克隆性生长的评估。

- 如果存在优势克隆或单克隆生长，应在不超过 3 个月的时间内再次检测确认，并尽快开展整合位点的分析。
- 当载体的整合位点确定后，应与人类基因组数据库及癌基因组的其他数据库等进行比较，确定整合位点的基因功能，评估是否与包括癌症在内的任何疾病有关。
- 如果受试者体内出现载体阳性细胞的克隆性生长，或检测发现基因整合位点在癌基因或癌相关基因附近，应缩短检测间隔至不超过 3 个月并密切监测恶性肿瘤征兆，直至检测不到基因治疗载体。
- 对基于慢病毒 / 逆转录病毒载体的基因治疗产品，如出现与可复制性病毒可能相关的不良事件，还应开展可复制性病毒（replicable competent lentivirus/retrovirus，RCL/RCR）的检测。

2. 关于基因编辑产品的特殊考虑

基因编辑产品除了适用基因治疗产品的一般考虑以及整合性载体的特殊考虑外，长期随访中还应额外关注脱靶风险，量化评估脱靶活性和在靶活性之间的相关性，或利用在靶活性来预测脱靶活性的水平。如果基因治疗产品通过全身给药方式递送，长期随访中的安全性监测不仅包括靶器官或靶组织的脱靶活性，而且还应包括可能发生在其他组织和器官中的脱靶活性。

基因组整合性或者脱靶活性的分析通常需采用有创性检测方法取得样本，实施时还需要考虑技术和伦理上的可行性，例如靶向视网膜或肝脏等组织的基因治疗产品，可能难以对靶细胞采样，这种情况下可能需要通过密切的临床随访等方式间接评估风险；同时，选择易于采样的替代细胞也可能提供关于相关信息，例如靶向骨髓造血干细胞的基因治疗产品，可以通过采集外周血细胞或富集外周血干细胞进行观察。

三、上市后长期监测计划的实施建议

在临床研究期间，接受基因治疗的受试者人数通常比较有限。同时，在产品获得上市批准时，临床试验中接受了基因治疗产品的受试者通常尚未完成长期随访临床研究，临床试验中的收集的安全性数据不足以评估所有可能的迟发性不良反应的风险。因此，在获得上市批准后，申办方仍可能需要继续开展长期随访临床研究，建立产品和使用者的可追溯系统。申办方应按照我国药品上市后监测相关的法规和指导原则要求，建立并完善药物警戒系统，主动收集患者的不良事件信息，鼓励患者主动报告不良事件，提高数据收集质量。

建议申办方在递交新药上市申请（NDA）之前与药品审评部门沟通是否需要

开展基因治疗产品的上市后长期随访临床研究，以持续评估产品的安全性和有效性。如需要开展，建议在 NDA 申报时提供上市后研究或临床试验的方案，包括研究目的、研究人群、观察内容和持续时间等。此外，上市后风险管理计划有助于评估和控制基因治疗产品的安全性风险，建议申办方在 NDA 审评过程中与药品审评部门沟通上市后风险管理计划的具体内容。

参考文献

[1] U.S. FDA. Long Term Follow–Up After Administration of Human Gene Therapy Products. 2020

[2] EMA. Guideline On Follow–Up of Patients Administered with Gene Therapy Medicinal Products. 2009

[3] EMA. Guideline On Safety and Efficacy Follow–Up–Risk Management of Advanced Therapy Medicinal Products. 2008

[4] 国家食品药品监督管理总局，细胞治疗产品研究与评价技术指导原则（试行），2017.

[5] 国家药品监督管理局药品审评中心，免疫细胞治疗产品临床试验技术指导原则（试行），2021

[6] 国家药品监督管理局药品审评中心，溶瘤病毒类药物临床试验设计指导原则（试行），2021

[7] ICH E6 (R2): Integrated Addendum to Good Clinical Practice (GCP), 2016

[8] ICH E2F 研发期间安全性更新报告, 2010

[9] ICH E2E 药物警戒, 2004

静注人免疫球蛋白治疗原发免疫性血小板减少症临床试验技术指导原则（试行）

一、前言

静注人免疫球蛋白（immunoglobulin for intravenous administration，IVIg）系以健康人血浆为原材料制备而成，主要成分为免疫球蛋白 G（immunoglobulin G，IgG）。目前 IVIg 用于临床的适应症按照作用机理不同分为两类，一类是替代疗法，用于原发或继发免疫球蛋白缺乏症的治疗；另一类是免疫调节，用于自身免疫性疾病如原发免疫性血小板减少症（primary immune thrombocytopenia，ITP）等的治疗。

本指导原则是针对 IVIg 用于治疗 ITP 的临床试验而制定。

ITP 是一种获得性自身免疫性、出血性疾病。临床表现以皮肤粘膜出血为主，严重者可有内脏出血，甚至颅内出血。依据病程，ITP 可分类为：新诊断的 ITP（确诊 0~3 个月的 ITP 患者）、持续性 ITP（确诊后 3~12 个月血小板持续减少的 ITP 患者）和慢性 ITP（血小板持续减少超过 12 个月的 ITP 患者）。

ITP 主要发病机制是由于机体对自身抗原的免疫失耐受，导致免疫介导的血小板破坏增多和巨核细胞产生血小板不足。阻止血小板过度破坏和促进血小板生成是不可或缺的 ITP 治疗方法。ITP 治疗目的是维持患者血小板计数在安全水平，防止严重出血发生。目前，治疗 ITP 的药物和手段包括糖皮质激素、静注人免疫球蛋白（IVIg）、血小板生成素受体激动剂、利妥昔单抗和脾切除术等。

IVIg 可通过减少血小板的过度破坏而提升 ITP 患者的血小板数量，其可能的机制在于 IVIg 具有免疫调节活性。目前没有数据支持不同 IVIg 产品具有相同的免疫调节活性，因此 IVIg 上市前有必要开展临床试验来证明其在 ITP 适应症的有效性与安全性。

本指导原则旨在为 IVIg 用于治疗 ITP 患者申请上市许可，或已上市产品发生重大药学变更需开展临床试验时提供建议，主要对 IVIg 用于治疗 ITP 的临床试验的关键内容进行了阐述，可能无法涵盖临床试验的所有内容，对于实际应用中的特定问题，应视具体情况具体研究决定。本指导原则亦将随科学技术发展和经验的积累而逐步完善。

应用本指导原则时，还请同时参考《药物临床试验质量管理规范》（Good Clinical Practice，GCP）和其他国内外已发布的相关技术指导原则。

二、上市前临床试验

（一）试验设计

IVIg 在上市前需在成年及青少年（≥ 12 岁）ITP 患者中开展临床试验。鉴于 IVIg 的作用机理为通过减少血小板的过度破坏而提升 ITP 患者的血小板数量，因此主要疗效指标建议采用"提升血小板的有效率"。考虑到血小板计数的客观性，在严格受试者入排标准及合并用药的前提下，临床试验可采用单臂、开放标签试验设计。

样本量除需基于统计学假设计算外，还需满足可评价病例数不低于 60 例。

（二）受试者人群

应制定严谨的受试者入选和排除标准，充分考虑拟纳入受试者的 ITP 病程、既往治疗等情况。

入选标准：建议纳入 12~65 岁、持续性和慢性 ITP 患者，受试者基线血小板数 $< 30 \times 10^9/L$。入选的患者需要入组前至少 3 周未使用糖皮质激素，或入组前至少 3 周使用维持剂量糖皮质激素且首次给药后 4 周内未计划增加糖皮质激素剂量。针对不同的激素种类或明确有提高血小板计数作用的药物，可相应地考虑限定受试者在入组前的使用剂量和时间。

排除标准：基于受试者安全考虑，应参考产品特点、上市同品种的安全性信息和特殊人群等设立排除标准（参见附录）。

（三）给药方案

应结合产品特点，考虑 IVIg 合理的给药剂量和输注方案。针对 ITP 适应症，目前国内常见的 IVIg 给药方案包括：0.4g/kg/ 天，给药 5 天；或 1g/kg/ 天，给药 1~2 天。如果临床试验中考虑使用其它剂量和输注方案，建议结合临床实际进行论证并提供相关支持性数据和资料。

（四）合并用药

试验过程中，应记录在基线及临床试验过程中的所有合并用药，并评估其对疗效和安全性评价的影响。

1. 糖皮质激素的使用

对于入组前（至少 3 周）未使用糖皮质激素的受试者，主要疗效观察期（首次给药后 7 天内）仍不可使用糖皮质激素，若需增加糖皮质激素使用，应视为 IVIg

治疗失败。

对于入组前至少 3 周持续使用维持剂量糖皮质激素，且在入组后 4 周内未计划增加糖皮质激素剂量的受试者，在主要疗效观察期内（首次输注 7 天内）糖皮质激素剂量可根据病情减少，如果受试者所需糖皮质激素的剂量增加，则应视为 IVIg 治疗失败；若需要调整激素种类，也应评估是否与治疗无效有关。

从受试者权益保护出发，疗效观察期内（首次输注 7 天至 4 周内）可结合受试者具体病情考虑糖皮质激素的具体使用，但须全面评估糖皮质激素对疗效评价的影响。

2. 其他合并用药

主要包括血小板生成素受体激动剂、利妥昔单抗以及其他升血小板药物等，应根据其代谢特征和是否影响疗效评价具体规定禁用期。试验期间禁止使用其他 IVIg 产品、输血及其他血液制品。

（五）有效性评价

考虑到 IVIg 用于 ITP 患者的主要目的是通过减少血小板的过度破坏而提升血小板数量，因此，可从输注 IVIg 后一定时间内血小板的提升数量、提升速度以及相应的受试者比例考察 IVIg 的疗效。同时考虑到 ITP 是一种出血性疾病，因此须进行止血疗效评价。

主要疗效指标：

建议以"提升血小板的有效率"作为主要疗效指标，"提升血小板的有效率"定义为：首次输注 IVIg 后 7 天内血小板计数 $\geq 30 \times 10^9/L$ 且提高到基线 2 倍以上的受试者比例。"提升血小板的有效率"应满足双侧 95% 置信区间下限不低于 60% 的疗效标准。

次要疗效指标：

可包括首次输注 IVIg 后 7 天内血小板计数 $\geq 30 \times 10^9/L$ 且提高到基线 2 倍以上的到达时间和持续时间；首次输注 IVIg 后血小板计数达到的峰值、达峰时间；止血疗效评价等。

次要疗效指标还可包括完全反应（CR）、有效（R）、无效（NR）、复发的受试者数目和百分比，以及 CR 或 R 响应到达时间和响应持续时间。

完全反应（CR）、有效（R）、无效（NR）、复发、响应到达时间和响应持续时间的定义如下：

完全反应（CR）：治疗后血小板计数 $\geq 100 \times 10^9/L$，且没有出血，至少检测 2 次血小板计数，其间至少间隔 7d。

有效（R）：治疗后血小板计数 $\geq 30 \times 10^9/L$ 并且至少比基础血小板计数增加 2

倍且没有出血，至少检测 2 次血小板计数，其间至少间隔 7 天。

无效（NR）：治疗后血小板计数 $< 30 \times 10^9$/L 或者血小板计数增加不到基础值的 2 倍或者有出血，至少检测 2 次，其间至少间隔 1d。

复发：治疗有效后，血小板计数降至 30×10^9/L 以下或者不到基础值的 2 倍或者出现出血症状，至少检测 2 次，其间至少间隔 1d。

CR 或 R 响应到达时间：从治疗开始到获得 CR 或 R 的时间。

CR 或 R 响应持续时间：从获得 CR 或 R 到 CR 或 R 消失的时间。

建议血小板计数考察时间点为首次输注 IVIg 第 1~7、14、21、28 天，首次输注 IVIg 为第 1 天。止血疗效评价的考察时间点为首次输注 IVIg 第 1~7 天。除首次输注外，整个试验期间，若受试者发生出血，可根据受试者实际情况考虑再次使用试验药物并进行相应评价。

血小板计数相关参数均应使用平均值（含标准偏差）和中位数（含最小值和最大值）进行统计。

（六）安全性评价

产品安全性应基于所有的安全性研究结果进行评价。全面的基线数据和患者病史对于分析临床试验中发生的安全信号至关重要。应记录并在申报资料中报告整个临床试验中所有受试者发生的不良事件（AE）和严重不良事件（SAE），无论这些事件是否与试验药物相关，并分析不良事件的严重性，与产品的因果关系、结果和预期等。应结合同品种已知安全信号进行讨论分析。

为了客观评价临床试验中所有不良事件 / 严重不良事件与试验药物的关系，必要时可成立独立的数据安全监查委员会进行评价。

除了常规的安全性指标，还应结合血液制品和 IVIg 本身的特点考虑安全性观察指标，包括关注输液相关不良事件、血液传播相关病毒、电解质、凝血功能、直接抗球蛋白试验（Direct Antiglobulin Test，DAT；direct Coombs' test）等。

安全性评估应监测输注 IVIg 的短期耐受性（监测血压、心率、体温和其他不良事件）。在输液过程中及输液后 72 小时内开始的所有 AE 均应作为输液相关 AE 进行归类和分析，应评估 AE 与输液速度和剂量的相关性。

关于病毒安全性，研究者应按照临床试验的标准规范监测受试者的病毒安全性，收集并提供临床试验中输注 IVIg 患者的所有可用数据。申请人应证明已建立可以收集输注 IVIg 的患者信息，并能够对任何感染迅速进行检测和上报的系统。临床试验中发现相关病毒学标志物转阳时，需及时复查，并进行病毒核酸检测，必要时延长随访时间。

对其他传染性病原体进行安全监测的基本原则与病毒一致。

临床试验生物样本及备份样本的储存条件应根据生物样本拟保存的时间及相

应的稳定性试验数据拟定，尤其对于备份样本，若无相关稳定性试验数据，则建议于 –70℃保存，以备将来检测的需要。

安全性观察时间为受试者首次输注 IVIg 后至少 3 个月。

临床试验中应关注的其他安全性问题，包括过敏反应、血栓形成、肾功能损害、输血相关急性肺损伤、无菌性脑膜炎综合征、溶血反应等潜在风险，研究者应注意观察相应的实验室指标、临床症状和体征等，必要时可增加相应的实验室检查指标的检测次数或方案规定外的检测，以便尽早发现和及时处置。关于肾功能监测，尤其应关注有相关风险的患者和接受高剂量 IVIg 的患者。具体内容建议参考国内外同品种相关安全性信息，如：国家药品监督管理局发布的《关于修订静注人免疫球蛋白和冻干静注人免疫球蛋白说明书的公告》（2019 年第 1 号）中所附的说明书、EMA 关于 IVIg 的核心产品特性总结（summary of product characteristics，SmPC）指导原则等（参见附录）。

三、上市后临床试验

上市后须开展儿童（＜ 12 岁）ITP 患者的临床试验。样本量主要依据统计学假设估算，两个年龄段（6~12 岁、＜ 6 岁）的病例数保持均衡。儿童受试者基线血小板数应＜ 20×10^9/L。

其他试验要求可参考上市前临床试验要求。

安全性数据应包括一份关于儿童安全数据集的单独评估，该评估应与成人及青少年数据集进行比较，并在说明书中列出相关差异。

四、药学变更时的临床试验

药学变更可能改变 IVIg 的结构和活性，进而可能影响其临床疗效和安全性。药学发生变更时，须证明药学变更后产品在质量、安全性和疗效方面与变更前产品具有可比性。建议从质量考察开始，必要时可通过非临床或临床试验进一步验证。药学变更需开展的研究可参考相关指导原则。递交申请时需要说明药学变更对产品疗效和安全性可能造成的潜在影响，并对临床试验计划的合理性进行阐述和论证。

已上市产品发生重大药学变更，如不能排除药学变更对 IVIg 结构和活性的影响，可能影响产品疗效和安全性，需开展新的临床试验，临床试验要求与新药上市前一致（参考上述第 2 部分的内容），上市后重点收集安全性信息。

五、风险管理计划

风险管理计划应结合产品特点，并基于风险管理计划的一般指导原则进行制定。制定的风险管理计划应包括但不限于本部分论述的内容，可从以下几点进行考虑：在上市前临床试验中，应根据受试者人群特征、产品特点等内容设置合理的风险管理计划；上市后风险管理计划中，需要对未纳入临床试验的人群制定风险管理计划和药物警戒计划，未纳入临床试验的人群主要是基于前期临床试验相关的患者排除标准而得出，该部分人群可能成为 IVIg 的潜在使用人群，但限于临床试验设计且无法从临床试验中获得其使用 IVIg 的信息；风险管理计划中应包含对重要的已识别风险、重要的潜在风险及非预期风险的监控及处理措施。

IVIg 可能的安全风险包括：输液反应、超敏反应、血栓栓塞、急性肾功能衰竭、无菌性脑膜炎综合征、溶血性贫血、输血有关的急性肺损伤、干扰血清学检测和病毒感染等（参见附录）。

参考文献

[1] EMA.Guideline on the clinical investigation of human normal immunoglobulin for intravenous administration (IVIg), EMA/CHMP/BPWP/94033/2007 rev. 3[EB/OL]. 28 June 2018. https://www.ema.europa.eu/en/clinical–investigation–human–normal–immunoglobulin–intravenous–administration–ivig.

[2] EMA.Guideline on core SmPC for human normal immunoglobulin for intravenous administration (IVIg), EMA/CHMP/BPWP/94038/2007 Rev. 5[EB/OL]. 28 June 2018. https://www.ema.europa.eu/en/core–summary–product–characteristics–human–normal–immunoglobulin–intravenous–administration–ivig.

[3] 中华医学会血液学分会止血与血栓学组 . 成人原发免疫性血小板减少症诊断与治疗中国专家共识（2016 年版）. 中华血液学杂志 , 2016, 37 (2): 89-93.

[4] 国家卫生健康委 . 儿童原发性免疫性血小板减少症诊疗规范 . 全科医学临床与教育 , 2019, 17 (12): 1059-1062.

[5] 刘新光 , 侯明 . 成人原发免疫性血小板减少症研究与诊治国际共识报告更新 (2019 版) 解读 . 中华血液学杂志 , 2020, 41 (2): 89-92.

[6] 国家药品监督管理局 . 关于修订静注人免疫球蛋白和冻干静注人免疫球蛋白说明书的公告（2019 年第 1 号）[EB/OL]. 2019-1-15. http://www.nmpa.gov.cn/WS04/CL2115/334461.html.

附录

IVIg 在国内外已上市多年，其在临床使用中已有较多的安全性信息。输注 IVIg 的相关不良反应和特殊注意事项，可参考国内外同品种相关安全性信息。现作为附录，供临床试验中的排除标准设定、安全性评价和风险管理参考。

（一）国家药品监督管理局发布的《关于修订静注人免疫球蛋白和冻干静注人免疫球蛋白说明书的公告》（2019 年第 1 号）中所附的说明书

【不良反应】：

1. 国外临床试验

同类的国外上市产品在超过 5% 的临床试验受试者中观察到以下常见不良反应：头痛、寒战、发热、疼痛、乏力、背痛、恶心、呕吐、腹痛、腹泻、输液部位反应、皮疹、瘙痒、荨麻疹、高血压、低血压、心动过速等。

2. 国内上市后监测

本品及同类的国内上市产品监测到如下不良反应 / 事件，由于这些不良反应 / 事件是在无法确定总数的人群中自发报告的，因此不能准确估算其发生率：

（1）全身性损害：畏寒、高热、胸痛、不适、苍白、乏力、眶周水肿、水肿、全身酸痛等。

（2）皮肤及其附件损害：斑丘疹、红斑性皮疹、局限性皮肤反应、表皮松解、多发性红斑、皮炎（如大疱性皮炎）、出汗增加等。

（3）免疫功能紊乱和感染：过敏反应、过敏样反应、输液反应、过敏性休克等。

（4）心血管系统损害：紫绀、心悸、高血压、心律失常等。

（5）神经系统损害：头晕、昏迷、意识丧失、震颤、肌肉不自主收缩、感觉减退等。

（6）呼吸系统损害：呼吸困难、呼吸急促、呼吸暂停、喘息、喉头水肿、呼吸功能不全、输血相关急性肺损伤、低氧血症等。

（7）血管损害和出凝血障碍：潮红、静脉炎等。

（8）精神障碍：激越、精神障碍、嗜睡等。

（9）代谢和营养障碍：高血糖。（注：药品成份中含糖类的，注明此项）

（10）血液系统损害：白细胞减少、中性粒细胞减少、粒细胞缺乏等。

3. 国外上市后监测

同类的国外上市产品还监测到如下不良反应 / 事件，由于这些不良反应 / 事件是在无法确定总数的人群中自发报告的，因此不能准确估算其发生率：

（1）皮肤及其附件损害：史蒂文斯－约翰逊综合征等。

（2）神经系统损害：癫痫发作、无菌性脑膜炎等。

（3）呼吸系统损害：急性呼吸窘迫综合征、肺水肿、支气管痉挛等。

（4）血管损害和出凝血障碍：血栓形成等。

（5）血液系统损害：血浆黏度增加、溶血反应等。

（6）泌尿系统损害：肾功能损害等。

【注意事项】：

1. 监测急性肾功能衰竭患者的肾功能，包括血尿素氮、血肌酐和尿量。对于肾功能不全或衰竭的患者，要以最小的速度输注。易感患者使用本品可能引起肾功能异常。使用含蔗糖的本品患者，更易引起肾功能异常和急性肾功能衰竭。

2. 可能发生血栓性事件。监测有血栓形成事件已知危险因素的患者；对有高黏血症风险患者的血液黏度进行基线评估。对于有血栓形成风险的患者，要在最小剂量下缓慢输注。

3. 可能发生无菌性脑膜炎综合征，特别是在高剂量或快速输注时。

4. 可能发生溶血性贫血。监测溶血和溶血性贫血患者的临床体征和症状。

（二）EMA 关于 IVIg 的核心产品特性总结（SmPC）指导原则相关内容

为避免发生潜在并发症，需采取以下措施：1）严格按照临床试验方案或说明书规定的输注速度进行 IVIg 输注。以较慢的初始速度进行静脉输注，如果患者耐受性良好，可逐步提升至最高速度。如果发生不良反应，则必须降低给药速度或停止输注，此后所需治疗要根据不良反应的性质和严重程度来决定；2）整个输液期间，密切监测和观察患者症状和体征。特别是首次输注 IVIg 的患者、变更 IVIg 产品种类的患者或距离上次输注间隔时间较长的患者，应在医院内完成输注并密切监测第一次输注期间至输注后的 1 小时内患者症状和体征。对于其他患者，应观察到给药后至少 20 分钟。

对于所有患者，静脉输注 IVIg 时均要求：IVIg 输注前要充分水化；监测尿液排出量；监测血清肌酐水平；避免同时使用髓袢利尿剂。

患者输注 IVIg 后可能发生如下的反应，对此须特别注意并采取预防措施。

（1）输液反应：某些不良反应（例如头痛、面部潮红、寒栗、肌痛、喘鸣、心动过速、腰痛、恶心、低血压）可能与输液速度有关，且这些不良反应可能更常见于以下患者：1）首次输注 IVIg 的患者，或在极少数情况下变更 IVIg 产品种类的患者，或距离上次输注间隔时间较长的患者；2）患有未经治疗的感染或潜在的慢性炎症患者。

（2）过敏反应：过敏反应比较少见。下列患者可能出现过敏反应：有抗 –IgA 抗体且无法检测到 IgA 的患者；对人正常免疫球蛋白以往治疗已耐受的患者。万一出现休克，应立即实施标准休克治疗。

（3）血栓栓塞：有临床资料表明，输注 IVIg 和血栓栓塞事件有关，例如心肌梗死、脑血管意外（包括中风）、肺栓塞及深静脉血栓形成有关。深静脉血栓形成可能与高危患者输注高剂量免疫球蛋白导致血液黏度相对增加有关。对于肥胖患者及已存在血栓风险因素（如高龄、高血压、糖尿病伴有血管疾病或血栓病史、获得性或遗传性易栓症、长期制动、患有使血液黏度升高的疾病等）的患者，开处方及输注 IVIg 时需要谨慎。对于存在血栓栓塞不良反应风险的患者，在给予 IVIG 时应以最小的速率及适宜的剂量进行输注。

（4）急性肾功能衰竭：接受 IVIg 治疗的患者出现急性肾功能衰竭的病例已有报道。在大多数情况下，风险因素是已确定的，如肾功能不全、糖尿病、低血容量、超重、年龄超过 65 岁等。输注 IVIg 之前，应评估肾脏功能。对于有急性肾功能衰竭风险的患者，应以最小速度和适宜剂量输注 IVIg。如果肾功能受损，应考虑停用 IVIg。

文献报道，肾功能障碍和急性肾功能衰竭与输注含有蔗糖、葡萄糖或麦芽糖等辅料的 IVIg 有关，其中以蔗糖作为稳定剂的产品占了较大的比例。对于存在急性肾功能衰竭风险的患者，尤其要关注这些辅料带来的风险。

（5）无菌性脑膜炎综合征：已有报道无菌性脑膜炎综合征（aseptic meningitis syndrome，AMS）的发生与 IVIg 治疗有关，特别是在高剂量（2g/kg）或快速输注时，通常在 IVIG 治疗后的几个小时至 2 天内开始出现。停止 IVIg 治疗后，AMS 在几天内得以缓解且无后遗症。

（6）溶血性贫血：IVIg 产品含有血型抗体，可能导致直接抗球蛋白反应（Coombs' 试验）阳性，少数情况下出现溶血。IVIg 治疗后可通过促进红细胞螯合而发生溶血性贫血，因此应对输注 IVIg 患者进行临床体征及溶血症状监测。

（7）中性粒细胞减少症 / 白细胞减少症：有报道称，IVIg 治疗后可出现短暂的中性粒细胞数量减少和 / 或偶发的中性粒细胞减少症，有时会很严重。这种情况通常发生在输注 IVIg 后的几小时或几天内，并在 7 至 14 天内自行消退。

（8）输血有关的急性肺损伤：在输注 IVIg 的患者中，有输血相关急性肺损伤（transfusion related acute lung injury，TRALI）的报道。TRALI 的症状表现为严重缺氧、呼吸困难、气促、紫绀、发热和低血压，这些症状一般发生在输液 6 小时内（通常在 1~2 小时内）。因此，必须对输注 IVIg 的患者进行监测，如果发生肺部不良反应必须立即停止输注。TRALI 是一种潜在的威胁生命的状况，需要立刻进入 ICU（intensive-care-unit）处理。

（9）血清学检测的干扰：输注免疫球蛋白后，患者血液中各种被动转入的抗体短暂增多，导致血清学检测呈假阳性。抗红细胞表面抗原（如 A、B、D）抗体的被动转入可能会干扰一些红细胞抗体的血清学试验，比如直接抗球蛋白试验（DAT，直接 Coombs' 试验）。

（10）可传染性病原体：IVIg 的原料来自健康人血浆，虽然对原料血浆进行了相关病原体的筛查，并在生产工艺中加入了去除和灭活病原体的措施，但理论上仍存在传播某些已知和未知病原体的潜在风险。

此外，给予免疫球蛋白可能削弱减毒活病毒疫苗（如麻疹、风疹、腮腺炎和水痘）的疗效，这种影响可持续至少6周甚至长达数月。给予IVIg后，须经过3个月的间隔才能再进行减毒活疫苗接种。对于麻疹疫苗接种者，IVIg对疗效的影响可能持续长达1年，因此接种麻疹疫苗后应核查抗体状态。接受大剂量（2g/kg）IVIg的患者，建议间隔8~9个月后接种含麻疹成分的疫苗。[参见"特殊健康状态儿童预防接种专家共识之二十——静脉注射免疫球蛋白使用者的预防接种"，中国实用儿科杂志，2019，（34）5：336-337.]

免疫细胞治疗产品临床试验技术指导原则（试行）

一、概述

（一）前言

2017 年，原国家食品药品监督管理总局发布《细胞治疗产品研究与评价技术指导原则（试行）》，对细胞治疗产品按照药品管理相关法规进行研发时的技术要求进行了总体阐述。该指导原则发布以来，我国细胞治疗产品的研发和注册申报数量明显增加，特别是免疫细胞治疗产品。

免疫细胞治疗是利用患者自身或供者来源的免疫细胞，经过体外培养扩增、活化或基因修饰、基因编辑等操作，再回输到患者体内，激发或增强机体的免疫功能，从而达到控制疾病的治疗方法，包括过继性细胞治疗（adoptive cellular therapy，ACT），治疗性疫苗等。根据作用机制的不同，目前的细胞免疫治疗研究类型主要包括：肿瘤浸润淋巴细胞（tumor-infiltrating lymphocytes，TILs）、嵌合抗原受体 T 细胞（chimeric antigen receptor modified T cells，CAR-T）以及工程化 T 细胞受体修饰的 T 细胞（T-cell receptor-engineered T cells，TCR-T）等，此外，还存在基于自然杀伤细胞（natural killer cells，NK）或树突状细胞（dendritic cells，DC）等其它免疫细胞的治疗方法，如细胞因子诱导的杀伤细胞（cytokine-induced killer cells，CIK）等。

当免疫细胞治疗产品进入临床试验时，应遵循《药物临床试验质量管理规范》（GCP）、国际人用药品注册技术协调会（ICH）E6 等一般性原则要求。同时，免疫细胞治疗产品的细胞来源、类型、体外操作等方面异质性较大，治疗原理和体内作用等相较传统药物更加复杂。为了获得预期治疗效果，免疫细胞治疗产品可能需要通过特定的操作措施、给药方法或联合治疗策略来进行给药。严谨科学的临床试验对保障受试者安全、产生可靠的临床试验数据至关重要，鉴于免疫细胞治疗产品特殊的生物学特性，在临床试验研究中，需要采取不同于其他药物的临床试验整体策略。因此，在上述指导原则的框架下，有必要进一步细化免疫细胞治疗产品开展临床试验的技术建议，以便为药品研发注册申请人（以下简称申请人）及开展药物临床试验的研究者（以下简称研究者）提供更具针对性的建议和指南。

（二）目的和适用范围

本指导原则适用于以在国内注册上市为目的，按照《药品管理法》《药品注册管理办法》等药品管理相关法规进行研发和注册申报的免疫细胞治疗产品，旨在为该类产品开展临床试验的总体规划、试验方案设计、试验实施和数据分析等方面提供必要的技术指导，以最大程度地保障受试者参加临床试验的安全和合法权益，并规范对免疫细胞治疗产品的安全性和有效性的评价方法。

对于经过基因修饰或编辑的免疫细胞治疗产品如 CAR-T 和 TCR-T 等，还兼具基因治疗产品的特性。本指导原则的目的不是对其监管属性或分类进行认定，而是基于现有认识，对免疫细胞治疗产品开展临床试验时若干技术问题的建议和推荐，内容不具有强制性，随着研究和认识的深入，本指导原则内容将继续修订和完善。鼓励申请人适时与药品审评中心就具体试验方案的设计、实施及结果等进行沟通。

（三）免疫细胞治疗产品的特性

免疫细胞治疗产品的特征与传统药品有显著区别，例如：

• 起始原材料来源多样（如自体来源、同种异体来源等）；采集［如血细胞单采、从肿瘤组织中分离肿瘤浸润淋巴细胞（TILs）等］和制备工艺复杂（如细胞筛选和纯化、抗原孵育、体外活化、基因修饰或编辑等）；制备失败或延迟可能导致受试者无法按计划接受治疗；运输和储存条件要求高；自体来源的产品高度个体化，制备规模有限、质量研究和质量控制难度较大；往往需要伴随用药（如淋巴细胞清除等预处理）等。

• 临床前动物实验数据外推存在局限性并受多种因素影响，如选择的动物模型、给药途径、起始剂量、生物分布、免疫应答、脱靶效应以及致瘤性等；

• 不良反应的发生率、持续时间和严重性、细胞在人体内增殖存活和免疫原性的不确定性；

• 复制型病毒（replication competent lentivirus/retrovirus，RCL/RCR）、遗传毒性、致瘤性的不确定性；

• 基于免疫细胞在体内可能长期存活和持续作用，需要长期的疗效和安全性随访；

不同类型免疫细胞治疗产品制备工艺的复杂程度、体内生物学特性存在显著差异，在临床应用中的安全性风险也有明显不同。非同源性异体使用、外源基因片段的导入、体外诱导/扩增、全身性作用等因素均可能影响细胞回输后的生物学特性。较复杂的体外操作、培养过程使用多种外源因子或试剂等均可能增加细胞质量控制的难度，进而增加临床应用的安全性风险。例如，CIK 的制备工艺和外源性干预相对简单，耐受性总体良好。相比之下，CAR-T 细胞体外操作的复杂性远高于 DC-CIK，在明显增强 T 细胞体内杀伤作用的同时，细胞因子释放综合症（cytokine release syndrome，CRS）、免疫效应细胞相关神经毒性综合征（Immune Effector Cell-associated Neurotoxicity Syndrome，ICANS）和 / 或噬血细胞综合征（hemophagocytic lymphohistiocytosis，HLH）等严重不良反应的发生风险也相应增加。

免疫细胞治疗产品的作用方式与其他类型药品有明显差异，因此，设计临床试验时需考虑这类产品的特点，并结合既往临床经验和国内外临床研究进展，及时完善试验设计和风险控制方案。

二、临床试验设计

（一）一般考虑

1. 受试人群

选择临床试验的受试人群应充分考虑预期获益和潜在风险，在不同的临床研究阶段，应利用可获得的研究证据分析受试者的获益 - 风险预期。在免疫细胞治疗产品的早期临床试验中，可依据作用机制、临床前研究数据及既往人体研究和应用经验等估计潜在获益和风险，临床前研究选择的动物模型应可以向人体进行可借鉴的、可预测的外推。

（1）健康志愿者

免疫细胞治疗产品在体内的存活和作用持续时间较长，除存在短期安全性风险外，长期安全性风险尚不明确，且细胞采集和产品给药往往需要有创操作，可能增加受试者的安全性风险，因此，免疫细胞治疗产品的临床试验通常不考虑在健康志愿者中进行。

（2）疾病分期或严重程度

选择免疫细胞治疗产品临床试验的受试人群时，疾病分期或严重程度是最重要的考虑要素之一。考虑到疾病严重程度更重或更晚期的受试者对免疫细胞治疗风险的接受度更高，或者其病情更能支持承担风险的合理性。因此，申请人经常将早期试验的入组受试者限制在疾病严重程度更重或分期更晚的受试者中。但在某些情况下，选择疾病分期较早或严重程度更轻的受试者可能更适当。例如，当出现疗效的时间与细胞输注时间之间的间隔较长时，选择晚期或病情严重的受试者可能不利于有效性的观察，在不显著增加受试者的安全性风险的情况下，申请人可能考虑在较早期或病情更轻的受试者中进行临床试验。

对于自体来源的免疫细胞治疗产品，病情进展迅速的晚期或病情严重的受试者可能无法采集到合格的制备原材料，或无法制备出符合标准的细胞产品，或无法等待免疫细胞治疗产品的制备时间（通常需要数周），或无法耐受制备或给药所需进行的有创操作（如血细胞单采）或合并用药（如淋巴细胞清除）。因此，在决定临床试验中研究的疾病严重程度之前，必须先考虑对受试者所造成风险的预期性质和严重程度，以及这些风险在不同分期或严重程度疾病中的影响。

此外，在选择研究人群时，还应考虑试验结果的可评价性。病情复杂的受试者可能存在干扰结果分析的不良事件，或正在接受基础疾病相关的伴随治疗，这可能导致安全性或有效性数据难以解读。如果最终目标人群是病情较轻的患者，在患有重度或晚期疾病的受试者中进行试验时，可能无法获得足以满足获益－风险评价所需的安全性及有效性信息。

因此，在免疫细胞治疗产品的临床试验中，选择纳入特定疾病研究的适当受试者时，应结合产品作用特点、疾病严重性和病情进展、未满足的临床需求和现有治疗选择等多个因素综合考虑。

（3）儿童及青少年受试者

对于纳入儿童及青少年受试者的临床试验，在开展试验前，应获得同一试验产品来自成人受试者的安全性和耐受性数据。如果申请人拟在无成人安全性或疗效研究的情况下进行儿童试验，应提供不首先开展成人研究的依据。

（4）其他考虑

对于某些特定产品类型，在选择受试者人群时还存在其他方面的考虑。例如，对于治疗性癌症疫苗，可能须识别相应靶抗原的表达。对于经过基因修饰的免疫细胞治疗产品，对载体或外源基因表达产物的既存抗体可能影响产品的安全性或有效性；因此，早期临床试验中应对存在这类抗体的受试者的安全性和有效性进行分析，为后期临床试验受试者的选择提供参考。

对于安全性风险较高的免疫细胞治疗产品，一般不考虑纳入孕妇或准备妊娠的育龄期受试者（包括其伴侣准备妊娠的男性受试者）。受试者在临床试验期间应采取必要的避孕措施，并且有生育潜能的受试者在研究过程中需要采取高效避孕措施。此外，某些特定免疫细胞治疗产品的表面标志物可能与受试者体内的异常组织或细胞具有一定程度的相似性和交叉性（例如，正常T细胞与起源于胸腺或具有T细胞表面标志物的恶性肿瘤细胞），如果采集外周血细胞时混有异常细胞，且制备过程无法完全分离，则可能影响产品的安全性和有效性，因此，在该类临床试验中，应考虑排除外周血或骨髓高度受累的受试者。

2. 受试者保护和临床安全性

（1）受试者筛查

部分免疫细胞治疗产品的临床试验存在的风险显著，且获益不确定。因此，这类产品的临床试验往往仅入组对现有治疗手段缺乏应答或没有其他治疗方法可供选择的受试者。对于这类临床试验的设计，应制定相应操作程序，确保每例受试者在筛查时经过充分评估，并符合临床试验的入组标准，试验设计中应包括这些评估措施的具体信息。如果免疫细胞治疗产品的制备及给药程序需要血细胞单采、淋巴细胞清除预处理或人组织相容性抗原（HLA）配型等程序，试验方案中还应明确受试者在单采前、预处理前和细胞治疗产品回输前的安全性标准和评估程序，以降低受试者参加临床试验的风险。

在某些免疫细胞治疗产品的临床试验中，受试者入组时可能正在接受针对适应症或其他疾病的治疗。如果受试者在临床试验期间需要暂停现有治疗、或改变现有治疗药物的剂量或给药频率，申请人应谨慎评估暂停或改变现有治疗可能导致受试者病情进展的风险，以及试验产品预期产生的临床获益。只有预期临床获益显著高于暂停或改变现有治疗的疾病进展风险时，才考虑采用该试验方法，同时有必要制定详细的补救治疗方案，避免延误或加重受试者的病情。

（2）不良反应处理

免疫细胞治疗产品的临床安全性受细胞类型、作用活性、靶抗原选择、是否经过基因修饰等多重因素影响，不良反应的发生时间和严重性也与细胞在体内的存活、增殖和分布等特征密切相关。在临床试验方案中需根据产品特点，针对临床试验中可能出现的安全性风险，制定全面、可操作的风险控制方案，对具体风险的预防、监测、识别、诊断、处理和预后随访等进行详细描述。

细胞免疫疗法正处于快速发展期，对于其安全性风险的认识和处置能力也在不断完善，建议申请人及时参考国内外最新的临床共识或重要研究，以及时更新完善其风险控制措施，提高试验方案的科学性和合理性。例如，国内外研究者对CAR-T细胞治疗相关的常见不良反应，如CRS、ICANS，或HLH等积累了较丰富的临床经验，其分级和处置方法也在国内外研究者中达成很多共识，对于有效控制临床试验中的安全性风险有重要的借鉴价值。

（3）研究者培训和程序记录

有些细胞免疫治疗有较高的安全性风险，研究者的临床经验和技能水平对及时发现和处理不良事件起关键作用，并可能需要重症监护等相关科室的配合支持。对于涉及复杂给药程序或需经特殊培训的递送方式，如瘤内或局部给药，操作人员的技能水平也可能影响产品的安全性和疗效。

当研究者和操作人员的临床经验和技能可能影响产品的安全性和有效性时，申请人应对研究者和操作人员培训、研究或熟练度水平规定最低要求。某些情况下（例如多中心临床试验），对操作人员进行特定给药及治疗程序的培训可能降低给药或治疗过程的变异，有助于研究结果的解读。详细的书面标准操作规程（SOP）也可能有助于确保产品给药的安全性和一致性。仔细记录给药过程和后续观察有助于识别研究者和操作人员对方案的依从性，还有助于分析操作或治疗差异与临床结局之间的相关性，并识别可能的操作或治疗优化。

（4）试验停止规则

由于免疫细胞治疗产品临床试验中的不良反应发生率或严重程度存在很大的不确定性，这些产品的试验方案应包括试验停止规则，以控制面临风险的受试者人数及单个受试者面临的风险程度。试验停止规则通常规定事件［如受试者在研究期间出现可检出的有复制能力的慢病毒（RCL）、严重不良事件或死亡］的严重性或发生频率，达到后将暂停入组和给药，直至情况得到评估。基于评估结果，可能需要修订临床研究方案以降低受试者的安全风险。修订内容可能包括入组标准的变化（例如排除出现特定不良事件风险较高的受试者），或者剂量降低、产品制备或给药方式的调整，或监测方案的改进等。在研究方案进行调整改进以后，可能能够在确保安全性的前提下恢复试验。

因此，试验停止规则不一定终止试验。合理设计的停止规则允许申请人和研究者评估和解决在试验过程中识别的风险，确保受试者风险维持在合理水平。建议申办方建立数据监察委员会，在方案中规定数据监察委员会审核数据的时间点，并做出暂停、停止或继续研究的建议。

3. 个体化治疗产品的特殊考虑

很多免疫细胞治疗产品制备过程高度个体化，需要为每例受试者单独制备，制备过程可能需要数周或更长时间。受试者在首次采集组织或细胞时符合研究入组标准，但在计划的给药时间可能不再符合这些标准。例如，受试者的病情可能在产品制备期间恶化，导致无法耐受试验程序或预计存活时间不超过研究持续时间。入组标准中应考虑这类因素，降低受试者无法按计划接受细胞回输的可能性，并制定受试者接受产品输注需满足的条件。

如果产品制备出现问题，可能导致受试者失去治疗机会。临床试验过程中出现制备失败时，深入分析失败原因及导致失败的受试者因素非常重要，这些分析可能有助于改善后续试验的受试者筛选标准，降低制备失败概率。应针对制备失败制定补救治疗方案，改进后续临床试验设计。为了降低制备问题对受试者造成的影响，在确定免疫细胞治疗产品可用之前，不应对受试者进行高风险的回输前处理（例如淋巴细胞清除预处理）。

研究方案还应明确规定，对于制备失败无法按计划给药的受试者，是否再次尝试制备和治疗，以及是否将增加入组，以替换未接受治疗的受试者，以满足方案预设的接受规定剂量治疗的患者数量。不能按计划治疗是临床试验可行性评估的一部分，也可能是一个重要的试验终点，应制定计划统计未能治疗的受试者比例，分析未能进行产品给药的原因，并评估未能给药对受试者造成的后果。

很多免疫细胞治疗产品的制备环节和给药过程需要专门的设备和操作程序，产品的保存、转运和使用过程也与其他药物有显著差别，需要在临床试验过程中持续评估各制备和给药程序的可行性，发现产品供应和保障程序中存在的问题。如果临床试验过程中出现制备放行或运输等环节出现问题导致的不良事件，申请人应及时停止临床试验，完善或改进制备、质检、运输以及回输前检验等操作程序，在改进措施未得到充分验证前，不应恢复开展临床试验，以保障受试者参加临床试验的安全性。

（二）探索性临床试验

1. 探索性试验的目的

（1）安全性和耐受性

早期探索性试验，尤其是首次人体试验，主要目的是安全性和耐受性。安全性评估包括对潜在不良反应性质和发生率的评估及其与剂量之间关系的估计。免疫细胞治疗产品的探索性试验设计，通常还会考虑不同于其他药品的临床安全性问题（短期安全性如 CRS、ICANS，长期或迟发性不良反应，外源基因随机整合到细胞基因组形成插入突变，导致成瘤性和恶性转化等）。

最大耐受剂量（maximum tolerance dose，MTD）通常通过剂量递增设计实现。细胞治疗产品可接受的毒性或不良反应的严重程度，会基于疾病的严重性和获益风险预期进行判断，申请人应在研究方案中明确探索方法。

对于免疫细胞治疗产品，可以通过剂量探索确定其生物学活性范围或最佳有效剂量，如果在较低剂量水平可以观察到稳定的生物学活性或临床获益，申请人可能不必要确定 MTD。此外，很多免疫细胞治疗产品受制备及运输等实际情况的限制，仅能达到特定的暴露量范围，临床试验中可能只能观察部分剂量水平的安全性特征，而无法确定 MTD。但须认识到，早期研究往往难以准确估计产品的有效推荐剂量，申请人需仔细评估早期研究未能确定 MTD 对后续试验的影响。原则上确证性临床试验剂量不应超出探索性研究的剂量范围。

如果免疫细胞治疗产品拟与其他药物或治疗方法联合治疗，有必要通过探索性试验观察联合治疗的安全和耐受性，以及其他药物或治疗方法对免疫细胞治疗产品体内活性、增殖或存活、给药频率等的影响。

（2）体内活性评估

探索性试验的一个常见次要目的是对产品活性进行初步评估，例如，细胞在体内的增殖存活和生物分布（如药代动力学）、药效学活性（如产品回输后的细胞因子水平）、免疫原性、有效性如肿瘤缓解或其他类型的临床改善等，用以改善后续临床研究计划。

2. 剂量探索和剂量递增

（1）起始剂量的估算

首次人体试验的起始剂量，通常基于非临床安全性研究结果。与小分子或生物大分子药物相比，免疫细胞治疗产品的非临床研究方法受到多种因素影响，例如动物模型的选择、免疫应答的种属差异等，对人体安全起始剂量的预测可能不如其他药物精确。如果有可用的动物实验或体外数据，可能有助于判断起始细胞剂量的风险水平。

如果有同靶点同机制的同类或相关产品的既往临床经验（即使采用不同给药途径或不同适应症），也有助于临床起始剂量的选择。

（2）免疫细胞治疗产品的剂量描述

很多免疫细胞治疗产品的细胞组成并非均一，往往包含多种类型的细胞，起主要治疗作用的可能是其中一种细胞类型，但不良反应可能受同一产品中其它类型细胞的影响。在描述免疫细胞治疗产品的剂量时，需要考虑产品的特定属性，例如细胞类型和来源（自体与同种异体来源等）、转导效率、单个细胞的载体平均拷贝数和细胞活力、效价和生物学活性等。

在尚无法明确不同细胞亚群对活性作用或不良反应的影响时，明确终产品中的细胞亚群和所占比例，并比较不同细胞亚群对临床结局的影响，可能有助于识别与产品安全性和有效性最相关的细胞亚群。当产品预期的活性成分可以明确时，申请人往往选择最能代表预期活性的特定细胞亚群来描述产品剂量，例如，很多导入外源基因的免疫细胞治疗产品中的载体阳性细胞数。在这种情况下，申请人还应描述载体阳性细胞数与其它细胞成分的比例，并分析转导效率对患者安全性及有效性的影响。

（3）剂量递增

在恶性肿瘤患者中开展早期探索性临床试验时，申请人经常选择3+3、改良毒性概率区间（mTPI）和贝叶斯最优区间（BOIN）等设计。对于首次开展人体临床研究的免疫细胞治疗产品，在选择剂量探索试验每个剂量组的样本量以及组间剂量增幅时，还应考虑非临床研究及类似产品的临床经验中剂量变化对受试者安全性和有效性的影响。在开展除恶性肿瘤外其他适应症的临床研究时，每一剂量水平的受试者数量还应考虑不同适应症人群对风险的可接受程度，或者安全性的评价要求，可能需要通过更大的样本量提供更充分的安全性信息。此外，其他研究目的，如耐受性、制备可行性和药理学活性评估，也可能影响样本量或剂量增幅的选择。

免疫细胞治疗产品可能在受试者体内长期存活，在对产品毒性和活性持续时间有初步了解之前，可能较难预测重复给药的风险。因此，很多首次用于人体的免疫细胞治疗产品采用单次给药方案。但是，对于某些产品如治疗性细胞疫苗，当已有研究证据提示安全性风险较低且多次给药可能增加活性时，在早期试验中有可能采用多次给药的方式。

3. 对照设计

早期探索性临床试验以观察安全性为主，对照设计的重要性不如确证性试验，但如果合并用药可能影响本品的不良反应观察，或者在早期探索性研究中初步观察产品活性，申请人可能有必要设置对照。当临床上对疾病进程的认识尚不充分，或入组受试者的疾病严重程度差异很大时，设置平行对照组对于评价试验产品的安全性或活性更加重要。

如果需要设置对照，对照品的选择可能考虑研究目的、疾病的进展程度和严重性、治疗选择等多重因素，例如，早期探索性研究采用安慰剂或标准治疗对照可能有助于评价试验产品的安全性。

4. 给药间隔

对于首次在人体中开展临床试验（first in human，FIH）的免疫细胞治疗产品，采用受试者间隔给药的方式，可以避免多个受试者同时暴露而出现预期外的安全性风险。在 FIH 试验中，对首例患者应加强不良事件监测，还要考虑迟发性不良事件。向同一剂量组内下一例受试者或下一个剂量组受试者给药前，应规定一定的随访间隔，以观察急性和亚急性不良事件。间隔期的选择一般基于非临床研究中急性或亚急性毒性的发生情况，细胞在体内的活性持续时间和 / 或既往类似产品在人体中的应用经验。

5. 药代动力学（PK）和药效学（PD）研究

免疫细胞治疗产品的药代动力学特点与传统的小分子或生物大分子药物有明显差异，可能无法进行吸收、分布、代谢和排泄（ADME）等传统药代动力学评估。由于检测技术的快速发展，申请人应利用科学合理的药代动力学评估方法，监测细胞活力、增殖 / 分化（例如细胞表型和功能性标记物）、持续存在（例如血药浓度 – 时间曲线下面积）、致瘤性、免疫原性、体内分布、异位灶、组织嗜性 / 迁移以及细胞 / 产品预期存活期内的功能（或其替代指标）等特性。如果一种方法不能完全反映细胞在体内的 PK 特性，建议申请人采用多种方法监测细胞在体内的增殖和存活情况，例如，对于经过基因修饰的免疫细胞治疗产品如 CAR–T，采用实时荧光定量聚合酶链式反应（qPCR）和流式细胞术（Flowcytometry）进行 PK 分析，分别通过测定外源基因拷贝和 CAR+ 细胞数量的变化，有助于互相验证检测方法的可靠性，可以更全面的分析产品在体内的扩增和存活情况。

对于大多数免疫细胞治疗产品，可以通过细胞和/或体液免疫应答分析药效学活性。有多个特异性靶点的治疗产品，应分析其对每个靶点的作用活性。如果细胞经体外基因修饰，在体内分泌特定蛋白、多肽或其它活性成分，或敲除了特定基因的表达，也需要进行针对性的药效学分析，如检测特定蛋白的活性、持续时间和变化情况等。

申请人可以基于总体临床研究规划考虑早期探索性研究的设计，在早期研究中纳入有助于未来产品研发的设计要素，例如，在Ⅰ期临床试验中设置有效性或体内药效学观察指标，以收集有效性的初步证据。申请人有时会考虑将早期研究设计为Ⅰ期和Ⅱ期合并进行的Ⅰ/Ⅱ期试验，在剂量递增和推荐剂量明确后，进入扩展期，以推荐的剂量水平继续入组额外的患者，进一步观察免疫细胞治疗产品的疗效。如果采用该类设计，在试验方案中应明确从剂量递增阶段转到扩展阶段的原则和方法。

（三）确证性临床试验

与其它药物一样，免疫细胞治疗产品的确证性研究（或关键研究）的目的是确认探索性研究中初步提示的疗效和安全性，为注册提供关键的获益/风险评估证据。确证性研究的目标人群、主要和次要终点的选择、研究持续时间、样本量估计和统计学设计等应符合具体治疗领域的一般指南要求。

1.对照和设盲

良好的随机对照试验（randomized controlled trial，RCT）是确证性研究中优先推荐的设计方法，该研究方法可以消除受试者的基线差异、减少偏倚，有利于客观评价试验产品的治疗效果。对于某些适应症，可能缺少合适的对照药物，或伦理上不宜采用安慰剂作为对照药，可考虑与最佳支持性护理或治疗进行对照。

如果RCT设计不可行，申请人可能在确证性临床试验中采用单臂试验（single arm trial，SAT）。在这种情况下，申请人应解释无法开展RCT试验的理由并提供相应研究证据，并有必要利用回顾性数据、前瞻性真实世界研究、荟萃分析或流行病学调查等数据及探索性研究结果，对受试人群、主要终点和预期临床疗效等研究要素进行合理说明。

RCT确证性试验应在可行的情况下尽量保持盲法。对于很多免疫细胞治疗产品，由于研究者或医务人员参与细胞的采集并配合操作给药过程，可能难以对研究者设盲，这种情况下有必要采用其它方法降低试验的偏倚，例如对受试者设盲。如果盲法不可行，如SAT，应设立不受研究者影响的独立审评委员会（independent review committee，IRC），对临床终点进行判读并作为主要终点的判定标准，或对研究者评估的结果进行敏感性分析。

2. 疗效和安全性

在确证性临床试验中，针对适应症或目标人群选择合理的临床疗效终点是临床评价的基础，支持药物批准的临床试验终点通常应当是直接反映临床获益的指标，疗效指标的评价标准须与适应症相关的诊疗指南或临床共识保持一致。基于免疫细胞治疗产品的作用特点，可能考虑采用包含临床症状改善或生活质量提高的复合终点，或增加免疫相关的临床疗效评估方法，如实体肿瘤的缓解评估通常采用世界卫生组织（WHO）标准或实体瘤疗效评价标准（response evaluation criteria in solid tumors，RECIST），随着对免疫疗法作用特点的了解，免疫细胞治疗产品的临床试验中可能增加免疫治疗疗效评价标准（如实体瘤免疫疗效评价标准，immune response evaluation criteria in solid tumors，iRECIST）。任何未经验证的终点或替代终点应首先在探索性研究中获得验证，然后才能用于确证性临床试验。对于免疫细胞治疗产品，免疫反应相关的指标可能有助于准确评估临床疗效，如特异性细胞或体液免疫应答、活性分析等，但免疫功能评价通常不作为支持上市的主要依据。

免疫细胞治疗产品可以在体内存活较长时间，并产生长期疗效。由于细胞来源和制备等因素的限制，很多产品的治疗次数有限。因此，确证性试验的临床终点还应关注疗效的持续时间。例如，在CAR-T治疗淋巴组织和造血系统恶性肿瘤的临床试验中，相对于最佳缓解率，在第三个月时的持续缓解率更能反应患者的长期获益。建议长期随访以获得缓解持续时间（DOR）、无进展生存时间（PFS）、总生存时间（OS）等反映该产品有效性持续时间的指标，以更好地了解产品特征和长期获益。

在确证性临床研究阶段应继续监测安全性风险，分析重要的已知和潜在的风险信息，包括迟发性不良事件（如致瘤性）的发生率、严重性和危险因素等，并有必要采取措施使风险最小化。安全性分析集应能够评价免疫细胞治疗产品的主要安全性风险。

如果临床试验过程中出现药学重大变更，应在确证性试验开始之前完成这些变更，并从临床角度评价药学变更对产品疗效和安全性的影响。

三、临床试验结束后研究

（一）临床试验受试者的长期随访

由于免疫细胞治疗产品的长期存活及持久性作用，申请人应对临床试验期间接受治疗的所有受试者进行适当的长期随访，关注受试者生存、新发或继发癌症、感染、免疫功能变化及迟发性不良反应等安全性风险，以及非临床或临床数据提示需要关注的潜在风险，并观察产品在体内的持续存在时间、转基因表达时间（如有），是否有致瘤性、免疫原性等。随访时间主要取决于免疫细胞治疗产品的风险水平、体内的存活和作用时间、疾病进程的认识等，应足以观察到可能由于产品特性、暴露性质等导致的受试者风险，并不应短于迟发不良事件的预期发生时间。

免疫细胞治疗产品的风险水平与多种因素有关，如细胞来源和类型、体内活性和存活时间，是否有外源基因表达、基因表达使用的载体类型以及是否存在基因组整合等。针对不同风险水平的免疫细胞治疗产品，随访持续时间的建议如下：

• 对于没有外源基因表达，且体外操作不改变细胞存活时间及分化潜能的免疫细胞治疗产品，长期随访的持续时间不应短于细胞在体内的自然存活时间，建议对受试者进行 1 年或以上的随访。

• 对于有外源基因表达，但不存在基因整合或基因重组风险，或载体的基因整合或重组风险较低的免疫细胞治疗产品，建议对受试者进行不少于 5 年的随访。

• 对于有外源基因表达，而且表达载体存在基因整合或有基因重组风险的免疫细胞治疗产品，建议对受试者观察不少于 15 年。

上述建议是基于现有科学认识，随着临床研究和应用数据的积累，以及对免疫细胞治疗产品了解的深入，可能会对随访时间的建议进行调整。

根据临床试验的研究计划和持续时间，长期随访可能作为临床试验的一部分，或者设计为一项单独研究，如果对长期监测有一个单独的研究方案，在受试者参加临床试验前，除获得受试者对干预性临床试验的知情同意外，还应获得其对长期随访研究计划的知情同意。如果长期随访作为临床试验的一部分，随访时间可能超过主要终点或获益风险评估所需要的观察时间，这种情况下，通常无需在开始后续试验或提交上市申请之前完成长期随访。

儿童受试者可能因较为年幼而存在长期暴露，免疫细胞治疗产品给药后的长期随访可能需要监测治疗对生长和发育的影响，因此，较长期间的临床随访数据对于评估安全性和发育结局可能很关键。与成人相比，在儿童受试者中监测长期安全性和作用持续时间可能更加困难，申请人在拟定长期随访计划时应予以妥善考虑。

（二）上市后研究或监测

免疫细胞产品的治疗方式和体内作用特征与传统小分子或生物大分子药物有较大区别，目前尚缺乏该类产品在人体中大规模应用的经验。由于临床试验的持续时间和受试者数量有限，上市后通过收集真实世界数据，有助于进一步观察产品的长期疗效，或暴露罕见的不良反应等。因此，申请人取得产品的上市许可后，可能有必要通过Ⅳ期试验、上市后观察性研究或重点监测等方式，收集真实世界中的有效性及安全性等信息，并通过药品定期安全性更新报告（PSUR）或药品再注册等途径与监管部门进行沟通。

参考文献

[1] 国家食品药品监督管理总局 . 细胞治疗产品研究与评价技术指导原则 (试行). 2017.

[2] U.S. FDA, CBER. Considerations for the Design of Early–Phase Clinical Trials of Cellular and Gene Therapy Products. June 2015.

[3] EMA/CAT. Draft guideline on quality, non–clinical and clinical requirements for investigational advanced therapy medicinal products in clinical trials. February, 2019.

[4] Rosenberg SA, Restifo NP. Adoptive cell transfer as personalized immunotherapy for human cancer. Science 2015; 348: 62–8.

[5] Brudno JN, Kochenderfer JN. Toxicities of chimeric antigen receptor T cells: recognition and management. Blood 2016; 127: 3321–30.

[6] Bonifant CL, Jackson HJ, Brentjens RJ, Curran KJ. Toxicity and management in CAR T–cell therapy. Molecular therapy oncolytics 2016; 3: 16011

[7] Brudno JN, Kochenderfer JN. Recent advances in CAR T–cell toxicity: mechanisms, manifestations and management. Blood reviews 2019; 34: 45–55.

[8] Seymour L, Bogaerts J, Perrone A, et al. iRECIST: guidelines for response criteria for use in trials testing immunotherapeutics. The Lancet Oncology 2017; 18: e143–e52.

[9] Park JH, Riviere I, Gonen M, et al. Long–Term Follow–up of CD19 CAR Therapy in Acute Lymphoblastic Leukemia. The New England journal of medicine 2018; 378: 449–59

[10] Locke FL, Ghobadi A, Jacobson CA, et al. Long–term safety and activity of axicabtagene ciloleucel in refractory large B–cell lymphoma (ZUMA–1): a single–arm, multicentre, phase 1–2 trial. The Lancet Oncology 2019; 20: 31–42.

[11] Schuster SJ, Bishop MR, Tam CS, et al. Tisagenlecleucel in Adult Relapsed or Refractory Diffuse Large B–Cell Lymphoma. The New England journal of medicine 2019; 380: 45–56.

[12] EMEA/CHMP/GTWP. Guideline on follow–up of patients administered with gene therapy medicinal products. November, 2009.

[13] U.S. FDA, CBER. Long term follow–up after administration of human gene therapy products. January 2020.

溶瘤病毒类药物临床试验设计指导原则
（试行）

一、概述

溶瘤病毒是指可能选择性地在肿瘤细胞内复制进而裂解肿瘤细胞，但不影响正常细胞的一类病毒，包括 RNA 和 DNA 病毒，可以针对多种类型的肿瘤。其治疗肿瘤的机制在不断研究中，目前比较公认的几种主要机制为：病毒在肿瘤细胞中通过自身增殖直接裂解细胞；通过溶瘤病毒本身调控肿瘤细胞诱导肿瘤细胞凋亡及死亡；通过溶瘤病毒携带的相应药物或分子杀伤肿瘤细胞；通过裂解的肿瘤细胞释放的肿瘤特异性抗原，激活机体特异性免疫反应，增强全身抗肿瘤效应；通过感染肿瘤细胞在肿瘤细胞内激发抗病毒免疫机制，释放多种抗病毒因子和炎性因子，促进该肿瘤细胞或周边肿瘤细胞死亡等 [1]。早在上世纪中期，溶瘤病毒开始被尝试用于肿瘤治疗，随着肿瘤免疫治疗的发展，溶瘤病毒类药物在多种恶性肿瘤等中的治疗潜力得到越来越多的关注。迄今为止已有多个溶瘤病毒药物获得不同国家的药品监管部门的上市批准，应用于肿瘤的临床治疗中，如 2015 年溶瘤病毒药物 T-VEC 国外成功获得批准上市，用于治疗初次手术后复发的不可切除的皮肤、皮下和淋巴结病变的黑色素瘤，这进一步推动了溶瘤病毒类药物的研发 [2]。

目前已进入临床试验的溶瘤病毒其亲本株主要有腺病毒、疱疹病毒、痘病毒等 [3]。在某些情况下，为了提高这些病毒的潜在效力或安全性，还对溶瘤病毒进行基因修饰。溶瘤病毒根据病毒种类不同，可通过局部或全身给药，目前适应症以实体瘤为主。在肿瘤治疗过程中溶瘤病毒的多功能特性使其具有与其他药物联用增效的潜力，目前已进入临床试验的联合应用的治疗手段包括放疗、化疗、免疫检查点抑制剂等。尽管如此，溶瘤病毒类药物的研发仍存在许多对监管方面的挑战，包括但不限于临床试验设计和药学方面的挑战。本指导原则主要适用于治疗恶性肿瘤的溶瘤病毒类药物的单用或联用的临床试验设计，包括探索性临床试验及确证性临床试验。此外，有关临床试验的共性规定与要求，申请人还应参照《药物临床试验质量管理规范》（GCP）、国际人用药品注册技术协调会（ICH）和《抗肿瘤药物临床试验技术指导原则》等既往国内外发布的相关指导原则。对于一般药物临床试验需要遵从的原则以及与其他指导原则的重复内容在本指导原则中不再赘述。

本指导原则中的观点仅代表当前对溶瘤病毒类药物临床试验设计的一般性认

识，不能涵盖在新药研发中遇到的所有情况。文中随着科学研究的进展，溶瘤病毒类药物开展临床试验时若干技术问题的建议和推荐的相关内容将不断完善与更新。在研发过程中可按照具体问题具体分析的原则，根据临床前得到的数据和既往相关品种的研究结果，科学设计临床试验，及时完善试验设计和风险控制方案。

二、临床试验设计要点

类似其它抗肿瘤药物，溶瘤病毒的临床试验过程通常也分为：探索性临床试验及确证性临床试验。探索性临床试验是对药物的耐受性、安全性、免疫原性、药代动力学等进行初步研究，并对给药剂量、给药方案、瘤种有效性等进行初步探索，为后期试验方案的设计提供数据支持。确证性临床试验是在探索性临床试验基础上在某一或某几个特定瘤种进一步确证受试者临床获益和安全/耐受性，为获得上市许可提供足够证据。一般情况下确证性临床试验中采用随机对照设计，如果随机对照研究不可行，应说明理由并解释拟采用的试验设计的合理性。

在考虑溶瘤病毒临床试验设计时，需要重点考虑以下几个问题：

（一）受试人群

出于伦理的要求，通常情况下临床试验首先在对标准治疗无效或失败的受试者中进行，在获得确切安全性和疗效后，再逐步向疾病更早期的治疗阶段推进。

在探索性临床试验阶段，应参考临床前研究结果选择一个或多个瘤种进入临床试验，以获得该药物对不同瘤种敏感性的初步结果，而后在最具开发价值的某一/几个瘤种中进行拓展。

由于病毒的预存免疫可能影响药物的安全性及有效性，并据此改变给药途径、给药方案等，因此，需重点关注人群流行病学数据中人体内相关预存免疫的影响。如预存免疫对本品应用有影响，应在研究人群入排标准中加以限定。

由于溶瘤病毒类药物激活肿瘤免疫的作用机制，在处理不良反应时如果有可能用到免疫抑制剂，则在入组受试者时，为保护受试者安全，建议排除有免疫缺陷的受试者。对于患有其他基础疾病的受试者，如需要进行抗病毒治疗，应考虑合并用药是否会对溶瘤病毒疗效产生影响。

（二）给药方案

1. 给药途径

具体给药途径应根据瘤种和药物特点来选择。选择给药途径前应进行科学评估，包括所选的给药途径的合理性，及病毒在非靶点的复制可能等方面。从安全性风险的角度考虑，一般情况下，当拟治疗适应症为实体瘤时，推荐首先采用局部给药途径（如瘤内给药）进行探索，积累相关安全性数据后，再探索全身给药。

2. 剂量探索

由于溶瘤病毒产品的复杂性和动物模型的限制，如果非临床研究数据无法充分提供足够的安全性信息，则在受试者中进行剂量探索研究时应谨慎选择起始剂量和给药剂量范围，为后期确认性临床试验设计提供充分的依据。

如采用瘤内多点注射给药时，应科学设定总给药剂量。对于经过改造后表达特定细胞因子和抗体的溶瘤病毒类药物，应综合考虑这些表达物本身的作用及叠加溶瘤病毒后的协同效应，合理设定首次人体试验用剂量。

3. 给药次数

如果临床前研究数据不足以提示多次给药的疗效和安全性，建议首先进行单药单次治疗的探索，然后再开展单药多次给药。在单药单次剂量递增阶段，如某一剂量组所有受试者未完成安全性评估、剂量组安全性未确认前，不建议让受试者接受该剂量多次给药。在进行多次给药时，应设定明确的停药标准和／或最大给药次数。

4. 联合给药

溶瘤病毒药物联合其他药物使用，应基于临床前研究的数据。建议在获得单药治疗的安全耐受剂量后，可开展联合治疗临床试验。联合给药剂量探索方案参考单药给药剂量探索方案（如给药间隔、给药次数等）。

（三）药代动力学、免疫原性等其他探索性研究

临床研究阶段建议进行药代动力学研究，包括生物分布、病毒排出等内容，并建议关注临床样本采集方式、样本采集频率和监测周期的持续时间。应该从病毒的生物学特性，包括复制能力、免疫原性、持续性和潜伏期、靶向性、减毒产品的稳定性等，以及药物给药途径来考虑[5]。由于给药后病毒在某些组织中进行复制，应设计足够的监测频率和持续时间[6]。如果溶瘤病毒表现出潜伏再激活，其探索性研究的持续时间可能更长[5]。

检测肿瘤内溶瘤病毒的存在和／或分布可能很困难，但如果可以进行肿瘤切除或活检，肿瘤病理学可以提供有价值信息[6]。由于存在伦理和临床操作可行性的限制，设置多个时间点监测组织中分布规律可能难以实行，鼓励在合适的时间点，在征得受试者知情的前提下，通过活检的方法采集标本，检测肿瘤组织中的各项指标，积累科学数据。除常规检测外，鼓励监测分布，同时应关注活检对疗效评价的

影响。鼓励进行疗效相关的生物标志物的探索。

溶瘤病毒的中和抗病毒抗体对疗效的影响目前尚不清楚，可能会干扰病毒在体内的分布[6]。对病毒的预存免疫（体液免疫和/或细胞免疫）可能影响给药途径、给药剂量和给药次数。因此，监测对溶瘤病毒及表达产物的免疫反应十分重要。

（四）疗效评价

总生存期是迄今为止评价抗肿瘤药物疗效最可靠的临床试验终点，通常是首选终点。而对于生存期较长的瘤种或后续治疗干预较多的情况，可选择合理的替代终点。此部分内容可参考药审中心 2012 年发布的《抗肿瘤药物临床试验终点技术指导原则》[4]。

有别于化疗或生物治疗等系统给药，目前治疗实体肿瘤的大多数溶瘤病毒采用局部给药方式，这些试验的主要终点通常是肿瘤反应率或基于近期疗效评估的无进展生存期（PFS）。由于，溶瘤病毒的主要作用机制中包括对目标病灶的直接溶瘤效果和对未给药的远隔病灶的旁观者效应（又称远端效应），因此溶瘤病毒即使采用瘤内给药，其疗效评价，包括靶病灶选择、测量等应能全面的反映抗肿瘤效果，全身疗效评估仍是溶瘤病毒有效性的主要证据之一。对适宜的非给药病灶进行科学的监测和评估，可以提供溶瘤病毒旁观者效应的必要证据。

肿瘤的缓解评估通常采用 WHO 标准或国际行业通用标准最新版，比如，实体瘤的缓解评价标准可参考广泛接受的 RECIST。虽然基于免疫治疗相关疗效评价标准的主要终点尚未被普遍接受以支持药品监管审批，但由于溶瘤病毒的免疫治疗作用机制还有可能引起肿瘤的假性进展，因此在探索性临床研究阶段可以考虑同时采用基于免疫治疗相关疗效的评估，以便更好地反映这种情况。

统计学是临床试验设计、实施和分析的有力工具，在药物的临床研发过程中发挥重要作用。尤其在开展确证性试验时，需要事先根据试验目的提出统计学假设，并于试验结束后严格按照预先设定的分析计划完成假设检验。对于药物疗效的评价除了需要证明关键假设的统计学意义之外，还需要评估试验药物疗效具有临床意义。

（五）安全性评价和随访

安全性评价参考常见不良反应事件评价标准（NCI-CTCAE，最新版）的定义和标准。还应考虑溶瘤病毒特有的安全性风险，如潜伏再激活、野毒株回复突变等，设定足够的随访时间。随访持续时间应能提供初步的有效性证据和病毒存续时间，并应考虑病毒潜伏再激活的可能。建议根据不同病毒的风险和特性，对存在长期潜伏风险的病毒，其安全性应进行更长时间的随访至连续不再检测出病毒。

已有文献报道在部分临床试验中观察到溶瘤病毒与放疗、化疗、免疫检查点抑制剂等联合应用时毒副反应增加，申请人应根据相关药物文献及临床前研究中观察到的毒性反应制定相应风险控制措施。

三、风险控制

目前溶瘤病毒均是能够复制的活病毒，可能会从接受治疗的患者传播给与患者密切接触的个人，包括亲属和医护人员，并有可能脱落到自然环境中。虽然溶瘤病毒经常被基因改造以限制其致病性，病毒脱落仍然是可能的，应关注此类药物生物安全性风险。因此，在产品立项阶段应考虑所选病毒株的合理性，充分调研亲本毒株的流行分布、生物学特性、宿主媒介、感染和致病机理等，包括毒株回复突变可能的生物安全危害和对环境的影响，以及是否适合临床应用。在非临床研究阶段，应取得必要的研究数据后方可考虑进行临床试验。在进入临床试验前，应根据产品特点，包括不同亲本毒株来源、不同基因修饰、不同给药方式，并考虑病毒在非靶点的复制潜力、回复突变的可能性等，制定切实可行的风险控制措施，并在申请临床试验时提交单独的风险控制计划，在临床方案和风险控制计划中应明确暂停/终止临床试验的条件。此外，应针对特定的溶瘤病毒制定适宜的监测方法及其伴随的样本采集、分析方法、截止阈值等。在临床试验阶段中充分收集不良反应数据，密切监测病毒脱落。根据安全性数据，及溶瘤病毒存在可复制功能、免疫原性、其在宿主中存续或潜伏时间、再激活可能等，不断完善风险防控措施。若溶瘤病毒经基因工程改造，其对宿主器官或组织的嗜性可能会发生改变，还应警惕其出现与亲本毒株不同的安全性风险。

在出现非预期目标病毒复制的情况下，应考虑针对出现不期望的溶瘤病毒复制或病毒变异提前准备控制措施和药物。

临床试验中关注病毒对易感人群的传染力及播散的信号，针对受试者亲属、研究人员、孕妇、儿童、免疫缺陷人群等特定群体制定风险控制措施。有整合风险的病毒应对特定的人群，如孕妇或儿童等禁用。临床试验实施过程中应对溶瘤病毒药物、毒种和生物排出样本的采集、保藏、携带、运输和使用实行分类管理，对受试者接触的环境设施进行无害化处置，包括安全防护、消毒、隔离和医疗废弃物处置等，对相关人员包括研究者、受试者、密切接触者进行传染病防治知识、技能的培训，必要时进行医学观察和隔离。

参考文献

[1] Hamid O, Hoffner B, Gasal E, et al. Oncolytic immunotherapy: unlocking the potential of viruses to help target cancer. Cancer Immunol Immunother. 2017, 66 (10): 1249.

[2] https://www.fda.gov/media/94129/download

[3] Ibrahim R E, Itzel B-V, Toru I, et al. The Current Status and Future Prospects of Oncolytic Viruses in Clinical Trials against Melanoma, Glioma, Pancreatic, and Breast Cancers. Cancers, 2018, 10 (10): 356.

[4] 药审中心.抗肿瘤药物临床试验终点技术指导原则.2012 年.

[5] FDA. Guidance for Industry: Design and analysis of shedding studies for virus or bacteria-based gene therapy and oncolytic products. 2015.

[6] ICH. Considerations: Oncolytic Viruses. 2009.

古代经典名方中药复方制剂说明书撰写指导原则（试行）

为体现古代经典名方的特点，规范古代经典名方中药复方制剂说明书撰写格式和内容，根据《药品注册管理办法》（总局令第 27 号）及《国家药监局关于发布〈中药注册分类及申报资料要求〉的通告》（2020 年第 68 号），特制定《古代经典名方中药复方制剂说明书撰写指导原则》（试行）（以下简称《撰写指导原则》）。

《撰写指导原则》主要用于指导古代经典名方中药复方制剂说明书相关项目的撰写，未涉及的说明书警示语、【药品名称】【性状】【规格】【贮藏】【包装】【有效期】【执行标准】【批准文号】【上市许可持有人】【生产企业】等项目，按国家药品监督管理部门最新发布的中药说明书和标签管理规定和相关指导原则撰写。古代经典名方中药复方制剂说明书完整格式见附件。

随着研发与审评实践的不断丰富，以及相关法律法规、技术要求的更新，《撰写指导原则》将随之更新完善。

一、【处方组成】

应当包括完整的处方药味和每味药日用饮片量。处方药味的排列顺序应当符合中医药的组方原则。

二、【处方来源】

按古代经典名方目录管理的中药复方制剂，应当根据国家发布的古代经典名方目录中的"出处"撰写，包括古籍名称、朝代、作者和原文信息。还应列出：处方已列入《古代经典名方目录（第 × 批）》。示例如下：

处方来源于汉·张仲景《金匮要略》，已列入《古代经典名方目录（第 × 批）》。

汉·张仲景《金匮要略》原文："①心下有痰饮，胸胁支满，目眩，苓桂术甘汤主之。②夫短气有微饮，当从小便去之，苓桂术甘汤主之。"

未按古代经典名方目录管理的古代经典名方中药复方制剂，应当包括古代经典名方出处（包括古籍名称、朝代、作者）和处方来源的原文信息。

基于古代经典名方加减化裁的中药复方制剂，应当列出古代经典名方出处（包括古籍名称、朝代、作者）。

三、【功能主治】

应当符合中医药理论的一般认识，采用中医药术语规范表述。主治可以包括中医的病、证和症状。按古代经典名方目录管理的中药复方制剂应当与国家制定的《古代经典名方关键信息表》的功能主治内容表述一致。

四、【用法用量】

按古代经典名方目录管理的中药复方制剂应当以国家发布的《古代经典名方关键信息考证原则》和《古代经典名方关键信息表》中的用法用量为依据，确定合理的用药方法和剂量等，保证临床用药安全。

其他来源于古代经典名方的中药复方制剂应基于中医临床实践确定合理的用药方法、剂量、用药频次、疗程等。

五、【功能主治的理论依据】

（一）方解

应当以中医药理论为指导，围绕主治病证的病因病机和治则治法，用规范的中医药术语阐释组方原理，体现方证一致。方解中药味出现顺序应当与【处方组成】一致。

具体撰写内容可参照《中药新药复方制剂中医药理论申报资料撰写指导原则（试行）》的有关要求。

（二）化裁依据

基于古代经典名方加减化裁的中药复方制剂，应当列明在古代经典名方基础上增加和减去的药味等相关变化情况，并说明化裁依据。

按古代经典名方目录管理的中药复方制剂无需撰写该项内容。

（三）历代医评

按古代经典名方目录管理的中药复方制剂或未按古代经典名方目录管理的古代经典名方中药复方制剂，应当依据该处方来源，精选出该经典名方与功能主治直接相关、能有效指导临床应用、最具代表性的清代及以前的医籍对该方的评述，评述内容应当简明扼要，不能涉及夸大疗效的表述，一般不超过3条。所列评述应包括朝代、作者、医籍名称、书卷号、具体内容等信息，示例如下：

清·柯琴《伤寒来苏集·伤寒附翼》（卷上）：此为开表逐邪发汗之峻剂也……此汤入胃，行气于玄府，输精于皮毛，斯毛脉合精而溱溱汗出，在表之邪，其尽去而不留，痛止喘平，寒热顿解，不烦啜粥而藉汗于谷也。

基于古代经典名方加减化裁的中药复方制剂无需撰写该项内容。

六、【中医临床实践】

按古代经典名方目录管理的中药复方制剂可表述为：本品符合《中华人民共和国中医药法》对古代经典名方"至今仍广泛应用、疗效确切、具有明显特色与优势的古代中医典籍所记载的方剂"的规定。

其他来源于古代经典名方的中药复方制剂应当撰写支持拟定功能主治、高质量（设计良好，结果可靠，可溯源）的关键性中医临床实践情况，包括研究病例发生时间、单位/地点、病例数、研究设计或收集方法、获益人群特点等。

七、【毒理研究】

应当根据所进行的毒理研究资料进行撰写。列出非临床安全性研究结果，描述动物种属类型、给药方法（剂量、给药周期、给药途径）和主要试验结果。

八、【不良反应】

可依据在既往临床实践和文献报道中发现的不良反应撰写。

上市后，药品上市许可持有人应当根据上市后的不良反应监测数据及时更新此项内容。

九、【禁忌】

应当包括：古代医籍记载的相关禁忌内容（如有）；根据处方组成、配伍等提出的用药禁忌；中药说明书撰写有关要求的其他内容等。

十、【注意事项】

首先，应当关注古代医籍是否记载与使用注意相关的内容，如有，应当列入本项。其次，应当关注以下情形：在中医药理论及临床实践的指导下，根据处方组成、功能主治等，从中医证候、体质及合并用药等方面，明确需要慎用者。明确饮食、特殊人群（妊娠、哺乳期妇女、老年人、儿童、运动员等）等方面与药物有关的注意事项以及慎用、不可误用的内容等。此外，如需药后调护的，也应明确。

十一、其他

为了更好地满足中医临床使用古代经典名方中药复方制剂的需要，有利于古代经典名方中药复方制剂的准确使用，按照相关要求，古代经典名方中药复方制剂的说明书标题下方应当注明"本品仅作为处方药供中医临床使用"。另有规定的除外。

附件：古代经典名方中药复方制剂说明书完整格式

附件

古代经典名方中药复方制剂说明书完整格式

核准日期
修改日期

特殊用药
标识位置

×××说明书

本品仅作为处方药供中医临床使用

【药品名称】

通用名称：

汉语拼音：

【处方组成】

【处方来源】

【功能主治】

【性状】

【规格】

【用法用量】

【功能主治的理论依据】

方解：

化裁依据：

历代医评：

【中医临床实践】

【毒理研究】

【不良反应】

【禁忌】

【注意事项】

【贮藏】

【包装】

【有效期】

【执行标准】

【批准文号】

【药品上市许可持有人】

名称：

注册地址：

邮政编码：

联系方式：

传真：

网址：

【生产企业】

企业名称：

生产地址：

邮政编码：

联系方式：

传真：

网址：

中药新药复方制剂中医药理论申报资料
撰写指导原则（试行）

为加快构建中医药理论、人用经验和临床试验相结合的中药注册审评证据体系，按照《中药注册分类及申报资料要求》中临床研究申报资料涉及的中医药理论相关要求，撰写了《中药新药复方制剂中医药理论申报资料撰写指导原则》（试行）。

本指导原则适用于中药新药复方制剂注册申请涉及的中医药理论阐述。其他中药注册申请涉及中医药理论阐述的，可参照执行。

一、处方组成及功能主治简述

应当规范表述处方组成，功能主治。

处方组成药味名称应当与国家药品标准、药品注册标准或省、自治区、直辖市药材/饮片标准或炮制规范中收载的规范名称一致，应当明确每日用各药味药量。中药复方制剂药味的排列顺序需符合中医药的组方原则。

主治需说明处方的具体临床定位，注意区别疾病治疗、对证治疗和症状治疗的表述；说明药物作用特点，如疾病治疗、症状缓解或减轻、对联合用药物的影响等。

古代经典名方中药复方制剂，其功能主治采用中医药术语表述。

二、中医药理论对主治的基本认识

应当说明与主治相关的中医药理论来源。

阐述主治病证的发病原因、疾病发展过程及转归、病证的分期分型等。

运用中医药理论说明与病因病机对应的证候特点、治则治法，以及治疗优势和特点。

使用的中医药理论依据应标明出处，来源于古代医籍的，应标明所属的篇、卷、册，可提供原文；来源于现代中医药理论研究或医家论述的，应当提供文献或其他相关成果等资料，并且论证中医药理论的合理性。

三、拟定处方的中医药理论

（一）处方来源及历史沿革

应当明确处方来源，并简要说明处方药味、处方药量、剂型、适用人群（主治及人群范围）、用法用量及疗程等的演变情况及依据。可使用文字或表格（见表1）描述处方变化情况。

表1 处方变化情况梳理

处方	变化情况					变化依据
	药味及药量	剂型	适用人群	用法用量	疗程	
处方1						
处方2						
…						

其他来源于古代经典名方的中药复方制剂，应当依据原文中相关内容，通过文字或表格（见表2）简述处方源流（各朝代使用情况、历代医评）。应当通过文字或表格(见表3、表4、表5)列明申报处方与原处方在病因病机、治则治法、主治、药味、药量等方面的对比资料，并给出相应的考证内容，说明处方各药味药量确定的依据。如申报处方在药味基原和炮制方面有变化，应当在此处说明。基于古代经典名方加减化裁的，还应当阐述加减化裁的具体理由，其中源于多个经典名方的，应当阐述其组合使用的缘由，以便为经典名方的确认及人用经验的支持提供依据。

表2 处方源流分析

序号	朝代	出处	作者	论述内容
1				
2				
…				

表3 处方病因病机及治则治法分析

	原方	申报处方	是否一致 （否，请说明理由）
病因病机			
治则治法			
主治			

注：如原文中处方相关信息有缺失，可提供其他论述或研究作为佐证。

表4　处方药味名对比

	原方药味名	现处方药味名	考据情况
药味1			
药味2			
...			

注：若无古今药味名差异的，可不列此项。如药味基原和炮制有变化的，应当在此处说明。

表5　处方各药味药量对比

	原方药量	药量换算	现处方选择药量	药量选择依据
药味1				
药味2				
...				

（二）方解

应当以中医药理论为指导，围绕主治病证的病因病机和治则治法，清晰阐释组方原理，体现方证一致。药味出现顺序应与"处方"中顺序一致。

一般可以采用"君臣佐使"的组方分析理论进行分析：对于君药、臣药、佐药和使药齐备者，方解中应当明确君药、臣药、佐药和使药及其配伍原理，说明单味药的功效或多味药相合的功效；对于君药、臣药、佐药和使药难以齐备或确定者，应当明确君药及其功效，其他药味至少按其方药作用归类，分清主次，说明配伍原理和功效。

难以采用"君臣佐使"的方式进行方解的，可以采用其他符合中医药理论的组方配伍分析方法。

方解应当归纳全方的功能和配伍特点。

（三）用法用量

应当结合主治病证、用药人群、药性理论等特点和人用经验或临床实践的结果，说明用法用量确定的依据。对于中医特色的用法（如药引、穴位给药等），应当着重阐述其所依据的中医药理论。

其他来源于古代经典名方的中药复方制剂，可结合经典名方古籍中的记载，说明用法用量确定的依据。

四、处方功能主治确定的理论依据

结合中医药理论对主治的普遍认识及处方情况，对处方进行综合评述，分析说明处方功能主治确定的理论依据，可依据组方配伍法则与所治疗疾病病因病机契合度、处方传承来源是否清晰等方面进行阐述。

五、处方安全性分析

（一）用药剂量

列明处方中各药味的日用量，及其在国家药品标准、药品注册标准或省、自治区、直辖市药材/饮片标准或炮制规范中的用量范围。如有超出范围的情况，可提交相关资料以说明合理性。可参考下表：

药味名	日用量	标准中用量	引用标准出处
处方药味 1			
处方药味 2			

（二）配伍禁忌及毒性药味

说明处方中是否含有中药传统配伍禁忌（十八反、十九畏）。明确处方是否含已有标准中标注具有毒性的药味。同时，如涉及现代药理毒理研究或临床应用发现有安全性风险的药味，应当一并列出。

（三）使用处方的禁忌与注意

根据中医药理论及处方特点，规范表述基于中医病证或体质等因素需要慎用、禁用者；妊娠、哺乳期等特殊情况下的禁忌；在饮食以及与其他药物同时应用等方面的注意。如有药后调护，应当予以明确。

六、和同类品种的比较

与已上市组方类同、功能主治一致的品种进行对比，以说明处方的特点和优势。

七、其他需要说明的事项

如有其他需补充的内容，可在此项下提供。

八、参考文献

应当以参考文献标准格式列明参考文献。

九、附件

所依据的中医药理论如有文献或成果支持，应在此处提供相关附件；如有古代医籍支持，可在此处提供原文。

临床药理

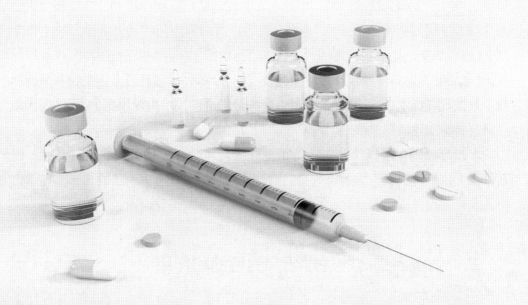

创新药临床药理学研究技术指导原则

一、前言

临床药理学研究作为创新药上市前临床研究不可缺失的研究内容，可在创新药整体研发策略和各关键时间点，结合临床研究整体进度进行科学合理地研究设计和考虑。临床药理学研究结果是支持探索性和确证性临床研究设计和上市申请的重要科学依据，同时也是创新药上市申请申报资料中常规包含的内容，研究结果用于支持说明书撰写。

本指导原则旨在为创新药研发过程中临床药理学研究的研究内容、研究时机、总体设计等关键问题提出建议。这些建议均需基于"具体药物具体问题具体分析"的原则综合评估。

本指导原则所述创新药包含化学药创新药和生物制品创新药（其中细胞治疗产品、基因治疗产品等可视情况参考）。各项创新药临床药理学研究的具体设计和数据分析等可参考相关指导原则，比如《化学药创新药临床单次和多次给药剂量递增药代动力学研究技术指导原则》《治疗性蛋白药物临床药代动力学研究技术指导原则》《新药研发过程中食物影响研究技术指导原则》《药物相互作用研究技术指导原则》《肾功能不全患者药代动力学研究技术指导原则》《创新药人体生物利用度和生物等效性研究技术指导原则》《模型引导的药物研发技术指导原则》《群体药代动力学研究技术指导原则》等。

本指导原则主要围绕创新药上市前临床药理学研究相关问题进行阐述。创新药获批上市后，根据不同的研究目的或监管要求等需开展进一步的临床药理学研究时，其研究理念、研究设计和技术方法等，可参考本指导原则。

二、创新药临床药理学研究的目的和作用

科学合理的临床药理学（包括定量药理学）研究有助于深入理解药物在体内的作用过程和机制等，从而提高创新药研发效率和成功率。近些年，创新药临床药理学研究的理念和策略、技术手段和方法等较传统模式发生了改变，不局限于临床药代动力学（Pharmacokinetics，PK）研究，而是以研究问题为导向，注重将创新药的剂量、暴露量、生物标志物、临床终点（包括有效性和安全性终点）进行量化分

析，为后续临床研究的设计提供指导以及为最终的药品说明书推荐用法用量。临床药理学研究应贯穿于创新药上市前和上市后的全生命周期中。

定量药理学对于创新药研发具有重要意义。模型引导的药物研发（Model-informed Drug Development，MIDD）理念贯穿创新药研发全过程。建模与模拟技术可在多个关键决策点发挥重要作用。在创新药上市前的整个临床研究过程中，可采用模型引导的药物研发模式，不断积累研究数据，并及时分析剂量–暴露–效应关系（Dose-exposure-response relationship，D-E-R relationship）及其关键影响因素，为后续研发和注册提供依据，包括选择优化的目标适应症人群/亚人群、用法用量等。

创新药获得上市批准时，会同时获批药品说明书。说明书中通常包含药品的基本属性信息、适应症、用法用量和临床研究结果等上市前的研究结果。创新药临床药理学研究结果所提供的支持性证据贯穿在整个药品说明书中，将体现在说明书中的【用法用量】、【药代动力学】、【药物相互作用】、【药物过量】、【禁忌】和【注意事项】等项目内容中，其他比如特殊人群用药的内容也体现了临床药理学研究结果，如肝功能不全患者、肾功能不全患者、儿童、老年人以及孕妇和哺乳期妇女等。

三、临床药理学研究的总体计划

临床药理学研究是创新药临床研发的组成部分，建议早期制定创新药临床药理学研究的整体计划，制定研究计划时需进行系统考虑。临床药理学研究计划通常包含各项临床药理学研究的计划执行时间（处于临床整体研发的某个阶段）及其研究内容和目的等。在临床研发进展到不同阶段时（比如机制性验证（Proof of Mechanism，PoM）、概念性验证（Proof of Concept，PoC）和关键性临床研究），根据已获得的研究结果和相关领域进展对研究计划进行及时更新。

临床药理学研究计划包含但不限于临床药理学研究计划列表、计划开展时间等内容，可涵盖模型引导的药物研发计划（如有）和生物标志物研究计划（如有）等。

临床药理学研究计划列表通常包含临床药理学研究内容、开展相关研究的考虑、研究时机（处于临床整体研发的某个阶段）以及相关研究总体设计考虑等。模型引导的药物研发计划通常对整体临床研发计划中为解决重要问题而开展的模型分析进行计划。生物标志物研究计划阐明如何采用药理学生物标志物来支持 PoM 研究，从而为 PoC 研究中的用法用量选择提供依据，计划同时包括检测方法的开发和验证的说明。

四、研究内容和研究时机

创新药临床药理学研究是问题导向的研究，通常根据药物特性、拟开发适应症和临床治疗领域的特点设计相应的研究，往往包含多个研究项目。需说明的是，创新药临床药理学研究包括但不限于本指导原则所列出的以下研究内容，应基于药物特性、适应症特点、临床需求等综合评估需开展的研究内容，比如可能影响药物人体 PK 特征的内在因素方面，除了儿科人群和肝 / 肾功能不全患者研究之外，还需考虑开展老年人、妊娠、哺乳期、其他器官功能不全等人群研究，有时需考虑开展遗传药理学研究。

需关注，临床药理学研究结果作为指导临床用药的科学依据时，通常需结合暴露 - 效应关系分析进行综合判断，比如是否需根据食物影响研究结果进而设定服药和进餐的关系，不仅与食物对药物体内暴露影响的程度有关，更重要的是需结合暴露 - 效应关系分析判断该程度的影响是否具有临床意义，即是否对临床用药安全有效性产生影响。

除此之外，建议汇总临床研发阶段各项研究中收集的 PK 数据，综合分析影响药物 PK 特征的内在因素和外在因素，包括但不限于年龄、性别、体重、种族、药物相互作用等。

（一）药代动力学研究

根据非临床研究结果可对创新药在人体内的吸收、分布、代谢等情况进行预测，并可用以解释临床研究结果。比如考察肠吸收和通过血脑屏障能力的渗透性研究、体外蛋白结合研究、肝脏代谢和药物相互作用研究等。体外药物代谢和药效学研究通常为体内研究设计提供依据，比如体外研究结果可为后续如体内药物相互作用临床研究以及基于生理的药代动力学（Physiologically-based Pharmacokinetic，PBPK）模型构建等提供设计依据和重要参数。早期获得的体外研究结果将有助于后续临床研究的开展。有时需要在创新药临床研发全程根据临床研究结果，适时设计针对性的体外研究以回答某些特定的临床药理学问题。

1. 单次 / 多次给药剂量递增研究

单次给药剂量递增（Single-ascending Dose，SAD）研究和多次给药剂量递增（Multiple-ascending Doses，MAD）研究通常包含安全耐受性评价和 PK 评价等。其中，单次 / 多次给药剂量递增 PK 研究是最早探索创新药人体内 PK 特征并关联暴露量与药物安全性（有时包含药效）关系的研究，可结合在耐受性研究中开展。

SAD 研究可以在较宽剂量范围内获得创新药单次给药不同剂量下的安全性和耐受性、PK 特征、剂量比例特征、线性范围等数据。MAD 研究可获得创新药多次给药不同剂量下的安全性和耐受性、PK 特征、剂量比例特征、线性范围、时间依赖性、蓄积程度等数据。

通过早期临床 PK 研究，可以探索和了解给药剂量与药物体内暴露之间的关系，评价药物制剂的合理性及指导制剂优化等。为了更早和更好地了解暴露 - 效应关系，建议在 SAD 和 MAD 研究中尽可能考察药物在较宽剂量范围内的 PK 及药效动力学（Pharmacodynamics，PD；如可能），为后续临床研究方案的选择提供依据。

早期 SAD 和 MAD 研究通常在健康志愿者中进行。有时，SAD 和 MAD 研究可根据药物的特性、适应症特点和临床需求等选择患者开展研究。

2. 患者药代动力学研究

（1）研究内容

患者 PK 研究主要研究药物在目标适应症人群中的 PK 特征，以及患者与健康志愿者（如有）的 PK 差异。患者 PK 研究结果为以患者为受试者的探索性和确证性临床研究提供设计依据。患者 PK 研究有时是独立研究，有时嵌套在评估患者疗效和安全性的探索性和确证性临床研究中。

（2）研究时机

在探索性和确证性临床研究之前获得患者 PK 研究数据（如在 I 期或 II 期临床研究早期阶段开展小样本患者 PK 研究，以获取患者 PK 特征），有助于认知创新药在目标适应症患者人群和亚群体中的 PK 特征，为后续临床研究设计提供重要支持性依据。创新药申报上市时通常需提交患者 PK 研究结果。

同样，建议在患者人群尽早建立暴露 - 效应关系，并在此基础上进行剂量优化和个体差异的评估。

3. 物质平衡研究

（1）研究内容

物质平衡研究考察创新药在人体内的吸收、代谢和排泄特征，阐明原型药及其代谢产物在人体内代谢 / 消除的途径和时间过程等问题，其对全面认知创新药的临床用药安全有效性结果具有重要意义。物质平衡研究结果对药物相互作用研究和探索性 / 确证性临床研究设计具有重要参考作用，对肝 / 肾功能不全人群研究的必要性提供依据。建议关注在人体物质平衡研究中发现的未在动物实验中观察到的新代谢产物和与其他物种体内不成比例的高浓度的代谢产物。

物质平衡研究可以采用放射性同位素示踪法或其他合适的方法开展。

（2）研究时机

物质平衡研究通常建议在确证性临床研究开始前完成。建议在早期临床研究中尽早开展体循环代谢产物的定性研究，并根据人体代谢研究结果与动物代谢研究结果的差异，考虑后续完整的物质平衡研究的开展时机问题。

如果发现人体特有代谢物、活性代谢物和 / 或高比例代谢物会对后期临床研究检测对象和安全性事件分析等问题产生重要影响，建议统筹考虑研究时机问题。采用放射性同位素示踪法时，由于放射性同位素标记工作耗时较长，建议尽早准备相关工作。

4. 食物影响研究

（1）研究内容

食物影响研究考察的是与不进餐相比，受试者进餐后创新药体内暴露的变化，以及不同类型的饮食对暴露的影响。

食物影响研究结果可用以支持后续临床研究中受试者服药和饮食类型或时间的设计安排，并最终用以指导撰写说明书。特别指出，食物引起的暴露的变化最终能否对临床用药带来明显影响，需结合临床研究的安全有效性结果以及暴露 – 效应关系分析进行综合评价。当食物引起的暴露水平的变化对临床用药有明显影响时，需要在说明书中明确患者服药时是否可以同时饮食或者服药和饮食之间的时间窗。如拟上市制剂与临床研究所用制剂不同，建议关注拟上市制剂的食物影响问题。

（2）研究时机

可以考虑在临床研究早期初步考察食物对创新药制剂体内暴露的影响，为后续临床研究设计提供依据。

最好在确证性临床研究前完成食物影响研究，研究结果用以指导确证性临床研究中，受试者饮食和服药时间关系的设计，避免食物作为混杂因素影响对创新药安全性和有效性的评价。

如果在探索性和确证性临床研究前未考察食物对新药体内暴露的影响，且临床研究中受试者的饮食和服药情况未加控制，则食物对暴露量的影响可干扰对创新药安全性和有效性结果的评价分析，可能导致研究结果的错误解读，影响创新药研发。

5. 药物相互作用研究

（1）研究内容

应对创新药确定的和可能的产生药物相互作用的因素如代谢酶、转运体等开展临床药物相互作用（Drug–Drug Interaction，DDI）研究，研究结果将指导后续临床研究入排标准、联合用药、剂量调整等设计问题，并将作为说明书中相关内容的撰写依据。

（2）研究时机

通常可基于体外酶学、转运体等研究结果，决定 DDI 研究开展的时机，以及决定需考察的可能影响创新药体内暴露的代谢酶或转运体等。如果根据临床前实验或临床研究结果明确了特定代谢酶或转运体对药物的代谢或转运起主导作用，或药物对主要的代谢酶或转运体有明显抑制或诱导作用，建议开展相应的临床 DDI 研究。对临床用药有指导意义的 DDI 研究，应在创新药注册申报前完成。

在临床开发的早期开展 DDI 研究，有助于后续成药性评价、剂量调整建议以及探索性和确证性临床研究的入排标准设计。否则，在获得 DDI 研究结果前，通常需要在后续临床研究中设计相对严格的入排标准，以确保受试者的安全性和 / 或有效性。如果不能通过临床研究方案中的入排标准控制 DDI 的风险，则需要采用根据 DDI 影响的程度对创新药进行剂量调整的研究设计。

当药物经多种代谢酶代谢且各代谢酶均对药物的代谢起关键作用时，可能需要开展多项体内 DDI 研究。这些研究可以在整体创新药临床研究策略中进行合理安排。

在后期评估安全性和有效性的临床研究中，可以收集患者合并用药信息，通过患者群体药代动力学等方法评估早期的健康志愿者 DDI 研究结果是否适用于患者人群，并有助于发现可能的新的 DDI。

6. 肝 / 肾功能不全患者 PK 研究

（1）研究内容

创新药拟开发适应症人群包含肝脏和 / 或肾脏功能不全患者时应考虑开展相关患者人群的 PK 研究。

建议在创新药临床研发过程中评估肝 / 肾功能不全对药物 PK 的影响，以使肝 / 肾功能不全患者可以考虑被纳入后续临床研究中。

肝脏和肾脏作为两大最重要的药物代谢和排泄途径，对多数创新药物尤其是化学药物的 PK 都可能产生有临床意义的影响。肝功能或肾功能不全的患者对一些创新药体内暴露量可能有一定程度的影响，从而可能影响临床用药安全有效性。如果创新药获批上市后不排除会有肝功能不全或肾功能不全患者用药，根据药物特性、代谢、排泄机制及给药途径等，若无法排除肝 / 肾功能不全对创新药体内暴露量无影响，则在上市前开展肝功能和 / 或肾功能不全患者人群的 PK 等研究是必要的。

肝功能不全患者的肝酶代谢能力和胆道排泄功能可能会有不同程度的降低，这对主要经肝脏代谢或排泄的创新药 PK 可能产生不同程度的影响，且毒性或者活性代谢物的产生也会受到影响，故创新药通常需要开展肝功能不全人群的 PK 研究。研究结果将用以指导后续临床研究受试人群的用药剂量调整，并指导说明书撰写。

肾功能不全患者由于肾脏病理改变，导致肾小球滤过、肾小管重吸收和分泌等功能发生改变，从而对主要通过肾脏排泄的创新药产生不同程度的体内 PK 的影响。即使非主要通过肾脏消除的创新药，其吸收、蛋白结合率、组织分布甚至其在肝脏和肠道的代谢酶和转运体也会在肾功能降低的情况下发生变化。通常创新药需要开展肾功能不全患者体内 PK 研究。研究结果将用以指导后续临床研究相关研究人群的用药剂量调整，并指导说明书撰写。

（2）研究时机

建议在创新药临床研发过程中，尽早评估肝 / 肾功能不全对药物 PK 的影响，目的是通过前瞻性的研究进行适当的剂量调整，以使肝 / 肾功能不全患者可以考虑被纳入后续临床研究中。

7. 儿科人群研究

除非拟上市适应症或人群确定不包含儿科患者人群，其他情况通常需在批准儿科人群用药前开展儿科人群研究。研究结果用以指导儿科人群用药方案的制定。

儿童的生长发育和疾病状态等因素可能会不同程度影响药物的吸收、分布、代谢和排泄，导致儿童和成人之间、不同年龄段患儿之间的暴露量以及临床的获益和风险均可能不同。因此，在考虑到目标适应症人群年龄的基础上，如必须开展儿科人群研究，应优先在较大年龄段的患儿中开展儿科人群 PK 研究。

儿科人群研究建议参考儿科药物研发的相关法规文件和技术要求。

8. 生物利用度和生物等效性研究

（1）研究内容

在创新药临床研究早期阶段，可能通过相对生物利用度研究考察不同的处方、工艺、剂型、规格、给药途径等情况下的暴露量和吸收速率的相似性情况，或结合创新药理化性质和拟开发的目标适应症特点等，不断完善创新药制剂的处方和工艺，为创新药后续开发提供依据。

有时需考虑开展绝对生物利用度研究。比如创新药同时开发静脉和非静脉给药剂型时，此时可通过绝对生物利用度研究获得非静脉给药途径的绝对吸收百分数。

创新药关键临床研究前甚至上市前（完成关键临床研究后）改变剂型、改变生产场地或放大生产批量等情况时，需按照相关指导原则要求，充分评估其对制剂性能的影响，根据风险评估结果开展研究，必要时需开展生物等效性研究，以支持与此前完成临床研究数据的可桥接性。具体要求建议参考相关技术指导原则。

（2）研究时机

临床研究全过程中都有开展生物利用度 / 生物等效性研究的可能性。较晚开展关键生物利用度 / 生物等效性研究可能有一定风险，比如发生药学重大变更的制剂的关键临床研究已经开展甚至已经完成，但是变更前后的制剂的生物等效性研究结果未能达到生物等效，则使用两种制剂获得的临床研究数据将可能无法桥接。

（二）药效动力学研究

1. 药效学指标

广义的药物效应包括疗效和不良反应。本指导原则中药物效应相关内容适用于基于药物作用机理的上述两种不同的效应。

表征药物效应的指标有多种，包括生物标志物、替代终点、临床终点等。

（1）生物标志物

生物标志物在量效关系研究中被广泛应用，可被定量、动态检测。生物标志物对创新药临床研究设计和上市剂量选择提供依据。

生物标志物的变化对药物作用机理进行验证的同时，可对药物效应进行定量、动态地评估。

如果药物靶点在健康志愿者和患者人群都存在，药物效应研究可以最早开始于健康志愿者的早期临床研究。为了尽早了解认知药物的药理学特性，建议尽早收集生物标志物信息，不断基于新获得的研究数据进行 PK/PD 分析。

（2）替代终点

在患者人群中进行的早期临床研究，药效学指标除了与药物作用靶点相关的生物标志物外，也可以是替代终点，比如血压、血脂、糖化血红蛋白或者肿瘤响应率等。

替代终点一般具有循证医学证据，与临床终点存在明确的相关性，并且这类指标一般在短期临床研究中可定量、动态观察。这类指标虽然不是金标准的临床终点，但其对创新药用法用量的选择具有重要指导意义，并且对临床终点的预测非常重要。由于替代终点较临床终点可在相对早期获得反应结果，是制定和优化患者人群用法用量常用的具有可行性的评价指标。

（3）临床终点

临床终点是创新药研发药效学的最佳指标。临床终点通常需要较长时间发生变化，需要较长时间的随访观察，所以相应临床研究周期长、样本量大、成本高。但也正因如此，创新药剂量优化依然可以继续通过以临床终点金标准为药效学指标的确证性临床研究进行。在大样本量的确证性临床研究中，以患者为受试者的整个人群和各种亚群体的量效关系都具有足够数据进行量化，从而支持以最终临床终点为指导，进行整个患者人群和不同亚群体的最优化用法用量的制定。故很有必要针对确证性临床研究和其他相关研究结果进行量效关系分析，选择用以申报上市的最优用法用量。

2. 药效动力学研究

随着体内研究数据的积累，体外药效学研究数据的权重通常逐渐降低，但是对于某些适应症，体外药效学研究对后期临床研究的意义非常重大。比如抗感染药物，通常通过体外药效学研究获得药物对病原体的杀菌效果以及其他重要的药效学指标，对临床研究的剂量选择和给药频率有重要的指导意义。有些特殊情况下无法开展人体研究，体外药效学研究数据可以作为 PK/PD 分析的支持性证据。

（1）临床研究中的药效动力学研究

在支持创新药上市的确证性临床研究之前，通常通过开展探索性临床研究探索合适的患者人群、剂量、给药时间和给药频率等。从临床药理学剂量优化的角度，探索性临床研究通常包含对多个剂量水平或者不同给药频率等不同给药方案的探索，研究结果为确证性临床研究的用法用量提供重要依据。

对于某些适应症，早期临床研究的疗效和安全性指标不能准确预测长期临床疗效和安全性指标，从临床药理学剂量优化的角度，确证性临床研究可考虑选择不同剂量水平进行以长期临床疗效和安全性为终点指标的研究，从而以长期临床疗效和安全性指标为基础，优化最终整体患者和各个亚群体的用法用量。建议在确证性临床研究中收集尽可能多患者的 PK 数据，以便进行患者群体药代动力学分析和暴露 – 效应关系分析，为用法用量和药品说明书的撰写提供理论依据。

（2）QT/QTc 间期延长临床研究

药物有时引起心室复极化延迟，表现为心电图 QT 间期延长，有潜在可能出现尖端扭转性室性心动过速（TdP），进而导致猝死。对于创新药，通常需结合非临床和临床的研究数据，综合评估 QT 间期延长的风险。

研究内容：

ICH 要求所有具有系统生物利用度的非抗心律失常药物在上市前需进行 QT/QTc 间期延长以及潜在致心律失常作用的临床研究。包括全面 QT 研究（TQT 研究）或血药浓度 – QTc（CQT）间期定量分析研究。

研究时机：

QT/QTc 间期延长临床研究通常在健康志愿者中进行，出于安全性考虑时可以选择患者人群。CQT 研究可在早期单次给药剂量递增和多次给药剂量递增阶段开展。如需进行 TQT 研究，通常在确证性临床研究开始前完成。确证性临床研究设计前需获得 QT/QTc 间期延长临床研究结果或 CQT 分析结果，以指导确证性临床研究设计是否需要心电图的密切监测。

（三）暴露 – 效应关系研究

1. 研究内容

药物给药剂量、体内暴露量、药物效应之间的关系及其影响因素和可能的机制，是创新药临床药理学研究的核心内容，贯穿临床研发始终。暴露 – 效应关系对于指导创新药后续研发决策（如是否有必要继续研发等）、临床研究方案设计、用法用量方案、目标适应症人群的选择、疗效确证、风险管控措施的制定、药品说明书撰写等具有重要意义。同时，暴露 – 效应关系还有助于早期的 PoM 和 PoC。

暴露 – 效应关系是连接给药剂量和药物疗效 / 安全性指标的重要内容。在整个剂量 – 暴露 – 效应的证据链中，PK 量化了剂量和暴露量之间的关系以及个体间暴露量差异的因素，而暴露 – 效应关系则进一步量化了药物暴露量和疗效 / 安全性指标的关系以及不同亚群体甚至不同个体在疗效 / 安全性指标上的差异及其影响因素。

基于早期生物标志物或者替代终点的暴露 – 效应关系分析，可以指导后续临床研究的用法用量的选择和优化等。而基于临床终点的暴露 – 效应关系分析，可以作为药物有效性的重要证据，也可以用于评价获益风险比，以及推荐拟注册的用法用量等。

建议随着临床研究数据的不断积累，对药物的暴露 – 效应关系进行持续完善和更新。

2. 研究时机

创新药进入人体临床研究伊始，建议尽早开展剂量 – 暴露 – 效应关系研究和分析。可考虑在单次 / 多次剂量递增等早期研究阶段收集和检测药物有效性和安全性相关指标。药效学指标选取时，应关注所选取指标与临床终点的相关性情况，相关性越强，暴露 – 效应关系分析结果越可靠，据此选择的用药方案则越有利于后续临床研究尤其是关键临床研究的开展，能更好反映创新药真实的获益和风险情况。暴露 – 效应关系分析贯穿整个创新药研发过程，是提高临床研究成功率的基础。

五、研究方法

（一）经典研究方法

基于个体密集 PK 数据的非房室模型和房室模型分析方法在量化小样本平均

PK 参数领域有重要作用，比如生物利用度和生物等效性研究、食物影响研究、DDI 研究、肝 / 肾功能不全等特殊人群患者研究等，都基于此类研究方法。经典 PK 研究通常采用描述性统计方法报告研究结果，初步描述药物的 PK、PD 及安全性特征。

（二）基于模型的研究方法

基于模型的研究方法应用于创新药研发的各个阶段，常用模型包括群体药代动力学模型、PBPK 模型、基于模型的荟萃分析、暴露 – 效应关系分析、疾病进展模型等。

患者和 / 或健康志愿者的密集和稀疏 PK、PD 数据，在群体分析方法中都可以被采纳。群体分析方法的优势是可以量化 PK、PD 的个体间变异和随机变异，并分析变异来源，结合药物暴露 – 效应关系分析的结果，判断是否需要对某些特殊人群进行相应的剂量调整。

随着创新药研发知识的积累，一些跟人体相关的影响药物 PK 的共性知识逐渐完善，可以被用于构建 PBPK 模型。这种分析方法可以用于指导 DDI 等研究。应用此类模型作为申报注册的支持性证据时，建议提前与监管部门沟通。

（三）其他前沿方法

近年来，一些新技术的理论和方法得到了快速发展，逐步应用于创新药临床药理学（包括定量药理学）研究中的暴露 – 效应关系分析、用法用量设计和优化等领域，如定量系统药理学（Quantitative Systems Pharmacology，QSP）、机器学习（Machine Learning）、人工智能（Artificial Intelligence，AI）等。创新药开发人员可以在科学合理的条件下，采用这些新技术进行研究探索。采用新技术和新方法时，应有科学的评估或验证。

六、研究设计的总体考虑

在当代创新药研发全过程中，临床药理学各项研究的研究设计、开展时机等都发生了变化，具有一定的灵活性，可基于具体药物的整体临床研究策略和进程进行设计考虑。这些研究目的不同的临床药理学研究项目可以独立开展，也可以设计为回答不同问题的组合研究，或者将具有特定研究目的的临床药理学研究嵌套在其他临床研究中进行。

（一）独立研究设计

前文所述的各项临床药理学研究可以进行独立研究设计，采取分别开展某项研究的策略开展研究。此时，可以避免或减少研究结果解读时的相互干扰问题。独立研究设计的临床药理学研究结果将更真实可靠反映单一因素下创新药的 PK、PD 特征，比如剂量 – 暴露关系、食物影响等问题，通常可作为撰写说明书相关内容的稳健证据。

（二）合并研究设计

有些情况下，不同临床药理学研究项目可能可以合并到同一个研究中，即在同一个研究中考察和回答不同临床药理学问题。比如在早期单次 / 多次剂量递增研究中同时开展初步物质平衡研究或 CQT 研究，同时探索性考察食物影响或某项代谢酶 / 转运体的 DDI 情况等。

此时，应充分关注和详细分析该项合并研究的方案设计的科学合理性及可实施性，并充分探讨该项合并研究的数据结果对于回答不同临床药理学问题（研究目的）的可靠性，应关注不同临床药理学问题之间的相互影响。

（三）嵌套研究设计

某些临床药理学研究可以通过恰当设计嵌套在安全有效性临床研究中，可根据不同的研究目的，考察全部或部分受试者的 PK 或 PK/PD。

为了更好评估药物的治疗窗，鼓励收集临床研究中尽可能多的受试者 PK 数据，从早期单次和多次给药剂量递增健康志愿者或患者的 PK 数据到确证性临床研究患者的 PK 数据。

七、化学药创新药和生物制品创新药的基本考虑

化学药创新药和生物制品创新药的临床药理学研究的必要性和研究设计等考量也有所不同。

相对于化学药物结构已知，大多数的生物制品是复杂的混合物，其覆盖面广，包括疫苗、血液制品、细胞治疗、基因治疗和治疗性蛋白药物等。其中治疗性蛋白药物与化学药物的研究方法较为接近，但因分子结构存在较大差异，二者的临床药理学研究也存在不同之处。

在药物吸收方面，与大多数治疗性蛋白药物通过肠道外途径给药不同，化学药物的结构、理化性质和生化特性能使其通过被动扩散或主动转运进入细胞和 / 或细胞核而产生药理学作用。多数化学药物通过优化后可以做到口服给药。在研发过程中通常会涉及到食物影响和与抑制胃酸药物的相互作用的研究。

化学药物在体内经过代谢酶代谢时，可能形成活性代谢产物，本身也可能是代谢酶的抑制剂或诱导剂；其体内过程同时受转运体的调节，也有可能抑制或诱导转

运体。需根据体外代谢酶和转运体的研究结果来制定 DDI 以及物质平衡等临床药理学研究计划。

在考虑和设计遗传药理学研究时，化学药物应注意所涉及的代谢酶和转运体是否存在基因多态性，并根据基因多态性可能产生的影响选择不同的研究方法。

对于治疗性蛋白药物，其在体内经催化降解为小的多肽或氨基酸并通过肾脏排出体外，或进一步参与到氨基酸循环。物质平衡研究对确定治疗性蛋白药物的代谢及排泄方式一般意义不大。治疗性蛋白药物的 DDI 研究的考虑主要有以下方面：（1）本身是炎性因子或能够调控炎性因子，从而改变代谢酶的表达，（2）通过影响生理过程（比如胃排空），从而改变其他药物的吸收，（3）影响其他药物作用的靶点或靶点介导的药物消除而产生 DDI，（4）通过影响 FcRn 而产生 DDI，（5）为免疫抑制剂，通过影响免疫原性而产生 DDI。针对治疗性蛋白药物消除和代谢的特定研究（比如微粒体、全细胞或组织匀浆研究）以及体外代谢物鉴定的必要性和可行性，应视具体情况而定。

在特殊人群研究中，比如肝 / 肾功能不全人群中，需要综合考虑目标适应症人群的肝 / 肾功能水平，肝脏和肾脏在药物清除过程中的贡献程度。比如药物主要经肝脏代谢（如治疗性蛋白药物在肝脏降解）时，应考虑并设计肝功能不全人群研究。当药物主要经肾脏排出（如治疗性蛋白药物分子量小于 69KDa）时，应考虑并设计肾功能不全人群 PK 研究。

FcRn 存在一定的基因多态性。当治疗性蛋白药物包含 Fc 段且需要时，可视情况考虑和评估 FcRn 基因多态性对药物 PK 和有效性的影响。

免疫原性的考察应贯穿治疗性蛋白药物整个临床研究始终。免疫原性问题可能影响生物制品创新药体内 PK 特征，甚至影响创新药临床安全和有效性结果。

八、监管考虑

（一）申报资料

在创新药申报上市申报资料的临床药理学概述性内容中，应提供所有临床药理学研究项目的列表。应简要介绍已完成的非临床相关研究结果，以帮助阐述药物作用机制（Mechanism of Action，MoA）、解释人体 PK、PD（包括疗效和安全性）数据等，比如渗透性、血脑屏障、蛋白结合、肝脏代谢和 DDI 等。应简要综述各项人体临床药理学研究结果，比如健康志愿者和 / 或患者的 PK、PD 和 PK/PD 关系的研究，以及内在和外在因素对 PK 和 PK/PD 关系的影响等。应简要阐述研究设计和数据分析的关键信息，比如研究剂量的选择、研究人群、考察的内在或外在因素的选择、PD 终点的选择以及采用经典方法或者基于模型等方法收集和分析数据用于评估 PK、PD 等。

创新药上市申报资料中应按照法规要求提交每一项独立临床药理学研究的详细内容，包括研究方案（需提供历次方案的修订版本、修订依据、伦理批件等）、统计分析计划、研究总结报告等。适当情况下，分析体内研究结果时，应结合体外研究数据，进行体内 – 体外相关性分析。应关注 PK 和 PD 结果的异常数据，充分分析个体间和个体内变异及其带来的临床影响。

应提交完整的药代动力学研究报告、群体药代动力学研究报告、暴露 – 效应关系分析报告等。除常规申报资料要求外，应在研究报告中提供全面的 PK 参数。群体药代动力学研究报告和暴露 – 效应关系分析报告等应按照国内外相关法规和指导原则要求提供全面的原始数据和程序代码等，并说明用于数据分析的软件及相应版本等。除了描述性数据结果分析之外，建议尽可能同时使用图表等形式直观呈现研究结果和基于相应结果做出的相关决策。

根据临床终点指标或其他终点指标进行的暴露 – 效应关系分析来支持药物疗效或者关键临床研究剂量和申报上市剂量时，应在暴露 – 效应关系分析报告中详细阐述所选择指标的科学合理性，以及与临床终点的相关性。

如果某项临床药理学研究开展了多个独立研究，比如某创新药开展了多个独立的 PK 研究，此时应根据数据汇总和分析数据集情况，整理相关内容，并完整递交到监管机构。将多项独立研究结果进行汇总分析和解读，并形成临床药理学研究总结报告，此时应充分分析不同研究的关键设计（比如不同的研究剂量、采血点、给药周期、给药频率等）的异同点，以及对于汇总数据分析的可行性和结果解读的影响等。

（二）说明书

创新药申报上市的同时，应根据说明书制定的相关法规要求，结合非临床和临床等研究结果草拟说明书内容，并提交监管部门。

如果应开展但未开展某项临床药理学研究，需在申报资料中充分阐述科学合理性和原因，同时阐述说明书中相关项目的撰写内容及其科学考虑等。

（三）其他情形

对于罕见病用药和附条件批准上市等特殊情况，可结合药物特性、目标适应症患者和临床需求等情况具体问题具体讨论和综合评估。

九、缩略语及含义

Concentration QT（CQT）	血药浓度 QT 间期：药物浓度与 QTc 间期的定量关系，以评价药物潜在致心律失常作用的风险。
Corrected QT interval（QTc interval）	经心率校正的 QT 间期：QTc 间期延长有潜在致心律失常的风险。
Dose–Exposure–Response relationship（D–E–R relationship）	剂量－暴露－效应关系：药物剂量、体内浓度与效应之间的关系。
Drug–Drug Interaction（DDI）	药物－药物相互作用：不同药物在药动学或药效学过程中发生的相互影响。
Mechanism of Action（MoA）	药物作用机制：药物在何处起作用、如何起作用以及为什么起作用。
Model–informed Drug Development（MIDD）	模型引导的药物研发：通过建模与模拟技术对生理学、药理学以及疾病过程等信息进行整合和定量研究，从而指导新药研发和决策。
Multiple ascending doses（MAD）	多次剂量递增：连续多次给药剂量递增。
Physiologically–based Pharmacokinetics（PBPK）	基于生理的药代动力学模型：利用数学模型整合机体的生理学、生物化学和解剖学以及药物的理化性质等信息，按照机体循环系统的血液流向，将机体各组织或器官相互联结，并遵循质量平衡原理模拟药物在体内的分布和清除过程。
Proof of Concept（PoC）	概念性验证：探索不同剂量下药物的疗效和安全性。
Proof of Mechanism（PoM）	机制性验证：验证药物作用机制。
Quantitative systems pharmacology（QSP）	定量系统药理学：运用数学模型描述药物与生理、病理学之间动态的相互作用的方法，深入了解细胞和生化网络水平下的系统，增进对生物系统、疾病和药物作用机制的认识。
QT interval	QT 间期：指心电图 QRS 波的起点至 T 波的终点所占的时间，代表心室去极化和复极化过程的总时程。
Single ascending dose（SAD）	单次剂量递增：连续单次给药剂量递增。
Thorough–QT/QTc study（TQT）	全面 QT 研究：全面考察药物对 QT 间期影响的定量研究，以评价药物潜在致心律失常作用的风险。
Torsades de pointes（TdP）	尖端扭转型室性心动过速：一种较为严重的室性心律失常，发作时呈室性心动过速特征，QRS 波的尖端围绕基线扭转，典型者多伴有 QT 间期延长。

十、参考文献

1. ICH M4E：The Common Technical Document on Efficacy. 2016.

2. ICH E4：Dose–Response Information to Support Drug Registration. 1994.

3. ICH E14：The Clinical Evaluation of QT/QTc Interval Prolongation and Proarrhythmic Potential for Non–Antiarrhythmic Drugs. 2005.

4. ICH E14：The Clinical Evaluation of QT/QTc Interval Prolongation and Proarrhythmic Potential for Non–Antiarrhythmic Drugs. Questions and Answers（R3）. 2015.

5. 国家药品监管管理局.《模型引导的药物研发技术指导原则》.2020 年 12 月.

6. 国家药品监管管理局.《群体药代动力学研究技术指导原则》.2020 年 12 月.

7. 国家药品监管管理局.《儿科用药临床药理学研究技术指导原则》.2020 年 12 月.

8. 国家药品监管管理局.《儿科人群药代动力学研究技术指导原则》.2014 年 7 月.

9. 国家药品监管管理局.《药物相互作用研究技术指导原则（试行）》.2021 年 1 月.

10. 国家药品监管管理局.《治疗性蛋白药物临床药代动力学研究技术指导原则》.2021 年 2 月.

11. 国家药品监管管理局.《化学药创新药临床单次和多次给药剂量递增药代动力学研究技术指导原则》.2021 年 12 月.

12. 国家药品监管管理局.《肾功能不全患者药代动力学研究技术指导原则》.2021 年 12 月.

13. 国家药品监管管理局.《新药研发过程中食物影响研究技术指导原则》.2021 年 12 月.

14. 国家药品监管管理局.《创新药人体生物利用度和生物等效性研究技术指导原则》.2021 年 12 月.

化学药创新药临床单次和多次给药剂量递增药代动力学研究技术指导原则

一、前言

药代动力学（Pharmacokinetics，PK）研究旨在阐明药物在体内的吸收、分布、代谢和排泄的动态变化及其规律。创新药临床 PK 研究有助于全面认识人体对药物的处置过程，是推进创新药临床研究和制定临床合理用药方案的重要依据。

本指导原则旨在对化学药创新药临床研发起始阶段的以经典 PK 方法开展的单次和多次给药剂量递增 PK 研究给出建议。

本指导原则仅代表药品监管部门当前的观点和认识。随着科学技术的发展，本指导原则中的相关内容将不断更新与完善。在应用本指导原则时，还应同时参考其他已发布的相关技术指导原则。

二、总体考虑

单次给药剂量递增和多次给药剂量递增 PK 研究以及药物代谢产物 PK 研究是创新药临床起始研究的主要内容之一，可为后续临床研究的剂量和给药方式的确定等提供重要依据。一般认为，PK 研究应在较宽剂量范围内进行，以充分了解剂量 – 暴露 – 效应关系。

（一）单次给药剂量递增药代动力学研究

单次给药剂量递增 PK 研究的目的包括了解药物和 / 或代谢产物在人体内的 PK 特征、获得药物在人体内单次给药的 PK 参数、探索剂量 – 暴露比例关系等。

单次给药剂量递增 PK 研究设计应考虑所有可用的非临床信息、临床研究数据以及类似作用机制药物的相关信息。单次给药剂量递增 PK 研究通常嵌套在耐受性研究中开展，鼓励在耐受性研究的每个剂量组中开展 PK 研究。

应谨慎进行研究方案设计，保障受试者安全。通常应根据预期与人类最相关的动物种属的药理学机制、体内 / 体外 PK 特征以及毒代研究的结果，进行人体暴露量的预测并换算成相应的人体剂量。

单次给药剂量递增 PK 研究的剂量设计通常考虑探索具有药理学活性暴露量水

平的剂量范围，同时考察暴露量与安全性和耐受性的相关性。根据非临床研究结果，可将预估药理学活性剂量（Pharmacologically Active Dose，PAD）和 / 或治疗剂量（Anticipated Therapeutic Dose，ATD）范围作为设置 PK 研究范围的参考。

应特别注意预估人体起始剂量的暴露量以及剂量递增至预设最高剂量时的暴露量。单次给药剂量递增 PK 研究的起始剂量设计通常考虑探索具有药理学活性暴露量水平的较低剂量，通常等于或大于首次人体耐受性研究的起始剂量，以预先设定的剂量递增规则进行递增，直至达到预先设定的最高剂量。

（二）多次给药剂量递增药代动力学研究

多次给药剂量递增 PK 研究在单次给药剂量递增 PK 研究的基础上开展，其目的包括研究连续多次给药 PK 特征，了解药物蓄积、波动程度，PK 参数（如清除率）随给药持续时间的变化等特征，为后续临床研究给药方案包括给药剂量、给药间隔和给药持续时间的制定等提供依据。

在设计不同的给药间隔和给药持续时间时，应考虑目标适应症特点、研究药物的非临床研究数据以及前期已完成的单次给药的研究数据等。同时应关注预期浓度范围内剂量 – 暴露比例关系特征、消除半衰期、药效持续时间、蓄积情况等。

从安全性角度考虑，多次给药剂量递增 PK 研究的最大预期稳态暴露量（$C_{max, ss}$ 和 $AUC_{0-\tau}$）通常不应超过已完成的单次给药剂量递增 PK 研究的最大暴露量。如果已完成的多次给药研究数据显示安全性良好，且需要继续探索有效剂量范围时，在充分考虑和做好处置预期和非预期风险的条件下，可以考虑探索更高的暴露水平。

（三）代谢产物的药代动力学研究

药物代谢产物可能具有明显的药理活性或毒性作用，或作为酶抑制剂而使药物的作用时间延长或作用增强，或通过竞争血浆和组织的结合部位而影响药物的处置过程。如果非临床研究结果表明代谢产物可能对安全性和有效性产生影响，则在单次 / 多次给药剂量递增 PK 研究时，建议同时进行主要代谢产物的 PK 研究。开展代谢产物的 PK 研究有利于了解药物在人体内的生物转化特征，为后期开展物质平衡研究提供必要数据。

（四）药代动力学 / 药效动力学研究

基于早期生物标志物的暴露 – 效应关系研究和分析可以指导后期临床研究给药方案的选择和优化。建议在适合条件下比如采用患者开展研究或健康受试者体内可以反映生物标志物的变化时，尽可能在单次和多次给药剂量递增 PK 研究中收集药效学（Pharmacodynamics，PD）指标数据，有助于尽早建立药物的剂量 – 暴露 –

效应关系，为后期临床研究设计提供依据。

三、研究设计

单次和多次给药剂量递增 PK 研究设计应能实现信息获取的最优化，尽量减少将受试者暴露于无意义的研究剂量下，同时还应基于受试者安全保护考虑优化研究设计，避免不必要的风险暴露。研究设计应基于已有非临床和同类药物的安全性、有效性信息等，重点考虑以下内容：受试人群；给药途径；起始剂量、最大剂量 /暴露量、剂量递增方式；最长给药持续时间、给药速度 / 频率；同一个剂量组中受试者给药间隔时间；风险控制计划；进入下一个剂量组或下一项研究前需要评估的内容；每个剂量组的样本量；多次给药的蓄积情况；采样设计；安全性和 / 或药效作用的评估指标、评估方法和评估频率等。

（一）受试人群

应根据研究目的选择受试人群。单次和多次给药剂量递增 PK 研究一般选择健康成年受试者，以尽量减少其他因素对 PK 结果的干扰。

有时为了及早探索药物的疗效，获得 PK/PD 相关性，为后续研究提供关键依据，可选择患者开展研究。当基于安全性及伦理学考虑（如抗肿瘤药物）不能入选健康受试者，或其他无必要在健康受试者中开展研究时，可在患者中开展 PK 研究。

在选择受试人群时，应考虑的特定临床因素，包括但不限于：

1. 可预估的药物相关毒性 / 风险是否支持纳入健康受试者；

2. 健康受试者和目标患者中靶标的差异性；

3. 患者群体可能有更高的 PK、PD 或安全性变异；

4. 目标患者群体与健康受试者之间在 PK、PD、安全性方面的潜在差异；

5. 与受试者生活方式（如吸烟、饮酒或吸毒等）可能相关的相互作用；

6. 患者使用可能影响 PK 或 PD 特性、产生不良反应和 / 或难以解释结果的伴随用药；

7. 患者从其他药物或干预措施中存在获益的可能性；

8. 研究药物的预期治疗窗口；

9. 与人群特征相关的因素，包括年龄、性别、体重、种族、基因型、肝 / 肾功能不全等。

涉及健康受试者的研究，纳入和排除标准应考虑一系列生命体征、心电图、实验室检查和临床观察与评估等，通常这些指标均应在正常范围内或超出正常范围但无临床意义。

（二）样本量

样本量与 PK 和 / 或 PD 参数的变异（如代谢酶引起的变异）及研究目的相关。样本量的大小也将影响获得的 PK 和 / 或 PD 参数的准确性。每剂量组的样本量应预先定义，并在研究方案中具体阐述设定依据。

PK 和 / 或 PD 参数的变异主要来源于药物自身因素、受试者因素（基因多态性、性别差异、种族差异、生理情况、病理因素等）、临床研究的质量控制、研究指标的测试等。

同时还应考虑研究设计（如单次给药或多次给药）、受试者脱落率、研究中心的个数以及每个研究中心纳入受试者的数量等。

（三）剂量选择

剂量选择可以结合耐受性研究的剂量设计综合考虑。

单次和多次给药剂量递增 PK 研究中，应在方案中规定临床研究的剂量递增标准，明确相邻剂量组之间剂量 / 暴露量的最大增加倍数，以及将要评估的最大组数。剂量选择应考虑预估的暴露量、潜在不良反应、潜在 PD 效应。相邻剂量组的剂量增量应以非临床研究或临床研究中确定的剂量 / 暴露 – 效应（有效性和安全性）关系为指导，考虑剂量 / 暴露 – 效应（有效性和安全性）曲线的陡度和这些关系预估的不确定性。

如果研究中出现新的临床数据显示与非临床或模型模拟数据有实质性差异，则可能需要调整计划的剂量水平。计划剂量水平的变化应考虑剂量 – 效应曲线的陡度或靶标饱和度等方面的因素。如果已获得的数据表明暴露水平接近或已达平台期，则在确定剂量递增步骤时应考虑这一点。对于剂量 – 暴露量可能超线性增加的药物，应注意控制剂量递增比例，尤其是在单次和多次给药剂量递增 PK 研究的后期，以保障受试者安全。

在首次人体研究设计时，需充分结合非临床研究数据（动物和分子水平等）预设最大暴露量水平。后续研究设计应充分考虑已获得的人体 PK、PD、安全性等研究数据。

应根据所有可用的非临床和临床数据，来证明最大暴露量的合理性。适当时，还应考虑靶标饱和度，预估达到完全抑制或激活靶标的情况下的最大暴露量。在某些情况下，如在无法充分检测暴露量的研究中，有必要预设最大剂量。在包括患者在内的研究部分，如果前期已确定最大耐受剂量（Maximum Tolerated Dose，MTD），一般不得超过 MTD。在确定剂量范围时，应始终考虑预估的治疗 / 临床相关剂量（暴露量）和获益 / 风险平衡。

药物代谢产物 PK 研究一般在单次和多次给药剂量递增 PK 研究中的一个或多

个剂量组中同时开展，以阐明药物代谢产物的剂量－暴露关系、蓄积情况等。

（四）采样设计

通常结合非临床研究结果、预测的和/或已获得的人体 PK 数据以及制剂特性确定合理的采样时间，应包含吸收、分布、消除相，以保证完整描述药物在人体内的 PK 特征。研究设计应考虑饮食、时辰以及其他因素的干扰。

一般而言，多次给药剂量递增 PK 研究应至少采集 3 个谷浓度数据，以确定是否达稳态。根据研究目的，可在末次给药后采集一系列血样。

如果同时收集尿液/粪便样品时，应收集用药前尿液/粪便样品及用药后不同时间段的尿液/粪便样品，应尽量包含开始排泄、排泄高峰及排泄基本结束的全过程。

鼓励在 PK 研究中检测 PD 指标，有助于建立创新药的暴露－效应关系，为探索目标剂量、给药方案和临床用药的安全有效性等提供科学合理依据。在需要测定 PD 指标时，应根据生理和病理情况设计适当的采样点，尽量覆盖暴露－效应曲线的各个阶段。

此外，PK 研究还有可能基于研究目的采集其他体内样品，包括但不限于动脉血液、唾液、脑脊液、肺泡灌洗液、角质层、皮肤微透析取样、伤口渗液等。鉴于这些取样方法的特殊性，研究前应建立标准化的取样流程（包括取样设备/器材），确保取样的一致性，并在研究方案中具体规定采样过程和采样时间点。

（五）检测物质

PK 研究分析的对象通常为原形药。在代谢产物有活性、代谢产物水平较高或其影响药物暴露－效应关系等情形下，建议根据研究目的对代谢产物进行检测。特别应关注人体代谢产物可能不同于非临床动物研究中所确定代谢产物的情况。在设计单次和多次给药剂量递增 PK 研究方案时，还应充分考虑上述重要代谢产物的 PK 特征。

（六）其他考虑

单次和多次给药剂量递增 PK 研究设计应考虑包括但不限于以下因素对药物 PK 的影响：食物、给药方式、年龄、性别、体重、基因多态性、疾病状态、肝/肾功能不全、制剂、伴随用药等。

1. 食物因素

食物可以通过影响胃排空、改变胃肠道蠕动、改变胃液 pH 值等方式影响药物吸收的速率与程度。部分食物中含有酶抑制剂或诱导剂，可与主要经这类酶代谢的

药物产生食物 – 药物相互作用，尤其当该代谢酶存在基因多态性时，影响可能更为显著。

一般情况下，建议早期 PK 研究采用空腹给药设计。如果不宜开展空腹给药，设计时应尽量减少研究餐对研究结果的影响。

2. 给药方式

给药方式的选择主要基于研究药物的理化性质、生物药剂学研究数据、非临床研究数据（如注射部位刺激性、溶血实验等）、生物利用度和拟定治疗用途等。不同给药方式药物的 PK 研究考虑有所不同，如不同的注射方式和注射持续时间会影响药物暴露量和耐受性。研究药物如涉及不同的给药途径，如皮下、肌肉、静脉给药等，早期 PK 研究中应考察不同给药途径对 PK 和 / 或 PD 的影响。

局部给药全身吸收较少的药物，系统暴露量与疗效可能不存在量效关系，但可能与安全性相关。其 PK 研究除探索靶部位的 PK 之外，还应考察体循环中 PK 特性，探索药物体内暴露量和安全性的相关性。

3. 年龄因素

选择受试人群时，应考虑到不同年龄人群的生理因素对 PK 特征的影响。以下以老年人群和儿科人群为例，阐述年龄因素可能导致的 PK 特征不同的生理学原因和研究设计考虑。

老年人由于胃酸分泌减少，消化道机能减退，消化道血流减慢，体内水分减少，脂肪成分比例增加，血浆蛋白含量减少，肾单位、肾血流量和肾小球滤过率均下降，肝血流量减少，功能性肝细胞减少等因素，导致药物在老年人体内吸收、分布、代谢、排泄发生相应改变。当所研究的药物适用于成年人和老年人时，往往是先获得成年人的 PK 信息，如该研究药物具有进一步开发前景时，再补充老年人群的 PK 研究。

儿科人群的药物代谢酶、排泄特征及转运体功能特性与成人不同时，影响药物吸收、分布、代谢和排泄过程，导致体内药物暴露量、代谢物比例、主要代谢途径在儿科人群与成人间，以及儿科人群不同年龄段内可能不同。当需要在儿科群体开展 PK 研究时，往往先在成年人中进行单次和多次给药剂量递增 PK 研究，在此基础上开展儿科人群研究。

4. 性别因素

如果研究药物仅适用一种性别时，可以在单一性别中开展 PK 研究，否则原则上建议 PK 研究包括两种性别。

5. 基因多态性因素

如果非临床数据和前期临床研究数据提示人体基因多态性因素可能影响 PK 特征，如体外研究数据预测体内单一基因多态酶清除药物的比例＞ 50%，或前期体内研究中证实了显著的多态性效应（如＞ 25% 原形药物被基因多态酶清除），建议在 PK 研究中考虑基因多态性因素对 PK 特征的影响。

在创新药临床研究早期开展相关研究，可以避免基因多态性导致的活性成分暴露差异所带来的 PK 差异、安全性和疗效问题。可视情况考虑在 PK 研究设计中对快、中、慢代谢受试者进行分层。确证性临床研究开始前应完成此类研究，并将研究结果纳入确证性临床研究方案的设计考虑中。

6. 伴随用药的因素

如果采用患者开展单次和多次给药剂量递增 PK 研究，患者有时合并使用其他药物，此时可能会产生药物相互作用，有可能改变研究药物的体内 PK 特征，在研究设计和数据分析时应考虑这些相关因素。应在方案中排除可能导致与研究药物相互作用的伴随药物。

7. 制剂因素

PK 研究结果与制剂有关，如果后期对早期临床研究所使用的制剂进行了变更，应根据变更情况考虑补充变更后的桥接数据，以便能够合理使用早期临床研究中获得的 PK 研究数据。

8. 疾病状态因素

如果受试人群采用患者人群，应考虑疾病的不同状态对药物吸收、分布、代谢、排泄的潜在影响。

四、数据分析

（一）药代动力学参数的估算

个体血药浓度－时间数据可以采用非房室模型、房室模型等方法进行 PK 分析，其中非房室模型在密集采样的 PK 研究中最常使用。

应有效整合各项研究数据，选择科学合理的数据处理及统计方法。如用计算机处理数据，应注明所用程序的名称、版本和来源，并对其可靠性进行确认。根据研究中获得的各受试者的血药浓度数据绘制个体受试者的药时曲线及各组受试者的平均药时曲线，通过计算药物的主要 PK 参数，全面反映药物在人体内吸收、分布和消除特征。

单次给药剂量递增 PK 研究主要 PK 参数有：T_{max}、C_{max}、$AUC_{(0-t)}$、$AUC_{(0-\infty)}$、V_d 或 $V_{d/F}$、K_{el}、$t_{1/2}$、MRT、CL 或 CL/F、尿 / 粪排泄率（如适用）等。应根据具体情况提供相应 PK 参数的研究结果。

多次给药剂量递增 PK 研究除上述参数外，还包括 $C_{min, ss}$、$C_{max, ss}$、$C_{av, ss}$、$AUC_{0-\tau}$ 及稳态波动系数（DF）、蓄积因子等。每个 PK 参数应根据数据分布提供算数均值、标准差、变异度、几何均值、最大值、最小值等。对于 T_{max}，应提供中位数和范围。应根据具体情况提供相应 PK 参数的研究结果。

（二）剂量 – 暴露 – 效应关系分析

可使用剂量 – PK 暴露参数散点图和描述性统计分析等方法比较不同剂量组给药时，PK 暴露参数值随剂量的变化规律；考虑到主要的 PK 暴露参数呈现对数正态分布，建议使用幂指数模型（Power Model）等方法对获得的 PK 暴露参数进行剂量 – 暴露比例关系分析。

如果研究中考察了 PD 指标，还应进行暴露 – 效应关系研究和分析。

（三）多个研究数据的汇总分析

当存在多个临床 PK 研究时，可对这些研究数据进行汇总分析，此时需考虑不同研究的受试人群、给药方案、研究药物剂型、采样设计和样品分析方法等设计要素的异同问题。

（四）其他

根据研究设计和数据情况，进行其他探索性分析。

五、研究报告

研究报告应提供临床研究关键设计考虑如受试人群选择、样本量、剂量和预估暴露量水平（如有）的设计依据。研究报告和附录中应提供受试者个体和平均的血药浓度、药时曲线图（包括半对数图）、PK 参数等，并分析剂量 – 暴露比例关系。如果研究中采集了 PD 指标，应进行适当的 PK/PD 相关性分析，或者适当情况下，PK/PD 分析作为单独的分析报告。

在研究数据充分的情况下，可针对以下一个或多个可能影响 PK 的相关因素进行分析，如年龄、性别、种族、体重、肝 / 肾功能不全、基因多态性、饮食影响、药物相互作用等。

研究报告应能实现研究目的，能对创新药的人体内 PK 特征进行初步总结，分析剂量 – 暴露比例关系、药物体内蓄积情况和暴露 – 效应等，为后续临床研究提供参考依据。

六、参考文献

1. 国家药品监督管理局 .《化学药物临床药代动力学研究技术指导原则》. 2005.

2. 国家药品监督管理局 .《创新药临床药理学研究技术指导原则》. 2021.

3. European Medicines Agency. Guideline on strategies to identify and mitigate risks for first-in-human and early clinical trials with investigational medicinal products, EMA/CHMP/SWP/28367/07 Rev.1/, Committee for Medicinal Products for Human Use (CHMP) 20 July 2017.

4. European Medicines Agency. Guideline on the use of pharmacogenetic methodologies in the pharmacokinetic evaluation of medicinal products, EMA/CHMP/37646/2009 Committee for Medicinal Products for Human Use (CHMP) 12 December 2011.

5. 国家药品监督管理局 . 中国药典《9012 生物样品定量分析方法验证指导原则》. 2020.

药物相互作用研究技术指导原则（试行）

一、概述

在临床应用中患者经常会同时使用多种药物，这些药物可能会产生药物－药物相互作用（Drug–drug interaction，DDI，简称药物相互作用），有可能导致严重不良反应或改变治疗效果。因此，有必要对 DDI 发生的可能性和严重性及其影响程度进行科学评估，依据评估结果调整给药方案，并在说明书中对临床用药给出建议。药物相互作用按照发生机制可分为理化性质、代谢酶、转运体、靶点或疾病介导的相互作用，按照作用影响指标可分为药代动力学和药效动力学相互作用。

在药物开发过程中，对药物相互作用的评价需要逐步积累基础研究数据，并根据情况进行综合评价。DDI 整体研究应兼具计划性和系统性，一般包括体外试验和临床试验两部分。

体外试验可用于评估药物药代动力学相互作用的可能机制及影响程度，也有助于构建模型对潜在的 DDI 进行预测，以支持 DDI 临床研究设计以及整体研究策略的制定。

DDI 临床试验是为了确认体内是否会发生 DDI 及其严重程度。如果在研药物的开发旨在与其他药物合用（如复方制剂、联合用药等），原则上应开展拟合用药物的 DDI 研究。

DDI 的主要研究内容包括但不限于：在研药物是否可改变其它药物的药代动力学特征；其它药物是否可改变在研药物的药代动力学特征；评估药代动力学参数的变化程度；评估在研药物 DDI 的临床意义；临床严重 DDI 的防控策略。

应在患者同时使用在研药物和可能与之发生相互作用的合用药物之前对潜在的 DDI 进行评价，并依据评价结果科学制订患者临床试验的合并用药策略、入排标准或相应的剂量调整策略，以充分预防患者因合并用药而导致不必要的安全性风险，或预防潜在的疗效下降。DDI 研究不充分，可能会妨碍对在研药物获益及风险的评估，并可能会导致上市药品说明书中应用范围受限制和 / 或将上市许可推迟到获得充足的 DDI 信息之后。

本指导原则主要为基于药代动力学的 DDI 研究提供一般研究方法、常见评价指标和研究结果解读的通用指导。在进行 DDI 研究时，应按照在研药物的性质和代谢特征选择适当的研究方法。必要时，也可以采用本指导原则描述方法以外的研究方法进行 DDI 评估，保障临床开发和用药安全。

本指导原则主要适用于化学药品，生物制品和中药、天然药物可参照执行。本指导原则仅代表药品监管部门当前的观点和认识，供研发企业参考，不具有强制性的法律约束力，随着科学研究的进展，相关内容将不断完善与更新。

二、药物相互作用体外研究

（一）研究的主要内容

DDI 评估通常从体外试验开始，确定可能影响药物处置的因素以阐明潜在的 DDI 机制，并获得用于进一步研究的动力学参数，其主要内容包括：确定药物的主要消除途径；评估相关代谢酶和转运体对药物处置的贡献；考察药物对代谢酶和转运体的影响。

基于体外试验结果和临床药动学研究数据可采用模型法预测潜在的临床 DDI。DDI 的预测模型包括基础模型、静态机制模型和动态机制模型（如 PBPK 模型，Physiologically-based pharmacokinetic model）。可参考附录（一）和（二）的代谢酶和转运体介导的 DDI 研究策略图及附录（三）选用相应模型，决定何时以及如何进行临床 DDI 研究。有关评估用于药物 DDI 的体外试验的一般注意事项，请参阅附录（四）和（五）。

（二）代谢酶介导的药物相互作用

药物代谢主要发生在肝脏和肠道。其中肝脏代谢主要由位于肝细胞滑面内质网的细胞色素 P450（Cytochrome P450,CYP）酶系催化，也可通过非 CYP 酶催化（如 Ⅱ 相代谢酶）。应在首次人体试验之前，开展体外代谢试验评估代谢酶与在研药物之间相互作用的可能性，为临床 PK 研究设计提供参考。

1. 评估在研药物是否为代谢酶的底物

1.1 研究内容

通常采用体外代谢表型试验考察主要的 CYP 同工酶 CYP1A2、CYP2B6、CYP2C8、CYP2C9、CYP2C19、CYP2D6 和 CYP3A 是否可以代谢在研药物。若在研药物在体内或体外非上述主要 CYP 酶代谢，则应确定其他酶对其代谢的贡献。其他酶主要包括但不限于以下代谢酶：

CYP 同工酶：CYP2A6、CYP2J2、CYP4F2 和 CYP2E1；

Ⅰ相代谢酶：单胺氧化酶（Monoamine oxidase，MAO）、黄素单加氧酶（Flavin monooxygenase，FMO）、黄嘌呤氧化酶（Xanthine oxidase，XO）、醇/醛脱氢酶（Alcohol/Aldehyde dehydrogenase，ADH/ALDH）和醛氧化酶（Aldehyde oxidase，AO）；羧酸酯酶（Carboxyl esterase，CES）；

Ⅱ相代谢酶：尿苷二磷酸葡萄糖醛酸转移酶（Uridine diphosphate glucuronosyl transferases，UGTs）和硫酸转移酶（Sulfotransferases，SULTs）。

1.2 数据分析

若基于体外代谢表型研究和人体药动学研究数据，特定代谢酶对药物的总消除贡献≥ 25%，则可认为该酶对在研药物的清除有显著贡献。此时，应使用该代谢酶的强指针抑制剂和/或诱导剂进行 DDI 临床研究。

2. 评估在研药物是否为代谢酶的抑制剂

2.1 研究内容

应评估在研药物是否会对主要的 CYP 同工酶 CYP1A2、CYP2B6、CYP2C8、CYP2C9、CYP2C19、CYP2D6 和 CYP3A 产生可逆性抑制和时间依赖性抑制（Time–dependent inhibition，TDI）。

2.2 数据分析

对于可逆性抑制的基础模型，应计算存在和不存在在研药物时指针底物的固有清除率的比值 R_1（图 1）。对于 CYP3A，$R_{1, \text{gut}}$ 也应按图 1 所示进行计算。

对于时间依赖性抑制的基础模型，应计算 R_2（图 2）。

$$R_1 = 1 + (I_{\text{max, u}}/K_{\text{i, u}})$$

$$R_{1, \text{gut}} = 1 + (I_{\text{gut}}/K_{\text{i, u}})$$

$I_{\text{max, u}}$：在研药物的稳态最大游离血浆浓度[*]；

I_{gut}：在研药物的肠腔内浓度（即给药剂量 /250mL）；

$K_{\text{i, u}}$：体外测定的游离抑制常数。

注意：I 和 K_i 需要以相同的单位表示（如以摩尔浓度为单位）。

[*]考虑到蛋白结合测定的不确定性，如果试验测定结果＜ 1%，则血浆中游离的部分应设定为 1%（血浆中游离的部分（$f_{\text{u, p}}$）= 0.01）。

图 1 可逆性抑制基础模型中 R 值的计算公式

$$R_2 = (k_{obs}/k_{deg}) / k_{deg}$$

$$k_{obs} = (k_{inact} \times 50 \times I_{max,u}) / (K_{I,u} + 50 \times I_{max,u})$$

k_{obs}：受影响酶的表观—级失活速率常数；

k_{deg}：受影响酶的表观—级降解速率常数；

$K_{I,u}$：导致半数最大失活的游离抑制剂浓度；

k_{inact}：最大失活速率常数；

$I_{max,u}$：抑制剂的稳态下最大游离血浆浓度；

注意：I 和 K_I 需要以相同的单位表示（如以摩尔浓度为单位）。

*考虑到蛋白结合测定的不确定性，如果试验测定结果 < 1%，则血浆中游离的部分应设定为 1%（血浆中游离的部分（$f_{u,p}$）= 0.01）。

图 2　TDI 基础模型中 R 值的计算公式

如果 $R_1 \geq 1.02$，$R_2 \geq 1.25$ 或 $R_{1,gut} \geq 11$，则应采用机制模型或开展使用敏感指针底物的临床 DDI 研究进一步确认潜在的药物相互作用。如果根据静态或动态机制模型（如 PBPK 模型）预测存在和不存在在研药物时，敏感指针底物的 AUC 比值（AUCR）≥ 1.25，则应使用敏感指针底物开展临床 DDI 研究。

当静态机制模型或 PBPK 模型用于预测由酶抑制引起的 DDI 时，模型应仅包括抑制机制（即不应同时包括诱导和抑制两种机制）来评估在研药物抑制代谢酶的风险。

3. 评估在研药物是否为代谢酶的诱导剂

3.1　研究内容

应评估在研药物是否会诱导主要的 CYP 同工酶 CYP1A2、CYP2B6、CYP2C8、CYP2C9、CYP2C19 或 CYP3A4。研究初期，可只评估 CYP1A2，CYP2B6 和 CYP3A4。因对 CYP3A4 和 CYP2C 的诱导作用都需要激活孕烷 X 受体（Pregnane X receptor，PXR），若体外试验未见对 CYP3A4 酶的诱导，则可不必再评价对 CYP2C 酶的诱导作用。若在研药物体外研究结果显示可以诱导 CYP3A4，且结果提示应进一步开展临床试验，则需评估其诱导 CYP2C 的可能性。但如果使用 CYP3A 敏感底物的临床试验结果为阴性，且在研药物及其代谢产物对 CYP3A4 未见抑制作用，则可排除在研药物对 CYP2C 诱导的可能性。

3.2　数据分析

至少采用三个供体，每个供体的诱导结果应单独评估。如果至少一个供体的结果超过了预定的阈值，则在研药物可能具有诱导作用，需进行后续评估。评估在研药物对代谢酶潜在诱导作用的方法主要有以下三种：

倍数变化方法（Fold-change method）：采用由已知的阳性和阴性对照药物校准的体外系统，在研药物孵育后，测定 CYP 酶的 mRNA 表达水平倍数变化，以评估在研药物是否为酶的诱导剂。如与溶剂对照相比，如果在研药物在预期肝浓度下，CYP 酶的 mRNA 变化倍数 ≥ 2 倍且呈现浓度依赖性增加，则认为具有潜在的诱导作用；如果 mRNA 变化倍数 < 2 倍，但增加比例 $>$ 阳性对照药物增加比例的 20%，则不能排除对酶诱导的可能性，建议进一步试验确认。

用于计算相对阳性对照增加比例的公式为：% 阳性对照药物 =（在研药物处理后的细胞 mRNA 增加倍数 -1）$\times 100$ /（阳性对照药物处理后的细胞 mRNA 增加倍数 -1）。肝预期药物浓度可以通过假设一定倍数的 $I_{max, u}$ 来计算（如治疗剂量下平均最大稳态游离血药浓度的 30 倍）。

相关性方法（Correlation methods）：根据同一酶的一组已知诱导剂的诱导得分（RIS）或 $I_{max, u}/EC_{50}$ 的校准曲线，预测在研药物临床诱导作用的程度（如在存在和不存在诱导剂时，指针底物的 AUCR），如图 3 所示。如果 AUCR ≤ 0.8，则认为该药物在体内具有潜在的诱导作用。有时由于在研药溶解度或细胞毒等情况所限，E_{max} 或 EC_{50} 难以确定，则可采用其它的经过验证的相关性方法。

相关性方法 1：使用（$E_{max} \times I_{max, u}$）/（$EC_{50} + I_{max, u}$）计算相对诱导得分（RIS）

相关性方法 2：计算 $I_{max, u}/EC_{50}$ 值

E_{max}：体外测定的最大诱导效应；

EC_{50}：体外半数最大诱导效应的浓度；

$I_{max, u}$：在研药物稳态最大游离血浆浓度 [*]。

[*] 考虑到蛋白结合测定的不确定性，如果试验测定结果 $< 1\%$，则血浆中游离的部分应设定为 1%（血浆中游离的部分（$f_{u, p}$）= 0.01）。

图 3　评估在研药物对代谢酶具有潜在诱导作用的两种相关性计算方法

基础动力学模型：根据图 4 所示计算 R_3 值并和预先设定的临界值作比较，如 $R_3 \leq 0.8$ 可能提示在研药物在体内具有潜在的诱导作用。

如果上述方法提示在研药物对代谢酶具有潜在的诱导作用（使用上述或由不同实验室针对这些方法开发的特定临界值），则应使用机制模型或敏感的指针底物进行临床 DDI 研究，以进一步研究在研药物对代谢酶的诱导作用。在有和无在研药物的情况下，如果根据静态或动态机制模型（如 PBPK 模型）得到敏感指针底物的预测 AUCR ≤ 0.8，则应使用敏感指针底物进行临床 DDI 研究以进一步考察潜在的药物相互作用。

$$R_3 = 1/\left[1 + (d \times E_{max} \times 10 \times I_{max,u})/(EC_{50} + (10 \times I_{max,u}))\right]$$

R_3：在有和无诱导剂时对指针底物某一代谢途径固有清除率的预测比值；

d：比例因子，通常默认为 1，除非先前使用此体系时的研究数据可以帮助校正；

E_{max}：体外测定的最大诱导效应；

$I_{max,u}$：在研药物稳态最大游离血浆浓度[*]；

EC_{50}：体外半数最大效应的浓度。

[*] 考虑到蛋白结合测定的不确定性，如果试验测定结果 < 1%，则血浆中游离的部分应设定为 1%（血浆中游离的部分（$f_{u,p}$）= 0.01）。

图 4　诱导基础模型中 R 值的计算公式

当静态机制模型或 PBPK 模型用于预测由酶诱导引起的 DDI 时，模型应仅包括诱导机制（即不应同时包括诱导和抑制两种机制）来评估在研药物诱导代谢酶的风险。

3.3　其他注意事项

当评估在研药物是否是多种 CYP 酶的抑制剂时，可根据 R_1、R_2 的排序或预测的 AUCR 值（最好使用在同一研究中获得的体外抑制参数），对相应途径的敏感指针底物的 CYP 酶的体内 DDI 研究进行优先排序，即可首先使用具有最大 R 或 AUCR 值的 CYP 酶敏感指针底物进行体内研究。如果该体内研究的结果未显示相互作用，则无需再进行具有较低效力（如较小的 R 或 AUCR）的体内其他 CYP 酶的评估。但若该体内研究的结果显示药物与敏感指针底物之间存在相互作用，则应对其他 CYP 酶作进一步的体内研究，且应先从具有第二大 R 或 AUCR 值的 CYP 酶开始。或可使用 PBPK 模型来决策是否进行其他研究，此时应使用临床数据充分验证该 PBPK 模型，以证明该模型能够恰当描述第一次使用敏感指针底物的临床研究结果。如果在研药物能产生有抑制作用的代谢产物，当进行体内试验设计时，应该考虑其贡献及代谢产物 R 值的排序。

可以考虑采用静态或动态机制模型同时预测诱导和抑制作用，以预测在研药物作为促变药的净效应。但两种机制同时预测存在一定缺陷，若抑制作用被过度预测，则可能掩盖诱导效应而导致总体效应预测的假阴性；若潜在诱导作用被过度预测，则将掩盖抑制作用，需审慎对待该结果。

体外诱导试验也可能检测到代谢酶的下调。但对这方面的研究有限，相应的机理尚不清楚。如果体外试验观察到浓度依赖性下调，且与细胞毒性无关，则可能需要进行额外的体外或体内试验来了解潜在的临床后果。

（三）转运体介导的药物相互作用

转运体在人体全身组织中均有表达，通过影响药物的吸收、分布和消除而影响药物的药代动力学和药效学特征。转运体与代谢酶协同作用可以影响药物的处置和药理作用。药物也可以影响转运体的表达或活性，从而导致内源性（如肌酐、葡萄糖）或外源性物质的处置发生改变。

以下为临床应用中一些与药物相互作用有关的转运体：

P- 糖蛋白（P-glycoprotein，P-gp 或多药耐药蛋白 1，Multi-drug resistance 1 protein，MDR1）；

乳腺癌耐药蛋白（Breast cancer resistance protein，BCRP）；

有机阴离子转运多肽（Organic anion transporting polypeptide，OATP）1B1/1B3；

有机阴离子转运体（Organic anion transporter，OAT）1/3；

多药及毒性化合物外排转运体（Multidrug and toxin extrusion proteins，MATEs）1/2-K；

有机阳离子转运体（Organic cation transporter，OCT）2。

应评估在研药物与上述转运体之间的相互作用。每个转运体体外评估的时机可能因在研药物的适应症 / 目标人群而异（如：若目标人群可能使用他汀类药物，则应在开始对患者进行的临床研究前评估在研药物与 OATP1B1/1B3 是否存在潜在的相互作用；若体外试验提示转运体与在研药物相互作用的可能性较低，则可将服用他汀类药物的受试者纳入临床研究中，以更好地代表目标患者群体）。

1. 评估在研药物是否为转运体的底物

1.1　评估在研药物是否为 P-gp 和 BCRP 的底物

P-gp 和 BCRP 在多种组织中表达（如胃肠道，肝，肾和脑等），有可能影响药物的口服生物利用度、组织分布以及肝脏和肾脏对底物的清除。

研究内容：应通过体外研究评估在研药物是否为 P-gp 和 BCRP 的底物。P-gp 和 BCRP 不影响高渗透性和高溶解度药物的口服生物利用度，除非其分布到某些组织中会存在安全性风险（如肾和大脑），否则无需考察此类药物是否为 P-gp 和 BCRP 的底物。

数据分析：以下结果提示在研药物可能是 P-gp 的底物：①在表达 P-gp 的细胞（如 Caco-2 细胞或过表达 P-gp 的转染细胞）中的外排率（efflux ratio，ER）或净外排率（net ER）≥ 2；②已知的 P-gp 抑制剂在高于其 K_i 或者 IC_{50} 至少 10 倍的浓度下可使药物的 ER 值下降 50% 以上。

若采用表达多种外排转运体的 Caco-2 细胞，则应使用两种或两种以上 P-gp 抑制剂来确定外排的特异性。如果已有对细胞系统的研究经验证明使用并非 2 的净外排率比值或者与阳性对照的特定比值也可合理评价 P-gp 的底物可能性，则可以使用该外排率作为阳性对照进行评价。

如果体外研究表明药物是 P-gp 的底物，则应该根据药物的安全窗、治疗指数以及特定患者人群可能合用的药物（已知的 P-gp 抑制剂）等因素来考虑是否开展体内研究。

也可以根据上述方法，使用已知的 BCRP 抑制剂，确定该药物是否为 BCRP 的底物。如果体外研究表明药物是 BCRP 的底物，则应根据药物的安全窗、治疗指数以及特定患者人群可能合用的药物（已知的 BCRP 抑制剂）等因素来考虑是否进行体内研究。

1.2 评估在研药物是否为 OATP1B1 和 OATP1B3 的底物

OATP1B1 和 OATP1B3 是肝细胞窦状隙膜上表达的主要摄取转运体，在多种药物的肝脏摄取中发挥重要作用。

研究内容：如果体外研究或人 / 动物的吸收、分布、代谢和 / 或排泄数据表明在研药物存在明显的肝摄取或者消除（如通过肝脏代谢或胆汁分泌的药物清除率 ≥药物总清除率的 25%），或者药物的肝摄取具有重要临床意义（如发生代谢或产生药理作用），应进行体外研究以确定该药物是否为肝脏摄取转运体 OATP1B1 和 OATP1B3 的底物。

数据分析：以下情况提示在研药物可能是 OATP1B1 或 OATP1B3 的底物：①对 OATP1B1 或者 OATP1B3 转染细胞，其药物的摄取至少是空白载体转染细胞的 2 倍及以上；②已知的抑制剂能够在高于其 K_i 或者 IC_{50} 至少 10 倍的浓度下，使药物的摄取降至 50% 以下；也可以基于既往经验来阐明采用其他临界值的合理性。

如果体外研究表明在研药物是 OATP1B1 或 OATP1B3 的底物，则应该根据药物的安全窗、治疗指数以及特定患者人群可能合用的药物（已知的 OATP1B1 或 OATP1B3 抑制剂）等因素来考虑是否进行体内研究。

1.3 评估在研药物是否为 OAT、OCT、MATE 的底物

OAT1、OAT3 和 OCT2 在肾脏近曲小管基底膜上表达，MATE1 和 MATE2-K 在刷状缘膜上表达，这些肾脏转运体都可能对在研药肾脏主动分泌中发挥作用。

研究内容：如果体内代谢的相关数据表明在研药物存在明显的肾主动分泌清除（如原形药的肾主动分泌清除率 ≥药物总清除率的 25%），则应进行体外评估，以确定该药物是否是转运体 OAT1/3、OCT2、MATE1 和 MATE2-K 的底物。有关主动分泌的计算公式见图 5。

数据分析：以下情况提示在研药物可能是上述肾转运体的底物：①在转染细胞中的摄取率是对照细胞（或含有空白载体的细胞）的 2 倍及以上；②已知抑制剂能够在高于其 K_i 或者 IC_{50} 至少 10 倍的浓度下，使药物的摄取降低至 50% 以下；也可以基于既往经验来阐明采用其他临界值的合理性。

$$肾主动分泌清除率 = CL_r - (f_{u,p} \times GFR)$$

CL_r：肾脏清除率；$f_{u,p}$：血浆中药物游离分数；GFR：肾小球滤过率。

*此公式的假设是无重吸收（即无主动重吸收，或者被动重吸收清除率等于被动分泌清除率）。若受试者未测定 GFR，则 GFR 默认为 125mL/min。

图 5　主动分泌的计算公式

如果体外研究提示在研药物是一个或者多个肾脏转运体的底物，则应根据在研药物的安全窗、治疗指数以及特定患者人群可能合用的药物（已知的上述肾转运体抑制剂）等因素考虑是否需要开展体内研究。

2. 评估在研药物是否为转运体的抑制剂

2.1　研究内容

考察在研药物是否是 P-gp、BCRP、OATP1B1、OATP1B3、OCT2、MATEs（MATE1 和 MATE2-K）、OAT1 和 OAT3 的抑制剂。

2.2　数据分析

P-gp 和 BCRP：采用 Caco-2 或过表达相应转运体的细胞考察在研药物是否会抑制已知 P-gp 或 BCRP 底物的外排率或净外排率，也可用膜囊泡考察其对底物摄取的抑制能力（如 IC_{50} 或 K_i）。当口服给药且 I_{gut}/IC_{50}（或 K_i）≥ 10（$I_{gut}=$ 抑制剂剂量 / 250mL）时，在研药物可能在体内抑制 P-gp 或 BCRP。如果药物的代谢产物是转运体抑制剂或者在研药物经胃肠道外给药，若 I_1/IC_{50}（或 K_i）≥ 0.1（I_1 是代谢产物或者在研药物的 C_{max}），提示可能发生 P-gp 或 BCRP 的体内抑制。临界值基于有限数据设定。如果可用已知的抑制剂和非抑制剂对实验室内部体外系统进行校正，经过合理论证后也可以建议不同的临界值。

如果体外研究表明在研药物是 P-gp 或者 BCRP 的抑制剂，则应根据特定患者人群可能合用的药物（已知的 P-gp 或者 BCRP 的底物），考虑是否进行体内研究。

OATP1B1 和 OATP1B3：采用过表达相应转运体的细胞考察在研药物对已知的 OATP1B1 或 OATP1B3 底物摄取的抑制能力（如 IC_{50} 或 K_i）。由于某些 OATP1B1/3 的抑制剂存在时间依赖性抑制，可能需要考虑进行预孵育后再测定 IC_{50} 值。如果 R 值 ≥ 1.1（图 6），则在研药物可能在体内抑制 OATP1B1/3，该临界值基于有限的文献数据设定。如果用已知的抑制剂和非抑制剂对其内部体外系统进行校正，经过合理的论证后也可以建议不同的临界值。

如果体外研究结果提示在研药物是 OATP1B1 或 OATP1B3 抑制剂，则应根据在研药物目标患者人群可能合用的药物（已知的 OATP1B1 或 OATP1B3 底物），考虑是否进行临床研究。

$$R = \left(1 + \frac{f_{u,p} \times I_{in,max}}{IC_{50}}\right) \geq 1.1$$

$f_{u,p}$：药物血浆中游离分数；

IC_{50}：半数最大抑制浓度（游离药物）；

$I_{in,max}$：进入肝门静脉处估算的血浆中抑制剂的最大浓度，其计算公式为：

$$I_{in,max} = I_{max} + \frac{F_a \times F_g \times k_a \times Dose}{Q_h \times R_B}$$

F_a：吸收分数；

F_g：被小肠吸收且未经肠代谢的药物分数；

k_a：吸收速率常数；

Q_h：肝脏血流量；

R_B：全血－血浆浓度比值。

* 如果未测定 F_a、F_g、k_a 值，可以用 $F_a=1$、$F_g=1$ 和 $k_a=0.1/min$ 做近似估算。考虑到蛋白结合率测量的不确定性，当测得的蛋白结合率小于 1% 时，游离部分（$f_{u,p}$）应当视为 1%。

图 6　确定在研药物对 OATP1B1/3* 的潜在抑制作用的 R 值计算公式

OAT、OCT、MATE：采用过表达相应转运体的细胞考察在研药物对已知的 OAT、OCT、MATE1/MATE2-K 底物摄取的抑制能力（如 IC_{50} 或 K_i）。如果 OAT1/OAT3/OCT2/MATEs 的 $I_{max,u}/IC_{50} \geq 0.1$，则在研药物可能在体内抑制这些转运体。临界值基于有限数据设定。如果可用已知的抑制剂和非抑制剂对其内部体外系统进行校正，经过合理的论证后也可以建议不同的临界值。肌酐也是 OCT2、MATEs 和 OAT2 的底物。在临床研究中，在研药物抑制这些转运体后可能会导致血清肌酐水平升高，若要探索其升高机制，则需进一步研究（如临床研究机制）。

如果体外试验提示在研药物是上述肾转运体的抑制剂，则应根据特定患者人群可能合用的药物（已知的肾转运体底物），考虑是否进行体内试验。

3. 评估在研药物是否为转运体的诱导剂

某些转运体（如 P-gp）通过类似于 CYP 酶诱导的机制来发挥诱导作用（如激活特定的核受体）。鉴于这些相似性，CYP3A 诱导作用的研究结果可为 P-gp 诱导作用的研究提供一定的参考。但目前尚无完善的体外方法用于评估 P-gp 和其他转运体的诱导作用，因此本指导原则对其体外评估方法未提供相关建议。

（四）代谢产物的相互作用

可采用风险评估法，综合安全窗、可能合用的药物及适应症等因素，评价代谢产物可能产生的 DDI 对药物安全性和疗效的影响。

体内暴露量高或药理活性显著的代谢产物可能需要评估其发生代谢酶或转运体介导的 DDI 的风险。体外试验通常使用合成或纯化的代谢产物对照品。若能证明其他方法可充分评价代谢产物的 DDI 风险，则也可接受。如果基础模型提示代谢产物可能参与体内 DDI，且采用静态或动态机制模型（如 PBPK）对在研药物的 DDI 进行评估，则这些模型也应包括代谢产物。

某些 II 相代谢产物可能是多种转运体更敏感的底物（比原形药极性更大）或抑制剂，发生 DDI 的几率高于原形药。因此，评估代谢产物作为主要转运体底物或促变药的 DDI 风险，应具体问题具体分析。

1. 代谢产物是否为代谢酶或转运体的底物

如果代谢产物暴露水平的变化可能导致临床疗效或安全性的改变，则应研究通过改变代谢产物形成或消除而产生的与临床相关的 DDI 的风险。

当代谢产物作为底物时，应评估总药理活性贡献 ≥ 50% 的代谢产物的 DDI 风险。在评估代谢产物对药理活性的贡献时，需同时考虑其体外受体效价和体内相对于原形药游离部分的全身暴露（以摩尔单位表示）。如果原形药和代谢产物的血浆蛋白结合率高，最好在同一系统测定其蛋白结合率，以减少研究间的变异性。如有原形药和代谢产物的靶组织分布数据，在评估代谢产物对受体效价的贡献时也需要综合考虑。

2. 代谢产物是否为代谢酶或者转运体的抑制剂

通常情况下，代谢产物的体内抑制风险与原形药在体内已同时进行评估，除非体内 DDI 研究中代谢产物的临床暴露不足（如在研究持续时间内代谢产物量积累不足）。

因此，如果体外研究显示原形药对主要的 CYP 酶和转运体有抑制作用，且有必要进行体内 DDI 研究，则可能无需进行代谢产物是否为酶或转运体的抑制剂的体外评估。但若体外评估表明单独的原形药对主要 CYP 酶或转运体未见抑制作用，代谢产物仍有可能引发体内 DDI，此时，应结合代谢产物相对于原形药的系统暴露量（以摩尔单位表示）和极性（如实测或预测的 LogP、代谢产物相对于原形药在反相高效液相色谱图上的洗脱顺序等），采用体外试验评估代谢产物对 CYP 酶或转运体的潜在抑制作用。

若存在下述情况，则需要评估代谢产物是否为代谢酶或者转运体的抑制剂：

①代谢产物极性比原形药小，且 AUC$_{代谢产物}$ ≥ AUC$_{原形药}$的 25%；②代谢产物极性比原形药大，且 AUC$_{代谢产物}$ ≥ AUC$_{原形药}$。如果代谢产物具有可能引起 TDI 的预警结构，应采用比以上判断标准更低的 AUC 比例。

3. 评估方法

根据体外 DDI 研究结果，采用与原形药相同的评价原则和策略对代谢产物进行体内 DDI 研究。

三、药物相互作用临床研究

（一）药物相互作用临床研究类型

根据临床研究设计，分为前瞻性和回顾性 DDI 临床试验。依据研究方法可分为基于指针药物（Index drug）的 DDI 研究、基于临床常见合并用药品种的 DDI 研究和 DDI 临床试验模拟研究。

1. 前瞻性和回顾性 DDI 临床试验

前瞻性 DDI 临床试验是特地为评价 DDI 而设计的，可以是独立的研究，也可以是大规模临床试验中的一部分嵌套临床试验（Nested Study），或者是扩大队列临床试验中的一个扩展试验（Expansion cohort）。回顾性 DDI 临床试验的研究目的并不单纯是药物相互作用，所以通常不能为药物相互作用提供足够的评价证据。通常需要基于为 DDI 专门设计的前瞻性研究结果进行监管决策。

2. 指针药物 DDI 研究

针对特定代谢酶或转运体介导的相互作用，以特定酶/转运体的特异性抑制剂和诱导剂或敏感性底物为指针药物（详见附录），评价在研药物与指针药物合并使用时的药动学特征改变情况，以获得代谢酶或转运体与在研药物的相互作用特征，进而指导临床合并用药时的剂量方案调整。

3. 临床合并用药的 DDI 研究

对于非常见代谢酶或转运体介导，但在临床治疗时常常需要联合使用的药物（如与治疗糖尿病的二甲双胍），也需要评价该药物与在研药物的药代动力学及可能的药效动力学甚至安全性的相互影响，从而指导临床合并用药时的给药方案调整。该研究将会支持后期临床试验中合并用药的给药方案设计和临床治疗实践中合并用药给药方案的制定。

4. DDI 临床试验模拟研究

DDI 临床试验模拟研究是通过使用建模与模拟技术和软件，如 PBPK 模型，整合系统特异参数和药物特异参数来前瞻性地预测可能的药物相互作用。例如，预测中等或弱抑制剂／诱导剂对在研药物的影响（一般在获知强抑制剂或诱导剂可显著影响在研药物后进行），需要先用强抑制剂／诱导剂的临床 DDI 药代动力学数据充分验证该 PBPK 模型，然后再用验证后的 PBPK 模型预测中等或弱抑制剂／诱导剂的影响。建议与监管部门讨论使用 PBPK 模型进行预测的可行性以及其应用范围和程度。

（二）前瞻性临床药物相互作用研究

1. 研究一般考虑

前瞻性 DDI 研究通常是独立研究，可用于指针药物或临床常见合并用药品种的相互作用研究，其临床试验应基于相互作用的可能机制（如时间依赖的 DDI）或临床合用药物情况选择正确的指针药物或特定药物，同时应基于相互作用特征（包括相互作用程度、达到最大相互作用的连续给药时长、相互作用的持续时间）、底物和促变药的药代动力学／药效动力学／安全性特征进行设计，选择最灵敏的研究方式进行临床 DDI 评价，以在安全的前提下尽可能观察到最大程度药物相互作用，为临床安全用药提供科学依据。同时，DDI 临床研究还应该考虑是否有与暴露相关的底物安全性问题以及评价抑制或诱导作用的可行性。DDI 临床研究一般以底物在与促变药合用及单用时体内暴露量（如 AUC）的比值为评价指标。为了准确评价该比值，临床试验设计时应考虑如下方面：

1.1　研究人群选择及样本量确定

如果健康受试者的研究结果可以准确外推患者人群的药物相互作用特征，那么 DDI 临床研究应尽可能在健康成人中进行，某些情况下（如安全性原因或药效动力学研究目的而不适于在健康人群中研究）也可在患者中进行。

一般情况下，相互作用研究的受试者样本量应能准确评价相互作用的程度和变异，同时应考虑受试者个体内变异（平行设计时也要考虑个体间变异）。在相互作用程度的范围尤其重要、潜在的异常值对于临床治疗有重大意义等某些特殊情况下，应在保证安全性的情况下纳入更多的受试者。

1.2　平行或交叉试验设计

DDI 临床试验通常采用随机交叉试验（或顺序试验）设计，并依据底物和促变药单独给药时的药代动力学半衰期、合并用药时底物药代动力学半衰期以及代谢酶或转运体活性恢复至基线水平的时间设定清洗期。一般为双周期交叉试验设计，特殊情况下（如评价酶抑制剂给药后酶活性水平恢复至基线水平的时长或在研药物同时为底物和促变药时），也可考虑三周期交叉试验设计。在交叉试验不可行时，可采用平行试验设计进行 DDI 临床研究，此时应平衡影响在研药物药代动力学特征的内部及外部因素。

1.3 给药方案

1.3.1 剂量

DDI 临床试验中促变药应在安全的前提下选择可观察到最大相互作用的剂量（暴露量接近其临床推荐使用的最高剂量）进行研究，如使用临床治疗推荐给药方案中的最大剂量和最短的给药间隔。

如果底物药物在临床使用剂量范围内呈现线性药代动力学特征，则可选择线性范围内的任一剂量进行研究，否则应选择最能观察到 DDI 的治疗剂量进行研究。如果存在安全性隐患，也可降低底物药物的剂量，此时也可用经验证底物存在剂量依赖性药代动力学特征的 PBPK 模型支持剂量选择。

1.3.2 单次或多次给药

一般情况下促变药应多次给药直至其达到稳态后，再评价其对底物药物的影响。若促变药并非诱导剂或者时间依赖型抑制剂，并且可证明单次与多次给药对酶/转运体的影响相似时，可采用单次给药进行 DDI 研究。另外，促变药有多个相互作用机制时，特定情况下也可以单次给药方式进行研究（如作为 OATP1B1 抑制剂的利福平）。促变药给药时长应达到底物药物在受到相互作用情况下的 3~5 倍半衰期，因此长半衰期底物药物的 DDI 研究可能会要求促变药多次给药。通常，此类临床试验中可能需连续给诱导剂两周以获得其对代谢酶/转运体的最大影响。应提供给药时长的设定依据。

可以通过单次给底物药物来进行 DDI 研究，其暴露量的增加可外推至稳态情况下的 DDI 程度。若其具备时间依赖性药代动力学特征，则底物药物和促变药均应以多次给药的方式进行 DDI 研究。

1.3.3 给药途径

DDI 临床研究中药物给药途径应与临床治疗给药途径一致。当有多种给药途径时，应基于 DDI 的可能机制和经不同途径给药后原形药和代谢产物相应浓度 – 时间曲线的相似性确定 DDI 临床试验给药途径。

1.3.4 给药时机

DDI 临床试验设计中应该明确在研药物的给药时间。如果促变药既是抑制剂又是诱导剂时，则给药时机至关重要。例如，在研药物同时是 CYP 酶和 OATP1B 的底物，利福平是 CYP 酶的诱导剂也是 OATP1B 抑制剂，在考察利福平作为诱导剂的 DDI 时，应推迟在研药物的给药时间。有时可研究多个给药方案（在体内或利用数学模拟）以理解交错给药是否会减弱相互作用（如主要发生在吸收环节的 DDI）。当拟评价 DDI 的药物需要不同的进食条件以优化吸收时，应以观察到最大相互作用程度及能反映临床进食条件（如临床合并用药研究）为标准，来确定进食条件和调整给药时间。

1.4 合并用药等其他影响 DDI 的外因

为了降低 DDI 程度的变异，应在受试者入组前一定时间内确认受试者未服用过可能会影响代谢酶或转运体表达或功能的处方或非处方药物、保健品或食物、烟草、酒精、果汁等。若 DDI 机制是诱导或时间依赖性抑制，其禁止服用上述影响物质的时间应更长。

1.5 样本与数据收集

收集的样本应可准确全面评估药物相互作用。如果代谢产物数据有助于理解 DDI 对在研药物有效性或安全性的影响或 DDI 机制，应当测定代谢产物的浓度。底物药物药代动力学采样时长应当足以在单独用药以及研究预期相互作用给药时准确估计 AUC_{0-inf}（适用于单剂量研究）、AUC_{0-tau}（适用于多剂量研究）和峰浓度（C_{max}），也可依据药代动力学或药理学意义，对额外的药动学参数（谷浓度 C_{trough} 或部分 AUC）进行评估。所有研究都应基于对所用药物已有安全性问题的认识，收集相关的安全性信息。

1.6 药效动力学终点

在某些情况下，无法通过血液循环系统药物暴露量预测疗效或毒性变化。如抑制转运体可显著改变特定组织的药物浓度，从而引起毒性，但血液循环系统药物浓度改变不大。此时，若药效学终点可以反映组织浓度变化时，可利用药效学终点和体外数据对因药物组织浓度改变而导致的疗效或毒性改变进行解释。

如果体外数据提示 DDI 可能性，而又无法通过药物系统暴露评估，此时可与监管部门沟通以药效动力学终点为指标进行 DDI 评价。

2. 在研药物为代谢酶底物时 DDI 研究的特殊考虑

评价在研药物为代谢酶底物的 DDI 时，应先研究其与强效指针抑制剂和诱导剂的临床 DDI，如果未发现明显的 DDI 则无需对该代谢酶介导的 DDI 进行进一步研究。若发现有临床意义的 DDI，则应对中等或弱抑制剂 / 诱导剂的 DDI 继续进行评价。此时，应使用真实的临床试验或人体数据（包括强效指针药物）验证过的 PBPK 模型对 DDI 进行评价。如果无明确可用的强效指针药物，可使用中效指针抑制剂或诱导剂进行 DDI 临床研究。多酶代谢的底物药物，可以按照预估的影响程度依次进行评价。附录中分别列出各 CYP 酶的相应的强效或中效抑制剂、诱导剂。

3. 在研药物为转运体底物时 DDI 研究的特殊考虑

如果体外研究结果显示在研药物为转运体底物，应基于药物的理论作用部位、消除途径、可能的合并用药以及安全性考虑来综合评价是否需要进行DDI临床研究，比如下述情况：

P-gP或BCRP介导的DDI：当小肠吸收、胆汁分泌和肾主动分泌环节可能显著影响药物药代动力学或响应的变异时；

OATP1B1或OATP1B3介导的DDI：当肝、胆汁消除是在研药物的主要消除途径，并且药物特性（如有低被动扩散或高的肝脏药物浓度的特点）支持药物主动摄取进入肝脏时；

OAT1、OAT3、OCT2或MATE介导的DDI：在研药物的肾主动分泌过程较为重要（≥25%总消除），或可能存在肾脏毒性的问题。

因为转运体普遍缺乏指针抑制剂，因此通常以临床上与在研药物合并用药的可能性作为选择转运体抑制剂的依据。

当在研药物可能是多个转运体通路的底物时，可使用一种能够抑制多个转运体通路的强效抑制剂以观察转运体介导DDI中最严重的情况。如果该DDI试验为阳性，则应使用更特异的指针促变药进行研究。该方法也可评估同时为转运体及代谢酶的底物的DDI。

4. 在研药物为转运体或代谢酶的促变药时DDI研究的特殊考虑

应选择最灵敏的代谢酶或转运体指针底物（基于消除途径的相对贡献、合适的给药方案、安全性特征及相互作用程度）进行DDI临床研究，若结果显示有DDI，则应根据该代谢酶或转运体其它底物共同给药的可能性和指针底物受DDI影响的程度考虑是否开展其它底物的临床DDI。

若代谢酶底物药物并不特异（多酶代谢或同时为转运体底物），只有当在研药物是该底物主要代谢酶的选择性抑制剂或诱导剂时，才可以使用被多酶代谢的底物药物作为指针药物进行DDI临床研究。若代谢产物数据有助于理解特异代谢酶活性的改变程度，也可以检测代谢产物浓度。若在研药物是同一代谢酶的抑制剂和诱导剂，其对代谢酶的影响常为时间依赖性，此时药代动力学采样应能体现其影响的时间变化。

可在与监管部门进行沟通交流后确定是否需要评价在研药物诱导转运体的能力。鉴于CYP3A和P-gp诱导机制的相似性，CYP3A不受在研药物诱导时，也不必考察在研药物对P-gp的诱导作用，但若CYP3A可被诱导时，应考察在研药物对P-gp的影响，若在研药物也抑制P-gp时，诱导试验可与抑制剂试验合并，并应采用多次给药试验设计。

5. 鸡尾酒底物研究方法及内源性物质的应用

如果在研药物是多个代谢酶或转运体的促变药，则可以选择"鸡尾酒底物研究法（Cocktail substrate studies）"进行临床研究，此研究要求（1）选择单个代谢酶或转运体的特异性底物；（2）底物之间无相互作用；（3）受试者样本量足以评价相互作用。如果研究表明在研药物与多种酶无相互作用，就不需要做进一步的评价，否则，应单独进行在研药物与敏感底物的相互作用研究。如果有充分数据支持内源性物质（如 N1- 甲基烟酰胺、硫胺素、胆红素）作为指针药物的可能性，研究者可考虑通过在临床试验中测量这些内源性物质来评估在研药物对代谢酶和转运体的影响。

（三）前瞻性嵌套临床相互作用研究

除了开展独立临床相互作用试验以外，还可在其他临床试验中评价 DDI（常通过收集稀疏采集的药动学样本）。此时，需要谨慎设计临床试验，有针对性地收集影响评价 DDI 的信息（如给药剂量、给药时间、终止给药时间、合并用药以及可显著影响药物暴露等临床因素），有时需要提前进行模拟（如群体药代动力学模型或 PBPK 模型）来支持采样点选择，以达到能充分观察到潜在药物相互作用的目的。在设计良好的研究中，可通过群体药代动力学模型方法评价在研药物为底物时的 DDI。当在研药物为促变药物时，应提前设计并收集足以支持相互作用研究的必要信息时，也可应用群体药代动力学方法进行 DDI 评价，否则（如未测定底物药物浓度）不适用。

（四）临床试验模拟研究

新药临床研发中，需要对 DDI 研究做出预测以辅助临床试验设计，有时也可以根据预测结果评价临床药物相互作用。该研究的主要目的是评估系统特异参数改变后或药物特异参数受到影响后的药动学特征，其研究方法通常如下：使用体外实测 / 预测数据建立模型，并使用人体单 / 多次给药的药动学研究数据和 / 或物质平衡研究数据验证该模型；使用能体现药物相互作用的数据建立 DDI 模型，以优化 DDI 临床试验的设计，如支持剂量调整。当使用 PBPK 模型模拟来支持临床 DDI 评价时，研究者应使用临床 DDI 数据对 PBPK 模型进行充分验证。值得注意的是，该方法经常使用预测暴露量的均值和临床实测值做比较，但某些情况下对变异性的预测结果的评估也很重要（比如进行敏感性分析时）。某些情况下，选用健康的虚拟人群进行模拟，不能反映患者特性，因此有必要在分析时把这些特性考虑在模型结构中。

（五）其他临床研究设计考虑问题

1. 基因型

如果在研药物为具有多态性的代谢酶或者转运体的底物，在用指针抑制剂或者诱导剂（如奥美拉唑为 CYP2C19 的底物）评价 DDI 程度时，应在具有足够酶活性的受试者中开展 DDI 评价。研究的样本量应当有足够的把握度进行 DDI 评价。若不以代谢酶或者转运体的基因型为标准筛选受试者，应对特定酶或转运体的多态性进行回顾性分析，以便确定各基因型人群之间 DDI 程度的差异和理解个别受试者药物浓度异常的机理。如果该代谢酶或转运体的弱代谢特征明确且存在弱代谢型受试者（如 CYP2D6 及 CYP2C19），则可用弱代谢者（Poor metabolizer，PM）与快代谢者（Extensive metabolizer，EM）的药代动力学参数比较来替代指针药物 DDI 临床试验以评价 DDI 程度。弱代谢者表现出的暴露增加程度预计与该途径的强抑制剂的暴露增加程度类似，若结果提示 PM 与 EM 的药动学特征有显著差异，则应该使用上文所述该酶的中效促变药继续进行 DDI 评价。

可通过 DDI 研究探索酶与转运体的不同基因型产生的综合影响。若底物以较高比例由特定酶代谢（如 $f_m > 80\%$），且该酶有公认的弱代谢型或丧失功能基因型时，则可用基因 - 药物相互作用研究替代 DDI 临床试验。此时特定转运体不同基因型受试者之间的药动学特征有助于我们理解转运体对药物清除的贡献。

2. 吸烟者

吸烟对 CYP1A2 活性具有诱导作用。因此，如果在研药物为 CYP1A2 的抑制剂或者诱导剂的时候，在临床 DDI 试验设计的时候，应该考虑受试者吸烟状况以避免干扰临床 DDI 评价的结果。如果在研药物属于 CYP1A2 的底物，应在预期患者人群、CYP1A2 诱导对于药物暴露量影响的基础上决定是否进行一项吸烟者研究。

3. 治疗用蛋白药物的相互作用

治疗用蛋白药物（therapeutic protein，TP）相互作用包括治疗用蛋白药物与小分子药物之间的相互作用和治疗用蛋白药物之间的相互作用。设计试验时应考虑潜在的 DDI 机制，同时考虑蛋白药物的作用机理和清除途径，以及患者人群中可能的合并用药。

蛋白药物的相互作用可能的机制包括但不限于：（1）促炎细胞因子相关机制：① TP 是促炎细胞因子时，细胞因子水平的变化可能会影响 CYP 表达及活性，从而影响 CYP 底物的暴露程度；② TP 是细胞因子调节剂时：当 TP 上调促炎细胞因子水平时，应确定细胞因子水平升高的持续时间和程度，以决定是否需要开展 DDI 试验；当 TP 在高炎症细胞因子环境下下调促炎细胞因子时，应注意由于疾病类型和疾病严重程度不同导致 CYP 表达有差异而带来的影响。（2）非促炎细胞因子相关机制：通常是已观察到或预期蛋白药物对其他药物有影响，此时可根据可能的作用机制来评估 TP 作为受变药或促变药的可能性及其影响大小。可能的机制包括但不限于：TP 可改变合并用药物的药学特性；影响 TP 靶标或靶点介导的药物处置；影响 FcRn 功能；TP 与免疫抑制剂合并用药时受免疫原性影响的药代动力学改变。（3）抗体 – 药物结合物（Antibody–drug conjugate，ADC）：首要任务是要了解 ADC 的小分子药物成分的血液循环系统和靶部位暴露量。

4. 中药、天然药物对相互作用评价的影响

中药、天然药物有时候成分复杂或者不明，所以在 DDI 临床试验中，为了避免不明成分对临床 DDI 的影响，建议招募受试者时确定近期没有使用中药、天然药物。如果无法排除来源于中药、天然药物的某些已知成分在临床合用时引起 DDI 的可能性，应当首先在体外试验中评价药物相互作用的可能性，然后依据评价结果设计 DDI 临床试验。建议与监管部门就中药、天然药物的药物相互作用的开展进行讨论。

5. 复杂情况下的相互作用评价

如果多种因素可能会对某一试验用药物的吸收和处置产生影响或者存在多重 DDI 机制，应当在体外研究或临床研究认识的基础上对在研药物的 DDI 潜力进行综合评价。此时适用 PBPK 模型的情况为：（1）整合多项研究的信息；（2）确定某一项临床试验是否适当；（3）为临床研究的设计提供信息参考。

（六）DDI 临床研究结果的报告和解释

1. 研究结果的报告

DDI 研究通常选择 AUC_{0-inf} 及 C_{max} 等药物暴露参数作为药代动力学终点。报告的药代动力学研究结果应当包括在合并及不合并使用促变药时，药代动力学观测值的几何均值的比值及其 90% 置信区间。同时还应报告相互作用的变异的大小。

应当在研究方案中说明异常值的定义标准，并且区分异常个体与异常数据点。通常应当报告包含和不包含异常值时的分析结果。应报告所有个体的 AUC_{0-inf} 值和外推百分数。应当标明 AUC_{0-inf} 外推百分数超过 20% 的个体，并讨论其对 DDI 评价的潜在影响。

应当对药效动力学终点的全部信息进行总结。如果药效动力学终点为连续性变量，则可以与药代动力学数据相同的方式分析和报告。如果药效动力学终点并非连续变量，则应当在征求 CDE 意见的基础上确定适宜的数据分析方法。

1.1 非房室分析结果报告

应当报告所有受试者底物暴露量测定结果，例如 AUC_{0-inf}、AUC_{0-t}、AUC_{0-inf} 外推

百分数、C_{max} 以及达峰时间（T_{max}）。对于多剂量研究，还应当报告达稳态时的谷浓度 C_{trough} 以及 AUC_{0-tau}。当清除率、分布容积及半衰期等其他药代动力学参数有助于解释结果时，也应考虑收集这些数据。还应当考虑和报告对 DDI 研究有临床意义的药代动力学参数。测定在研药物（可能是促变药或受变药）代谢产物水平可能有助于明确相互作用的机制或者区分抑制剂或诱导剂对于不同 CYP 酶所介导途径的影响。

1.2 群体药代动力学模型分析结果报告

一般情况下，需报告群体药代动力学分析计算的 AUC_{0-inf}、AUC_{0-tau}、C_{max} 以及 T_{max} 等药代动力学参数。对于多剂量研究，还应当报告达稳态时的谷浓度 C_{trough} 以及 AUC_{0-tau}。应当使用群体药代动力学模型中所有合理的结构参数（如清除率（CL/F）、相对生物利用度、吸收率）对 DDI 进行研究。在某些情况下（例如长半衰期药物），可以在非房室分析的基础上进行群体药动学分析以准确报告 AUC_{0-inf}。

2. DDI 研究的结果解读

以药代动力学为终点的 DDI 研究旨在确定底物暴露量变化是否具有临床显著性，并为临床 DDI 管理策略提供参考。应以受变药 DDI 无效应边界为依据对研究结果进行解释。无效应边界表示系统暴露量改变的临床意义不足以采取临床措施（如禁用，慎用，用药剂量或方案调整或者其他治疗监测）的边界范围。

2.1 确定无效应边界的方法

目前可通过两种方法可确定无效应边界：

方法 1（首选）：通过对药代动力学、药效动力学及其他关于受变药的可用数据（如最大耐受剂量）分析得出的浓度 – 效应关系确定无效应边界。充分理解预期及非预期药物效应的剂量 – 浓度和 / 或浓度 – 效应关系、了解适应症人群在暴露量方面的变异性可能有助于解释得到的数据。

如果 DDI 研究所测得系统暴露量变化的 90% 置信区间完全落在上述无效应边界范围之内，则可认为不会出现临床显著性的 DDI。

方法 2（在方法 1 无法确定无效应边界的情况下或者当研究目的是使用指针底物来确定在研药物是否为促变药物时）：针对此类情况可默认采用 80%~125% 的无效应边界，即，如果血液暴露比的 90% 置信区间完全落在 80%~125% 的等效性范围之内，则认定不会出现临床显著性的 DDI。

80%~125% 的边界是衡量药物等效性中一项最保守的标准，因此方法 1 为评价 DDI 对于底物药物安全性有效性影响的首选方法。

2.2 回顾性 DDI 评价的结果解释

回顾性 DDI 评价对于确定临床开发初期无法预期的 DDI 具有价值。当回顾性

DDI 研究结果为阳性，需要讨论是否应开展前瞻性试验对潜在 DDI 进行确认。

2.3 将作为抑制剂或诱导剂的在研药物分类

如果在研药物为 CYP 酶抑制剂，可根据其对于 CYP 指针底物的效应将其分为强效、中效或者弱效抑制剂。按照以下方法对 CYP 抑制强度进行分类：①强效抑制剂可导致某一敏感性 CYP 指针底物的曲线下面积（AUC）升高不低于 5 倍。②中效抑制剂可导致某一敏感性 CYP 指针底物的曲线下面积（AUC）升高不低于 2 倍且小于 5 倍。③弱效抑制剂可导致某一敏感性 CYP 指针底物的曲线下面积（AUC）升高不低于 1.25 倍且小于 2 倍。

上述分类所描述的通常是试验用药物在按最大剂量、最短给药间隔时间情况下所产生的效应。

如果在研药物为 CYP 的诱导剂，可根据其对于 CYP 指针底物的效应将其分为强效、中效或者弱效诱导剂。按照以下方法对 CYP 诱导进行分类：①强效诱导剂可导致某一敏感性 CYP 指针底物的曲线下面积下降不低于 80%。②中效诱导剂可导致某一敏感性 CYP 指针底物的曲线下面积（AUC）下降不低于 50% 且小于 80%。③弱效诱导剂可导致某一敏感性 CYP 指针底物的曲线下面积（AUC）下降不低于 20% 且小于 50%。

上述分类信息有助于在说明书中对尚未在 DDI 研究中考察过的其他受变药与在研药物合用是否具有临床显著性的 DDI 进行说明。例如，如果在研药物属于一种强效 CYP3A 抑制剂，应考虑其与其他 CYP3A 底物药物发生临床显著性相互作用的潜力，并且也应当考虑在研药物说明书中对此进行说明。

目前，对于转运体以及 Ⅱ 相代谢酶的诱导剂或者抑制剂还没有标准化的分类系统。

3. 研究结果的外推

对在研药物与所有临床可能合用药物都进行临床 DDI 评价并不可行，在可能的情况下应当将 DDI 研究外推到其他未知 DDI 情景中。指针药物 DDI 研究结果通常与具备相同 DDI 机理的其他药物相关，并且可能代表了同类合并用药 DDI 最强的一种情况。例如，如果在与强效 CYP3A4 指针抑制剂合并使用情况下在研药物的暴露量无明显改变，则通常可以推断其他强效、中效或者弱效 CYP3A4 指针抑制剂与在研药物合并使用不会产生效应。如果强效 CYP2D6 指针抑制剂可显著性提高试验用药物的暴露量，则可将此类结果直接外推到其他强效 CYP2D6 抑制剂。但阳性强效抑制剂的研究结果有时不可用于推测中等或弱抑制剂的影响，此时有必要开展 DDI 临床试验或利用 PBPK 模型评价 DDI。

研究结果不能外推且有潜在 DDI 时，应进行临床 DDI 研究。尽管其研究结果外推至其他药物的能力有限，但对临床医生和患者意义重大。

由于缺乏特异性的转运体底物和抑制剂以及转运体可能影响代谢过程，转运体介导的 DDI 研究结果通常无法外推至其他药物。

4. 临床 DDI 管理及防控策略

应在发现临床显著性 DDI 时制定 DDI 管理及防控策略。如果合并用药所产生的安全性、疗效或者耐受性方面的问题超过了药物单独给药所产生的相关问题，则认为此相互作用达到了临床显著性水平。

临床 DDI 管理及防控策略通常应当将受变药的药物浓度控制在无效应边界范围之内。此外，还应当考虑包括但不限于以下多种因素：安全性及疗效相关的暴露 – 效应关系；DDI 的变异程度；合并用药的预期疗程（如急性期、短期或者长期使用一种或者两种药物）；联合用药的时间（即在基础用药上增加在研药物或服用在研药物的基础上增加联合用药）；发生 DDI 的机制（即竞争性、非竞争性或时间依赖性抑制作用、诱导作用、合并抑制诱导作用）；监测指标的可行性（即治疗药物监测、实验室检验）；适应症患者对于新药的临床需求、终止对合并相互作用药物的可能性，以及患者在可能发生临床显著相互作用时是否可选择其他治疗方案。

基于上述考虑，DDI 管理及防控策略可包括合并用药禁忌、避免合并用药、暂时停用其中一种相互作用药物、调整药物剂量、错时用药（例如在与抑酸药不同的时间给药）以及专门的监测策略（如治疗药物监测、实验室检验）。

四、说明书起草建议

说明书应当总结安全有效用药所需的关键 DDI 信息，包括来源于前瞻性 DDI 临床研究（如独立的 DDI 研究、嵌套型 DDI 研究）的数据及结果、群体药代动力学分析、PBPK 分析、上市后报告或者根据其他信息推断的数据。对 DDI 的描述也应包括对作用机制（在已知的情况下）进行简要讨论。禁忌症或警告与注意事项部分所描述的 DDI 必须在 DDI 项下进行更详细的讨论。

如果需要并且有足够的信息支持对给药剂量或方案进行调整，应包括因 DDI 而采取的剂量调整方案等（如调整给药剂量、改变给药时间）具有特定意义的相关信息。列出因风险明确超出任何可能的治疗效果而不应当与该药合并使用的其他药物。已知的 DDI 风险必须予以列出。

五、名词解释

促变药（Perpetrator）：能够诱导或抑制酶或转运体的药物。

受变药（Victim）：由于抑制或诱导酶或转运体而使其暴露发生变化的药物。

可逆性抑制（Reversible inhibition）：抑制剂以非共价键与酶分子可逆性结合造成酶活性的降低或丧失，抑制消失后酶活性即可恢复的作用。

时间依赖性抑制（Time-dependent inhibition，TDI）：在不可逆性抑制中，抑制剂对代谢酶或转运体的抑制效应在除去抑制剂后不会即刻消失，而是呈现出时间依赖的特性的现象。

生理药代动力学模型（Physiologically based pharmacokinetic model，PBPK模型）：利用数学模型整合机体的生理学、生物化学和解剖学以及药物的理化性质等信息，按照机体循环系统的血液流向，将机体各组织或器官相互联结，并遵循质量平衡原理模拟药物在体内的分布和清除过程。

前瞻性嵌套DDI研究（Prospective nested DDI studies）：是指主要终点与独立的DDI研究不同，DDI研究只是临床试验的一部分。但是，这些试验的设计也要充分考虑对DDI的前瞻性研究，并将DDI研究定义为临床终点之一。

前瞻性独立DDI研究（Prospective standalone DDI studies）：将DDI作为主要的临床终点，而前瞻性设计的独立的临床试验。

回顾性DDI评估（Retrospective DDI evaluations）：尚未进行前瞻性和充分设计的临床DDI评估。

鸡尾酒底物研究（Cocktail substrate study）使用多种代谢酶和/或转运体底物同时给药的研究方式对在研药物作为多种酶和/或转运体的潜在诱导剂或抑制剂同时进行评价的一种研究。

六、参考文献

1. FDA. Guidance for Industry: In Vitro Drug Interaction Studies – Cytochrome P450 Enzyme– and Transporter–mediated Drug Interactions, 2020.

2. FDA. Guidance for Industry: Clinical Drug Interaction Studies – Cytochrome P450 Enzyme and Transporter–Mediated Drug Interactions, 2020.

3. PMDA. Guideline on Drug Interaction for Drug Development and Appropriate Provision of Information, 2019.

4. EMA. Concept Paper on a Revision of the Guideline on the Investigation of Drug Interactions, 2017.

5. FDA. Draft Guidance for Industry: Drug–Drug Interaction Assessment for Therapeutic Proteins, 2020.

6. FDA. Guidance for Industry: Waiver of In Vivo Bioavailability and Bioequivalence Studies for Immediate–Release Solid Oral Dosage Forms Based on a Biopharmaceutics Classification System, 2017.

七、附录

（一）代谢酶介导的 DDI 研究策略图

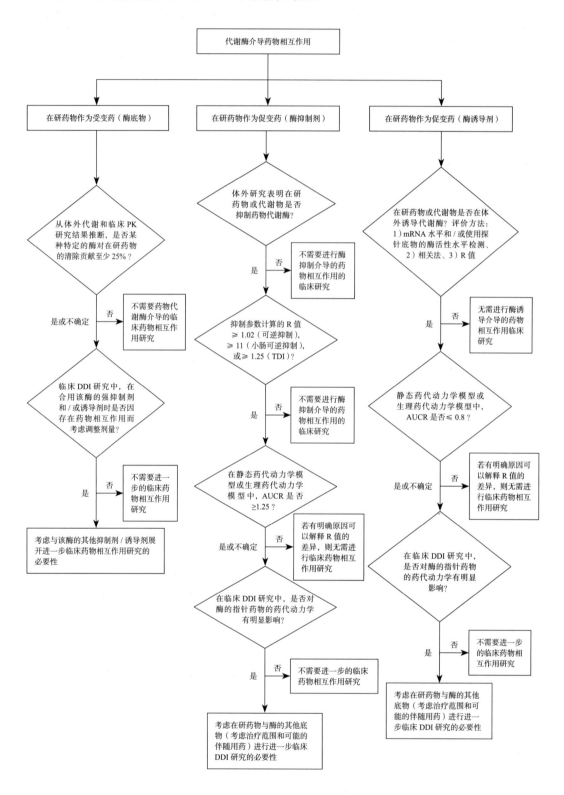

（二）转运体介导的 DDI 研究策略图

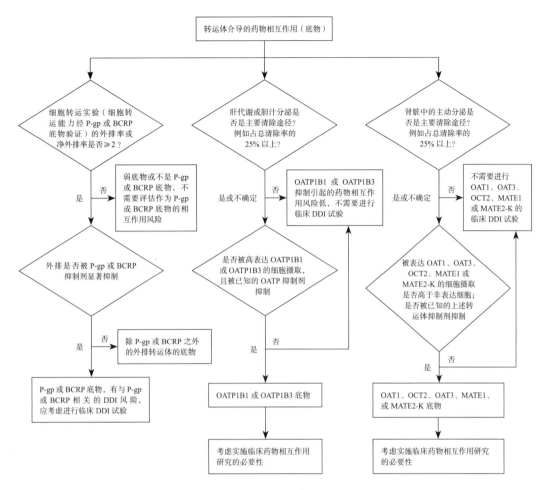

（三）基于模型预测药物间的相互作用

不同机制引起的药物间相互作用可采用数学模型进行预测。其中比较常用的数学模型有基础模型、静态机制模型和 PBPK 模型。基础模型对于数据的要求最少，也最简单，但只能预测单一机制下酶或者转运体调节剂对底物的影响。静态机制模型对于体内和体外的数据的要求都有所增加，其考虑了更为详细的底物处置过程，可预测不同机制下酶调节剂对底物的影响。PBPK 模型对数据的要求最高，往往需要临床试验数据验证模型的可靠性，但其预测能力也最强，可预测不同情况下，不同机制引起的药物相互作用。应基于预测目的及可用的体外或者体内数据，选用合适的模型对可能的机制引起的 DDI 进行预测。

1. 基础模型

评估在研药物是否会抑制或诱导代谢酶可从基础模型开始，如计算可逆抑制的 R_1 和 $R_{1, gut}$，TDI 的 R_2 和诱导的 R_3 值，以及诱导的倍数变化和相关性方法。如果基础模型不能排除 DDI 的可能性，应进一步使用静态机制模型或者 PBPK 模型进行预测，或者开展临床研究考察。

2. 静态机制模型

静态机制模型包含更为详细的底物的处置过程，同时通过考虑在不同机制下酶调节剂对底物的影响，可定量评估酶调节剂在体内对底物暴露量的总体影响。静态机制模型通过以下公式计算酶调节剂对底物药物的总体影响：

$$AUCR = \left(\frac{1}{[A_g \times B_g \times C_g] \times (1 - F_g) + F_g}\right) \times \left(\frac{1}{[A_h \times B_h \times C_h] \times f_m + (1 - f_m)}\right)$$

A：可逆抑制的作用；B：TDI 的影响；C：诱导作用；F_g：被小肠吸收且未经肠代谢的药物分数；f_m：在总体肝脏清除中受抑制剂或者诱导剂影响的 CYP 酶介导的底物清除的分数。下标 h 表示肝脏；下标 g 表示肠道。

A，B，C 可以分别用下述公式估算：

	肠道	肝脏
可逆性抑制	$A_g = \dfrac{1}{1 + \frac{[I]_g}{K_i}}$	$A_h = \dfrac{1}{1 + \frac{[I]_h}{K_i}}$
时间依赖性抑制	$B_g = \dfrac{k_{deg,\,g}}{k_{deg,\,g} + \frac{[I]_g \times k_{inact}}{[I]_g + K_I}}$	$B_h = \dfrac{k_{deg,\,h}}{k_{deg,\,h} + \frac{[I]_h \times k_{inact}}{[I]_h + K_I}}$
诱导	$C_g = 1 + \dfrac{d \cdot E_{max} \cdot [I]_g}{[I]_g + EC_{50}}$	$C_h = 1 + \dfrac{d \cdot E_{max} \cdot [I]_h}{[I]_h + EC_{50}}$

$[I]_h = f_{u,\,p} \times (C_{max} + F_a \times F_g \times k_a \times Dose/Q_h/R_B)$；
$[I]_g = F_a \times k_a \times Dose/Q_{en}$；
$f_{u,\,p}$：药物在血浆中的游离分数。当由于血浆蛋白结合率高而难以精确测量时（即 $f_{u,\,p} < 0.01$），$f_{u,\,p}$ 应取 0.01；
C_{max}：稳态时血浆中最大抑制剂总浓度（即游离部分加上结合部分）；
F_a：口服后的吸收分数，当数据无法获得时，应取 1；
k_a：体内一级吸收速率常数，当数据无法获得时，可取值 $0.1 min^{-1}$；
Q_{en}：肠上皮细胞的血流量（如，18L/hr/70kg）；
Q_h：肝血流量（如，97L/hr/70kg）；
R_B：全血 - 血浆浓度比；
d：校正因子，可以假设为 1。如果之前利用该系统做过的试验支持其他数值，也可采用。

使用静态机制模型预测时的注意事项：（1）研究中不建议使用该模型估计抑制与诱导作用同时存在时的共同效应。（2）若膜的通透性是底物药物进入组织的限制因素（如底物药物通过转运体进入组织），则应谨慎使用该模型评估抑制剂或者诱导剂对该底物药物的相互作用。（3）若底物药物具有明显的肝脏外清除时，应谨慎使用该模型评估抑制剂或者诱导剂对该底物药物的相互作用。（4）若底物药物和抑制剂 / 诱导剂间的相互作用并非仅由代谢酶介导（如抑制剂药可改变底物的吸收），则需要进一步评估因其他机制引起的药物反应，以全面评估底物药物和抑制剂 / 诱导剂的相互作用程度。

3. PBPK 模型

PBPK 模型是一种基于生理学的药代动力学模型。模型中包含了药物参数和个体生理参数。其模型基本框架如下图所示。理论上讲，PBPK 模型可以预测在不同情况，不同个体中、不同机制引起的药物间相互作用。目前 PBPK 模型主要用于合理评估酶和转运体介导的药物相互作用。

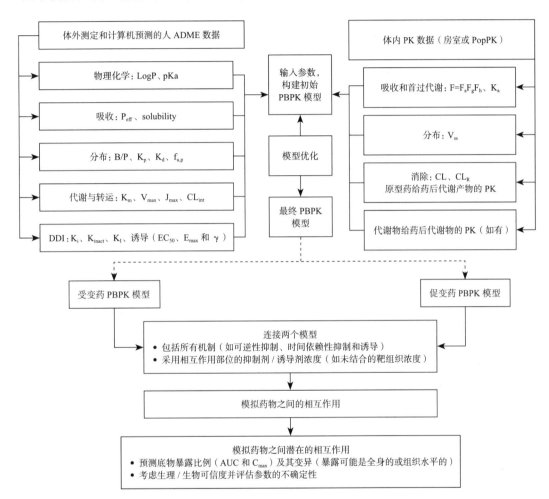

ADME：吸收、分布、代谢和排泄；
AUC：血浆药物浓度 - 时间曲线下的面积；
B/P：全血与血浆的比例；
C_{max}：最大浓度；
CL：清除率；
CL_{int}：固有清除率；
CL_R：肾脏清除率；
DDI：药物相互作用；
EC_{50}：产生最大效应一半的浓度；
E_{max}：最大效应；
F：生物利用度；
F_a：吸收分数；
F_g：被小肠吸收且未经肠代谢的药物分数；
F_h：进入肝脏且未经肝脏代谢的药物分数；
$f_{u,p}$：血浆游离分数；
γ：希尔系数；

IC_{50}：半数最大抑制浓度；
J_{max}：转运体介导的吸收 / 外排的最大速率；
K_a：一级吸收速率常数；
K_d：药物 - 蛋白质复合物的解离常数；
K_i：可逆抑制常数，达到最大抑制一半时的浓度；
K_I：表观失活常数，达到最大失活一半时的浓度；
k_{inact}：表观最大失活速率常数；
K_m：达到最大反应或转运速率一半时的底物浓度；
K_p：药物的组织 - 血浆分配系数；
LogP：辛醇 - 水分配系数的对数；
V_{ss}：稳态分布容积；
P_{eff}：空肠的渗透性；
PK：药代动力学；
PopPK：群体药代动力学；
V_{max}：代谢产物形成的最大速率。

PBPK 模型的基本考虑

（1）在研药物作为受变药的情况下，使用 PBPK 建模预测由酶介导的 DDI 时，应考虑的要点包括但不限于以下问题：①受变药的基础 PBPK 模型是否能够准确描述不同的给药方案（如，剂量比例研究）和给药途径（如静脉或口服）下的临床药动学研究数据；②各个消除途径对于受变药整体药物清除的贡献率是否可以根据体内或者体外数据得到定量估计；③促变药模型是否可以准确描述其对相应酶活性的影响，并且促变药与受变药的 PBPK 模型应包括两药产生相互作用的可能机制；④对于高度不确定性的参数，是否进行了敏感性分析；⑤如果预期代谢和转运机制较为复杂，受变药和促变药模型是否包括主要的药物处置和相互作用机制，且已得到逐步验证等。

如果模型可以准确描述强效酶抑制剂或诱导剂的体内 DDI 数据，则可以使用 PBPK 模型评价中效或弱效的促变药对受变药（在研药物）PK 的影响。

（2）在研药物作为促变药的情况下，使用 PBPK 建模预测由酶介导的 DDI 时，应考虑的要点包括但不限于以下问题：①促变药的 PBPK 模型是否能够准确描述不同的给药方案（例如剂量比例研究）和给药途径（如静脉或口服）下的临床药动学研究数据；②指针底物（受变药）模型是否可以准确描述当相应的酶受到影响时，受变药 PK 的变化，并且促变药与受变药的 PBPK 模型应包括两药产生相互作用的可能机制；③当抑制与诱导作用同时存在时，是否分别评估了抑制和诱导机制引起的药物相互作用（该方法可以对其在体内的酶抑制或诱导作用做保守估计）；④对于高度不确定性的参数，是否进行了敏感性分析。

由于并不完全了解其他机制引起的药物相互作用的机理，对生物学知识的缺乏以及对某些生理参数的未知情况，使用 PBPK 模型进行其他机制引起的药物相互作用时的预测力仍需进行确认。但一般需要明确药物间可能存在的作用机制，各个机制所对应的关键模型以及关键参数需要基于体内数据进行验证，例如若药物间相互作用是由胃内 pH 改变引起的，则需要对吸收模型以及与吸收相关的理化参数（如溶解度）做合理估计，如可能，需要使用食物 – 药物相互作用的药动学数据或者不同剂型下的药动学数据对模型进行验证。对于由疾病合并其他机制引起的药物相互作用，则需要不仅验证模型在疾病人群中对在研药物一般情况下 PK 的预测力，同时也要对其他机制引起的药物相互作用进行验证。对于高度不确定性的参数，需要进行敏感性分析。

（四）体外评估代谢酶介导的药物相互作用

1. 体外试验系统

（1）人肝组织的亚细胞组分，如微粒体、肝组织匀浆 9000g 离心后的上清液

（S9）和胞浆（必要时加入合适辅酶因子）；

（2）源于多种表达系统的重组人 CYP 酶；

（3）人肝组织，包括新鲜制备和冷冻保存的肝细胞，其可保存细胞及酶结构并包含完整的Ⅰ相和Ⅱ相代谢酶。

2. 评估在研药物是否为代谢酶底物

鉴定药物代谢的 CYP 同工酶的常用方法：①使用化学品、药物或抗体作为人肝微粒体或肝细胞中特定酶的抑制剂；②使用单独的人源重组 CYP 同工酶。

在进行代谢表型试验时，需注意以下事项：

（1）合理选择阳性对照药物（已经过验证的探针底物、强抑制 / 诱导剂）并证明其已知作用；试验系统可靠且可重现。

（2）建议同时使用以上两种方法确定药物代谢的特定同工酶。

（3）使用单独的人源重组 CYP 同工酶时，应考虑其和人肝脏之间 CYP 酶表达量和活性的差别。

（4）当测定单个 CYP 同工酶对在研药物总代谢的作用程度时，可测量原形药的减少或代谢产物的生成。

（5）当测定单个 CYP 酶对特定代谢产物形成的贡献程度时，应测定该代谢产物的生成速率，且生成速率一般应呈线性。

（6）应建立经验证且可重复的分析方法测定原形药及代谢产物的浓度。

（7）使用放射性标记的药物有利于采用液相色谱联用放射性检测器和质谱仪分析样品，可同时定性和定量测定代谢产物。

（8）如果在研药物各异构体均具有明显不同的处置特性（如两种异构体具有不同药理活性），则应分别评价外消旋药物的各异构体。

（9）大多数化学抑制剂对单个 CYP 酶无特异性。应在相同试验条件下使用单个 CYP 酶的指针底物验证抑制剂的选择性和效能。

3. 评估在研药物是否为代谢酶的抑制剂

在人肝组分系统中，通常采用指针底物法在研药物对 CYP 酶的抑制机制（如可逆性或时间依赖性抑制）和抑制强度（如 K_i 用于可逆抑制，K_I 和 k_{inact} 用于时间依赖性抑制）。

当采用体外系统研究酶抑制时，需注意以下事项：

（1）指针底物应具有选择性（如主要通过混合的人肝微粒体或单一的重组 CYP 酶代谢）并且应有简单的代谢途径（理想情况下，药物不连续代谢）。

（2）指针抑制剂的动力学常数（K_i、IC_{50}、K_I 和 k_{inact}）应与文献报道的值或研究者内部的参考值接近。体外代谢系统可以是混合人肝微粒体（如混合 10 个以上供体的肝脏微粒体）、混合冻存人肝细胞（如混合 10 个以上供体的肝细胞）或重组 CYP 酶。为了获得抑制参数，可以考虑将富含人血浆的原代肝细胞作为模拟真实生理条件的体外研究系统。

（3）应使用指针底物检测 4~8 个浓度的在研药物的抑制作用，首选高浓度（如游离药物 C_{max} 的 50 倍或剂量的 0.1 倍 /250mL）。但不应超过药物的溶解度极限且不应影响细胞模型的评价（如细胞毒性）。如果初始高浓度能抑制特定酶，则应检测较低药物浓度的抑制作用，并计算药物的 IC_{50} 值或 K_i 值。

（4）确定药物 IC_{50} 值的代表性试验包括以 ≤ 指针底物 K_m 的浓度进行孵育试验，以使抑制剂的 IC_{50} 与其 K_i 值的关联性更强。测定 K_i 值时，浓度范围应涵盖指针底物的 K_m 和抑制剂的 K_i 值。

（5）如果体外试验结果表明 K_i 将显著高于试验中测定的浓度，则无需对 K_i 值进行测定，但需充分讨论以支持该决定。如果已通过几种不同体外试验系统或者同一种酶的多个底物（如 CYP3A 底物）测定了 K_i 值，则在进行体内结果预测时应采用所获得的最低 K_i 值。

（6）微粒体蛋白浓度通常应低于 1mg/mL。如果化合物和微粒体蛋白的非特异性结合会影响动力学参数的分析，则应该对微粒体蛋白的非特异性结合进行校正，即利用药物在孵育体系中的游离分数（$f_{u,\ mic}$）来校正。$f_{u,\ mic}$ 可以通过试验测定（如使用平衡透析法或超滤法）或使用数学模型预测。

（7）一般应避免孵育时指针底物或抑制剂发生显著的减少。但当底物 K_m 较低，难以避免底物浓度较低时引起底物耗尽，此时测定抑制动力学参数时应考虑底物耗尽的情况。

（8）因某些有机溶剂可以抑制或诱导酶活性，所以应使用尽可能低浓度的有机溶剂 [< 1%（v/v），优选 < 0.5%]。试验应包括溶剂（载体）对照，必要时还应包括无溶剂对照。

（9）通常可对在研药物的 TDI 进行常规筛查：在加入底物前对其进行预孵育（如 30 分钟），如果指针药物的初始代谢产物的生成显著减少，且呈时间和辅酶因子（如 NADPH）依赖性，则提示可能存在 TDI，此时需进一步开展体外试验以获得 TDI 参数（即 k_{inact} 和 K_I）。

4. 评估在研药物是否为代谢酶的诱导剂

可选择冷冻保存或新鲜分离的人肝细胞研究在研药物诱导 CYP 酶的能力。其他体外系统（如永生化肝细胞系）或技术手段可提供支持性数据，但需证明这些体系和技术的适用性。可接受的研究终点包括 mRNA 水平和 / 或使用指针底物的酶活性水平检测。仅测量酶活性的主要问题是：当同时存在抑制作用时，可能会掩盖诱导作用，而通过测量 mRNA 水平进行转录分析可以解决该问题。应通过阳性对照验证系统，证明其中所有主要的 CYP 酶有功能且可被诱导。

当采用体外系统研究酶诱导时，需注意以下事项：

（1）在研药物浓度范围应涵盖临床治疗的暴露范围。在溶解度允许的情况下，该药物浓度范围应包括至少一个比体内最大的非结合稳态血药浓度高一个数量级的浓度。每个浓度应平行重复三次。此外，还应测定游离药物浓度，以帮助预测临床药物相互作用。

（2）建议至少使用 3 名供体的肝细胞。如果至少有一个供体肝细胞的研究结果超过预定临界值，则应考虑该药物为体外诱导剂，并开展后续评估。

（3）应证明所用试验方法均能准确评估在研药物的潜在诱导作用，避免出现假阴性的预测。

（4）在研药物一般需孵育 48~72h，以达到对酶的完全诱导。最佳孵育时间为既能检测到酶诱导而又不引起细胞毒性。应对孵育时间的缩短给出合理的说明。

（5）在研药物在孵育体系中的实际浓度对于将体外结果推导至体内情况非常重要。建议在孵育最后一天的若干时间点测量培养液中原形药的浓度。

（五）体外评估转运体介导的药物相互作用

1. 体外试验系统

根据研究目的可选择适用于特定转运体的体外检测系统，如膜囊泡系统、基于极化细胞的双向转运系统或单向摄入的细胞系统。

表 1　转运体介导的药物相互作用的体外系统

转运体	体外系统
ABC 转运体	
BCRP，P-gp	Caco-2 细胞，商品化的或研究机构自行构建的膜囊泡，基因敲除细胞，转染的细胞（MDCK，LLC-PK1 等）
溶质载体（SLC）转运体	
OATP1B1/3 OAT1/3、OCT2、MATEs*	肝细胞，转染的细胞（CHO，HEK293，MDCK 等） 转染的细胞（CHO，HEK293，MDCK 等） 商品化的或研究机构自行构建的膜囊泡，转染的细胞（CHO，HEK293，MDCK）

CHO：中国仓鼠卵巢细胞；HEK293：人胚肾 293 细胞；LLC-PK1：Lewis 肺癌猪肾细胞 1；MDCK：Madin-Darby 犬肾细胞；*MATEs 的功能取决于相反方向的质子梯度的驱动力，故应采用合适的 pH 值。

（1）膜囊泡系统：评估在研药物是否为 P-gp 或 BCRP 的底物或抑制剂，但不适用于高渗透性或高特异性结合的药物作为底物的评估。应直接测定三磷酸腺苷（ATP）依赖性、转运体介导的药物摄取。

（2）基于极化细胞的双向转运系统：用于评估在研药物是否 P-gp 或 BCRP 的

底物或抑制剂。将试验药添加到单层细胞的顶侧（apical，AP）或基底侧（basolateral，BL），测量渗透入接收室中的药量，根据 AP → BL（吸收）和 BL → AP（流出）两个方向上的表观渗透率（apparent permeability，P_{app}），计算底物的外排率（$ER=P_{app(BL \to AP)}/P_{app(AP \to BL)}$）。

（3）单向摄入的细胞系统：评估在研药物是否是溶质载体（solute carrier，SLC）转运体（如 OCT，OAT，OATP 和 MATE）的底物或抑制剂。转染细胞需要先使用转运体的指针底物验证，即指针底物的摄取量应为非转染细胞摄的 2 倍以上，且可被该转运体的选择性抑制剂所抑制。

2. 评估在研药物是否为转运体的底物的注意事项

（1）药物浓度应涵盖临床相关浓度的范围（如对肠道转运体，除溶解度限制外，可以覆盖 0.01 至 1 倍剂量/250mL 的范围）。

（2）体外试验浓度可受到在研药物的水溶性、与培养皿的非特异性结合以及细胞毒性作用等多种因素的限制。

（3）如果体外系统表达多种转运体，则应使用两种或两种以上已知的抑制剂验证研究结果。

3. 评估在研药物是否为转运体抑制剂的注意事项

（1）根据药物的溶解度和细胞毒性，试验浓度应从高浓度开始（至少比该药物的临床相关浓度高一个数量级）。

（2）由于转运体在组织中的不同位置表达，因此应考虑不同的临床相关浓度（如对位于肾脏的摄取转运体计算游离药物 C_{max}，对肝脏摄取转运体计算肝门静脉处最大游离药物浓度，对肠顶端转运蛋白，药物浓度应覆盖 0.1× 剂量/250mL）。若在研药物显示抑制活性，应测试其他浓度以计算 IC_{50} 或 K_i 值，并将其与临床血浆或肠道浓度进行比较，以预测潜在的 DDI。

（3）指针底物浓度应能够使其呈线性转运，通常小于或等于其转运体的 K_m 值。

（4）评价在研药物对 OATP1B1 和 OATP1B3 的抑制作用时，需考虑进行预孵育，评估 TDI 是否会使其的 IC_{50} 降低。如环孢菌素及其代谢产物 AM1 是 OATP1B 的时间依赖性抑制剂。

（5）抑制作用可能有底物依赖性，故应选择后期可能用于临床研究的指针底物确定在研药物的抑制常数。也可使用对已知抑制剂产生较低 IC_{50} 的指针底物以避免低估在研药物潜在的相互作用。

（6）可使用阳性和阴性对照对实验室内部的体外系统进行校正，以获得临界值，为 DDI 临床研究提供参考。

（六）用于评估药物相互作用的药物清单

表 2　体外试验可选择的 CYP 酶指针底物及其特征反应

酶	特异性底物	特征反应
CYP1A2	非那西丁（phenacetin）	非那西丁 –O– 去乙基化反应
	7- 乙氧基试卤灵（7-ethoxyresorufin）	7- 乙氧基试卤 – 去乙基化反应
CYP2B6	依法韦仑（efavirenz）	依法韦仑羟化反应
	安非他酮（bupropion）	安非他酮羟化反应
CYP2C8	紫杉醇（paclitaxel）	紫杉醇 6α- 羟化反应
	阿莫地喹（amodiaquine）	阿莫地喹 N- 去乙基化反应
CYP2C9	S- 华法林（S-warfarin）	S- 华法令 7- 羟化反应
	双氯芬酸（diclofenac）	双氯芬酸 4'- 羟化反应
CYP2C19	S- 美芬妥英（S-Mephenytoin）	S- 美芬妥英 4'- 羟化反应
CYP2D6	丁呋洛尔（bufuralol）	丁呋洛尔 1'- 羟化反应
	右美沙芬（dextromethorphan）	右美沙芬 O- 去甲基化反应
CYP3A4/5*	咪达唑仑（midazolam）	咪达唑仑 1'- 羟化反应
	睾酮（testosterone）	睾酮 6β'- 羟化反应

* 对于 CYP3A4/5，应同时选用两种底物进行试验。

表 3　体外试验可选择的 CYP 酶特异性抑制剂

酶	特异性抑制剂	备　注
CYP1A2	α- 奈黄酮（α-naphthoflavone）	
	呋拉茶碱（furafylline）	时间依赖性抑制剂
CYP2B6	舍曲林（sertraline）	
	苯环己哌啶（phencyclidine）	时间依赖性抑制剂
	塞替派（thiotepa）	时间依赖性抑制剂
	噻氯匹定（ticlopidine）	时间依赖性抑制剂
CYP2C8	孟鲁司特（montelukast）	
	槲皮素（quercetin）	
	苯乙肼（phenelzine）	时间依赖性抑制剂
CYP2C9	磺胺苯吡唑（sulfaphenazole）	
	替尼酸（tienilic acid）	时间依赖性抑制剂

酶	特异性抑制剂	备　注
CYP2C19	S-（+）-N-3-benzyl-nirvanol	
	诺卡酮（nootkatone）	
	噻氯匹定（ticlopidine）	时间依赖性抑制剂
CYP2D6	奎尼丁（quinidine）	
	帕罗西汀（paroxetine）	时间依赖性抑制剂
CYP3A4/5	伊曲康唑（itraconazole）	
	酮康唑（ketoconazole）	
	阿扎莫林（azamulin）*	时间依赖性抑制剂
	竹桃霉素（troleandomycin）	时间依赖性抑制剂
	维拉帕米（verapamil）	时间依赖性抑制剂

表 4　体外试验可选择的 CYP 酶诱导剂

酶	诱导剂
CYP1A2	奥美拉唑（omeprazole），兰索拉唑（lansoprazole）
CYP2B6	苯巴比妥（phenobarbital）
CYP2C8	利福平（rifampicin）
CYP2C9	利福平（rifampicin）
CYP2C19	利福平（rifampicin）
CYP3A4/5	利福平（rifampicin）

表 5　临床试验可选择的 CYP 酶指针底物

酶	底　物	备　注
CYP1A2	替扎尼定（tizanidine）	
	咖啡因（caffeine）	
CYP2B6	-	CYP2B6 缺乏指针底物
CYP2C8	瑞格列奈（repaglinide）	也是 OATP1B1 底物
CYP2C9	甲苯磺丁脲（tolbutamide）	中等敏感底物
	S- 华法林（S-warfarin）	中等敏感底物
CYP2C19	兰索拉唑（lansoprazole）	中等敏感底物
	奥美拉唑（omeprazole）	

酶	底 物	备 注
CYP2D6	地昔帕明（desipramine）	
	右美沙芬（dextromethorphan）	
	奈必洛尔（nebivolol）	
	美托洛尔（metoprolol）	
CYP3A	咪达唑仑（midazolam）	
	三唑仑（triazolam）	

表 6　临床试验可选择的 CYP 特异性抑制剂

酶	抑制剂	备 注
CYP1A2	氟伏沙明（fluvoxamine）	也是 CYP2C19 的强抑制剂，CYP2D6 和 CYP3A 的中等强度抑制剂
	依诺沙星（enoxacin）	
	噻氯匹定（ticlopidine）	
CYP2B6		CYP2B6 缺乏特异性抑制剂
CYP2C8	吉非贝齐（gemfibrozil）	强抑制剂，也是 OATP1B1 和 OAT3 抑制剂，其葡萄糖醛酸结合物是 CYP2C8 和 OATP1B1 的抑制剂
	氯吡格雷（clopidogrel）	中等强度抑制剂，CYP2B6 的弱抑制剂和 OATP1B1 抑制剂，其葡萄糖醛酸结合物也是 CYP2C8 和 OATP1B1 抑制剂
CYP2C9	氟康唑（fluconazole）	中等强度抑制剂，也是 CYP2C19 的强抑制剂和 CYP3A 的中等强度抑制剂
CYP2C19	氟伏沙明（fluvoxamine）	也是 CYP1A2 的强抑制剂，CYP2D6 和 CYP3A 的中等强度抑制剂
	氟康唑（fluconazole）	也是 CYP2C9 和 CYP3A 的中等强度抑制剂
	氟西汀（fluoxetine）	也是 CYP2D6 的强抑制剂
	噻氯匹定（ticlopidine）	
CYP2D6	帕罗西汀（paroxetine）	
	氟西汀（fluoxetine）	也是 CYP2C19 的强抑制剂，P-gp 抑制剂
	奎尼丁（quinidine）	也是 P-gp 抑制剂
CYP3A4	克拉霉素（clarithromycin）	也是 P-gp 抑制剂
	伊曲康唑（itraconazole）	也是 P-gp 抑制剂
	酮康唑（ketoconazole）	也是 P-gp 抑制剂
	利托那韦（ritonavir）	也是 P-gp 抑制剂

表 7　临床试验可选择的 CYP 酶诱导剂

酶	诱导剂	备注
CYP1A2	苯妥因（phenytoin）	中等强度诱导剂
	利福平（rifampicin）	强诱导剂
CYP2B6	利福平（rifampicin）	中等强度诱导剂
	卡马西平（carbamazepine）	
CYP2C8	利福平（rifampicin）	中等强度诱导剂
CYP2C9	利福平（rifampicin）	中等强度诱导剂
CYP2C19	利福平（rifampicin）	强诱导剂
	苯妥因（phenytoin）	中等强度诱导剂
CYP3A	利福平（rifampicin）	强诱导剂
	苯妥因（phenytoin）	强诱导剂
	卡马西平（carbamazepine）	

表 8　体外试验可选择的转运体指针底物

转运体	底物	备注
P-gp	地高辛（digoxin）	也是 OATP1B3 底物
	非索非那丁（fexofenadine）	也是 OATPs，MRP2 和 MRP3 底物
	洛哌丁胺（loperamide）	
	奎尼丁（quinidine）	
	他林洛尔（talinolol）	也是 MRP2 底物
	长春碱（vinblastine）	也是 MRP2 底物
BCRP	2- 氨基 -1- 甲基 -6- 苯基咪唑并 [4，5-b] 吡啶（2-amino-1-methyl-6-phenylimidazo [4，5-b] pyridine）	也是 MRP2 和 P-gp 底物
	考迈斯托醇（coumestrol）	
	大豆甙元（daidzein）	
	丹曲林（dantrolene）	
	雌酮 -3- 硫酸酯（estrone-3-sulfate）	也是 OATPs 和 NTCP（Sodium Taurocholate Cotransporting Polypeptide）底物
	染料木素（genistein）	
	哌唑嗪（prazosin）	也是 P-gp 底物
	柳氮磺胺吡啶（sulfasalazine）	

续表

转运体	底　物	备　注
OATP1B1, OATP1B3	cck-8（cholecystokinin octapeptide）	OATP1B3 的选择性底物（相比于 OATP1B1）
	雌二醇 17β- 葡萄糖醛酸苷（estradiol-17β-glucuronide）	
	雌酮 3- 硫酸酯（estrone-3-sulfate）	OATP1B1 的选择性底物（相比于 OATP1B3）
	匹伐他汀（pitavastatin）	也是 MRP2, P-gp 和 NTCP 底物。OATP1B1 的选择性底物（相比于 OATP1B3）
	普伐他汀（pravastatin）	也是 MRP2, OAT3 和 NTCP 底物
	替米沙坦（telmisartan）	OATP1B1 的选择性底物（相比于 OATP1B3）
	瑞舒伐他汀（rosuvastatin）	也是 MRP2, OAT3, NTCP 和 BCRP 底物
OAT1	阿德福韦（adefovir）	
	对氨基马尿酸（p-aminohippurate）	
	西多福韦（cidofovir）	
	替诺福韦（tenofovir）	
OAT3	苄甲青霉素（benzylpenicillin）	也是 OATPs 底物
	雌酮 3- 硫酸酯	也是 BCRP 和 OATP1B1 底物
	普伐他汀（pravastatin）	也是 OATPs 和 MRP2 底物
MATE1, MATE2-K	二甲双胍（metformin）	OCTs 和 MATES 底物
	1- 甲基 -4- 苯基吡啶（1-methyl-4-phenylpyridinium（MPP+））	OCTs 和 MATES 底物
	四乙基氯化铵（tetraethylammonium（TEA））	OCTs 和 MATES 底物
OCT2	二甲双胍	OCTs 和 MATES 底物
	1- 甲基 -4- 苯基吡啶	OCTs 和 MATES 底物
	四乙基氯化铵	OCTs 和 MATES 底物

表 9　体外试验可选择的转运体抑制剂

转运体	抑制剂	备　注
P-gp	环孢素 A（cyclosporine A）	也是 MRP2, BCRP, NTCP 和 OATPs 抑制剂
	依克立达（elacridar, GF120918）	也是 BCRP 抑制剂
	酮康唑［ketoconazole（c）］	也是 NTCP 抑制剂
	奎尼丁（quinidine）	也是 OCTs 抑制剂
	利血平（reserpine）	也是 MRP2 抑制剂

转运体	抑制剂	备 注
P-gp	利托那韦（ritonavir）	也是 OATPs 抑制剂
	他克莫司（tacrolimus）	也是 OATPs 抑制剂
	伐司扑达（valspodar，PSC833）	也是 MRP2 抑制剂
	维拉帕米（verapamil）	也是 OCTs 抑制剂
	唑喹达（zosuquidar（LY 335979））	
BCRP	依克立达（elacridar，GF120918）	也是 P-gp 抑制剂
	烟曲霉毒素 C（fumitremorgin C）	
	Ko134	
BCRP	Ko143	
	新生霉素（novobiocin）	
	柳氮磺胺嘧啶（sulfasalazine）	
OATP1B1 OATP1B3	环孢素 A	也是 MRP2，BCRP，NTCP 和 P-gp 抑制剂，预温孵增加其抑制作用
	雌二醇 17β 葡萄糖醛酸苷（estradiol-17β-glucuronide）	也是 MRP2 和 BCRP 抑制剂
	雌酮 3- 硫酸酯（estrone-3-sulfate）	也是 BCRP 和 NTCP 抑制剂
	利福平（rifampicin）	
	利福霉素（rifamycin sv）	
OAT1 OAT3	苄甲青霉素（benzylpenicillin）	
	丙磺舒（probenecid）	也是 OATPs 抑制剂
MATE1 MATE2-K	西咪替丁（cimetidine）	也是 OCTs 和 OAT3 抑制剂
	乙胺嘧啶（pyrimethamine）	
OCT2	西咪替丁（cimetidine）	预温孵增加其抑制作用

表 10 临床试验可选择的转运体指针底物

转运体	底 物	备 注
P-gp	达比加群酯（dabigatran etexilate）	
	非索非那丁（fexofenadine）	也是 OATP1B 底物
	地高辛（digoxin）	
BCRP	柳氮磺胺吡啶（sulfasalazine）	
	瑞舒伐他汀（rosuvastatin）	也是 OAT3 和 OATP 底物

续表

转运体	底 物	备 注
OATP1B1 OATP1B3	普伐他汀（pravastatin）	
	瑞格列奈（repaglinide）	
	阿托伐他汀（atorvastatin）	P-gp，BCRP、MRP2 和 CYP3A 底物
	波生坦（bosentan）	
	阿舒瑞韦（asunaprevir）	
	丹诺普韦（danoprevir）	
	瑞舒伐他汀（rosuvastatin）	OATP1B1 的选择性底物（相比于 OATP1B3）
	多西他赛（docetaxel）	
OATP1B1 OATP1B3	非索非那定（fexofenadine）	
	格列本脲（glyburide）	
	那格列奈（nateglinide）	
	紫杉醇（paclitaxel）	
	匹伐他汀（pitavsatatin）	
	辛伐他汀酸（simvastatin acid）	
OAT1 OAT3	阿德福韦（adefovir）	OAT1 的选择性底物（相比于 OAT3）
	头孢克洛（cefaclor）	
	头孢唑林（ceftizoxime）	
	呋塞米（furosemide）	
	更昔洛韦（ganciclovir）	OAT1 的选择性底物（相比于 OAT3）
	法莫替丁（famotidine）	
	甲氨蝶呤（methotrexate）	
	奥司他韦羧化物（oseltamivir carboxylate）	OAT3 的选择性底物（相比于 OAT1）
MATE1， MATE2-K OCT2	二甲双胍（metformin）	

表 11 临床试验可选择的转运体抑制剂

转运体	抑制剂	备 注
P-gp	雷诺嗪（ranolazine）	也抑制 OCT2 活性
	维拉帕米（verapamil）	也抑制 OCT2 和 CYP3A4 活性
	伊曲康唑（itraconazole）	也抑制 CYP3A4 和 BCRP 活性

转运体	抑制剂	备 注
P-gp	克拉霉素（clarithromycin）	也抑制 OATPs 和 CYP3A4 活性
	奎尼丁（quinidine）	也抑制 OCT2 和 CYP3A4 活性
	利托那韦（ritonavir）	也抑制 OATPs 和 CYP3A4 活性
	替拉那韦（telaprevir）	也抑制 OATPs 和 CYP3A4 活性
	沙奎那韦（saquinavir）+ 利托那韦（ritonavir）	也抑制 OATPs 和 CYP3A4 活性
BCRP	姜黄素（curcumin）	
	艾曲波帕（eltrombopag）	
	环孢素 A（cyclosporine A）	对多种转运体均有强抑制作用
OATP1B1 OATP1B3	吉非贝齐（gemfibrozil）	对 CYP2C8 和 OAT3 有抑制作用。其葡萄糖醛酸结合物也抑制 CYP2C8 和 OATP1B1
	利福平（rifampicin）	单剂量给药
	环孢素 A	对多种转运体均有强抑制作用
	克拉霉素（clarithromycin）	
	红霉素（erythromycin）	
	西咪匹韦（simeprevir）	
OAT1 OAT3	对氨基马尿酸（p-aminohippuric acid）	主要抑制 OAT1 活性，
	丙磺舒（probenecid）	也抑制 MRP2 活性
	特立氟胺（teriflunomide）	
OCT2 MATE1 MATE2-K	西咪替丁（cimetidine）	对 MATE 抑制作用强于 OCT2
	甲氧苄氨嘧啶（trimethoprim）	对 MATE 抑制作用强于 OCT2
	杜鲁特韦（dolutegravir）	对 OCT2 抑制作用强于 MATEs
	凡德他尼（vandetanib）	对 MATE 抑制作用强于 OCT2
	雷诺嗪（ranolazine）	MATE 和 OCT2 抑制作用相当
	艾沙康唑（isavuconazole）	对 P-gp 和 BCRP 有一定抑制作用

抗肿瘤药首次人体试验扩展队列研究
技术指导原则（试行）

一、引言

抗肿瘤药是全球创新药研发的热点。为满足肿瘤患者的临床用药迫切需求，适当加快抗肿瘤药临床试验进程，近年来抗肿瘤药的临床试验设计类型和方法在不断创新。

传统的首次人体（First in Human，FIH）试验的主要目的是对药物的安全耐受性和药代动力学（Pharmacokinetics，PK）特征等进行初步研究，为后期研究给药方案的设计提供数据支持。近些年，抗肿瘤药研发中有时会在传统 FIH 试验之后（或当中）融合扩展队列（Expansion Cohorts）研究，即"FIH 扩展队列研究"，对药物的抗肿瘤活性、安全性、PK 和患者群体等不同方面进行早期探索，旨在无缝衔接临床试验进程，以加快抗肿瘤创新药研发。

FIH 扩展队列研究具有快速招募和获得信息不断变化等特点，使得较多受试者可能暴露于疗效未知和 / 或毒性特征尚未明确的药物下，且基于研究计划和研发目的的不同，这类研究可能入组几百例或更多的受试者。为了降低此类研究的风险和充分保护受试者，应制定详细的风险管理计划并严格执行，快速评估新收集的数据，向研究者、伦理委员会（Ethics Committee，EC）和监管机构等及时报告，必要时及时进行研究方案修订。

本指导原则旨在指出抗肿瘤药 FIH 扩展队列研究需考虑进行风险管理，同时为此类研究的设计和实施提供总体建议等。

本指导原则仅代表药品监管部门当前的观点和认知。随着科学技术的进展，本指导原则中的相关内容将不断完善与更新。应用本指导原则设计和实施研究时，请同时参考药物临床试验质量管理规范（Good Clinical Practice，GCP）、国际人用药品注册技术协调会（International Council on Harmonization，ICH）和其他相关指导原则。

二、首次人体试验扩展队列研究的定义以及风险／挑战

（一）定义

FIH 扩展队列研究是指在临床研究早期的初始剂量递增阶段（一般指的是 FIH 研究）获得一定研究数据之后（剂量递增研究尚在进行中），或紧随剂量递增研究之后进行的具有特定队列研究目的的临床研究。

FIH 扩展队列研究的研究目的包括探索药物在特定患者人群中的抗肿瘤活性、初步评价药物在特殊人群（例如，儿科特定肿瘤患者、老年患者或器官功能不全患者）中的有效性／合理剂量、探索联合治疗下药物的给药方案、初步评估生物标志物的临床价值、继续探索和明确药物的作用机理等。一般而言，除非研究方案预先规定随机化和统计分析计划，否则不进行队列之间的有效性比较。

（二）风险和挑战

必须认识到，FIH 扩展队列研究存在一定的风险和挑战，在设计和实施时必须关注相关问题，包括但不限于以下几点：

1. 为了给受试者提供必要的安全性监测以保护受试者安全，申办者、研究者、EC 和监管机构等及时掌握更新的安全性数据是至关重要的。因此，研究者应根据相关指导原则及时向申办者、EC 和监管机构等相关方报告新的安全性数据。这对相关方提出了更高的挑战。

2. FIH 扩展队列研究通常是根据剂量递增研究的结果和／或其他信息（例如相同作用机制的其他药物信息或文献信息等）进行设计和调整，但是应该认识到由于剂量递增研究的观察时间和样本量均有限，因此可能无法从中获得非常可靠的研究药物特征信息，导致一定程度上影响了 FIH 扩展队列研究设计的合理性，可能需要在研究过程中根据新获得的信息不断进行调整。

3. 对 FIH 扩展队列研究结果和数据分析的解读可能不及时、偏差或遗漏，延误临床研发。例如，根据非计划的队列研究结果选择给药方案或基于未经确证的生物标志物选择研究人群，给后续研究带来一定风险。

4. 及时进行研究数据分析和整合、多次修订研究方案、根据不同研究目的设计合理的统计分析计划，上述过程均需各相关方之间更频繁、高效地沟通。这对各相关方之间的良好沟通提出较高要求。

5. 有时多个队列研究同时招募受试者，可能导致较多受试者纳入到疗效欠佳或安全性风险较高的研究队列。

6. FIH 扩展队列研究使接受研究药物的受试者数量超出传统的 FIH 试验所需数量。

三、适用范围

由于 FIH 扩展队列研究设计可能增加受试者风险，因此应基于前期的获益风险评估、非临床研究数据和已有临床数据等，选择合理的研究人群。建议入组缺乏临床标准治疗或临床标准治疗失败的患者，或基于科学证据及前期数据，预期获益大于目前标准治疗的患者。

对于安全性风险过高且难以进行风险管理的研究药物，建议慎重开展 FIH 扩展队列研究。具有陡峭的暴露 – 安全性关系、个体间 / 内变异较大、生物转化和清除由多态酶介导的小分子药物，或其他安全性风险较高的药物（例如免疫激动剂药物）等，通常不建议采用 FIH 扩展队列研究设计。

四、FIH 扩展队列研究的目的以及考虑

应充分考虑设计 FIH 扩展队列研究的数据基础和风险管理等条件，并充分考量每个队列研究设计的科学依据。为达到队列研究的目的，应根据现有的安全性等数据信息，科学设计各个队列研究的关键要素，包括入排标准、评价指标、监查计划和样本量合理性的统计学考量等。

（一）安全性数据的进一步收集

旨在在剂量递增阶段获得的安全性数据基础上，进一步评估药物的安全性特征。对剂量递增阶段获得的安全性和 PK 数据以及其他队列研究（如有）的安全性数据进行总结，以支持此队列研究的开展。

在药物治疗窗较窄或出现剂量限制性毒性如致死的情况下，通常建议延迟或暂停扩展，直到确定合理的可接受的 II 期试验推荐剂量。

如果前期研究数据显示药物具有致 QT/QTc 间期延长及潜在致心律失常风险或中枢系统、呼吸系统等风险，建议考虑在队列研究中收集相关数据。

（二）有效性的初步评估

可通过设计相应队列初步评价药物抗肿瘤活性。建议考虑以下要素：

1. 研究人群的选择建议考虑药物作用机制和拟定人群对研究风险的可接受性。纳入人群可考虑疾病自然史、潜在的合并症、不同的肿瘤组织类型对药效的敏感性和不良反应的易感性，以及临床标准治疗情况等。

2. 对于基于较少有效性数据启动的罕见瘤种的队列研究，建议事先制定统计分析计划，包括最大样本量的计算依据和疗效缺乏时的停止规则，以减少暴露于无效药物（剂量）的受试者数量。

3.可在某特定肿瘤类型或者根据生物标志物筛选特定人群开展队列研究，进行有效性探索。

4.对于考察有效性的队列研究，建议及时从剂量递增研究和其他队列研究中获得更新的安全性数据（如有）。

如果初步临床试验的数据表明，在临床需求高度未被满足的患者人群（包括罕见瘤种等）中，与现有治疗手段相比，研究药物表现出突出疗效，可与监管机构沟通讨论进一步开发和注册计划，或提交新临床试验申请。

（三）影响 PK 和 PD 的内因、外因探索

在获得药物初步的安全性和 PK 特征的情况下，可以通过队列研究初步探索器官功能不全、食物和药物相互作用等内因、外因对研究药物 PK 和 PD 的影响。器官功能不全、食物影响和药物相互作用等研究设计和基本考虑等可参考相应指导原则。

（四）后续给药方案的探索

为了达到尽可能可靠地评估研究药物的最佳给药方案（给药剂量、给药频率等）的研究目的，FIH 扩展队列研究设计通常应考虑以下几个方面：

1.根据研究目的确定是否采用随机化方法将受试者分配至两种或多种给药方案的队列研究中，随机化方法可以保证不同给药方案治疗组研究结果的可比性。

2.如适用，样本量需足以评价药物在安全性和有效性方面具有临床意义的差异，样本量确定的依据应科学合理。

3.应对研究药物已获得的安全性、有效性和 PK 等研究数据，进行全面地整理、汇总以及充分分析，以支持后续研究给药方案的选择。

4.采用建模与模拟方法进行暴露–效应(安全性和/或有效性)关系分析(如有)，可进一步验证后续研究给药方案的合理性。

（五）生物标志物的探索和研发

在早期临床试验阶段探索合理的生物标志物，有助于了解药物对人体的药理学作用以及为指导后续临床试验设计等提供支持性证据。通过生物标志物筛选 FIH 扩展队列研究的研究人群时，应证明选用生物标志物和检测方法的科学合理性，选用的生物标志物应采用适当并经过方法学验证的体外诊断试剂或检测方法进行检测。

采用性能指标（例如特异性、灵敏度）未经充分验证的生物标志物检测方法可能会产生虚假结果和/或延迟潜在有效药物的开发。建议尽早建立生物样品采集、处理的标准操作规程（Standard Operating Procedure，SOP），以及检测和分析计划。探索性的生物标志物应在确证性试验中进一步验证。

鼓励伴随诊断试剂的同步研发，建议在体外诊断开发计划的早期与相关部门沟通。

（六）制剂变更的初步评价

为支持 FIH 扩展队列研究，已完成的药学研究信息应符合相关技术要求。

如果在临床研发过程中，制剂变更（例如处方变更、生产工艺变更、生产规模扩大、生产场地变更等）可能对制剂产生影响，如需开展桥接研究，建议在方案 / 修订案中明确说明研究中引入的新制剂等变更情况。制剂变更可能需要合理的桥接试验。变更和桥接研究应符合相关指导原则。

（七）联合用药的探索

根据《抗肿瘤药联合治疗临床试验技术指导原则》等相关指导原则，在进入首次联合治疗前，常规应获得拟联合创新药相对充分的单药临床药理学和安全性数据。队列研究的给药方案应包括联合使用这些药物的科学依据以及安全性监查计划，并关注毒性叠加等风险。

（八）药物在儿科人群中 PK、耐受性和疗效的初步评价

在获得成人的初始安全性数据及潜在临床获益的合理证据后，如果根据药物的作用机制，药物对一种或多种儿科肿瘤的治疗具有潜在疗效，比如药物靶点是儿科肿瘤的细胞表面受体、融合蛋白、扩增 / 突变基因或细胞信号通路等时，则可考虑通过队列研究对儿科人群进行探索。

如果预期儿科患者可能通过参加试验获得直接的临床获益，且最小风险（Minimal Risk）略微增加，应在明确成人的安全剂量和初步疗效后，可考虑在剂量探索和有效性评估队列中入组大于十二岁的儿科患者的队列。特殊情况下，在获得成人的完整临床数据之前，单独在肿瘤衍生细胞系或肿瘤患者的移植瘤模型中具有活性的非临床证据可为入组儿科队列提供一定依据。

支持儿科患者 FIH 扩展队列研究的研究方案应包括详细的安全性监查计划、PK 研究计划以及药效学研究目的（如适用）以指导进一步的儿科适应症开发。对于靶向药物，应记录并确认靶点存在的情况。儿科患者入组扩展队列时，应入选限于没有治疗方法或现有治疗手段效果极差的复发性或难治性疾病的儿科患者。

在 FIH 扩展队列研究中前瞻性地纳入一个或多个儿科队列，作为单独的儿科剂量探索和疗效评估的替代方案，有助于缩短儿科用药开发的时间。在这些情况下，应考虑分阶段先让年龄较大的儿童或青少年入组，然后再让年龄较小的儿童入组。

如果计划在 FIH 扩展队列研究中入组儿科患者，应事先与监管机构沟通。

具体可参考相关指导原则。

（九）种族敏感性的探索

如果研究药物在全球同步研发并拟在多个国家申请上市，条件允许时可在 FIH 扩展队列研究中初步探索 PK 和 / 或 PD 方面的种族敏感性，为药物申报上市提供 PK 和 / 或 PD 方面的种族敏感性的支持性证据。

可视情况考虑在 FIH 扩展队列研究中考察疾病或安全性等方面的种族敏感性问题。

五、试验风险控制

建立数据共享机制，利于各相关方及时获知并评估研究中新出现的安全性和有效性数据，有助于降低受试者参加 FIH 扩展队列研究的风险和保护受试者。

（一）安全性监查和报告计划

应对 FIH 扩展队列研究进行相应安全性监查，保证研究按照研究计划和方案进行，同时确保及时处理和管理研究的安全性风险。

根据临床试验申请中报告安全性数据的相关要求，申办者应建立系统性的操作流程，包括为解决严重的安全性问题而启动方案修订的工作流程，以确保将严重的安全性问题及时与研究者和监管机构等进行沟通。

FIH 扩展队列研究申请的申报资料中应包含定期提交安全性更新报告的计划，建议频率可高于每年一次。监管部门根据具体情况可能要求申办者调整研发期间安全性更新报告周期。应定期评估新的安全性数据（其能够进一步识别、定性不良反应，并提供不良反应的管理措施），并汇总以上数据以支持研究方案中一个或多个队列研究的修订，或支持新队列研究方案的设计。

现有或新的队列研究的方案修正案应参考最新的安全性更新报告。

鉴于研究的复杂性和受试者风险较高，医学监查员应具有医学背景和临床试验等相关经验。

（二）数据监查委员会

鉴于 FIH 扩展队列研究的复杂性，即涉及不同的研究目的、研究人群和同时评估不同给药方案等，导致可能增加受试者的潜在风险。因此，可考虑为 FIH 扩展队列研究建立数据监查委员会（Data Monitoring Committee，DMC），以评估研究药物的安全性和有效性。可视情况参考《药物临床试验数据监查委员会指导原则》等相关指导原则。

DMC 的职责包括但不限于：安全性监查和 / 或有效性监查以及审核方案修订等，以降低入组受试者的风险。DMC 应负责审查所有严重不良事件，并定期召开会议，以评估总体安全性信息。DMC 根据方案和 DMC 章程对每个研究队列的安全性和有效性进行评估，并给出建议，例如由于安全性原因而停止某个研究队列；由于缺乏疗效而停止某个研究队列；改变药物剂量、方案等。

（三）伦理审查

在 EC 审查并批准临床试验之前，不得启动临床试验。整个试验期间应接受 EC 的持续审查。

EC 应根据研究的风险以及 EC 审查既定的 SOP，在 EC 批件中明确持续审查的频率。由于 FIH 扩展队列研究的复杂性，该频率应比每年一次更频繁。

为满足持续审查的要求，研究者应根据相关法规和指南的要求，在研究过程中将安全性信息及时报告给 EC，包括可疑且非预期严重不良反应（Suspected Unexpected Serious Adverse Reaction，SUSAR）、累积安全性信息、定期试验进展报告以及 EC 要求的其他信息。以上信息对于 EC 评价正在进行的队列研究对受试者的风险 / 获益、所有方案修订（例如，改变剂量或增加新的队列）的科学性和伦理合理性，以及充分的知情同意是十分必要的。在目前 EC 批件有效期内获得继续开展试验的批准。

EC 可以采用会议审查或简易审查程序对试验进行审查。对于重要的安全性信息报告如危及生命的 SUSAR 等建议采用常规会议审查之外的紧急会议审查方式以满足及时获得审查结论、保护受试者安全和权益等目的。

在多中心、FIH 扩展队列研究中，为了提高 EC 审查的质量、效率和审查结果的同质性，建议在允许的情况下采用协同审查的方式，包括 EC 审查互认、委托审查或区域 EC 审查等，具体实施过程和方式建议根据相关要求进行。

（四）知情同意

在研究期间获得可能影响受试者参加或继续参加试验的新的决定性信息时，应及时更新知情同意书。更新的知情同意书在获得 EC 批准后应及时告知受试者，并再次获得受试者书面知情同意。更新的知情同意书应反映全部临床方面重大的修订内容。

具体知情同意过程应符合《药物临床试验质量管理规范》等相关要求。

（五）风险管理计划和考虑

为降低受试者风险，在风险管理计划或措施中应包含针对 FIH 扩展队列研究的相应内容。风险管理计划中应包含（但不限于）以下信息，例如研究药物已识别或潜在的重要安全性风险，相应的监控、管理和处置措施等。风险管理计划的制定可参考研究药物前期非临床 / 临床安全性数据和 / 或同靶点 / 作用机制的药物的重要安全性风险信息等。

FIH 扩展队列研究的剂量选择应结合已有研究数据、药物特性和研究目的等确定。为了控制安全性风险建议采取逐步小幅增加剂量等方式谨慎开展队列研究。

应对研究药物进行风险评估，对于高风险的研究药物，如果仍设计队列研究，则在剂量递增时应采取暴露量控制的手段。

六、统计学考虑

FIH 扩展队列研究通常采用探索性研究设计，其包括传统设计和适应性设计。队列研究的设计应确保可实现该队列研究的目的，例如可以考虑在队列内进行随机化以比较不同给药方案之间的安全性和 / 或疗效差异，也可以采用非随机化进行不同研究目的的探索。

基于探索性目的的 FIH 扩展队列研究，样本量通常较小。应在研究方案和统计分析计划中根据研究目的确定每个队列研究的样本量，并阐述其合理性。队列研究的分析计划应完整全面。数据分析通常采用描述性分析，也可采用推断性分析。分析方法针对每一队列研究单独考虑。

需要注意的是：①结合研究目的和具体设计及假设检验的适用性，样本量较少时将会降低统计学检验效能。②对于预先设定假设检验的队列，将基于待检验的研究假设、显著性水平、检验效能等确定样本量大小。③每个队列研究的背景信息应包含设置该队列研究的科学依据。对于评价抗肿瘤活性的队列研究应制定提前终止规则，例如发生不可接受的毒性等安全性原因，或者未达到预期抗肿瘤活性。④如果申办方拟采用 FIH 扩展队列数据申报上市申请，队列研究方案应至少包含样本量计算依据、充分的数据质量保证措施和最佳剂量选择的依据，以及预先制定确保统计严谨性的统计分析计划等。

七、定量药理学方法的应用

定量药理学可以利用非临床和临床数据建立反映药物暴露 – 效应关系的模型，并通过建模与模拟方法预测不同临床应用场景下的临床效应。定量药理学可作为药物临床试验的设计工具，也可作为数据分析手段。

FIH 扩展队列研究可采用定量药理学的建模与模拟方法，纳入不同队列研究、不同来源（非临床数据、文献数据等）的数据合并建模，分析结果可进行交互验证，形成支持方案设计和决策的证据链。例如基于临床数据和文献数据建立的 PK/

PD 模型，有助于发现暴露 – 效应（有效性和 / 或安全性）关系，评估协变量对模型参数的影响，为后续研究的给药方案（例如首剂加倍、按体重给药 / 固定剂量给药、给药间隔等）提供依据。随着数据的积累，建议及时更新模型并做出相应调整。

八、研究方案

应提供采用 FIH 扩展队列研究设计的充分理由，并提供每个队列研究设计的科学依据。FIH 扩展队列研究方案应包含临床试验方案的所有要素以及所有必要信息，确保监管机构和其他相关方（研究者、EC 等）可以对受试者风险进行充分评估，同时确保每个队列研究的目的是明确且可实现的。

（一）初始方案

初始研究方案和申报资料应至少包含以下信息：

1. 详细、明确标识的目录和方案章节标题，表明每个队列研究的给药方案和剂量调整计划，以避免不同队列不同治疗方案时出现用药错误的情况。如适用，将 FIH 阶段与队列研究阶段的设计进行对比，或不同的队列研究之间进行对比。

2. 明确数据流程（数据收集、分析和传输等）。

3. 如果研究中设计了期中分析，方案中应包含申办者向监管机构、其他负责监测受试者安全性的部门（DMC 等）和研究者提交安全性和有效性的期中分析结果的计划，以降低受试者风险。

4. 应提供暂停入组和终止队列研究的标准等计划信息。

（二）方案变更

对 FIH 扩展队列研究的安全性和 / 或研究范围有实质性影响的方案变更，例如出现因不可接受的毒性而关闭队列研究、修改入排标准，或增加针对新的不良事件的监测等情况时，应根据修订情况，按照相关法规要求在研发期间安全性更新报告中报告或提交补充申请等。

对于方案变更，建议提供以下信息（包括但不限于）：

1. 修订后的清洁版方案、含修订痕迹的文件，以及变更前后的对比表格和修订依据。

2. 按不同给药方案，总结在已充分评价的受试者（即已完成至少一个治疗周期并评估安全性的受试者）中观察到的现有安全性信息（如适用）。

3. 新的非临床数据，以及支持方案修订的临床数据（如适用）。

4. 更新的知情同意书。

九、监管考虑

FIH 扩展研究队列具有一定风险，拟定的研究人群应具有充分的科学依据。此类研究设计由于快速入组可能造成大量受试者提早暴露于研究药物，对各相关方提出了挑战。鉴于安全性信息不足，如果 FIH 扩展队列研究没有科学合理地设定每个队列研究的研究目的并谨慎计划，受试者可能暴露在更高的潜在风险下。因此，如果在初始方案或方案变更中提供的信息不足以说明在研究人群中开展 FIH 扩展队列研究的目的是科学可行和 / 或试验实施的风险是可控和可接受的情况下，临床试验可能不会获得批准或可能被暂停。

开展临床试验申请前的沟通交流（如适用）中，应提供和讨论开展 FIH 扩展队列研究的计划。在提交初次临床试验申请时，应对其中的 FIH 扩展队列研究进行突出标示。此外，任何对研究方案的安全性或研究范围等有实质性影响的方案变更，建议及时与监管机构进行沟通交流。

与监管机构的沟通交流，应参考《药物研发与技术审评沟通交流管理办法》《单臂试验支持上市的抗肿瘤药进入关键试验前临床方面沟通交流技术指导原则》和《单臂试验支持上市的抗肿瘤药上市许可申请前临床方面沟通交流技术指导原则》等相关法规和指导原则。

十、参考文献

1. U.S. Food and Drug Administration. Expansion Cohorts：Use in First-In-Human Clinical Trials to Expedite Development of Oncology Drugs and Biologics（DRAFT GUIDANCE）. 2018.

2. European Medicines Agency. Guideline on strategies to identify and mitigate risks for first-in-human and early clinical trials with investigational medicinal products. 2018.

3. 国家药品监督管理局 . 药物临床试验质量管理规范 . 2020.

4. 国家药品监督管理局 . 药物临床试验数据监查委员会指导原则（试行）. 2020.

5. ICH E2F. Development Safety Update Report.2010.

6. 国家药品监督管理局 . 抗肿瘤药物临床试验统计学设计指导原则（试行）. 2020.

7. 国家药品监督管理局 . 模型引导的药物研发技术指导原则 .2020.

8. 国家药品监督管理局 . 药物相互作用研究技术指导原则（试行）. 2020.

9. 国家药品监督管理局 . 抗肿瘤药联合治疗临床试验技术指导原则 . 2021.

10. 国家药品监督管理局 . 创新药（化学药）临床试验期间药学变更技术指导原则（试行）. 2021.

11.（原）国家食品药监督管理总局.儿科人群药物临床试验技术指导原则.2016.

12.国家药品监督管理局.儿科用药临床药理学研究技术指导原则.2020.

13.（原）国家食品药监督管理总局.儿科人群药代动力学研究技术指导原则.2014.

14.国家药品监督管理局.单臂试验支持上市的抗肿瘤药进入关键试验前临床方面沟通交流技术指导原则.2020.

15.国家药品监督管理局.单臂试验支持上市的抗肿瘤药上市许可申请前临床方面沟通交流技术指导原则.2020.

16.国家药品监督管理局.药物研发与技术审评沟通交流管理办法.2020.

治疗性蛋白药物临床药代动力学研究技术指导原则

一、概述

治疗性蛋白药物是一类以分子量不同的多肽到蛋白质为基本构成的生物制品。治疗性蛋白药物和小分子药物的药代动力学（PK）研究目的一致，主要目的之一是为患者用药的有效性和安全性提供依据。因此，治疗性蛋白药物的 PK 应与传统小分子药物以相同的科学依据进行评估。但是，由于治疗性蛋白药物的特性，与传统小分子相比，在 PK 研究设计时应予特别考虑。本指导原则旨在关注治疗性蛋白药物与传统小分子药物之间 PK 特征的差异，阐明治疗性蛋白药物临床 PK 评估时需考虑的要点，对治疗性蛋白药物 PK 的研究方案提出建议。

本指导原则主要适用于治疗性蛋白药物的临床研发。应用本指导原则时，还请同时参考药物临床试验质量管理规范（GCP）、国际人用药品注册技术协调会（ICH）和其他已发布的相关指导原则。

本指导原则仅代表药品监管部门当前的观点和认识，随着科学研究的进展，本指导原则中的相关内容将不断完善与更新。

二、研究内容

（一）药代动力学特征

通常，治疗性蛋白药物在评价 PK 方面的要求与传统小分子药物相同，但需要对其固有特性予以特殊考虑。建议在相关人群中，采用单剂量和 / 或多剂量给药表征治疗性蛋白药物的 PK 特征（吸收、分布和消除）。但根据治疗性蛋白药物的类型及其适应症，PK 要求会有所不同。

治疗性蛋白药物的 PK 研究应贯穿临床试验的各阶段，逐步收集数据以充分描述产生药物效应（药效及临床安全性事件相关）的物质基础的特征。关于样本量，建议根据不同研究目的，结合产品特征，以可获得目标剂量下稳健的 PK 数据为基本原则，考虑纳入目标受试人群的例数。

在健康受试者研究中获得的 PK 结果，外推到目标患者人群时需进行论证。由于某些治疗性蛋白药物的消除在很大程度上取决于靶受体的摄取，健康受试者和目标患者人群之间受体密度的差异（例如肿瘤或炎症组织中受体的过度表达）可能会导致重要的 PK 特征（如半衰期等）产生差异，采用健康受试者数据预测患者人群数据时应充分考虑该问题。

本文"代谢物"一词包括体内降解产物和其他截短形式的蛋白质。

1. 吸收

应在健康受试者或患者中开展适当的体内研究，描述药物的吸收特征，即吸收的速度和程度。单剂量研究通常足以描述吸收特征，也可用以比较不同给药途径的吸收情况。

由于生物利用度低，故用于治疗系统性疾病的口服给药的治疗性蛋白药物较少。大多数治疗性蛋白药物通过静脉注射、皮下注射或肌肉注射途径进行肠道外给药。给药途径的变化可能改变药物的 PK 和免疫原性。皮下给药后，药物通过淋巴系统可能会产生体循环前消除，因此获得的生物利用度低于 100%。通过淋巴回流而回收的蛋白质与分子量大小有关，分子量小的蛋白药物可能会通过首过机制在组织中发生蛋白水解性降解；而分子量较大的蛋白药物皮下给药时，在吸收过程中淋巴转运起重要作用。不同给药部位（如上臂、大腿、腹部）的生物利用度可能有所不同，如果需要不同部位给药，则应针对每个给药部位的相对生物利用度进行临床研究。对生物利用度影响的其他考虑因素还包括注射深度、注射浓度、注射体积和患者特异性因素等。

2. 分布

稳态分布容积（V_{ss}）与分子量呈负相关，渗透性与分子量也有类似的关系。对于分子量较大的蛋白药物，V_{ss} 与白蛋白的分布相近（约 0.1L/kg）。与传统小分子药物不同，蛋白药物分布到组织（即细胞摄取）通常是消除过程的一部分，而非分布过程的一部分，这种看似分布实为消除的过程是其分布容积较小的原因之一。因此，V_{ss} 低不一定代表低组织渗透性，可能由于受体介导的摄取，在单一靶器官中已达到足够浓度。建议结合非临床 PK 研究结果，了解药物在体内的主要分布组织，特别是在效应靶器官和毒性靶器官的分布及其通过生物膜屏障的情况。

有些治疗性蛋白药物进入血液后与血液成分结合，例如可溶性受体，可能会通过改变分布和 / 或清除而改变其 PK 特征。由于受试者体循环受体水平的个体差异，治疗性蛋白药物与可溶性受体结合后可能导致个体间 PK 参数变异性的增加。可溶性受体水平随时间的变化也可能导致药物的 PK 特征呈现时间依赖性变化。可采用适当的方法，在给药前和给药期间测定可溶性受体的水平，同时区分游离型受体和结合型受体，并评估其对药物 PK 的影响及与临床效应的相关性。

当治疗性蛋白药物结合血浆蛋白（白蛋白，α-酸性糖蛋白）能力与其 PK 相关时，应予以研究。某些特异性结合蛋白可能影响一些治疗性蛋白药物的 PK，如生长激素（GH）与生长激素结合蛋白结合，胰岛素样生长因子（IGF-1）与血浆中的载体蛋白结合。

3. 消除

在进行 PK 研究时应首先明确药物的主要消除途径。对于治疗性蛋白药物来说，在很大程度上可以通过分子量大小预测消除途径。通常，蛋白质的分解代谢是经水解作用发生。分子量 < 69kDa 的小蛋白通过肾脏滤过被消除（随着分子量的降低，肾滤过作用越来越重要），随后被肾小管重吸收和次级代谢分解；对于分子量较大的治疗性蛋白药物，在水解作用之外主要通过在其他组织和 / 或靶细胞中受体介导的内吞后再分解代谢进行消除。

治疗性蛋白药物大多以代谢物的形式排出体外，一般极少以原形排出体外，体内降解的终极产物为氨基酸，并参与体内氨基酸循环。所以，物质平衡研究对确定治疗性蛋白药物的代谢及排泄方式一般意义不大。

针对其消除和代谢的特定研究（如微粒体、全细胞或组织匀浆研究）以及体外代谢物鉴定的必要性和可行性，应视具体情况而定。

与母体药物相比，代谢物可能具有不同的 PK 特征，应结合研究目的及可行性考虑，对有药效活性的代谢物进行测定。此外，治疗性蛋白药物的活性不仅与血浆中的游离成分有关，还与结合部分以及结合动力学有关，因而需明确生物分析中分析物的具体形态。

4. 其他相关问题

（1）剂量和时间依赖性

治疗性蛋白药物的剂量 - 浓度关系可能是不成比例的，这取决于容量限制对药物分布和消除的相对影响。例如在一些抗体药物中，在较低的剂量范围内饱和消除途径即可占主导地位。应在单剂量或多剂量研究中评估剂量 - 暴露比例关系，并对临床 PK 结果进行讨论。

当与治疗性蛋白药物消除相关的受体下调或上调，或形成了抗药性抗体时，多剂量给药研究期间 PK 参数可能会随时间发生改变。具有免疫活性、但由于半衰期长而缓慢积累的代谢物可能存在明显的时间依赖性。PK 对时间的依赖性也可能出现在疾病的自然进程中。所以在长期研究中，建议在各个剂量水平和各种情况下进行 PK 探索，可考虑对长期试验的 PK 数据进行群体药代动力学（PopPK）分析。

（2）蛋白质的修饰

蛋白质结构的修饰可用以改变治疗性蛋白药物的 PK 特征，通常是为了延长半衰期（例如聚乙二醇化（PEG）修饰），有时会使几种蛋白质异构体表现出不同的 PK 和药效学（PD）特征。同样，生产工艺中改变糖基化模式和 / 或唾液酸含量有可能改变药物的 PK 和 / 或 PD 特征。如果出现异构体，同时研究结果提示异构体的 PK 特征及活性可能显著不同时，建议进一步研究。

（3）变异性

应评估受试者个体间的变异性，尽量明确变异性的重要来源，如体重、性别和年龄等人口学以及疾病相关因素。治疗性蛋白药物特有的受试者个体间变异性的潜在来源包括抗药抗体（ADA）的形成、吸收的变异性（如注射部位的差异）、血液中结合成分的不同水平、靶部位负荷的变异性（如肿瘤负荷）、降解速率（如去 PEG）或降解方式的差异。

对于多剂量给药的药物，应对个体内的变异程度予以关注。建议研究不同情况下的变异性，尤其是安全性风险较高、推荐滴定给药的药物。个体内变异性应排除因分析方法精确度低导致的个体内变异估值偏高的情况。

（4）免疫原性

对很多蛋白质和肽类药物，部分患者会产生临床相关的抗药抗体。针对治疗性蛋白药物的免疫反应因药物不同而不同，潜在的免疫原性（新抗原性）受多种因素影响，主要包括患者相关因素和药物相关因素。通常无法通过动物研究准确预测人体内抗体反应。免疫反应还可能取决于给药剂量和给药途径，如皮下注射可能比静脉给药更容易产生免疫原性。由于一个个体可能会产生具有不同亲和力、抗原表位和结合能力的多种抗体，因此可能会观察到抗体反应的异质性，所以应该从足够数量的患者中收集数据，以表征抗体反应的异质性。

ADA 可能改变治疗性蛋白药物的 PK 和 PD。当存在药物相关的抗体反应时，应研究 ADA 对治疗性蛋白药物 PK 的影响，这对于需要多剂量给药或长期治疗的新药尤为重要。

一般只有中和抗体可以直接改变 PD 作用，但无论中和能力如何，ADA 都可能会影响治疗性蛋白药物 PK，抗体的形成可以引起治疗性蛋白药物的清除率增高或降低（通常为前者）。因此，ADA 引起的临床效应改变可能是 PK 和 PD 综合改变的结果。

（二）特殊人群

临床开发计划应包括可支持在特殊人群（如肝、肾功能损伤的患者）中使用的相应研究，以便指导此类患者的剂量调整。应基于药物的消除特性决定是否必要开展某项研究，如果未进行任何特殊人群的相关研究，申请人应提出合理依据。应提供诸如年龄、体重、性别、种族等内在因素的影响信息，上述信息可以来自特殊人群的独立研究，也可以来自对 II / III 期临床试验数据的 PopPK 分析。

肾损伤：对于分子量低于69kDa的蛋白质，肾脏排泄对其消除过程和半衰期可能非常重要，且分子量越小影响越显著。因此，对于这些治疗性蛋白药物，建议在肾损伤患者中进行PK研究。对于完整的单克隆抗体药物（分子量约150kDa）主要不经肾脏消除，经评估如肾脏损伤可能不会显著改变其PK，可不开展在肾损伤患者中的PK研究。但在特定情况下，肾功能减退或潜在的肾功能减退可能会影响治疗靶点的表达或浓度，进而影响治疗性蛋白药物的PK/PD特征，因此在临床药理学研究计划中应对此予以考虑。

根据对试验药物的前期研究和预期评估，结合治疗性蛋白药物的分子量和作用机制，可选择适当的研究评价肾功能损伤对PK行为的影响。在评价肾损伤对PK影响时，有两种常用的指标，一种是估计肌酐清除率（Clcr），另一种是估算肾小球滤过率（eGFR），均可用于确定受试者肾功能损伤的分组或分期。同时，还需根据试验药物的目标患者人群及药物特性，考虑是否需评价透析对药物PK行为的影响。

另外，如果治疗性蛋白药物的活性由多种物质（例如代谢产物，异构体）产生，且每种物质的活性不同，由于肾脏清除率的差异，其相对含量可能随着肾功能的不同而变化。如果这些物质采用免疫分析法测定时呈现相似的亲和力，则采用生物检定法测定总活性数据会更有意义。

肝损伤：治疗性蛋白药物在全身各组织均可发生非特异消除，如果肝脏降解是蛋白药物的主要消除途径，肝功能减退（主要是肝脏疾病引起的肝损伤）可能会影响治疗性蛋白药物的PK行为。可对肝损伤患者开展单一的PK研究，或在其他研究中加入肝损伤的评价，也可利用PopPK分析来评价肝损伤对治疗性蛋白药物的PK影响。需注意的是，目前单一的肝功能标志物可能无法可靠地评估肝功能，应综合评估受试者的Child-Pugh评分或其他相似的肝功能评价指标。

关于肾损伤和肝损伤的具体研究要求可参考相应的指导原则。

（三）PK/PD关系

PK/PD关系研究是药物研发中非常重要的一个方面。由于治疗性蛋白药物的PK特征和PD反应均可能会因分子修饰或其生产表达系统的变化、与血液成分的结合或抗药性抗体的形成等发生改变，因此，建议对药物PK/PD关系进行评价，尤其是在同一项研究中获得的PK/PD指标数据可能更有意义。

可采用合适的模型评估早期的临床前和临床数据，以理解疾病机制和PK/PD关系。PK/PD模型可以解释血药浓度和有效性之间的时滞性，该模型可能还需要考虑治疗靶点的PK。PK/PD模型可根据已建立的适当假设（例如生理、病理因素）从健康受试者外推到目标患者人群。这些模型可以为剂量选择提供一定指导，并有助于解释各亚组人群的PK差异。鼓励探索相关的生物标志物及其与安全性和有效性终点的联系（替代指标）。

另外，制剂或生产工艺中的变化可能改变其 PK 和免疫原性。在某些情况下，初始和修饰后产品的物理化学和体外生物学分析不足以排除上述变化对安全性和有效性的影响，因此充分了解 PK 以及药物浓度与有效性和安全性之间关系可能会减少一些临床研究的需求。

（四）相互作用研究

对于治疗性蛋白药物，其体内药物相互作用研究的要求通常低于传统化学药物。然而，某些治疗性蛋白药物（例如促炎细胞因子或细胞因子调节剂）可以不同程度地影响特定 CYP 酶和 / 或药物转运体的表达和稳定性，是否需要开展药物相互作用研究应视情况而定。

治疗性蛋白药物通常不以 CYP 酶介导的代谢或转运体介导的转运作为其消除途径，故小分子药物通过上述途径影响治疗性蛋白药物的可能性较低。然而，小分子药物可能通过对机体免疫系统的作用影响治疗性蛋白药物的消除（例如免疫抑制剂甲氨蝶呤可以改变合用单抗药物的消除）。此外，还应考虑联合用药对靶受体表达或结合的影响，以及对人体生理过程的影响，进而改变联合使用药物的 PK 特征。

关于药物相互作用的具体研究要求可参考相应的指导原则。

三、生物分析

生物分析方法是 PK 和 PD 研究的关键要素之一。分析方法除需具备在复杂生物基质中检出和监测（追踪）被分析物（母体药物和 / 或代谢物）的能力外、同时还应满足特异性、灵敏度、准确度和精密度以及适当的定量范围等要求。选择分析方法的一个重要指标是能够区分外源性给予蛋白及其内源性产生的对应物。

（一）一般考虑

生物样品中治疗性蛋白药物常用的分析方法有：1）配体结合分析（如免疫分析法），测定与目标分子结合的分析物的量。2）生物检定法，测定药物在特定生物学过程中的活性。3）液相色谱 – 质谱法（LC-MS）。配体结合分析能够检测结构相关的分析物，包括活性物质和非活性物质；生物检定法仅能检测活性物质，可以是原形药物或其代谢物，以及任何其他形式的结构相关物质，包括内源性蛋白；LC-MS 法则具有高特异性、高重现性以及提供与定量信息相关的结构信息的能力。在临床研究中可根据研究目的和药物特性选择合适的测定方法，可将几种分析方法结合使用。一般情况下，建议在研发早期开发特定的分析方法，并在整个研发过程中尽量使用同一分析方法。拟定的分析方法应根据相关技术指南进行充分验证。

（二）方法学相关问题

关于该类药物的分析方法，以免疫分析法、生物检定法为例，建议申请人应考虑包括但不限于以下问题：

1. 分析方法

免疫分析法：

（1）除药物本身外，其他免疫反应产物也具有不同程度的生物活性，例如异构体、降解产物（生产或储存过程中形成）、体内代谢物、药物和互补性分子形成的复合物（例如结合蛋白）。这些免疫反应产物的干扰，可能会导致捕获抗体无法区分活性分析物与干扰物质。

（2）不同的免疫反应组分，由于其结合能力或亲和力的差异，可能会导致其对测定的响应不同。例如针对重组人粒细胞集落刺激因子（rhG-CSF）开发的酶联免疫吸附分析法（ELISA）对 PEG-rhG-CSF 的敏感性较低，并且其与 PEG-rhG-CSF 位置异构体的亲和力也有所不同。

（3）内源性物质的干扰。

（4）血浆/血清成分或 ADA 的产生，可能会抑制分析物与捕获抗体的结合。

（5）ADA 测定：进行 ADA 检测时，应确保方法具有足够的药物耐受性。

生物检定法：

（1）生物检定法对于被分析物可能不是特异的。

（2）与免疫分析法相比，生物检定法的灵敏度和精密度可能较低。

（3）血浆/血清成分（如结合蛋白、抑制物或药物抗体）的存在可能改变被分析物的活性。

（4）针对天然蛋白建立的生物检定法用于检测其对应的重组蛋白时结果可能会产生偏差。

2. 标准品

对于治疗性蛋白药物，制备高纯度的标准品有时存在一定难度。但需要注意，在不同的分析过程使用的标准品应能够代表临床试验（包括临床 PK）中的产品。

3. 内源性物质浓度

某些治疗性蛋白药物会受到其内源性浓度的影响，该影响可能呈现周期变化，或者根据特定信号产生。由于 PD 效应与蛋白质的总浓度有关，因此需要厘清外源性治疗性蛋白药物的浓度与内源性浓度的关系。试验过程中应尽可能明确内源性物质浓度-时间曲线，或者选择能够处理内源性浓度的方法。此外，还应关注健康受试者和患者之间、亚组人群之间内源性浓度的时间曲线差异。

四、参考资料

1. 国家食品药品监督管理总局. 药物临床试验的一般考虑指导原则. 2017-01.

2. European Medicines Agency. Guideline on the clinical investigation of the pharmacokinetics of therapeutic proteins. 2007-01.

3. U.S. Food and Drug Administration. Guidance for Industry. Pharmacokinetics in Patients with Impaired Hepatic Function: Study Design, Data Analysis, and Impact on Dosing and Labeling. 2003-05.

4. European Medicines Agency. Guideline on the evaluation of the pharmacokinetics of medicinal products in patients with impaired hepatic function. 2005-02.

5. Yang J, Shord S, Zhao H, et al. Are Hepatic Impairment Studies Necessary for Therapeutic Proteins? [J]. Clinical Therapeutics. 2013, 35 (9): 1444-1451.

6. European Medicines Agency. Guideline on the evaluation of the pharmacokinetics of medicinal products in patients with decreased renal function. 2015-10.

7. 国家食品药品监督管理总局. 生物类似药研发与评价技术指导原则. 2015-02.

8. European Medicines Agency. Guideline on Immunogenicity assessment of therapeutic proteins. 2017-05.

9. U.S. Food and Drug Administration. Guidance for Industry. Immunogenicity Assessment for Therapeutic Protein Products. 2014-08.

10. U.S. Food and Drug Administration. Immunogenicity Testing of Therapeutic Protein Products—Developing and Validating Assays for Anti-Drug Antibody Detection. 2019-01.

11. U.S. Food and Drug Administration. Guidance for Industry. Bioanalytical Method Validation. 2018-05.

12. Ryman JT, Meibohm B. Pharmacokinetics of Monoclonal Antibodies [J]. CPT Pharmacometrics Syst. Pharmacol. 2017, 6: 576-588.

13. Kraynov E and Martin SW. Encyclopedia of Drug Metabolism and Interactions (Therapeutic Protein Drug-Drug Interactions) [M]. John Wiley & Sons, Inc. 2017-10.

14. Mould DR, Meibohm B. Drug Development of Therapeutic Monoclonal Antibodies [J]. BioDrugs, 2016, 30: 275-293.

生物统计

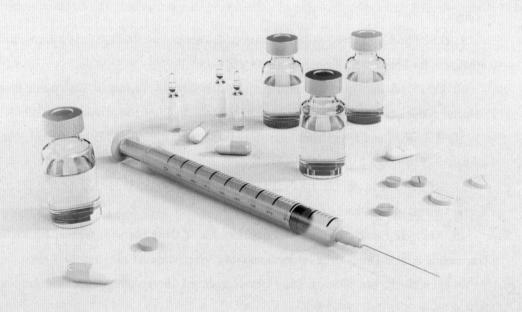

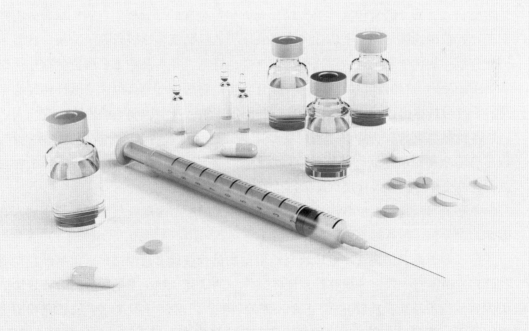

药物临床研究有效性综合分析指导原则（试行）

一、引言

在药物注册上市申请时，为了更好地对该药物的总体风险获益情况进行评价，申办者除了需要提交与该药物相关的所有单项临床研究的有效性和安全性证据之外，通常还需要对与该药物相关的不同来源的研究数据进行整合以形成尽可能完整的证据链，并按照 ICH M4E（R2）通用技术文档（CTD）模块 5 第 5.3.5.3 节的要求提交多项研究数据分析报告。

不同来源的研究包括非临床研究，剂量 – 效应关系、药物与药物和药物与疾病（如肾脏代谢药物对肾脏的影响）相互作用的临床药理学研究，与人为因素相关的药物器械组合研究，药物活性的体外研究，以及在国内和国际开展的探索性和确证性临床研究等。临床研究数据的综合分析是申办者所提交的多项研究数据分析报告的重要组成部分，通常包括有效性综合分析和安全性综合分析。有效性综合分析是对药物的拟申请注册同一适应症的全部临床有效性研究数据进行系统分析，比较不同研究数据的优势和不足，以描述总体有效性特征，并对某些重要研究数据未能纳入分析的原因进行解释说明。安全性综合分析是对药物的全部临床安全性研究数据进行系统分析，描述总体安全性特征，并确定应纳入药品说明书的风险声明。

本指导原则旨在为申办者对药物临床研究进行有效性综合分析提供技术指导，以尽可能全面系统地展现药物的有效性特征。本指导原则中的 meta 分析是指对独立研究的个体层面或群体层面的数据进行合并分析。

原则上与药物的拟申请注册同一适应症相关的所有临床有效性研究均应纳入有效性综合分析，包括但不限于以下内容：

1. 以列表形式呈现所有临床研究而不论其是否获得有效性结果，包括已经完成的研究，根据预先规定的研究计划而提前终止的研究（如由于期中分析时有效性结果达到预设条件而提前终止），正在开展的研究，已经终止但未完成的研究和历史遗留的研究等；并在列表中简要概述所有临床研究的关键设计信息和有效性结果，无论有效性结果是否具有统计学意义。

2. 对所有临床研究的关键设计信息和统计分析方法进行比较，讨论其对有效性结果的影响。

3. 对所有临床研究的有效性结果进行比较和 meta 分析。

4. 可根据需要（如为了观察亚组人群疗效）对所有临床研究的亚组人群的有效性结果进行比较和 meta 分析。

5. 对评估暴露（剂量或血药浓度）与效应之间关系的临床药理学研究数据进行综合分析，并结合临床研究的有效性结果，以支持药品说明书中的用法用量。

6. 对所有临床研究呈现出的药物长期有效性、耐受性和停药数据进行比较、总结及讨论。

二、单项临床研究概述

（一）关键研究信息

从各单项临床研究报告中提取关键研究信息并以列表的形式简要呈现。关键研究信息包括：药物适应症、研究编号、研究开展状态（如正在进行中或结束）、研究区域、研究目的、研究分期如 Ⅱ 期或 Ⅲ 期、比较类型（如优效性或非劣效性）、试验组别、对照类型（如安慰剂或阳性药物对照）、样本量（如预设的和实际入组的数量及组别分配数量）、随机化方法及随机化分层因素、盲法（如单盲、双盲或开放设计）、关键入排标准、用药方案、有效性终点的标准定义和有效性结果等。无论单项临床研究的有效性结果是否达到研究目的，均应至少列出其主要和关键次要有效性终点的点估计、区间估计及 P 值（若适用）。

对于不纳入有效性综合分析的单项临床研究，应解释原因。

（二）研究设计要素

相对于上述列表中的简要内容，本部分应较为详细地对每项临床研究的设计要素进行描述、比较和讨论，尤其是对纳入有效性综合分析的临床研究。研究设计要素包括但不限于以下内容：

1. 受试者关键入排标准，如疾病状态、人口学特征、既往合并用药情况等；或者受试者选择方法，如富集策略与设计、安慰剂导入期等方法。

2. 药物剂量选择，如固定剂量、灵活剂量、强制滴定等。

3. 比较类型，如优效性、等效性或非劣效性设计等。采用非劣效性设计时，应特别说明非劣效界值是否合理以及恒定假设是否成立。

4. 对照组的选择

（1）同期对照，是指试验组和对照组从相同研究人群中选择并同时用药，如安慰剂对照、无用药/空白对照、阳性药物对照和剂量–效应对照等。在使用阳性药物对照时，应特别说明选择该阳性药物的合理性。

（2）外部对照，如研究人群之外的历史对照、平行对照、目标值对照或合成对照等。

（3）多重对照，如在一个研究中同时使用安慰剂对照和阳性药物对照，或者同时使用几种剂量的试验药物和几种剂量的阳性药物对照。

5. 有效性终点的选择，如主要或关键次要有效性终点。如果有效性终点是替代终点，则应讨论该终点的选择依据以及支持其预测临床结局的合理性。如果有效性终点是首次使用的临床结局评价指标（如患者报告结局、临床医生报告结局等），则应说明其使用的合理性。

6. 治疗持续时间和研究持续时间，如治疗持续时间为1个月，随访持续时间为3个月。

7. 样本量确定，如样本量估计参数、估计方法、试验组别分配比等。

8. 随机化方法，如简单随机、区组随机、分层区组随机等，或者适应性随机，如最小化方法等；以及随机分配系统，如交互式应答系统。

9. 盲法，如单盲、双盲和开放设计等，以及试验药物的气味或颜色等的模拟方法（如使用模拟剂）。

10. 在研究中使用独立委员会，如数据监查委员会、终点裁定委员会等。

11. 适应性设计特征，如样本量重新估计、成组序贯设计、放弃或增加治疗组、患者入组标准变更等。应特别注意研究措施变更是否为预设的，总Ⅰ类错误率是否得到有效控制等。

（三）统计分析方法

本部分应对每项临床研究的主要和关键次要有效性终点的统计分析方法进行描述、比较和讨论，尤其应详细比较纳入有效性综合分析的临床研究的统计分析方法的异同。包括但不限于以下内容：

1. 比较各单项临床研究的主要和关键次要有效性终点的统计分析方法的异同，如使用了不同协变量的协方差分析等。

2. 比较各单项临床研究中受试者脱落和缺失数据的处理方法。

3. 如有必要，也可对各单项临床研究中的非预设统计分析方法进行讨论。

三、有效性结果的整体分析

（一）各单项临床研究之间的比较

列表展示各单项临床研究的受试者数量、脱落数量、人口学特征、基线特征等。列表或制图（如森林图）展示和比较各单项研究的有效性结果。各单项研究有效性结果的比较，应以主要和关键次要有效性终点为主，并结合受试者人口学和基线特征（如疾病严重程度）、入选或排除标准、对照类型、暴露剂量、暴露持续时间和统计分析方法等进行讨论。此外，还应分析不同地区（如果有）受试者有效性结果的一致性。

如果某一有效性终点在多个单项临床研究中重要性不同但重复出现，也可对其进行比较和分析（即使不具有统计学意义），以作为药物有效性的重要评估内容。例如，在治疗冠心病药物的同类研究中，经常观察的有效性终点是包含死亡事件的相同或不同复合终点。对这些同类研究中的死亡事件发生情况进行比较和分析，可以了解该药物是否真正具有降低病死率的获益。

通常应将具有相同或相似研究设计特征（如相同或相似的对照组）的单项临床研究的有效性结果放在一起进行比较和讨论。如果这些结果存在异质性，则应进行充分讨论。对于在国外研究数据基础上确证中国人群有效性的临床研究（如桥接研究），应在讨论时特别注明，并提供将国外研究数据外推至中国人群的其他支持性信息。

（二）各单项临床研究的 meta 分析

应阐述对各单项临床研究的有效性结果进行 meta 分析时所用方法的合理性。建议使用个体层面的数据进行 meta 分析，但应考虑各单项研究之间的异质性。

在 meta 分析时要对各单项研究进行仔细选择，尽量减少选择性偏倚，以确保 meta 分析结果的可信性。应注意研究设计特征不同的单项研究通常不宜进行 meta 分析，例如，单臂研究与设有平行对照的研究不应进行 meta 分析。

四、亚组人群分析

与总人群的分析相似，对感兴趣的亚组人群进行有效性结果的整体分析也包括各单项临床研究的亚组人群有效性结果之间的比较和 meta 分析。亚组人群比较的目的是评估各单项研究之间亚组人群有效性结果的一致性。在大多数情况下，亚组人群的 meta 分析更有可能精确评估亚组人群之间的有效性结果的差异，可以为进一步的临床研究提供假设。

以列表的形式呈现各单项研究中的亚组人群及其定义。亚组人群分析可列表或制图（尤其是森林图）展示，一般不需要进行统计推断。可按各单项研究的亚组人群定义进行分层，以尽量减少由于研究设计的差异所引入的偏倚。亚组人群分析包括但不限于以下内容：

1. 评价主要人口学特征（如年龄、性别）和其他相关内在和外在因素（如疾病严重程度、既往治疗、合并用药、肾功能或肝功能损害）对有效性结果的影响。

2. 评价不同国家和地区的有效性结果的差异。

五、与推荐用药剂量相关的临床信息分析

与推荐用药剂量相关的临床信息包括评估暴露（剂量或血药浓度）与效应之间的关系以及评估剂量与血药浓度之间的关系等的临床药理学数据。这些数据通常涵盖以下内容：①推荐剂量范围，包括起始剂量和最大剂量；②增加剂量不会导致有效性增加的剂量下限；③各适应症和亚组人群的剂量；④用药频率；⑤滴定剂量的方法；⑥基于临床药理学数据的用药建议（如食物影响）；⑦因药物相互作用或特殊人群(如儿童、老年人、按遗传特征定义的组别、肾功能不全或肝功能不全患者)而需要调整的剂量；⑧关于用药方案依从性的重要注意事项；⑨与个体化用药相关的任何其他建议。

对各单项研究的临床药理学数据进行综合分析时要关注以下方面：

1. 支持剂量推荐的各单项研究的分析结果以及任何交叉研究的分析结果均应纳入综合分析。

2. 如果研究中使用的制剂与拟商业化制剂不一致，应说明其可比性。

3. 应描述由于药代动力学的非线性特征等所引起的偏离及可能的原因（如延迟效应、耐受效应或酶诱导）及其对临床使用的影响。

4. 应描述和评估数据的局限性（如研究使用了滴定设计而不是固定剂量设计）。

5. 应明确描述每项研究的用药方法（如每天早晨一次或餐前用药）、每个治疗组的用药剂量、发生不良事件时的相关用药变化信息以及研究方案中规定的任何关键措施影响到用药方案（如剂量水平滴定）时的相关用药变化信息。

6. 应描述用于剂量－效应关系评估差异的方法（即使在未发现差异的情况下），包括在亚组人群中进行的特定研究、按亚组人群分析有效性结果以及研究药物在血液中的浓度检测方法等。

六、长期有效性、耐受性和停药分析

应对药物长期有效性、耐受性和停药的信息进行综合分析。一般来说，有效性和耐受性需要长期观察，但关键临床研究的观察时间通常较短（如 6~12 个月），因此，应尽可能收集长期观察的所有可用信息，并描述剂量使用、暴露持续时间和停药原因等长期观察信息，分析随时间推移有效性和耐受性的变化情况以及其它合并用药对有效性的影响，对有效性、耐受性和停药情况进行总结和讨论。长期有效性的综合分析应侧重于设有对照的临床研究的有效性结果，并应明确区分控制良好的研究和设计相对不严谨的研究。

七、监管考虑

（一）制定并提交有效性综合分析的统计分析计划

在进行有效性综合分析之前，应制定相应的统计分析计划，以阐述其分析策略和分析方法，包括对各单项临床研究的有效性结果进行 meta 分析的方法。与单项临床研究的统计分析计划不同，有效性综合分析的统计分析计划不需要在各单项研究结束之前制定。有效性综合分析的统计分析计划应与有效性综合分析报告一起提交给监管机构。建议在制定有效性综合分析的统计分析计划之前或过程中与监管机构进行充分沟通。

（二）有效性结果的 meta 分析仅可作为支持性证据

虽然各单项临床研究的有效性结果的 meta 分析（包括总人群和亚组人群的 meta 分析）能够向监管机构提供更加充分的关于研究药物有效性的相关信息，但不能替代各单项研究的确证性作用。无论各单项研究的总人群和亚组人群的有效性结果是否有统计学显著性，也无论其 meta 分析结果是否有统计学显著性，有效性结果的 meta 分析仅可作为有效性的支持性证据，不能视为确证性证据。

（三）区分有效性综合分析和临床有效性总结

有效性综合分析和临床有效性总结都是 CTD 或电子通用技术文档（eCTD）要求的关于临床研究的整体有效性信息的报告，均应符合该文档的格式要求。但有效性综合分析是所有临床研究的有效性结果的综合分析，而临床有效性总结只是有效性综合分析报告的一个总结，不应包含有效性综合分析以外的任何分析或结论。有效性综合分析应置于 CTD/eCTD 模块 5 的第 5.3.5.3 节"多项研究数据分析报告"中，临床有效性总结应置于模块 2 的第 2.7.3 节"临床有效性总结"中。当临床研究可用数据非常有限时，例如，孤儿药的临床研究，或仅有一项临床研究，或仅包含一些小型临床研究，有效性综合分析报告的主体部分可以用作临床有效性总结。此时，可在 CTD/eCTD 模块 2 和模块 5 之间拆分有效性综合分析报告，其主体部分放在模块 2 的第 2.7.3 节，而作为附录的表、图和数据集部分放在模块 5 的第 5.3.5.3 节，并需要在模块 2 和模块 5 的相应章节做出明确解释。

（四）适用 ICH E9（R1）对实施本指导原则的影响

ICH E9（R1）提出了估计目标的概念，并建立了从试验目标、估计目标（含伴发事件及其处理策略）、估计方法（含敏感性分析）至估计值的逐层深入的新框架。适用 ICH E9（R1）之后，这些新概念和新框架势必会影响本指导原则实施。

因此，在积累了应用这些新概念和新框架的较为成熟的实践经验之后，将会进一步修订本指导原则。

八、参考文献

[1] 国家药品监督管理局 . 药物临床试验的生物统计学指导原则 . 2016

[2] 国家药品监督管理局 . 真实世界证据支持药物研发与审评的指导原则 (试行). 2020

[3] 国家药品监督管理局 . 药物临床试验非劣效设计指导原则 . 2020

[4] 国家药品监督管理局 . 药物临床试验多重性问题指导原则 (试行). 2020

[5] 国家药品监督管理局 . 药物临床试验亚组分析指导原则 (试行). 2020

[6] 国家药品监督管理局 . 药物临床试验数据监查委员会指导原则 (试行). 2020

[7] 国家药品监督管理局 . 药物临床试验适应性设计指导原则 (试行). 2021

[8] FDA. Guidance for Industry on Integrated Summaries of Effectiveness and Safety: Location Within the Common Technical Document. 2009

[9] FDA. Guidance for Industry on Integrated Summary of Effectiveness. 2015

[10] ICH. E3: Structure and Content of Clinical Study Reports. 1995

[11] ICH. E9: Statistical Principles for Clinical Trials. 1998

[12] ICH. E9 (R1): Addendum on Estimands and Sensitivity Analysis in Clinical Trials to the Guideline on Statistical Principles for Clinical Trials. 2019

[13] ICH. E10: Choice of Control Group and Related Issues in Clinical Trials. 2000

[14] ICH. M4 (R4): Organization of the Common Technical Document for the Registration of Pharmaceuticals for Human Use. 2016

[15] ICH. M4E (R2): Common Technical Document for the Registration of Pharmaceuticals for Human Use – Efficacy. 2016

[16] Higgins JPT, Thomas J, Chandler J, et al. Cochrane Handbook for Systematic Reviews of Interventions. The Cochrane Collaboration and Wiley Blackwell. 2nd edit. 2019

[17] Schmid CH, Stijnen T, White IR. Handbook of Meta−Analysis. CRC Press. 2021

附录 1：词汇表

有效性综合分析（Integrated Summary of Efficacy，ISE）：是对药物的拟申请注册同一适应症的全部临床有效性研究数据进行系统分析，比较不同研究数据的优势和不足，以描述总体有效性特征，并对某些重要研究数据未能纳入分析的原因进行解释说明。

安全性综合分析（Integrated Summary of Safety，ISS）：是对药物的全部临床安全性研究数据进行系统分析，描述总体安全性特征，并确定应纳入药品说明书的风险声明。

临床有效性总结（Summary of Clinical Efficacy，SCE）：是对有效性综合分析的简要总结，其内容范围与有效性综合分析一致，不包括有效性综合分析以外的任何分析和结论。

通用技术文档（Common Technical Document，CTD）：是指在全球监管机构之间达成共识的、具有通用组织结构和格式的、用于药物上市申请的标准文档，该文档可同时满足全球监管机构对申报资料的要求。

合成对照（Synthetic Control）：在临床研究中未设平行对照，而是使用该研究之外收集到的数据作为对照，这些数据包括历史研究数据、真实世界数据或者其他来源的数据。

附录 2：中英文对照表

中　文	英　文
安全性综合分析	Integrated Summary of Safety，ISS
伴发事件	Intercurrent Event
电子通用技术文档	Electronic Common Technical Document，eCTD
复合终点	Composite Endpoint
估计方法	Estimator
估计目标	Estimand
估计值	Estimate
合成对照	Synthetic Control
恒定假设	Constancy Assumption
患者报告结局	Patient-reported Outcome，PRO
剂量 - 效应关系	Dose-response Relationship
历史遗留研究	Legacy Study
临床结局评价	Clinical Outcome Assessment，COA
临床医生报告结局	Clinician-reported Outcome
临床有效性总结	Summary of Clinical Efficacy，SCE
桥接研究	Bridging Study
森林图	Forest Diagram
适应性设计	Adaptive Design
通用技术文档	Common Technical Document，CTD
同期对照	Concurrent Control
无用药对照	No Treatment Control
有效性综合分析	Integrated Summary of Efficacy，ISE

用于产生真实世界证据的真实世界数据
指导原则（试行）

一、概述

真实世界证据是药物有效性和安全性评价证据链的重要组成部分，其相关概念和应用参见《真实世界证据支持药物研发与审评的指导原则（试行）》。而真实世界数据则是产生真实世界证据的基础，没有高质量的适用的真实世界数据支持，真实世界证据亦无从谈起。

真实世界数据是指来源于日常所收集的各种与患者健康状况和／或诊疗及保健有关的数据。并非所有的真实世界数据经分析后就能产生真实世界证据，只有满足适用性的真实世界数据经恰当和充分地分析后才有可能形成真实世界证据。目前真实世界数据的数据记录、采集、存储等流程缺乏严格的质量控制，可能存在数据不完整，数据标准、数据模型和描述方法不统一等问题，对真实世界数据的有效使用形成了障碍。因此，如何使收集的真实世界数据能够成为或经治理后能够成为满足临床研究目的所需的分析数据，以及如何评估真实世界数据是否适用于产生真实世界证据，是使用真实世界数据形成真实世界证据支持药物监管决策的关键问题。

本指导原则作为《真实世界证据支持药物研发与审评的指导原则（试行）》的补充，将从真实世界数据的定义、来源、评价、治理、标准、安全合规、质量保障、适用性等方面，对真实世界数据给出具体要求和指导性建议，以帮助申办者更好地进行数据治理，评估真实世界数据的适用性，为产生有效的真实世界证据做好充分准备。

二、真实世界数据来源及现状

药物研发有关的真实世界数据主要包括在真实医疗环境下诊疗过程的记录数据（如电子病历），以及各种观察性研究数据等。此类数据可以是开展真实世界研究前已经收集的数据，也可以是为了开展真实世界研究而新收集的数据。

（一）真实世界数据常见的主要来源

我国真实世界数据的来源按功能类型主要可分为医院信息系统数据、医保支付数据、登记研究数据、药品安全性主动监测、自然人群队列数据等，以下是根据数据功能类型分类的常见真实世界数据来源。

1. 医院信息系统数据

医院信息系统数据包括结构化和非结构化的数字化或非数字化患者记录，如患者的人口学特征、临床特征、诊断、治疗、实验室检查、安全性和临床结局等，通常分散存储于医疗卫生机构的电子病历/电子健康档案、实验室信息管理系统、医学影像存档与通讯系统、放射信息管理系统等不同信息系统中。有些医疗机构在数据集成平台或临床数据中心的基础上建立院级科研数据平台，整合患者门诊、住院、随访等各类信息，形成直接用于临床研究的数据。有些区域性医疗数据库，利用相对集中的物理环境进行跨医疗机构的临床数据的存储和处理，具有存储量大、类型多等特点，也可作为真实世界数据的潜在来源。

医院信息系统数据基于临床诊疗实践过程的记录，涵盖临床结局和药物暴露范围较广，尤其电子病历数据在真实世界研究中应用较广。

2. 医保支付数据

我国医保支付数据的主要来源有两类，一类是政府、医疗机构建立的基本医疗保险体系，进行医保支付数据库的建立和统一管理，包含有关患者基本信息、医疗服务利用、处方、结算、医疗索赔等结构化字段的数据；另一类是商业健康保险数据库，由保险机构建立，数据以保险公司理赔给付与保险期限作为分类指标，数据维度相对简单。医保系统作为真实世界数据来源，较多用于开展卫生技术评价和药物经济学研究。

3. 登记研究数据

登记研究数据是通过有组织的系统，利用观察性研究的方法搜集临床和其它来源的数据，可用于评价特定疾病、特定健康状况和暴露人群的临床结局。登记研究根据研究定义的人群特点主要包括医疗产品登记研究、疾病登记研究和健康服务登记研究三类，我国的登记研究主要是前两类。其中，医疗机构和企业支持开展的药品登记研究，观察对象是使用某种药品的患者，重点观察药品用于不同适应症的临床疗效或监测不良反应。

登记研究数据库的优势在于以特定患者为研究人群，整合临床诊疗、医保支付等多种数据来源，数据采集较为规范，一般包括患者自报数据和长期随访数据，观测结局指标通常较为丰富，具有准确性较高、结构化强等优点，对于评价药物的有效性、安全性、经济性和依从性具有较好的适用性，还可用于疾病自然史及预后研究。

4. 药品安全性主动监测数据

药品安全性主动监测数据主要用于开展药物安全性研究及药物流行病学研究，通过国家或区域药品安全性监测网络，从医疗机构、制药公司、医学文献、网络媒体、患者报告结局等渠道，进行数据收集。此外，医疗机构和企业自身建立的自有药品的安全性监测数据库也可能成为此类数据来源的一部分。

5. 自然人群队列数据

自然人群队列数据指对健康人群和/或患者人群通过长期前瞻性动态追踪观察，获取的各种数据。自然人群队列数据具有统一标准、信息化共享、时间跨度长和样本量较大的特点，此类真实世界数据可以帮助构建常见疾病风险模型，可为药物研发目标人群的精准定位提供支持。

6. 组学数据

组学数据作为精准医学的重要支撑，主要包括基因组、表观遗传、转录组、蛋白质组和代谢组等数据，这些数据从系统生物学角度刻画了患者在遗传学、生理学、生物学等方面的特征。通常组学数据需要结合临床数据才可能成为适用的真实世界数据。

7. 死亡登记数据

人口死亡登记是一个国家对其国民的死亡信息持续完整的收集和记录。目前我国有四个系统用于收集人口死亡信息，分别隶属于国家疾控中心、国家卫生健康委员会、公安部和民政部。人口死亡登记数据包含死亡医学证明书中的所有信息，记录了详细的死亡原因和死亡时间，可以作为人群分死因死亡率、重大疾病临床结局的数据来源。

8. 患者报告结局数据

患者报告结局是一种来自患者自身测量与评价疾病结局的指标，包括症状、生理、心理、医疗服务满意度等，患者报告结局在药物评价体系发展中越来越重要。其记录有纸质和电子两种方式，后者称为电子患者报告结局，其兴起与应用，使得患者报告结局与电子病历系统对接并形成患者层面的完整数据流成为可能。

9. 来自移动设备的个体健康监测数据

个人健康监测数据可通过移动设备（如智能手机、可穿戴设备）实时采集个体生理体征指标。这些数据常产生于普通人群的自我健康管理、医疗机构对慢病患者的监测、医疗保险公司对参保人群健康状况评估的过程，通常存储于可穿戴设备企业、医疗机构数据库以及商业保险公司数据系统等。由于可穿戴设备在收集生理和体征数据方面具有便利性和即时性等优势，与电子健康数据衔接可形成更完整的真实世界数据。

10. 其它特定功能数据

（1）公共卫生监测数据

我国建立了一系列有关公共卫生监测的数据库，如传染病监测、预防接种不良事件监测等，所记录的数据可用于分析传染病的发病情况、疫苗的一般反应和异常反应发生率等。

（2）患者随访数据

在真实世界临床诊疗环境中，院内电子病历数据往往无法涵盖患者一些重要的临床指标，如总生存期、五年生存率、不良反应信息等，需要补充长期随访数据，才能形成适用的真实世界数据。患者随访数据主要是指以临床研究为目的，医院随访部门或第三方授权服务商以信件、电话、门诊、短信、网络随访等方式对离院患者开展临床终点、康复指导、用药提醒、满意度调查等服务，服务中收集的院外数据，通常存储于医院随访数据系统。通过与病历数据的链接，实现多源临床数据的融合，用以探索疾病发生机制、发展规律、治疗方法、预后相关因素等临床研究问题。

（3）患者用药数据

患者诊疗过程药品使用数据包括患者信息、药品品规、药品用法用量以及不良反应等信息，通常存储于医院药品管理信息系统、医药电子商务平台、制药企业产品追溯和药品安全性信息数据库，以及药品使用监测平台等。伴随远程诊疗和互联网＋慢病管理模式的普及，存储于处方流转平台或医药电商平台的患者院外用药数据逐渐增多，此类数据的有效利用或拼接，可作为患者维度诊疗过程记录的真实世界数据来源。

随着医疗信息技术的不断发展，新的真实世界数据类型和来源会不断出现，但其具体应用还有赖于所要解决的临床研究问题，以及该数据所支持产生真实世界证据的适用性。

（二）真实世界数据应用面临的主要挑战

从数据来源看，相较于随机对照试验（Randomized Controlled Trial，RCT）数据，真实世界数据在大多数情况下缺乏其记录、采集、存储等流程的严格质量控制，会造成数据不完整、关键变量缺失、记录不准确等问题，这些数据质量上的缺陷，会极大地影响后续的数据治理和应用，甚至会影响数据的可追溯性，研究者也难以发现其中的问题并进行核对和修正。由于患者病程、就诊地点以及时间和空间等因素的变化，可能导致患者疾病状态及相关因素等信息的缺失，为临床研究疾病状态及结局的系统性评价带来挑战。选择性的数据收集，特别是登记研究数据，是导致研究结果偏倚的潜在风险。

由于各种真实世界数据来源之间相对独立和封闭、数据管理系统种类繁多、数据存储分散且数据标准不一致、数据横向整合和交换存在困难，造成数据碎片化和信息孤岛现象突出。对于电子病历数据，由于其高度敏感性，该系统一般封闭管理，对它们的利用可能会受到一定限制。电子病历还可能因文字类型的主观性描述和记录人差异，而影响对临床结局的客观评价。此外，在缺乏统一标准的情况下，数据类型较为多样，既有结构化数据，也有文本、图片、视频等非结构化和半结构化数据，在数据记录、采集、存储的过程中，也会导致数据的冗余和重复，进而造成数据处理难度加大。

三、真实世界数据适用性评价

真实世界数据的适用性评价应基于特定的研究目的和监管决策用途。

（一）真实世界数据的数据治理和数据管理

真实世界数据可以根据研究开展的时间分为回顾性收集和前瞻性收集两种方式获取。回顾性收集的数据通常需要进行数据治理，数据主要来源于既往开展的回顾性观察性研究、前瞻性观察性研究、回顾前瞻性观察性研究等。而前瞻性收集的数据则需进行数据管理，数据主要来源于将要开展的前瞻性观察性研究，或实用临床试验，由于此类数据类似于 RCT 的数据收集，即根据研究方案建立数据库并通过电子数据采集系统采集数据，是前瞻的、有计划的、结构化和标准化的数据。如果某项研究既利用了既往的数据，又将采集将来的数据，例如，从即时开始的回顾前瞻性研究，则对回顾性收集的数据需经数据治理，而对前瞻收集的数据则采用数据管理的方法，这里需要注意的关键问题是既往数据经治理后的数据库应与前瞻性设计的数据库相匹配。对于以外部对照的单臂临床试验，若为历史对照，外部数据需采用治理手段；若为平行对照，外部数据可采用数据管理手段。

真实世界数据的适用性评价主要针对的是回顾性收集的数据，但对前瞻性收集的数据也有指导意义。

适用性评价可分为两个阶段，第一阶段是从可及性、伦理、合规、代表性、关键变量完整性、样本量和源数据活动状态等维度，对源数据进行初步评价和选择，判断其是否满足研究方案的基本分析要求；第二阶段包括数据的相关性、可靠性，以及采用的或拟采用的数据治理机制（数据标准和通用数据模型）的评价分析，经治理的数据是否适用于产生真实世界证据（见图 1）。如果是前瞻性收集的真实世界数据，则无需进行第一阶段的初步适用性评价。

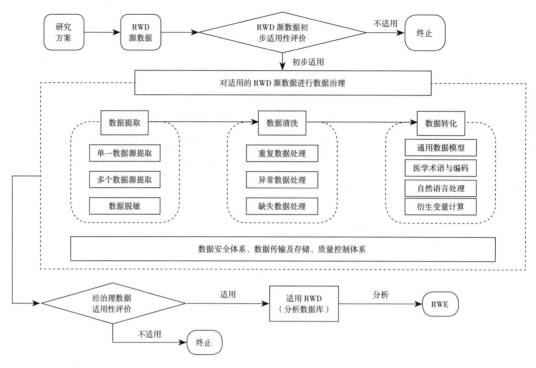

图 1　真实世界数据的适用性评价和数据治理过程示意图

（二）源数据的适用性评价

满足基本分析要求的源数据至少应具备以下条件：

1. 数据库处于活动状态且数据可及

在研究期限内数据库应是连续的处于活动状态的，所记录的数据均是可及的，即具有数据的使用权限，并且可被第三方特别是监管机构评估。

2. 数据使用符合伦理和安全性要求

源数据的使用应符合伦理审查法规要求，应符合相关的数据安全与隐私保护要求。

3. 关键变量的覆盖度

源数据通常是不完整的，但应具有一定的覆盖度，至少应包括与研究目的相关的结局变量、暴露/干预变量、人口学变量和重要的协变量。

4. 样本量足够

应充分考虑和预判经数据治理后源数据例数明显减少的情况，以保证统计分析所需的样本量。

（三）经治理数据的适用性评价

经治理的真实世界数据的适用性评价主要根据数据相关性和可靠性。

1. 相关性评价

相关性评价旨在评估真实世界数据是否与所关注的临床问题密切相关，重点关注关键变量的覆盖度、暴露 / 干预和临床结局定义的准确性、目标人群的代表性和多源异构数据的融合性。

（1）关键变量和信息的覆盖度

真实世界数据应包含与临床结局相关的重要变量和信息，如药物使用、患者人口学和临床特征、协变量、结局变量、随访时间、潜在安全性信息等。如果上述变量存在部分缺失，需充分评估是否能够使用可靠的统计学方法进行填补，以及对于因果推断结果可能造成的影响。

（2）暴露 / 干预和临床结局定义的准确性

选择并准确定义具有临床意义的结局以及准确定义暴露 / 干预对于真实世界研究至关重要，应与研究问题的临床意义或理论依据相一致。临床结局的定义应包括所基于的诊断标准、测量方法及其质量控制（如果有）、测量工具（如量表的使用）、计算方法、测量时点、变量类型、变量类型的转换（如从定量转换为定性）、终点事件评价机制（如终点事件判定委员会的运行机制）等。当不同数据源对临床结局的定义不一致时，应定义统一的临床结局，并采用可靠的转换方法。暴露 / 干预的定义应考虑其时间窗的合理性。

（3）目标人群的代表性

真实世界研究较传统 RCT 的优势之一是具有更广泛的目标人群的代表性。因此，在制定纳入和排除标准时，应尽可能地符合真实世界环境下目标人群。

（4）多源异构数据的融合性

由于真实世界数据的特性，很多情况下属于多来源的异构数据，需要将不同来源数据在个体水平进行数据的链接、融合和同构处理。因此，应通过身份标识符进行个体水平的准确链接，以支持通用数据模型或数据标准对数据源中关键变量进行整合。

2. 可靠性评价

真实世界数据的可靠性主要从数据的完整性、准确性、透明性、质量控制和质量保证几个方面进行评价。

（1）完整性

完整性是指数据信息的缺失程度，包括变量的缺失和变量值的缺失。对于不同研究，数据的缺失程度、缺失分布、缺失原因和变量值的缺失机制不尽相同，应该予以详尽描述。当特定研究的数据缺失比例明显超过同类研究的比例时，会加大研究结论的不确定性，此时需要慎重考虑该数据能否作为支持产生真实世界证据的数据。对缺失原因的详细分析有助于对数据可靠性的综合判断。如果涉及缺失数据的填补问题，应根据缺失机制的合理假设采用恰当的填补方法。

（2）准确性

准确性是指数据与其描述的客观特征是否一致，包括源数据是否准确、数据值域是否在合理范围、结局变量随时间变化趋势是否合理、编码映射关系是否对应且唯一等。数据的准确性需要依据较权威的参照进行识别和验证，例如，终点事件是否经独立的终点事件判定委员会做出判断。

（3）透明性

真实世界数据的透明性是指真实世界数据的治理方案和治理过程清晰透明，应确保分析数据中的关键暴露／干预变量、协变量和结局变量能够追溯至源数据，并反映数据的提取、清洗、转换和标准化过程。无论采用人工数据处理还是自动化程序处理，数据治理标准化操作程序和验证确认文件要清晰记录和存档，尤其反映数据可信性的问题，如数据缺失程度、变量值域、衍生变量计算方法和映射关系等。数据治理方案应事先根据研究目的制定，应确保数据治理过程与治理方案保持一致。数据的透明性还包括数据的可及性、数据库之间的信息共享和对患者隐私的保护方法的透明。如果使用算法来定义研究队列，则算法的开发及其验证也应该是透明的。

（4）质量控制

质量控制是指用以确证数据治理的各个环节符合质量要求而实施的技术和活动。质量控制评价包括但不限于：数据提取、安全处理、清洗、结构化，以及后续的存储、传输、分析和递交等环节是否均有质量控制，以保证所有数据是可靠的，数据处理过程是正确的；是否遵循完整、规范、可靠的数据治理方案和计划，并依托于相应的数据质量核查和系统验证规程，以保障数据治理系统在正常和稳态下运行，确保真实世界数据的准确性和可靠性。

（5）质量保证

质量保证是指预防、探测和纠正研究过程中出现的数据错误或问题的系统性措施。真实世界数据的质量保证与监管合规性密切相关，应贯穿于数据治理的每一个环节，考虑的内容包括但不限于：是否建立与真实世界数据有关的研究计划、方案和统计分析计划；是否有相应的标准操作规程；数据收集是否有明确流程和合格人员；是否使用了共同的定义框架，即数据字典；是否遵守收集关键数据变量的共同时间框架；用于数据元素捕获的技术方法是否符合事先指定的技术规范与操作程序，包括各种来源数据的集成、药物使用和实验室检查数据的记录、随访记录、与其它数据库的链接等；数据输入是否及时、传输是否安全；是否满足监管机构现场核查调阅源数据、源文件等相关要求。

四、真实世界数据治理

数据治理是指针对特定临床研究问题，为达到适用于统计分析而对原始数据所进行的治理，其内容包括但不限于：数据安全性处理、数据提取（含多个数据源）、数据清洗（逻辑核查及异常数据处理、数据缺失处理）、数据转化（数据标准、通用数据模型、归一化、自然语言处理、医学编码、衍生变量计算）、数据传输和存储、数据质量控制等若干环节。

（一）个人信息保护和数据安全性处理

真实世界研究涉及个人信息保护应遵循国家信息安全技术规范、医疗大数据安全管理相关规定，对个人敏感信息应进行去标识化处理，确保根据数据无法进行个人敏感信息匹配还原，通过技术和管理方面的措施，防止个人信息的泄漏、损毁、丢失、篡改。

数据安全性处理应基于研究所涉及的各种数据的类型、数量、性质和内容，尤其对于个人敏感信息，建立数据治理各环节的数据加密技术要求、风险评估和应急处置操作规程，并开展安全措施有效性审计。

（二）数据提取

根据源数据的存储格式、是否为电子数据、是否包含非结构化数据等因素选择合适的方式进行数据提取，在数据提取时均应遵守以下原则：

数据提取的方法应通过验证，以保障提取到的数据符合研究方案的要求。数据提取应确保提取到的原始数据与源数据的一致性，应对提取到的原始数据与源数据进行时间戳管理。

使用与源数据系统可互操作或集成的数据提取工具可以减少数据转录中的错误，从而提高数据准确性以及临床研究中数据采集的质量和效率。

（三）数据清洗

数据清洗是指对提取的原始数据进行重复或冗余数据的去除、变量值逻辑核查和异常值的处理，以及数据缺失的处理。需要注意，在修正数据时如果无法追溯到主要研究者或源数据负责方签字确认，数据不应做修改，以保证数据的真实性。

首先在保证数据完整性的前提下去除重复数据及不相关数据。在不同数据源合并过程中，可能产生重复数据，需要去除。同时由于数据源与通用数据模型映射关系的不准确，可能会采集到与研究目标不相关的数据，从数据集中删除不需要的观测值可以减少不必要的工作。

然后进行逻辑核查和异常数据处理。通过逻辑核查可以发现原始数据或者提取数据时产生的错误，例如出院时间早于入院时间，出生年月按年龄推算不符，实验室检查结果不符合实际，定性判断结果与方案中定义的判断标准不一致等。对异常数据的处理要非常谨慎，避免由此产生的偏倚。对于发现的错误和异常数据应通过进一步核实才能更改数据，数据的更改应保留记录。

最后在统计分析时对数据缺失进行处理，对于不同研究，数据的缺失程度、缺失原因和变量值的缺失机制不尽相同。如果涉及缺失数据的填补问题，应根据缺失机制的合理假设采用恰当的填补方法。

（四）数据转化

数据转化是将经过数据清洗后原始数据的数据格式标准、医学术语、编码标准、衍生变量计算，按照分析数据库中对应标准进行统一转化为适用真实世界数据的过程。

对于自由文本数据的转化可使用可靠的自然语言处理算法，在保障数据转化准确、可溯源的前提下，提高转化效率。

在进行衍生变量计算时，应明确用于计算的原始数据变量及变量值、计算方法及衍生变量的定义，并进行时间戳管理，以保障数据的准确性和可追溯性。

（五）数据传输和存储

真实世界数据的传输和存储应当基于可信的网络安全环境，在数据收集、处理、分析至销毁的全生命周期予以控制。在数据传输和存储过程中都应有加密保护。此外，应建立操作设置审批流程、角色权限控制和最小授权的访问控制策略，鼓励建立自动化审计系统，监测记录数据的处理和访问活动。

（六）数据质量控制

数据质量控制是确保研究数据完整性、准确性和透明性的关键。数据质量控制需要建立完善的真实世界数据质量管理体系和标准操作规程，建议原则包括：

1. 确保源数据的准确性和真实性

如电子病历作为关键数据源，应有病历质控标准以满足分析要求。来源于门诊的疾病描述、诊断及其用药信息需要有相关证据链佐证。对于录入过程中的任何修改，需要有负责人的确认和签名，并提供修改原因，确保留下完整的稽查轨迹。

2. 在数据提取时充分考虑数据完整性问题

评估和确立提取字段，制定相应的核查规则和数据库架构。

3. 制定完善的数据质量管理计划

制定系统质控和人工质控计划，确保数据的准确性和完整性。对于关键变量，应进行全面的核查和源文件调阅；其它变量可根据实际情况抽样核查，例如，对于人口学信息、数值型变量阈值、编码映射关系等，可按一定比例抽样，核查其准确性与合理性。

（七）通用数据模型

通用数据模型是多学科合作模式下对多源异构数据进行快速集中和标准化处理的数据模型，其主要功能是将不同标准的源数据转换为统一的结构、格式和术语，以便跨数据库 / 数据集进行数据整合。

由于多源数据的结构和类型的复杂性、样本规模和标准的差异性，在将源数据转换为通用数据模型的整体过程中，需要对源数据进行提取、转换、加载，应确保源数据在语法和语义上与目标分析数据库的结构和术语一致，见图 2。

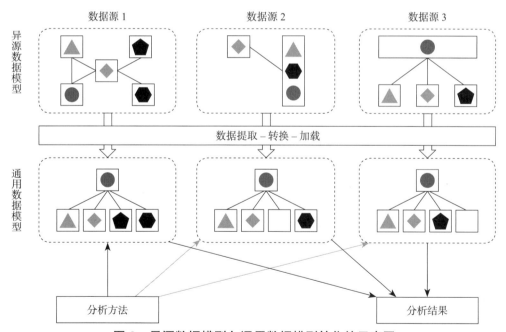

图 2　异源数据模型向通用数据模型转化的示意图

理想的通用数据模型应遵循以下原则：

1. 通用数据模型可以定义为一种数据治理机制，通过该机制可以将源数据标准化为通用结构、格式和术语，从而允许跨多个数据库 / 数据集进行数据整合。通用数据模型应具有访问源数据的能力，是可动态扩展和持续改进的数据模型，并有版本控制；

2. 通用数据模型中变量的定义、测量、合并、记录及其相应的验证应保持透明，多个数据库的数据转换应有清晰一致的规则；

3. 安全性和有效性相关的常用变量或概念都应映射到通用数据模型，以适用于不同临床研究问题，并可通过公认或已知的研究结果进行比对。

（八）真实世界数据治理计划书

真实世界数据治理计划书应事先制定，与整个项目研究计划同步。如果治理计划书在研究进行过程中需要修订，应与审评机构沟通，同时递交更新后的治理计划书。计划书中应说明使用真实世界数据用于监管决策的目的、使用真实世界数据的研究设计，还应对真实世界数据源数据进行说明，包括但不限于：真实世界数据源数据／源文件的类型，例如卫生信息系统数据、疾病登记研究数据、医保数据等；真实世界数据的源数据／源文件，适当评价其既往应用情况，说明采用的理由；真实世界数据的治理，即由真实世界数据数据来源到分析数据库的治理过程；采用的数据模型和数据标准；缺失数据的处理方法；减少或控制使用真实世界数据带来的潜在偏倚所采取的措施；质量控制和质量保证；真实世界数据的适用性评估。

五、真实世界数据的合规性、安全性与质量管理体系

（一）数据合规性

真实世界数据来源于患者个人诊疗等多种途径的数据，数据的收集、处理与使用等会涉及伦理及患者隐私问题。为充分保护患者的安全和权益，获取和使用真实世界数据以开展真实世界研究，须通过伦理委员会的审查批准。参与真实世界数据治理的相关人员需严格遵守相关法律、法规的要求，申办者应严格执行，尽保护和管理义务。

（二）数据安全管理

应依照国家法律法规、行业监管要求等做好数据安全管理工作，对承载健康医疗数据的信息系统和网络设施以及云平台等进行必要的安全保护。数据安全保护范围应涵盖包括数据收集、数据提取、数据传输、数据存储、数据交换、数据销毁等在内的各个生命周期。采用加密技术保证数据在收集、提取、传输和存储过程中的完整性、保密性、可追溯性，使用介质传输的，应对介质实施管控。对不同介质的

数据形式采用不同的保护措施，并建立相对应的访问控制机制，对访问记录进行审核、登记、归档和审计。

数据审计及相关操作规程为数据的收集、提取、传输、维护、存储、共享、使用等提供记录和依据，应包括人员审计、管理审计、技术审计，制定和部署医疗信息系统活动审计政策和适当的标准操作流程。审计的内容应包括数据的任何状态的任何操作，包括登录、创建、修改和删除记录的行为，都应自动生成带有时间标记的审计记录，包括但不限于授权信息、操作时间、操作原因、操作内容、操作人及签名等信息，并可供审计。审计记录应被安全存储并建立访问控制策略。

（三）质量管理体系

应建立完整的质量管理体系，以规范真实世界数据的处理流程，并在实际工作中持续优化、完善。基本质量要素应覆盖：确保真实世界数据的质量，应建立覆盖真实世界数据全生命周期管理的操作流程；计算机化系统功能应满足真实世界数据的管理需求，符合相关法规对计算机化系统的相关要求；建立完善的人员管理制度，数据收集、治理、分析人员应获得相应的培训，符合职责能力要求，并对人员的权限进行标准化管理；建立从数据收集至数据递交各环节的风险管理流程；制定标准的信息与文档管理规范（纸质、电子介质），确保真实世界数据处理流程记录完整、准确、透明，保护数据的安全性与合规性。

六、与监管机构的沟通

为保证真实世界数据的质量符合监管要求，鼓励申请人与监管机构及时沟通交流。在真实世界研究正式开始前，基于整体研发策略和具体研究方案等，就真实世界数据是否支持产生真实世界证据进行交流，包括真实世界数据的可及性、样本量是否足够大、数据治理计划是否合理可行、数据质量可否得到保障等。在研究进行中，如果根据研究实施中的变化情况对数据治理计划进行调整，申办者需衡量数据治理计划调整对试验目标的潜在影响，向监管机构说明调整的充分理由，并征得其同意，同时递交更新的研究方案和数据治理计划书。在研究完成后和递交资料前，申办者可与监管机构咨询递交资料和数据库进行沟通。

参考文献

[1] 蔡婷，詹思延. 加快我国疫苗安全主动监测系统建设的思考 [J]. 中华预防医学杂志 . 2019, 53 (7): 664–667.

[2] 国家卫生健康委，国家药品监督管理局 .《药物临床试验质量管理规范》.

2020.07.01.

[3] 国家药品监督管理局药品审评中心 .《临床试验数据管理工作技术指南》.
2016.07.27.

[4] 国家药品监督管理局 .《真实世界证据支持药物研发与审评的指导原则 (试行) 》. 2020.01.07.

[5] 侯永芳 , 宋海波 , 刘红亮 , 等 . 基于中国医院药物警戒系统开展主动监测的实践与探讨 [J]. 中国药物警戒 . 2019, 16 (4): 212–214.

[6] 周莉 , 欧阳文伟 , 李庚 , 等 . 中国登记研究的现状分析 [J] . 中国循证医学杂志 . 2019, 19 (6): 702–707.

[7] Berger M, Daniel G, Frank K, et al. A framework for regulatory use of real world evidence. https://healthpolicy.duke.edu/sites/default /files/ atoms/files/rwe_white_ paper_2017.09.06.pdf.

[8] Booth CM, Karim S, Mackillop WJ. Real–world data: towards achieving the achievable in cancer care [J]. Nat Rev Clin Oncol. 2019, 16 (5): 312–325.

[9] Duke–Margolis Center for Health Policy. Characterizing RWD Quality and Relevancy for Regulatory Purposes. https://healthpolicy.duke.edu/ publications.

[10] Duke–Margolis Center for Health Policy. Determining Real–World Data's Fitness for Use and the Role of Reliability. https://healthpolicy. duke.edu/ publications.

[11] EMA. Reflection paper on expectations for electronic source data and data transcribed to electronic data collection tools in clinical trials. https://www.ema.europa.eu/ en/documents/regulatory–procedural–guideline/reflection–paper–expectations–electronic– source–data–data–transcribed–electronic–data–collection_en.pdf.

[12] EMA. A Common Data Model for Europe – Why? Which? How? https://www.ema. europa.eu/en/documents/report/common–data–model–europe–why–which–how–workshop– report_en.pdf.

[13] Khozin S, Abernethy AP, Nussbaum NC, et al. Characteristics of real–world metastatic non–small cell lung cancer patients treated with nivolumab and pembrolizumab during the year following approval [J]. Oncologist. 2018, 23: 328–336.

[14] OHDSI – Observational Health Data Sciences and Informatics, https://www. ohdsi. org.

[15] Ong TC, Kahn MG, Kwan BM, et al. Dynamic ETL: a hybrid approach for health data extraction transformation and loading [J]. BMC Medical Informatics and Decision Making 2017, 17 (1): 134.

附录 1　词汇表

电子病历（Electronic Medical Record，EMR）：由医疗机构中授权的临床专业人员创建、收集、管理和访问的个体患者的健康相关信息电子记录。

电子健康档案（Electronic Health Record，EHR）：符合国家认可使用的互操作性标准，并能够由多个医疗机构中授权的临床专业人员创建、管理和咨询的针对个体患者的健康相关信息电子记录。

观察性研究（Observational Study）：根据特定研究问题，不施加主动干预的、以自然人群或临床人群为对象的、探索暴露/治疗与结局因果关系的研究。

患者报告结局（Patient-Reported Outcome，PRO）：是一种来自患者自身测量与评价疾病结局的指标，包括症状、生理、心理、医疗服务满意度等。其记录有纸质和电子两种方式，后者称为电子患者报告结局（ePRO）。

逻辑核查（Edit Check）：对输入计算机系统的临床研究数据的有效性的检查，主要评价输入数据与其预期的数值逻辑、数值范围或数值属性等方面是否存在逻辑性错误。

数据标准（Data Standard）：是关于如何在计算机系统之间构建、定义、格式化或交换特定类型数据的一系列规则。数据标准可使递交的资料具有可预测性和一致性，且具有信息技术系统或科学工具可以使用的形式。

数据清洗（Data Cleaning）：数据清洗旨在识别和纠正数据中的噪声，将噪声对数据分析结果的影响降至最低。数据中的噪声主要包括不完整的数据、冗余的数据、冲突的数据和错误的数据等。

数据融合（Data Linkage）：将多来源的数据和信息加以合并、关联及组合，形成统一的数据集。

数据元素（Data Element）：临床研究中记录的受试者的单一观察值，例如，出生日期、白细胞计数、疼痛严重程度，以及其它临床观察值。

数据治理（Data Curation）：针对特定临床研究问题，为达到适用于统计分析而对原始数据所进行的治理，其内容至少包括数据提取（含多个数据源）、数据安全性处理、数据清洗（逻辑核查及异常数据处理、数据完整性处理）、数据转化（通用数据模型、归一化、自然语言处理、医学编码、衍生变量计算）、数据质量控制、数据传输和存储等若干环节。

通用数据模型（Common Data Model，CDM）：是多学科合作模式下对多源异构数据进行快速集中和标准化处理的数据模型，其主要功能是将不同数据标准的源数据转换为统一的结构、格式和术语，以便跨数据库/数据集进行数据整合。

源数据（Source Data）：临床研究中记录的临床症状、观测值和用于重建和评估该研究的其它活动的原始记录和核证副本上的所有信息。源数据包含在源文件中（包括原始记录或其有效副本）。

真实世界数据（Real-World Data，RWD）：来源于日常所收集的各种与患者健康状况和 / 或诊疗及保健有关的数据。并非所有的真实世界数据经分析后就能成为真实世界证据，只有满足适用性的真实世界数据才有可能产生真实世界证据。

真实世界研究（Real-World Research/Study，RWR/RWS）：针对临床研究问题，在真实世界环境下收集与研究对象健康状况和 / 或诊疗及保健有关的数据（真实世界数据）或基于这些数据衍生的汇总数据，通过分析，获得药物的使用价值及潜在获益 – 风险的临床证据（真实世界证据）的研究过程。

真实世界证据（Real-World Evidence，RWE）：通过对适用的真实世界数据进行恰当和充分的分析所获得的关于药物的使用情况和潜在获益 – 风险的临床证据。

附录2　中英文词汇对照表

中英文词汇对照表

中　文	英　文
预防接种不良事件	Adverse Events Following Immunization，AEFI
通用数据模型	Common Data Model，CDM
病例报告表	Case Report Form，CRF
数据治理	Data Curation
病例登记	Patient Registry
电子数据采集	Electronic Data Capture，EDC
电子病历	Electronic Medical Record，EMR
电子健康档案	Electronic Health Record，EHR
电子患者报告结局	electronic Patient-Reported Outcome，ePRO
观察性研究	Observational Study
患者报告结局	Patient Reported Outcome，PRO
结局变量	Outcome Variable
可追溯性	Traceability
逻辑核查	Edit Check
数据标准	Data Standard
数据清洗	Data Cleaning
数据元素	Data Element
数据治理	Data Curation
通用数据模型	Common Data Model，CDM
医院信息系统	Hospital Information System，HIS
衍生变量	Derived Variable
源数据	Source Data
真实世界数据	Real World Data，RWD
真实世界研究	Real World Research/Study，RWR/RWS
真实世界证据	Real World Evidence，RWE

药物临床试验适应性设计指导原则
（试行）

一、概述

确证性临床试验的设计一般基于前期探索性研究结果，很多时候仅依赖于非常有限的数据，由此可能造成设计元素存在较大的偏差，从而直接影响试验的成败。随着药物研发的推动，临床研究的技术方法得到不断的发展，适应性设计也受到越来越多的研究与应用。适应性设计允许根据试验期间累积的数据对试验设计进行修改，以修正初始设计的偏差，从而增加试验的成功率，提高试验的效率。

成组序贯设计是最早应用于临床试验的适应性设计，其后，适应性设计较广泛地用于样本量的重新估计，现今逐步推广和发展到了多种类型的试验设计，例如两阶段设计、平台试验设计等更为复杂的设计。随着理论方法的不断成熟完善、模拟计算能力的进步，以及实践经验的积累，适应性设计在临床试验中得到越来越多的应用。

本指导原则对适应性设计的定义为：按照预先设定的计划，在期中分析时使用试验期间累积的数据对试验做出相应修改的临床试验设计。一方面，适应性修改是"按预先设定的计划"进行的，而不是临时提出的修改方案；另一方面，适应性修改是一个自我学习的过程，即通过对累积数据的不断学习，相应地修改试验方案，以适应不断变化的研究环境。因此，适应性设计旨在更好地改进进行中的临床试验，而不是因设计本身缺陷而有极大可能导致临床试验失败所做的临时补救。

在实际当中有时会基于充分合理的外部数据对一个进行中的临床试验做出修改，如果这种修改仅仅基于外部数据，依据本指导原则的定义不将其归于适应性设计的范围。本指导原则着重于讨论适应性设计的基本概念和原则、常用的适应性设计类型、使用适应性设计时的考虑要点以及监管要求等，目的是指导和规范申办者如何采用以及实施适应性设计。申办者在设计适应性临床试验方案时，应同时参考其它相关的 ICH 指导原则和国内指导原则。本指导原则主要适用于药品的确证性临床试验，对于探索性研究也具有参考意义。本指导原则仅代表当前的观点和认识，随着研究和认识的深入将予以修订完善。

二、适应性设计中需要考虑的因素

在决定是否采用适应性设计之前，应全面深入地权衡适应性设计和传统设计之间的优劣，尤其是适应性设计在设计、实施和统计分析方面的复杂性，以及由此而带来的在试验实施中可能会引入的、不可避免的操作偏倚以及其他各种挑战。采用适应性设计需综合考虑诸多因素，特别是适应性设计的适用性（fitness for purpose）、合理性（validity）、完整性（integrity）和可行性（feasibility）。

（一）适用性

适应性设计的适用性是指计划开展的试验是否适合采用适应性设计。一般而言，确证性临床试验需要良好合适的试验设计，包括试验目标、受试人群、入组分配、主要终点、分析方法等多个方面，其中每一个环节的偏差都可能导致试验的失败。适应性设计虽然可以实现自我学习，重新评估当前试验的计划，并可以调整设计时的偏差以寻求更好的方法来实现同一目标，但它并不是用于解决试验开始时设计上的错误。

是否采用适应性设计，首先应该考虑需要什么样的适应性修改、什么样的数据、验证什么样的假设、什么样的决策方法、什么样的条件使其能在实际中实施等。如果一个适应性设计并不能带来预期试验效率的增加、试验质量的提高，或者实施起来有极大的困难，则并不适合采用该设计。此外，适应性设计需要在设计阶段投入大量的时间进行深入地研究和仔细地计划。

大多数适应性设计方法是为满足临床试验的特殊需求而产生，可能不具备统计理论上的某些最优性，但它可能是解决临床试验某个特殊问题最为合适的方法，因此在考虑采用适应性设计时应主要基于需要解决的特殊问题。另外，适应性设计临床试验在操作和实施中较传统试验更为复杂和困难，因此，试验设计方法的简易性有时也成为是否采用适应性设计的一个重要的考虑因素。

（二）合理性

适应性设计的合理性是指试验的总 I 类错误率能否得到控制，以及能否确保试验结果的可信度、可解释性和说服力。

判断适应性设计是否合理，最重要的标准是所使用的统计方法能否控制总 I 类错误率。适应性修改一般需要考虑统计检验的多重性问题，并需将试验的 I 类错误率控制在预先设定的水平。此外，对有些适应性设计来说，如果采用双侧检验，由于适应性修改前后阶段的 p 值不能反映组间比较的方向，有可能使得最终的整体 p 值的意义难以解释，为避免这种情况，可在试验方案中选择单侧检验；但对另一些适应性设计，例如不对称的双边假设，双侧检验会是更合适的选择。

保持试验的合理性还意味着应该有正确的统计推断方法，比如用于计算调整后的 p 值、估计效应量及置信区间，以及衡量不同阶段治疗效果的一致性等。

适应性设计可能同时涉及多个目标人群、多个假设、多个终点或多重检验，故对统计分析方法的合理性有着很高的要求。如果对适应性修改没有相应合理的统计方法，则不宜采用该设计。由于适应性设计的复杂性，在某些情况下因没有适用的统计推断的理论公式或解析公式，需要基于模拟方法验证统计方法的合理性，这在一定程度上增加了额外的不确定性。

如果适应性设计需要合并调整前后的数据，那么需要考虑数据合并的合理性（包括前后数据的差异以及合并方法等）以及合并后疗效估计的可解释性。如果适应性修改的最终统计检验结果虽为阳性但临床获益太小，也不足以支持所验证的药物疗效。

（三）完整性

适应性设计的完整性是指是否能够控制住试验操作所引入的偏倚。保持试验的完整性意味着需要按照预先设定的计划对方案进行调整和保持期中分析结果的盲态，以求最大限度地减少操作偏倚。

避免引入操作偏倚是所有临床试验的最基本要求。适应性设计由于涉及临床试验许多方面的修改，有可能影响后续试验的执行，对保持试验的完整性增加了额外的难度。因此在确证性试验中，适应性设计的期中分析一般应该由独立的数据监查委员会（Data Monitoring Committee，DMC）及其申办者以外的独立统计支持团队完成，并保证期中分析的结果不被申办者、研究者和受试者所知悉，以免影响后续试验的执行和引入操作偏倚。因适应性修改涉及多个环节，设立一个有效的防火墙以防止期中分析结果外泄而造成可能的操作偏倚是执行中最为重要的任务。为此，适应性设计的方案应包含一个完善的操作流程，特别是关于如何设置相关信息的访问权限。同时，为避免不可控因素对试验结果的影响，还要考虑怎样避免根据试验所做的修改而被间接地推出期中分析的结果。申办者应准备好试验所有需要的标准操作流程，并将涉及适应性修改的相关流程纳入其中，同时记录好实际操作的过程。以上这些都应该在试验的设计阶段仔细考虑，并需要在试验进行中严格地执行，以免影响试验的完整性。

（四）可行性

适应性设计的可行性是指试验的适应性修改能否在实际中实施。由于适应性设计比传统设计更为复杂，并且实施和分析更加困难，在计划采用适应性设计之前，可能需要考虑以下因素：适应性调整策略能够保障试验的合理性和完整性；相对于试验周期，有充裕的时间根据试验累积数据的分析结果进行适应性修改和开展后续试验的操作；期中数据收集和数据清理可以快速完成，以便按预定计划完成期中分析和调整；具备能够快速修改随机化程序／药物供应系统；具备足够的药物供应管理的能力以及能够负担增加的药物供应；提前准备好适应性设计的数据采集系统；保证与各相关方的沟通顺畅有效；能够配备专业软件来完成复杂设计和相关分析的计算等。同时，在试验设计阶段，申办者也可以与研究者沟通，评估所考虑的适应性设计在实际中能够顺利进行的可行性。如果相关适应性修改难以实施，则应该考虑其它设计。

综上所述，若计划采用适应性设计，需要仔细地评估其是否确有优势。若无法决策，可以采用模拟方法以评估适应性设计的效率。如果评估后适应性设计没有体现出太多的优势，建议谨慎考虑适应性设计。

三、常用的适应性设计

（一）成组序贯设计

成组序贯设计是指方案中预先计划在试验过程中进行一次或多次期中分析，依据每一次期中分析的结果做出后续试验的决策，决策通常有四种可能：①依据优效性终止试验；②依据无效性终止试验；③依据安全性终止试验；④继续试验。期中分析的时间一般基于累积数据的占比，如受试者入组比例或发生目标事件数的比例，或日历时间。如果期中分析至少有一次优效性分析，且有提前终止试验的可能，则应调整分析的Ⅰ类错误率以将总Ⅰ类错误率控制在事先设定的水平。调整Ⅰ类错误率的常用方法包括 Pocock 方法、O'Brien & Fleming 方法和 Lan & DeMets 方法等。由于期中分析仅使用了部分数据，结果仍有较大的不确定性，评估早期优效性时一般建议使用较为保守的方法以便终止试验时增加优效结论的可靠性。无效性边界的设定分为绑定和非绑定。绑定边界在期中分析结果一旦跨越无效性边界时必须终止试验。非绑定边界在期中分析结果跨越无效性边界时，一般会终止试验，但在有些情形下独立数据监查委员会基于全面评估后仍然可以建议试验继续进行。对于非绑定边界，无需调整最终分析的Ⅰ类错误率。

选择期中分析的时间点也要仔细考虑。如果成组序贯调整计划中存在以优效性提前终止试验的可能，时间点的选择应该考虑期中分析时的数据量是否充分以及随访时间是否足够以便能够提供可靠的疗效估计和安全性评价的结果，也包括重要的次要终点以及一些重要的亚组结果的估计。若期中分析是要验证药物的安全性和无效性，时间点则应该侧重于如何最大程度地保护受试者。

（二）样本量重新估计

样本量重新估计是指依据预先设定的期中分析计划，利用累积的试验数据重新计算样本量，以保证最终的统计检验能达到预先设定的目标或修改后的目标，并同时能够控制 I 类错误率。

初始样本量的估计通常取决于效应量、主要终点的变异度、试验随访时间、受试者脱落率等诸多因素，而这些常常基于以往的研究数据。多数情况下，试验设计阶段样本量的估计所需要的参数信息往往不够充分，可能会导致样本量估算的不够准确。适应性设计中的样本量重新估计为此类问题提供了有效的解决方案。

样本量重新估计的方法可以分为盲态方法和非盲态方法。

盲态方法，也称为非比较分析方法（non-comparative analysis），是指期中分析时不使用实际试验分组的信息，或者未做任何涉及组间比较的分析。

盲态方法的样本量重新估计是指根据累积的数据，计算样本量的重要参数（如合并方差或合并事件发生率），然后对样本量进行重新估计。因期中分析时不涉及组间的疗效比较，故一般不需要调整 I 类错误率。该方法比较容易实施，一般不会引入操作偏倚，而且相关的统计方法也较为完善，只需要在试验设计的阶段预先做好规划。盲态方法的样本量重新估计也可由申办者完成。

非盲态方法，也称比较分析方法（comparative analysis），是指期中分析时使用了试验分组信息（包括各组的真实名称或可区分的分组代码）的分析，分析内容涉及组间的比较。

非盲态方法的样本量重新估计是指根据累积数据以及分组信息，计算样本量的重要参数（如试验效应量），然后对样本量进行重新估计，因期中分析涉及组间的疗效比较，通常需要对 I 类错误率进行相应调整。

非盲态分析的样本量重新估计需要预先在研究方案中阐明，包括重新估计的时点、决策时使用的标准、重新估计时使用的方法、调整检验水准 α 的方法、执行非盲态分析的人员，以及执行整个操作过程的人员等。应该注意的是，一个试验中不宜做过多次数的样本量重新估计。当重新估计的样本量少于最初设计的样本量时，通常不接受样本量减少的调整。

是否采用非盲态样本量重新估计需要考虑多种因素。例如，若有比较可靠的前期数据，非盲态下样本量重新估计是否必要；采用非盲态样本量重估所付的代价（如检验水准调整）与初始设计时略微放大样本量相比，是否有利；期中分析能否很快完成，是否可能因为入组较快而导致没有充足时间用来调整试验；期中分析的时间节点和推断方法是否合理；现有数据能否支持进行计划内的期中分析等。因此，应根据试验本身的特点，仔细考虑各种因素，然后做出合适的决策。

上篇 通用技术指导原则 生物统计 | **579**

（三）适应性无缝剂量选择的设计

适应性无缝剂量选择的设计是指将两个试验无缝连接，在前期试验结束时做剂量选择，并将所选剂量用于后期试验。最终分析时则同时包含前期和后期两个试验入组的所有受试者的数据。本指导原则以Ⅱ/Ⅲ期试验为例对适应性无缝剂量选择的设计予以阐述，其他无缝设计情形可以此为参考。

在传统的设计中，独立的Ⅱ期剂量选择通常包括多个剂量组，目的是选出合适的剂量并用于Ⅲ期试验。Ⅲ期试验是一个独立于Ⅱ期的试验，其最终分析并不包含Ⅱ期试验的数据。以此为特定目标的Ⅱ/Ⅲ期试验也常称为Ⅱ/Ⅲ期操作无缝设计。操作无缝设计将Ⅱ期试验的受试者排除在Ⅲ期的最终分析之外，且不需要在Ⅲ期的最终分析时对Ⅰ类错误率进行调整。另一种被称为Ⅱ/Ⅲ期推断无缝设计，是指在最终分析时包含了选中剂量和未选中剂量的Ⅱ期试验的所有受试者。适应性Ⅱ/Ⅲ期推断无缝剂量选择的设计是推断无缝设计的特例。这种设计具有很多优点，例如可以缩短通常由Ⅱ期试验结束时到Ⅲ期试验开始时的时间间隔、减少试验的总样本量、缩短试验的时长、减少试验的费用等。同时，因Ⅱ期入组的受试者有更长的随访时间，有时可以更早地观察到药物的长期安全性。

采用适应性Ⅱ/Ⅲ期无缝剂量选择的设计需要考虑多种因素。由于期中分析时对Ⅱ期数据可能无法进行全面深入地分析，如果对试验药物了解甚少，一般应慎重选择采用适应性Ⅱ/Ⅲ期无缝剂量选择的设计，因Ⅱ期试验的数据要包含在最终分析中加之Ⅲ期试验已经在进行之中，而如果使用两个单独的试验可以有更多的选择方式。还有一些因素，例如，Ⅲ期试验的主要终点需要较长的随访时间，Ⅱ期或许只能够用替代终点进行判断，当替代终点与主要终点关联性不高甚至较差时，用替代终点选择Ⅲ期试验的剂量会带来很大的不确定性。又如，也应考虑是否有足够的生产能力在短时间内提供Ⅲ期所需的药物。

以上讨论的适应性Ⅱ/Ⅲ期无缝剂量选择的设计也可以直接应用于其他类似的试验，例如联合用药和单药的选择，或者不同药物之间的选择等。

（四）适应性富集设计

适应性富集设计是指试验将根据期中分析的结果，依据预先设定的标准对目标人群进行适应性调整，以决定试验后续阶段的目标人群。试验的后续阶段可能继续在全人群中进行，或者仅入组亚群并有可能需要做一些相应的适应性调整，或者加大样本量继续入组全人群，这同时也自然地加大了亚群的入组人数。试验的最终分析目标可能仅是全人群、亚群，或者全人群和亚群都包含。试验的最终分析将包含试验的两个阶段入组的所有受试者的数据，并有相应的调整方法以控制Ⅰ类错误率。

如果已知试验药物只对某特定亚群有效，那么，临床试验应该只在该亚群中招募受试者。但实际中更为常见的情形是试验药物有可能对某亚群有较大的疗效，但不清楚对全人群是否也有足够大的疗效。在这种情况下，如果试验药物对全人群有足够大的疗效，只入组亚群受试者就会失去显示对全人群有效的机会；如果试验药物对全人群疗效较小但对某亚群有效，入组全人群受试者极有可能得不到预期的阳性结果，同时也失去了显示对亚群有效的机会。采用适应性富集设计来选择目标人群可以同时兼顾两者，利用试验本身的结果以便可以更科学地选择出目标人群，增加药物研发的成功率。

由于适应性富集设计中目标人群的选择涉及全人群和亚群，以及期中分析时采用非盲态的组间比较，因此应分别明确定义两个人群的统计假设和相应的统计方法，并控制Ⅰ类错误率。

对于目标人群的选择标准，可以基于疾病特征、预后生物标志物或预测生物标志物等各种标准。一般而言，采用公认的疾病相关特征或预后相关生物标志物来选定目标人群，试验的设计和操作会相对简单。目前，采用预测生物标志物来选择目标人群的研究日趋增多，但许多预测生物标志物的临床价值尚不明确。如果试验要用一个全新的预测生物标志物来选择目标人群，必须要有对应的诊断方法。所用诊断方法必须已经被监管部门批准上市，如果没有，可能需要同时研发。

（五）两阶段适应性设计

两阶段适应性设计，是指将一个试验分为两个阶段，适应性调整前是第1阶段，适应性调整后是第2阶段。在第1阶段结束时进行期中分析，依据预先设定的修改计划，对第2阶段的试验进行适应性修改。

以上所讨论的成组序贯设计（若仅有一次期中分析）、样本量重新估计、适应性Ⅱ/Ⅲ期无缝剂量选择的设计、适应性富集设计都是两阶段适应性设计。两阶段适应性设计也包括其他常见的设计，例如在第1阶段结束期中分析时，从第1阶段选择一个合适的主要终点用于第2阶段；从第1阶段的两个或多个目标子群中选择一个合适的目标子群用于第2阶段；将第1阶段的单一主要假设修改为多个主要假设等。

有两点需要注意：一是成组序贯设计和适应性成组序贯设计之间存在区别。两者仅在期中分析、提前终止试验和样本量重新估计时类似；若一个适应性成组序贯设计包含了其他的适应性修改，则成组序贯设计中标准的分析方法就不适用。另一点是当两阶段适应性设计在分析以生存期为终点的试验时，无论第1阶段入组受试者的终点事件发生在哪个阶段，计算时均应将其归在第1阶段的结果内，否则两阶段的独立性假设将不再成立，导致Ⅰ类错误率增加。

大多数适应性设计都属于两阶段范畴。两阶段适应性设计的原理和方法可类似地推广到多阶段或多重适应性设计。

（六）适应性主方案试验设计

主方案试验设计是指一个整体临床试验方案含有多个子方案，不同的子方案可同时检验一种药物对于多种疾病的临床效果，也可同时检验多种药物对于一种疾病的临床效果，或者同时检验多种药物对于多种疾病的临床效果。每一个子方案可以是单臂试验，也可以是随机对照试验。如果有子方案是随机对照试验且病人群体相同，这些随机对照试验有可能共用一个对照组，也可能有各自的对照组。主方案试验也用来泛指由患者特定特征（如疾病、组织学类型、分子标记物）为标志的临床试验。主方案试验具有很多优点，例如能够为患者提供最大的入组机会并选择最合适的受试药物的机会。常见的主方案设计包括篮式试验、伞式试验和平台试验设计。

篮式设计旨在评估一种药物治疗具有同一种生物学特征的不同疾病类型的临床效果，每一个子方案都针对一种或多种疾病类型。伞式设计旨在评估多种药物针对同一种疾病或生物标记物类型的靶向治疗的临床效果。平台设计旨在评估多种药物针对多种疾病的临床疗效。平台试验通常会维持试验长期进行，并允许新的试验药物随时加入试验平台，同时，对照药物随着时间推移也可能发生变更。

主方案试验虽然具有很多优点，但由于其复杂性，在计划、执行、统一管理结构的建立，尤其是统计分析等方面都面临着较大地挑战。如果计划采用主方案试验，应对试验各个方面可能涉及的各种问题做全面、深入和细致的研究后，再慎重选择。

适应性主方案设计是指在主方案设计中包含了一种或多种适应性调整的设计，它可以灵活地采用多种适应性调整，例如添加一个或多个新的子方案，提前结束一个或多个子方案，重新估计样本量，调整检验的假设、主要终点和主要统计方法，或对不同的子方案设计做不同的适应性调整等。

（七）多重适应性设计

多重适应性设计是指一个试验中采用了多于一种适应性调整方法的试验设计。以上所讨论的适应性设计方法都可以同时用于同一个临床试验。例如，一个临床试验在第 1 阶段结束时确定了下阶段的用药剂量，其后可以选择目标人群，再其后可以做样本量重新估计。

原则上讲，如果一个临床试验设计包含了多种适应性调整，只要符合适用性、合理性、完整性和可行性的要求，多重适应性设计都可以考虑。但由于多重适应性设计的复杂性，在一个试验中是否有必要引入过多的适应性调整，建议申办者予以慎重考虑。

四、其他考虑

（一）仅基于外部数据的修改

仅基于外部数据的修改是指在试验进行过程中仅仅基于外部数据对于一个进行中的临床试验做出某些修改，在本指导原则中，不将其归于所定义的适应性修改。

在试验进行过程中，常常会有与本试验相关的新的信息出现，而这些信息一般都是基于在当前试验设计时还不存在的新近完成的试验或研究。基于外部数据对于一个进行中的临床试验做出某些修改，必须有充分的依据且不应破坏试验的合理性及完整性，并需提前与监管机构进行沟通确认后方可通过试验方案的修正案来体现。申办者尤其要注意这些修改是仅基于外部数据，而非基于进行中的试验本身的结果。

在当前试验设计时可能同时会有其它尚未完成的相同药物的其它试验正在进行，其与当前试验相关，并在当前试验的设计时预先设定，这同样被视为外部数据并可通过试验方案的修正案来体现。

如果需要用一个Ⅱ期试验的结果来决定当前试验的生物标志物的阈值，同时结合当前试验期中分析的累积数据做出修改，则在本指导原则中被归为适应性修改，此时需在适应性修改计划中预先设定。

（二）监管的其他考虑

作为试验方案的一部分，适应性修改计划应在临床试验开始前的试验方案中预先设定。

申办者如果计划在确证性试验中采用适应性设计，或在统计推断中用到贝叶斯方法或模拟方法等，申办者应在试验方案设计阶段与监管部门进行沟通交流。

申办者在沟通交流中递交的资料应包含重要的用来支持采用适应性设计的文献和数据以便监管部门审评。资料的准备应主要围绕预先设定的适应性调整计划的细节，包括其适用性、合理性和完整性等。

申办者在沟通交流资料中应讨论采用适应性设计的理由，包括与传统设计相比的优势、需要采用适应性设计解决的具体问题以及解决的方式、适应性调整后结果的可解释性等；还应包括预先设定的调整计划的细节，比如，期中分析的时间和目的、决定适应性调整的统计规则、最终分析的统计检验方法、控制Ⅰ类错误率的方法等；以及关键的实施适应性设计的操作流程，保证试验完整性的具体措施等。

五、参考文献

1. 国家药品监督管理局药品审评中心 . 药物临床试验数据监查委员会指导原则（试行）. 2020.

2. Bauer P, Köhne K. Evaluation of experiments with adaptive interim analyses. Biometrics.1994; 50: 1029–1041. corrections. Biometrics.1996; 52: 380.

3. Bauer P, Kieser M. Combining different phases in the development of medical treatments within a single trial. Statistics in Medicine.1999; 18: 1833–1848.

4. Bauer P, Posch M. Letter to the Editor. Modification of the sample size and the schedule of interim analyses in survival trials based on data inspections by H. Schaefer and H.–H. Mueller, Statistics in Medicine 2001; 20: 3741–3751. Statistics in Medicine.2004; 23: 1333–1335.

5. Chang M. Adaptive design method based on sum of p–values. Statistics in Medicine.2007; 26: 2772–2784.

6. Chen C, Li X, Li W, Beckman RA. Adaptive Expansion of Biomarker Populations in Phase 3 Clinical Trials. Contemporary Clinical Trials.2018; 71: 18–85.

7. Chen C, Anderson K, Mehrotra DV, Rubin EH and Tse A. A 2–in–1 Adaptive Phase 2/3 Design for Expedited Oncology Drug Development. Contemporary Clinical Trials.2018; 64: 238–242.

8. Chen JYH, DeMets DL, Lan GKK. Increasing the sample size when the unblinded interim results is promising. Statistics in Medicine.2004; 23: 1023–1038.

9. Chow SC. Complex innovative design for NASA clinical trials. Academic Journal of Gastroenterology & Hepatology.2020; 2: 1–9.

10. Chow SC, Chang M. Adaptive Design Methods in Clinical Trials. CRC Press, 2nd edition.2011.

11. Chow SC, Lin M. Analysis of two–stage adaptive seamless trial design. Pharmaceutica Analytica Acta.2015; 6: 341–440.

12. Chow SC, Shao J, Wang H, Lokhnygina Y. Sample size calculations in clinical research. Chapman & Hall/CRC, 3rd edition.2018.

13. Chow SC, Tu YH. On two–stage seamless adaptive design in clinical trials. Journal of Formosan Medical Association.2008; 107: s1–59.

14. Cui L, Hung HMJ, Wang SJ. Modification of sample size in group sequential clinical trials. Biometrics.1999; 55: 853–857.

15. Cui L, Zhang L. On the efficiency of adaptive sample size design. Statistics in Medicine.2019; 38: 933–944.

16. Friede T, Kieser M. Sample size recalculation in internal pilot study designs: a review. Biometrical Journal.2006; 48: 537–555.

17. Friede T, Parsons N, Stallard N. A conditional error function approach for subgroup selection in adaptive clinical trials. Statistics in Medicine.2012; 31: 4309–4320.

18. Friede T, Stallard Nigel. A comparison of methods for adaptive treatment selection. Biometrical Journal.2008; 50: 767–781.

19. Gould AL. Interim analyses for monitoring clinical trials that do not materially affect the Type I error rate. Statistics in Medicine.1992; 14: 1039–1051.

20. Hochberg Y. A sharper Bonferroni procedure for multiple tests of significance. Biometrika.1988; 75: 800–802.

21. Howard DR, Brown JM, Todd S, Gregory WM. Recommendations on multiple testing adjustment in multi–arm trials with a shared control group. Statistical Methods in Medical Research.2018; 27: 1513–1530.

22. Jenkins M, Stone A, Jennison C. An adaptive seamless phase Ⅱ/Ⅲ design for oncology trials with subpopulation selection using correlated survival endpoints. Pharmaceutical Statistics.2011; 10: 347–356.

23. Lan KG, DeMets DL. Discrete Sequential Boundaries for Clinical Trials. Biometrika.1983; 70: 659–663.

24. Lehmacher W, Wassmer G. Adaptive sample size calculations in group sequential trials. Biometrics.1999; 55: 1286–1290.

25. Maca J, Bhattacharya S, Dragalin S. et al. Adaptive Seamless Phase Ⅱ/Ⅲ Designs Background, Operational Aspects, and Examples. Drug Information Journal.2006; 40: 463–474.

26. Marcus R, Peritz E, Gabriel KR. On closed testing procedures with special reference to ordered analysis of variance. Biometrika.1976; 63: 655–660.

27. Mehta CR, Pocock SJ. Adaptive increase in sample size when interim results are promising: a practical guide with examples. Statistics in Medicine.2001; 30: 3267–3284.

28. Müller HH, Schäfer H. Adaptive group sequential designs for clinical trials: Combining the advantages of adaptive and of classical group sequential approaches. Biometrics.2001; 57: 886–891.

29. Müller HH, Schäfer H. A general statistical principle for changing a design any time during the course of a trial. Statistics in Medicine.2004; 23: 2497–2508.

30. O'Brien PC, Fleming TR. A Multiple Testing Procedure for Clinical Trials. Biometrics.1979; 549–556.

31. Pocock SJ. Group Sequential Methods in the Design and Analysis of Clinical Trials.

Biometrika.1977; 64: 191–199.

32. Proschan MA, Hunsberger SA. Designed extension of studies based on conditional power. Biometrics.1995; 51: 1315–1324.

33. Rosenblum M, Van Der Laan MJ. Optimizing randomized trial designs to distinguish which subpopulations benefit from treatment. Biometrika.2011; 98: 845–860.

34. Shih WJ. Sample size re–estimation – a journey for a decade. Statistics in Medicine.2001; 20: 515–518.

35. Shih WJ, Li G, Wang Y. Methods for flexible sample–size design in clinical trials: Likelihood, weighted, dual test, and promising zone approaches. Contemporary Clinical Trials.2016; 47: 40–48.

36. Simes RJ. An improved Bonferroni procedure for multiple tests of significance. Biometrika.1986; 73: 751–754.

37. Stallard N, Hamborg T, Parsons N, Friede T. Adaptive designs for confirmatory clinical trials with subgroup selection. Journal of Biopharmaceutical Statistics.2014; 24: 168–187.

38. Wang SJ, Hung HMJ, O'Neill RT. Adaptive patient enrichment designs in therapeutic trials. Biometrical Journal.2009; 51: 358–374.

39. Wassmer G, Brannath W. Group sequential and confirmatory adaptive designs in clinical trials. Springer, 2016.

40. Wu PS, Lin M, Chow SC. On sample size estimation and re–estimation adjusting for variability in confirmatory trials. Journal of Biopharmaceutical Statistics.2016; 26: 44–54.

41. Zhang JJ, Blumenthal G, He K, Tang S, Cortazar P, Sridhara R. Overestimation of the effect size in group sequential trials. Clinical Cancer Research.2012; 18: 4872–4876.

42. Zheng J, Chow SC. Criteria for dose–finding in two–stage seamless adaptive design. Journal of Biopharmaceutical Statistics.2019; 29: 908–919.

附录：词汇表

适应性设计（Adaptive design）：按照预先设定的计划，在期中分析时使用试验期间累积的数据对试验做出相应修改的临床试验设计。

成组序贯设计（Group sequential design）：是指方案中预先计划在试验过程中进行一次或多次期中分析，依据每一次期中分析的结果做出后续试验决策的试验设计。

盲态/非比较分析方法（Blinded/Non-comparative analysis）：是指期中分析时不使用实际试验分组信息，或者未做任何涉及组间比较的分析。

非盲态分析/比较分析方法（Unblinded/Comparative analysis）：是指期中分析时使用试验分组信息（包括各组的真实名称或可区分的分组代码）的分析，分析内容涉及组间比较。

适应性主方案设计（Master protocol with adaptive designs）：是指在主方案设计中包含了一种或多种适应性调整的设计。

多重适应性设计（Multiple adaptive design）：是指一个试验中采用了多于一种适应性调整方法的试验设计。

贝叶斯方法（Bayesian method）：贝叶斯方法一般是指在对未知参数做出统计推断时，它先使用先验信息（先验分布函数）对未知参数做一初始判断，在搜集到新数据后，它根据贝叶斯原理将先验信息和新数据总结在另一个函数中（后验分布函数），并基于此后验分布做出统计推断。

模拟方法（Simulation method）：是指使用计算机技术通过创建虚拟患者数据并根据预先指定的模型预测患者的临床结果来模拟临床试验的进行。

多学科

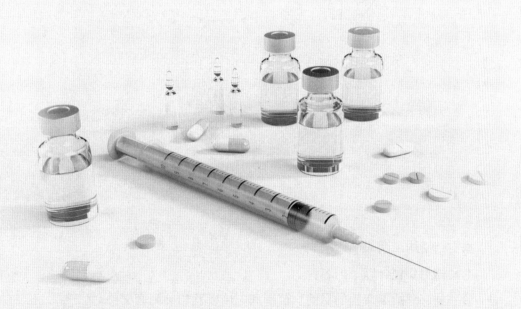

eCTD 技术规范 V1.0

引 言

电子通用技术文档（eCTD）模型结构

下图是针对一个 eCTD 新药申请首次申请首次提交的全套申报资料输出文件夹的结构示例，包括模块一至模块五的内容文件，2 个骨架文件（XML 文件），1 个存放 DTD 相关文件的 util 文件夹及 1 个存放 MD5 值的文本文件。

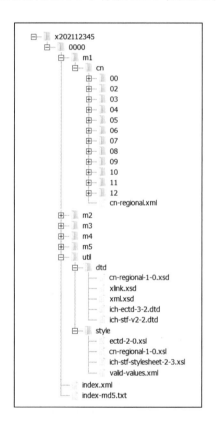

本文档结构说明

本文档主要包含以下内容：

第一章，介绍本文档的目的、范围和应用以及相关配套文件。

第二章，介绍一套 eCTD 申报资料所需要包含的信息及其层级结构。

第三章，对在《ICH eCTD 技术规范 V3.2.2》等相关规范中未作要求，或明确指出由实施地区监管机构自行决定的区域性管理信息进行说明。

第四章，针对区域性管理信息中的模块一部分，对其总体架构进行具体说明。

第五章，介绍本文档的参考文件。

第六章，介绍本文档相关术语。

1. 介绍

1.1 目的

eCTD 是用于药品注册申报和审评的电子注册文件。通过可扩展标记语言（Extensible Markup Language，XML）将符合通用技术文档（CTD）规范的药品申报资料以电子化形式进行组织、传输和呈现。

本文档为 eCTD 技术规范，用以指导 eCTD 软件公司开发符合要求的 eCTD 出版软件，及申请人制作符合要求的 eCTD 申报资料。

在本文档中将使用 CN 作为中国的区域代码。

1.2 范围和应用

本文档对 eCTD 模块一行政文件和药品信息，以及其他区域性信息进行了说明。

申请人准备 eCTD 申报资料，除本文档外，还应参考《ICH eCTD 技术规范 V3.2.2》等相关规范。

1.3 配套文件

eCTD 技术规范还包括以下配套文件：

1. ICH 文档类型定义（DTD）文件和区域 Schema 文件

DTD 和 Schema 都是用于对 XML 文档结构进行规范并验证其有效性的定义和描述文件。

DTD 文件指 ICH 发布的 "ich-ectd-3-2.dtd" 和 "ich-stf-v2-2.dtd" 文件，用于对 eCTD 骨架文件、研究标签文件（STF）的有效性进行技术验证。模块二至模块五的骨架文件及研究标签文件中将引用上述 DTD 文件，请参考附件 2-1：ICH DTD 文件和附件 2-2：ICH STF DTD 文件。

区域 Schema 文件指 "cn-regional-1-0.xsd" 文件，用于定义 eCTD 信封信息和模块一的标题，对区域性信息进行技术验证以确保申报资料相关信息的准确性，"xlink.xsd" 和 "xml.xsd" 文件作为区域 Schema 文件的引用文件，用于定义 XML 文件的基本结构，请参考附件 1-1：区域 Schema 文件、附件 3-1：w3c 标准 xlink 结构定义文件、附件 3-2：w3c 标准 xml 命名规范定义文件。

2. 受控词汇文件

一套 XML 格式的代码定义文件，用以实现多语言显示 / 处理。代码定义文件主要包含内容有：eCTD 的有效标题列表、提交的申请中使用的代码类型、代码名称、中英文显示值、以及包括有效日期在内的代码版本控制信息，请参考附件 1-2：受控词汇文件包。

3. eCTD 验证标准

验证标准提供了验证项目描述、验证项目详细说明、严重程度（错误、警告、提示信息），用于对申报资料进行验证，指导申请人如何纠正错误，制作出符合 eCTD 标准的申报资料。

4. 样式表格文件

样式表格文件包括 ICH 发布的 "ectd-2-0.xsl" 文件、"ich-stf-stylesheet-2-2a.xsl" 或 "ich-stf-stylesheet-2-3.xsl" 文件，以及模块一的样式表格文件 "cn-regional-1-0.xsl"，分别用于规定模块二至模块五的骨架文件、申报资料中的 STF 文件和模块一的骨架文件的展示样式，请参考附件 2-3：ICH 样式文件、附件 2-4：ICH STF 样式文件 2-2a、附件 2-5：ICH STF 样式文件 2-3、附件 1-3：区域样式文件。

5. STF 相关属性和标签有效值定义文件

ICH 发布的 "valid-values.xml（version 5）" 文件，用于定义 STF 文件中使用到的属性值和标签值，请参考附件 2-6：STF 标签值文件。

6. CTD 模块一文件组织结构

用于定义模块一文件夹和文件的编号、标题名称、元素名称、相对路径等信息，请参考附件 1-4：CTD 模块一文件组织结构。

2. eCTD 申报资料结构

eCTD 申报资料由申请、注册行为和序列三个层级来定义。每个层级都包含一系列相关信息，即申请信息、注册行为信息和序列信息。

关于申请、注册行为、序列输出文件夹的层级示例如下图 1 所示。

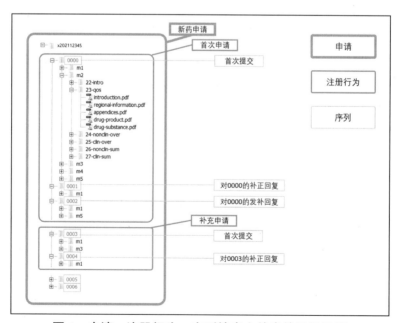

图 1　申请、注册行为、序列输出文件夹的层级示例

2.1　申请信息

申请是指为了一个特殊的监管目的（如临床试验申请）来整理和提交的申报资料的集合。一个药品在临床试验和新药申请，或临床试验和仿制药申请两个阶段，对应两套独立的申报资料集合，即两个申请。

每个申请信息包含申请编号、申请类型、产品类型、原始编号信息。

2.1.1　申请编号

申请编号是一个申请在其全生命周期内的唯一识别编号，由监管机构分配给申请人。

在首次提交临床试验申请、新药申请或仿制药申请的 eCTD 序列时，申请人应从监管机构获取相应的申请编号。

申请编号编码规则如下所示：

字母（x= 新药申请；y= 仿制药申请；l= 临床试验申请）＋ 年份（4 位数字）＋5 位流水号。

例如：x202112345。

2.1.2　申请类型

申请类型是一组定义的类型，用以描述申请的目的。有关申请类型的详细信息请参考附件 1–2 受控词汇文件中 cv-application-type.xml 文件的最新版本。

2.1.3　产品类型

产品类型是一组定义的类型，用以描述产品分类信息。有关产品类型的详细信息请参考附件 1–2 受控词汇文件中 cv-product-type.xml 文件的最新版本。

2.1.4　原始编号

原始编号是对一个进入注册审批程序的药品所给予的基本的和永久的资料代号，是用于标识申请人、活性成分和剂型的唯一识别码，由监管机构分配。

原始编号编码规则为年份（4 位数字）+6 位流水号，例如：2021123456。

2.2　注册行为信息

注册行为是指针对某一特定注册目的从首次提交到获得批准的所有序列的申报资料集合，可以包含一个序列或多个序列。同一个注册行为中的多个序列可以是连续的序列，也可以是不连续的序列。

每个注册行为信息包括注册行为类型信息和相关序列信息。

2.2.1　注册行为类型

注册行为类型是一组定义的类型，用于描述注册行为的目的。有关注册行为类型的详细信息请参考附件 1–2 受控词汇文件中 cv-regulatory-activity-type.xml 文件的最新版本。

2.2.2　相关序列

相关序列用于将一个申请中的序列按照注册行为进行分组。一个注册行为中首次提交的序列被称为该注册行为中提交的所有序列的相关序列。

相关序列应用的具体示例如下表1和下表2所示：

表1　临床试验申请的相关序列示例

序列	相关序列	注册行为类型	序列类型	序列描述
0000	0000	首次申请	首次提交	适应症为 ×× 的临床试验申请
0001	0000	首次申请	回复	对序列 0000 的发补回复
0002	0002	补充申请	首次提交	生产工艺变更
0003	0002	补充申请	回复	对序列 0002 的发补回复
0004	0004	新适应症和联合用药	首次提交	新增适应症为 xx 的临床试验申请
0005	0005	补充申请	首次提交	分析方法变更
0006	0005	补充申请	回复	对序列 0005 的发补回复
0007	0004	新适应症和联合用药	回复	对序列 0004 的发补回复
0008	0008	研发期间安全性报告	首次提交	研发期间安全性更新报告提交
0009	0009	研发期间安全性报告	首次提交	其他潜在的严重安全性风险信息

表2　新药申请的相关序列示例

序列	相关序列	注册行为类型	序列类型	序列描述
0000	0000	首次申请	首次提交	适应症为 xx 的新药上市申请
0001	0000	首次申请	回复	对序列 0000 的发补回复
0002	0000	首次申请	回复	对序列 0000 的发补回复
0003	0003	补充申请	首次提交	生产工艺变更
0004	0004	补充申请	首次提交	分析方法变更
0005	0003	补充申请	回复	对序列 0003 的发补回复
0006	0006	新适应症	首次提交	增加新适应症 ××
0007	0004	补充申请	回复	对序列 0004 的发补回复
0008	0008	再注册	首次提交	×× 产品再注册

2.3　序列信息

序列是指在某一注册行为中单次提交的申报资料的集合。

每个序列信息包括序列号、序列类型、序列描述和序列联系人信息。

2.3.1　序列号

序列号是申请中唯一的 4 位数字的字符串，是用于区分同一申请中不同提交序列的唯一标识。

申请人应从 0000 开始提交，每次提交时须将序列号加 1，并按先后次序提交，不得跳号提交。

2.3.2　序列类型

序列类型是一组定义的类型，用于描述序列的目的。有关序列类型的详细信息请参考附件 1–2 受控词汇文件中 cv–sequence–type.xml 文件的最新版本。

2.3.3　序列描述

序列描述是对序列提交目的的简要描述，用于区分相似类型的序列。序列描述长度应在 120 个中文字符以内。

以下列出了一些序列描述的示例：

1. 适应症为 xx 的新药上市申请

2. 对序列 xx 的发补回复

3. 药品生产商的变更，从 xx 改为 yy

4. 增加新的原料药生产商，xx

5. 增加新适应症 xx

6. xx（方案编号）方案修正

申请人填写的序列描述不得替代对监管机构问题的回复、说明函，或用于向监管机构提问等。

2.3.4　序列联系人信息

序列联系人信息是对该序列的申报资料负责的联系人信息。申请人需要提供的信息包括联系人姓名、电话及邮箱地址。

2.4　申请、注册行为和序列的关系

申请人应按照现行注册程序，并根据申报资料的实际情况选择对应的申请类型、注册行为类型和序列类型。有关申请类型、注册行为类型、序列类型对应关系的详细信息请参考附件 1–2 受控词汇文件中 depend–apt–rat–sqt.xml 文件的最新版本。下表 3 举例说明了申请类型、注册行为类型、序列类型的一些实际应用：

表 3　申请、注册行为和序列的关系

申请类型	注册行为类型	序列类型
临床试验申请	首次申请	首次提交 回复 撤回
	补充申请	首次提交 回复 撤回
	新适应症和联合用药	首次提交 回复 撤回
	研发期间安全性报告	首次提交 回复 撤回

申请类型	注册行为类型	序列类型
新药申请	首次申请	首次提交 回复 撤回
	补充申请	首次提交 回复 撤回
	备案	首次提交 回复 撤回
	报告	首次提交 回复 撤回
	新适应症	首次提交 回复 撤回
	再注册	首次提交 回复 撤回
	基线	格式转换 回复 撤回
仿制药申请	首次申请	首次提交 回复 撤回
	补充申请	首次提交 回复 撤回
	备案	首次提交 回复 撤回
	报告	首次提交 回复 撤回
	新适应症	首次提交 回复 撤回
	再注册	首次提交 回复 撤回
	基线	格式转换 回复 撤回

3.区域性管理信息

本章节规定了 eCTD 的区域性管理信息。

3.1　模块一的行政文件和药品信息

模块一的总体构架请参见本文档第四章节。

3.2　3.2.R 章节的使用

区域性药学信息应位于 3.2.R 章节。

对于生物制品，3.2.R 章节需进行粒度细分以符合注册申报资料提交要求。该细分的粒度应使用扩展节点和子文件夹来构建。

扩展节点的标题命名规则如下表 4 所示：

表 4　3.2.R 章节扩展节点标题命名规则

扩展节点标题
3.2.R.1 工艺验证
3.2.R.2 批记录
3.2.R.3 分析方法验证报告
3.2.R.4 稳定性图谱
3.2.R.5 可比性方案
3.2.R.6 其他

扩展节点在骨架文件中的内容如下图 2 所示：

```
<m3-quality>
  <m3-2-body-of-data>
    <m3-2-r-regional-information>
      <node-extension>
        <title>3.2.R.1工艺验证</title>
        <leaf ID="Nfe004c7c5faa4988ba8b347e2e731d6d" operation="new" xlink:href=
        "m3/32-body-data/32r-reg-info/cn32r1/pro-val.pdf" checksum="8276007158343bb5a3e3bad475134b34"
        checksum-type="MD5">
          <title>工艺验证</title>
        </leaf>
      </node-extension>
      <node-extension>
        <title>3.2.R.2批记录</title>
        <leaf ID="N9oe6108f0d2e4d64abfa5f6c451b6f91" operation="new" xlink:href=
        "m3/32-body-data/32r-reg-info/cn32r2/batch-record.pdf" checksum="8276007158343bb5a3e3bad475134b34"
        checksum-type="MD5">
          <title>批记录</title>
        </leaf>
      </node-extension>
```

图 2　扩展节点骨架文件示例

其他 3.2.R 章节的技术规范参照《ICH eCTD 技术规范 V3.2.2》执行。

3.3　文件和文件夹

3.3.1　内容文件的格式

对于 eCTD 申报资料，适用的文件格式有以下五种：

1.便携文件格式（PDF）– .pdf 文件扩展名

例如：审评内容文件

2. 可扩展标记语言（XML）– .xml 文件扩展名

例如：eCTD 骨架文件

3. SAS XPORT 传输文件 – .xpt 文件扩展名

例如：临床试验数据文件

4. 文本文件（TXT）– .txt 文件扩展名

例如：程序代码文件

5. 可扩展样式表语言文件（XSL）– .xsl 文件扩展名

例如：XML 文档的可视化格式文件

3.3.2　文件和文件夹命名规则

eCTD 申报资料文件及文件夹命名仅允许使用下列字符：小写字母"a"至"z"、数字"0"至"9"、中划线"–"和下划线[①]"_"。对于申报资料中的任一文件，由序列文件夹开始的所有文件夹和文件名（含扩展名）路径长度不应超过 180 个字符，单一文件夹或文件名称（含扩展名）长度不应超过 64 个字符。

其他命名规则参见下表 5。

所有目录结构都必须在 XML 骨架文件中被引用，以有效地导航到指定位置。

表 5　文件与文件夹命名规则示例

文件夹	文　件	命名规则
x202112345		由申请编号命名的申请文件夹
0000		4 位数字组成的序列文件夹
	index.xml	符合 ICH 要求的骨架文件
	index–md5.txt	符合 ICH 要求的 MD5 校验和文件
m1		符合 ICH 要求的模块一内容文件夹
cn		模块一区域文件夹
	cn–regional.xml	模块一的骨架文件
00		模块一 1.0 章节内容文件夹
02		模块一 1.2 章节内容文件夹
03		模块一 1.3 章节内容文件夹
04		模块一 1.4 章节内容文件夹

[①] 《ICH eCTD 技术规范 V3.2.2》中规定的文件命名要求不允许使用下划线，但在临床数据集提交时，SAS XPORT 文件的命名可能会使用下划线。考虑到在其他国家监管机构按照 eCTD 格式递交的临床数据集文件命名也允许使用下划线，并且在《ICH eCTD 技术规范 V4.0》中也将允许文件命名使用下划线，因此本技术规范允许在对文件和文件夹的命名中使用下划线。

续表

文件夹			文 件	命名规则
		05		模块一 1.5 章节内容文件夹
		06		模块一 1.6 章节内容文件夹
		07		模块一 1.7 章节内容文件夹
		08		模块一 1.8 章节内容文件夹
		09		模块一 1.9 章节内容文件夹
		10		模块一 1.10 章节内容文件夹
		11		模块一 1.11 章节内容文件夹
		12		模块一 1.12 章节内容文件夹
	m2			符合 ICH 要求的模块二内容文件夹
	m3			符合 ICH 要求的模块三内容文件夹
	m4			符合 ICH 要求的模块四内容文件夹
	m5			符合 ICH 要求的模块五内容文件夹
	util			符合 ICH 要求的工具文件夹
		dtd		符合 ICH 要求的 DTD 和 Schema 文件夹
			cn-regional-1-0.xsd	模块一的 Schema 文件
			ich-ectd-3-2.dtd	ICH 标准的模块二至模块五 DTD 文件
			ich-stf-v2-2.dtd	ICH 标准的 STF DTD 文件（如适用）
			xlink.xsd	W3C 标准 xlink 结构定义文件
			xml.xsd	W3C 标准 XML 命名规范定义文件
		style		符合 ICH 要求的样式表格文件夹
			cn-regional-1-0.xsl	模块一的样式表格文件
			ectd-2-0.xsl	ICH 标准的模块二至模块五样式表格文件
			ich-stf-stylesheet-2-3.xsl	ICH 标准的 STF 样式表格文件（如适用）
			ich-stf-stylesheet-2-2a.xsl	ICH 标准的 STF 样式表格文件（如适用）
			valid-values.xml	ICH 标准的 STF 标签值文件（如适用）

3.3.3 关于空缺章节的处理

申请人提交的序列文件夹中不允许存在空文件夹，即没有文件或子文件夹的文件夹。

申请人提交的序列中不允许存在占位文档，即不允许存在没有任何实际内容的文档。对于申请中不适用的章节，申请人应在模块一的说明函中进行说明，而无需在 eCTD 编制过程中单独递交"不适用"文档作为占位文档。

3.3.4　文件的重复使用

文件复用包括两种情况，即引用同一序列中的文件和引用同一申请中前序序列中的文件。申请人如需要在同一个申请中提交相同的文件，无需重复提交实体文件，只需在骨架文件中对应章节生成叶元素并引用相应实体文件的位置。

不支持跨申请引用，即不允许引用另一个申请中提交的文件。

更多关于文件复用的说明请参考《ICH eCTD 技术规范 V3.2.2》附录 6 中的文件重复使用章节。

3.4　PDF 电子提交标准

PDF 是 eCTD 申报资料的主要文件格式。《ICH eCTD 文件格式规范 V1.2》（参见本文档第五章节）为创建用于 eCTD 提交的 PDF 文件提出了建议，主要包括以下方面：限制、版本、文件大小、字体、字体大小、字体颜色、页面方向、页面大小和页边距、页眉和页脚、电子文件来源、创建 PDF 文档和图像的建议、压缩图像减少文件大小、图像颜色匹配、ICC 配置文件、文档导航（超文本链接、书签和目录）、页码、初始视图设置、优化、安全、使用 Acrobat 插件。

除参考上述规范外，申请人还应遵循以下要求：

1. 如果提交的单个申报资料文件（除外文参考资料、参考文献和申请表之外）内容超过五页，需要提供对应的目录（正文目录、表格目录、图表目录）和书签来辅助导航。

2. 在不能使用目录和书签进行文档导航的情况下可使用超文本链接来帮助定位。例如，位于不同页的相关章节、文献、附件、表格及图表可以创建超文本链接进行导航。申请人创建的跨文档超文本链接至少应包括：由模块一的上市后变更 / 研究等项目到模块二至模块五中的具体内容之间的超文本链接、由模块二的概述和总结文件到模块三至模块五的详细信息之间的超文本链接、由临床研究报告到对应附件（如图表）之间的超文本链接、PDF 格式的临床数据集数据说明文件至相应 xpt 文件的超文本链接等。为避免超文本链接失效或定位错误，申请人不应在申报资料中创建跨申请超文本链接。

3. 针对中文申报资料的要求：

（1）字体：宋体

（2）字号

1）正文：不小于小四号字

2）表格：不小于五号字

3）目录：小四号字

4）脚注：五号字

（3）字体颜色

1）叙述性文字：黑色

2）超文本链接：建议使用蓝色文字或黑色文字带蓝色框表示

3.5 外文参考资料的要求

申请人提交的全部申报资料应当使用中文并附原文，其他文种的资料可附后作为参考。中文译文应当与原文内容一致。

在 eCTD 骨架文件中，外文参考资料应放置在对应的中文申报资料同级目录结构中，即同一目录元素下的不同叶元素中。中文申报资料在前并使用中文叶标题进行标识，外文参考资料在后并使用外文叶标题进行标识，申请人可使用"xml：lang"属性对中文申报资料及其外文参考资料进行区分。

中外文申报资料在骨架文件中的内容示例如下图 3 所示：

```
<m2-common-technical-document-summaries>
    <m2-3-quality-overall-summary>
        <m2-3-introduction>
            <leaf ID="N60bfe9bb551d44dca3510ab07a467c7b" operation="new"
            xlink:href="m2/23-qos/introduction-1.pdf" checksum=
            "e9e33ed4b6c9665bce912b049cce89db" checksum-type="MD5" xml:lang="zh">
                <title>引言</title>
            </leaf>
            <leaf ID="N74f179a05b4845238f9b54d5f585e055" operation="new"
            xlink:href="m2/23-qos/introduction-2.pdf" checksum=
            "9c0e845b5ba2a8135a45dd86ae1b3802" checksum-type="MD5" xml:lang="en">
                <title>Introduction</title>
            </leaf>
        </m2-3-introduction>
    </m2-3-quality-overall-summary>
</m2-common-technical-document-summaries>
```

图 3 中外文申报资料骨架文件示例

3.5.1 语言属性的设置

在 eCTD 骨架文件中，每个叶元素都代表一个对应的文件。叶元素中包含了一个可选属性"xml：lang"，该属性标识了当前叶元素对应的文件将被视为中文申报资料或外文参考资料。设置该属性值时应遵循 ISO639-1 标准。在以下情况时，叶元素对应文件将被识别为中文申报资料：

1. 语言属性设置为中文（zh），如下图 4 所示：

```
<leaf ID="N920ba24c74b24a5fa8cebc8c1c49e9d3" operation="new"
    xlink:href="m2/22-intro/introduction.pdf"
    checksum="2a18f9eaedccd56443a2c641beb87e83" checksum-type="MD5"
    xml:lang="zh">
    <title>CTD引言</title>
</leaf>
```

图 4 语言属性设置为中文示例

2.语言属性设置为空，如下图5所示：

```
<leaf ID="N920ba24c74b24a5fa8cebc8c1c49e9d3" operation="new"
    xlink:href="m2/22-intro/introduction.pdf"
    checksum="2a18f9eaedccd56443a2c641beb87e83" checksum-type="MD5"
    xml:lang="">
    <title>CTD引言</title>
</leaf>
```

图5　语言属性设置为空示例

3.未设置语言属性，如下图6所示：

```
<leaf ID="N920ba24c74b24a5fa8cebc8c1c49e9d3" operation="new"
    xlink:href="m2/22-intro/introduction.pdf"
    checksum="2a18f9eaedccd56443a2c641beb87e83" checksum-type="MD5">
    <title>CTD引言</title>
</leaf>
```

图6　未设置语言属性示例

在以下情况时，叶元素对应文件将被识别为外文参考资料：

1.语言属性设置为外文，如下图7所示：

```
<leaf ID="Ndb479cdc0be4438fbe652c11387c08c6" operation="new"
    xlink:href="m2/22-intro/introduction.pdf"
    checksum="adc32a921b3809dfa96e21a3717b8024" checksum-type="MD5"
    xml:lang="en">
    <title>Introduction</title>
</leaf>
```

图7　语言属性设置为英文示例

2.语言属性设置为无效的值，如下图8所示：

```
<leaf ID="Ndb479cdc0be4438fbe652c11387c08c6" operation="new"
    xlink:href="m2/22-intro/introduction.pdf"
    checksum="adc32a921b3809dfa96e21a3717b8024" checksum-type="MD5"
    xml:lang="xyz">
    <title>Introduction</title>
</leaf>
```

图8　语言属性设置为无效的值示例

3.5.2　语言属性的生命周期管理

使用eCTD生命周期操作"替换"，将前序序列中提交的文件替换为新文件时，被替换的文件和新文件应具有相同的语言属性。即中文申报资料只能被另一份中文申报资料所替换，而外文参考资料只能被另一份外文参考资料所替换。

3.6　eCTD 骨架属性和元数据

eCTD 骨架属性指申报资料模块一至模块五章节的相关属性的集合，包括了本文档 4.3 章节中定义的信封元素属性以及《ICH eCTD 技术规范 V3.2.2》中定义的模块二至模块五的属性。

元数据是申请人为模块一至模块五章节相关属性设定的值的集合。

ICH eCTD DTD 中定义了模块二至模块五部分章节的选填属性和必填属性（例如 2.3.S 及 3.2.S 中的活性成分及生产商为必填属性，2.3.P 及 3.2.P 中的产品名称、剂型、生产商为选填属性）。这些属性是为了对该特定章节的内容进行简单有用的描述，以便于对内容进行区分和分组。

申请人对 ICH 元数据进行更新时，必须同时提交该属性对应的全部申报资料的内容变更。不允许在没有更新申报资料内容的情况下仅对元数据进行更改，也不允许在更新元数据时，仅对其对应部分申报资料的内容进行变更。例如，申请人更新 2.3.S 和 3.2.S 中的活性成分和生产商元数据时，必须删除已有的 2.3.S 和 3.2.S 章节内容，并在新的 2.3.S 和 3.2.S 章节中添加全部相关资料。

更多关于如何合理使用 eCTD 模块二至模块五元数据的指导原则，请参考《ICH eCTD IWG 问题解答和规范变更要求文件 V1.31》。

关于信封元素属性的使用，请参见本文档 4.3 章节。

3.7　扩展节点

扩展节点为申请人提供了自定义目录元素的途径，用以扩展技术规范中既定的 eCTD 目录元素结构，实现将多个叶元素在自定义目录元素下组合显示功能。

扩展节点仅允许在产品类型为生物制品的提交序列的 3.2.R 章节中使用。

3.8　研究标签文件

模块四中的 4.2.X 章节和模块五中的 5.3.1.X–5.3.5.X 章节的所有文件应使用 STF。

非临床试验报告可参考 CTD 模块四相关章节的目录结构进行组织，并使用"pre-clinical-study-report"标签进行标记。

临床研究报告可参考《ICH E3 临床研究报告的结构和内容》的要求，并使用适当的 STF 文件标签来展现文档的内容。未按照 ICH E3 相关指南编制的临床研究报告可提交单独的 PDF 文件，并使用"legacy-clinical-study-report"标签进行标记。

临床研究报告相关的临床试验数据集应在 eCTD 申报资料中一并提交，在骨架文件中应位于相应的临床研究报告之后，并使用适当的 STF 标签进行标识。更多 eCTD 中临床试验数据集及相关资料的申报要求详见《药物临床试验数据递交指导原则（试行）》。

模块五中的 5.2 所有临床研究列表、5.3.6 上市后报告和 5.4 参考文献可以不使用 STF，作为独立的文件提交。更多关于 STF 的信息，请参照《ICH 研究标签文件的 eCTD 骨架文件技术规范 V2.6.1》。

3.9 生命周期操作

在 ICH 技术规范中，针对每个文件都赋予了 4 个生命周期的操作类型：新建、替换、删除和增补。

推荐使用"新建""替换"和"删除"操作类型。除对 STF 进行的操作，其他情况下不建议使用"增补"操作类型。

申请人对 STF 以外的文件进行增补操作，将导致申报资料验证时出现警告信息，对此申请人应在说明函中做出解释。对 STF 进行增补操作，验证时不会出现警告信息。

3.10 电子签名

符合《中华人民共和国电子签名法》要求的电子签名与手写签名或者盖章具有同等的法律效力。eCTD 申请中将接受上述电子签名的使用。

3.11 eCTD 提交方式

申请人准备的 eCTD 申报资料需通过物理电子媒介提交。目前只接受一次写入型光盘作为存储介质，包括 CD-R、DVD+R、DVD-R 这三类。

不得使用双面 DVD 或对提交的申报资料设置密码保护。

4. 模块一的总体架构

《ICH eCTD 技术规范 V3.2.2》明确了模块一应包含区域特定的行政文件和药品信息。模块一的内容和编号要求参见《M4：人用药物注册申请通用技术文档》模块一文件。

申请人需要提交的模块一的内容包含有模块一文件夹和文档以及模块一的骨架文件，其输出文件夹基本结构示例如下图 9 所示：

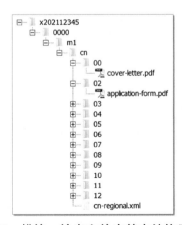

图 9 模块一输出文件夹基本结构示例

4.1 创建模块一骨架文件

模块一骨架文件由 XML 根元素、信封元素、目录元素三个部分组成。申请人可按照以下步骤为给定的序列创建模块一的骨架文件：

1. 创建一个标准的 XML 文件及 XML 根元素。

2. 创建符合标准的信封信息，用来描述该序列。

3. 按照《M4：人用药物注册申请通用技术文档》模块一文件的内容，创建该序列所需的目录元素和叶元素。

（1）目录元素，参照 CTD 模块一的目录结构。

（2）叶元素，包含序列中提交的单个文件的引用地址、校验和及生命周期操作等信息。

4. 命名模块一的 eCTD 骨架文件为 cn-regional.xml，并将其放置在模块一的 cn 子文件夹中。

4.2 XML 根元素

所有模块一的骨架文件都应包含标准 XML 根元素。其信息包括 XML 声明以及根元素 < cn_ectd >，该根元素的属性将这个 XML 文件链接到指定的 XML 定义文件。如下图 10 所示：

```
<cn_ectd schema-version="1.0"
        xmlns="cn_ectd"
        xmlns:xsi="http://www.w3.org/2001/XMLSchema-instance"
        xsi:schemaLocation="cn_ectd ../../util/dtd/cn-regional-1-0.xsd"
        xmlns:xlink="http://www.w3.org/1999/xlink">
```

图 10　XML 根元素示例

4.3 信封元素

信封元素包含的属性信息如下表 6 所示，各属性详细介绍请参见本文档"申请信息"（2.1 章节）、"注册行为信息"（2.2 章节）、"序列信息"（2.3 章节）。

表 6　信封元素

级　别	信封元素属性	描　述	受控词汇
申请级别	application-id	申请编号	
	application-type	申请类型	有
	product-type	产品类型	有
	product-number	原始编号	
注册行为级别	related-sequence	相关序列	
	regulatory-activity-type	注册行为类型	有

级　别	信封元素属性	描　述	受控词汇
序列级别	sequence-number	序列号	
	sequence-type	序列类型	有
	sequence-description	序列描述	
	sequence-contact >> name	序列联系人姓名	
	sequence-contact >> phone	序列联系人电话	
	sequence-contact >> email	序列联系人邮箱	

针对申请人提交的每个序列，所有属性均为必填项，并有且仅有一个值。在同一申请中，申请人不允许更新申请级别的信封元素属性信息，即申请编号、申请类型、产品类型和原始编号。在同一注册行为中，申请人不允许更新注册行为级别的信封元素属性信息，即相关序列、注册行为类型。

对于有受控词汇的信封元素属性，在骨架文件中记录的属性值必须为受控词汇文件中定义的代码名称，而信封实际显示信息中只展示对应代码的显示值。

信封元素在骨架文件中的呈现形式如下图 11 所示：

```
<cn-envelope>
    <application-id>x202112345</application-id>
    <application-type code="cnapt2" version="1.0"/>
    <product-type code="cnprt1" version="1.0" />
    <product-number>2021123456</product-number>
    <related-sequence>0000</related-sequence>
    <regulatory-activity-type code="cnrat1" version="1.0" />
    <sequence-number>0000</sequence-number>
    <sequence-type code="cnsqt1" version="1.0" />
    <sequence-description>适应症为xx的新药上市申请</sequence-description>
    <sequence-contact>
        <name>张三</name>
        <phone>136xxxx8888</phone>
        <email>xxx@xxx.com</email>
    </sequence-contact>
</cn-envelope>
```

图 11　信封骨架文件示例

信封元素的实际显示信息如下图 12 所示：

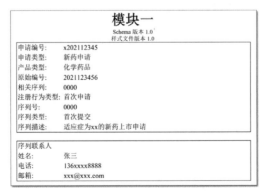

图 12　信封实际显示信息示例

受控词汇文件中的每个代码都有对应的版本号、生效日期、失效日期（可选），用来标识该代码适用的时间范围。申请人在使用代码时应注意其对应版本的开始生效日期和失效日期，并使用有效的代码。

受控词汇文件的详细信息如下图 13 所示：

```
<controlled-vocabulary name="application-type">
    <description xml:lang="zh">申请类型</description>
    <description xml:lang="en">Application Type</description>
    <version number="1.0" valid-from="2021-9-1">
        <!-- 临床试验申请适用于药物临床试验期间所提出的申报事宜 -->
        <code name="cnapt1">
            <description xml:lang="zh">临床试验申请</description>
            <description xml:lang="en">Investigational New Drug</description>
        </code>
        <!-- 新药申请适用于化学药品1类、2类、5.1类以及预防用生物制品、治疗用生物制品的上市及上市后变更申报 -->
        <code name="cnapt2">
            <description xml:lang="zh">新药申请</description>
            <description xml:lang="en">New Drug Application</description>
        </code>
        <!-- 仿制药申请适用于化学药品3类、4类、5.2类的上市及上市后变更申报 -->
        <code name="cnapt3">
            <description xml:lang="zh">仿制药申请</description>
            <description xml:lang="en">Abbreviated New Drug Application</description>
        </code>
    </version>
</controlled-vocabulary>
```

图 13　受控词汇文件示例

4.4　目录元素

每个目录元素的内容由一个或多个叶元素组成。

叶元素包含了《ICH eCTD 技术规范 V3.2.2》中定义的 < title > 元素及一系列属性，如 "operation" "xlink：href" "checksum–type" "checksum" 等。其中 "checksum–type" 属性的值必须设置为 "MD5" 或 "md5"。

叶元素的叶标题内容应当简短、明确并能提供有用信息。

目录元素在骨架文件中的内容如下图 14 所示：

```
<cn-1-0>
    <leaf ID="N7ed2cf704a124700bf93827d8da214d1" operation="new" xlink:href=
    "00/cover-letter.pdf" checksum="2c8b1043705bfce8c4781b7eaf50c0ee"
    checksum-type="MD5">
        <title>说明函</title>
    </leaf>
</cn-1-0>
<cn-1-2>
    <leaf ID="N34f0ced5450c454b8531c8566fa9465a" operation="new" xlink:href=
    "02/application-form.pdf" checksum="c4abb5170804e9634719cbe35c8216ff"
    checksum-type="MD5">
        <title>申请表</title>
    </leaf>
</cn-1-2>
```

图 14　目录元素骨架文件示例

目录元素实际显示信息如下图 15 所示：

模块一	
1.0	说明函
	▪ 说明函 (new)
1.2	申请表
	▪ 申请表 (new)
1.3	产品信息相关材料
1.3.1	说明书
1.3.1.1	研究药物说明书及修订说明（适用于临床试验申请）
1.3.1.2	上市药品说明书及修订说明（适用于上市及上市后变更申请）
	▪ 上市药品说明书及修订说明 (new)

图 15　目录元素实际显示信息示例

5. 参考②

以下文档规范应与本文档一起作为参考，以确保申报资料符合 eCTD 整体的要求。通常情况下，除非本文档中另有说明，否则应遵守以下这些文档规范。此外，除非在《eCTD 实施指南 V1.0》中有特别说明，申请人应遵循所有其它区域性的 CTD 指导文件。

1. ICH eCTD Specification and Related files

——ICH eCTD 技术规范和相关文件，包括变更控制过程、变更请求表和问答文档。

2. ICH Electronic Common Technical Document Specification V3.2.2

——《ICH eCTD 技术规范 V3.2.2》

3. ICH The eCTD Backbone File Specification for Study Tagging Files V2.6.1

——《ICH 研究标签文件的 eCTD 骨架文件技术规范 V2.6.1》

4. ICH Specification for Submission Formats for eCTD V1.2

——《ICH eCTD 文件格式规范 V1.2》

5. ICH eCTD IWG Question and Answer and Specification Change Request Document V1.31

——《ICH eCTD IWG 问题解答和规范变更要求文件 V1.31》

6. ICH E3 Structure and Content of Clinical Study Reports

——《ICH E3 临床研究报告的结构和内容》

7.《M4 模块一行政文件和药品信息》

8.《药物临床试验数据递交指导原则（试行）》

6. 术语表

名　词	定　义
电子通用技术文档 （eCTD）	电子通用技术文档是用于药品注册申报和审评的电子注册文档。通过可扩展标记语言（Extensible Markup Language，XML）将符合 CTD 规范的药品申报资料以电子化形式进行组织、传输和呈现。
申请	申请是指为了一个特殊的监管目的（如临床试验申请）来整理和提交的申报资料的集合。
注册行为	注册行为是针对某一特定注册目的从首次提交到获得批准的所有序列的申报资料集合，可以包含一个序列或多个序列。同一个注册行为中的多个序列可以是连续的序列，也可以是不连续的序列。
序列	序列是在某一注册行为中单次提交的申报资料的集合。

---

② 相关参考文件可参见 ICH 网站（https://www.ich.org/）、药品审评中心网站（https://www.cde.org.cn/）

续表

名　词	定　义
申请编号	申请编号是一个申请在其全生命周期内的唯一识别编号，由监管机构分配给申请人。
原始编号	原始编号是对一个进入注册审批程序的药品所给予的基本的和永久的资料代号，是用于标识申请人、活性成分和剂型的唯一识别码，由监管机构分配。
相关序列	一个注册行为中首次提交的序列被称为该注册行为中提交的所有序列的相关序列。
序列号	序列号是申请中唯一的 4 位数字的字符串，是用于区分同一申请中不同提交序列的唯一标识。
叶元素（leaf element）	叶元素是 eCTD 骨架文件的一部分，是在序列中提交的单个文件的引用地址、显示名称、校验和及生命周期操作等信息的集合。
信封信息	信封信息是 eCTD 区域骨架文件的一部分，给电子资料管理系统提供处理和组织申报资料时使用的元数据。
受控词汇	受控词汇是对特定概念规定术语的限定列表。
基线	基线指申请人将已以纸质递交获批上市许可的药品从纸质递交格式转换为 eCTD 提交的注册行为。
扩展节点（node extension）	扩展节点为申请人提供了自定义目录元素的途径，用以扩展技术规范中既定的 eCTD 目录元素结构，实现将多个叶元素在自定义目录元素下组合显示功能。
研究标签文件（Study Tagging Files，STF）	研究标签文件用以提供在 eCTD 骨架文件中没有包含的关于研究主题和研究报告的信息，例如研究全称，研究 ID，研究使用的种属，给药途径，研究时长，对照类型等。
MD5	MD5 消息摘要算法（MD5 Message-Digest Algorithm），一种被广泛使用的密码散列函数，用于产生一个文件对应的数字指纹，即校验和。
校验和（checksum）	使用 MD5 消息摘要算法产生的文件校验和，用以确保信息传输的完整性和一致性。
DTD	文档类型定义（Document Type Definition）是一套为了进行程序间的数据交换而建立的关于标记符的语法规则，用于保证 eCTD 骨架文件的合法性，如元素和属性使用是否正确等。
验证	指申请人和监管机构根据公开和统一的验证标准，对 eCTD 申报资料进行检查校验的过程。

eCTD 验证标准 V1.0

序 号	描 述	说 明	严重程度
1 – 基础识别			
1.1	文件数量统计	显示当前序列中包含的所有文件的数量。	提示信息
1.2	文件大小统计	显示当前序列所有文件的总容量大小。	提示信息
1.3	空缺的章节统计	显示当前序列中空缺的目录结构清单。	提示信息
2 – 文件 / 文件夹			
2.1	文件夹不能为空	序列文件夹目录结构中不允许存在空文件夹（文件夹没有文件或子文件夹）。	错误
2.2	不能超出文件大小限制	超出允许大小的文件会提示警告信息。普通单个文件最大允许 500MB，单个 SAS XPT 文件可支持 4GB。	警告
2.3	不允许未被引用的文件	m1 至 m5 文件夹目录下的所有文件必须被骨架文件（index.xml 或 cn-regional.xml）引用，否则提示错误信息。	错误
2.4	文件类型（文件扩展名检查）	所有被引用文件必须有且仅有一个文件扩展名，文件扩展名必须在《eCTD 技术规范 V1.0》规定的可接受的文件类型列表内。	错误
2.5	文件和文件夹命名规范必须正确	文件和文件夹的命名规则必须符合《eCTD 技术规范 V1.0》第 3.3.2 章节的规定。	错误
2.6	m1 文件夹存在但是不存放单个文件	m1 文件夹必须存在并且必须仅包含子文件夹而不是单个文件。	错误
2.7	util 文件夹必须存在且包含的文件必须正确	util 文件夹必须存在，并检查该文件夹中的下列文件： – ich-ectd-3-2.dtd（checksum 必须符合 ICH 发布的值） – cn-regional-1-0.xsd（checksum 必须符合 NMPA 发布的值） – xml.xsd（checksum 必须符合 NMPA 发布的值） – xlink.xsd（checksum 必须符合 NMPA 发布的值） – ich-stf-v2-2.dtd（checksum 必须符合 ICH 发布的值） – ectd-2-0.xsl（checksum 必须符合 ICH 发布的值） – cn-regional-1-0.xsl（checksum 必须符合 NMPA 发布的值） – ich-stf-stylesheet-2-3.xsl（checksum 必须符合 ICH 发布的值） – ich-stf-stylesheet-2-2a.xsl（checksum 必须符合 ICH 发布的值） – valid-values.xml（checksum 必须符合 ICH 发布的值） 请注意，只有在当前序列使用到 STF 时才需要检查 ich-stf-v2-2.dtd、stf 样式表和 valid-values.xml。另外，在 STF 中，ich-stf-stylesheet-2-3.xsl 和 ich-stf-stylesheet-2-2a.xsl 样式表均可以被引用，此项验证标准仅检查在 STF 中被引用到的样式表是否在 util\style 文件夹中存在以及其 checksum 是否符合规范。	错误

续表

序 号	描 述	说 明	严重程度
2.8	序列号根文件夹不允许其他文件	根文件夹（申请序列文件夹）除《eCTD 技术规范 V1.0》明确允许的文件外，不能有其他文件。	错误
2.9	序列文件夹要求	序列文件夹名称必须仅包含 4 个数字。	错误
2.10	序列编号	在注册文件生命周期内的每次提交都必须有一个序列号，初始序列号必须从 0000 开始，依次增加 1（例如，0000，0001，0002，0003，依次类推）。序列号不允许跳号。如果序列号 0003 不存在，即便 0004 中不引用 0003 的内容，验证序列号为 0004 的提交时依然会提示错误信息。	错误
3 – ICH 骨架文件			
3.1	index.xml 文件必须存在	序列的根文件夹必须包含 index.xml 文件。	错误
3.2	index.xml 中 DTD 的引用必须指向 util 文件夹中提供的 DTD	如何创建有效的引用请参考 http://www.w3.org/TR/xml/ 和 http://www.ietf.org/rfc/rfc3986.txt（2005 版本 第 22 页，第 3.3 章节）。	错误
3.3	index.xml 文件必须有效	index.xml 文件必须根据 DTD 文件 ich-ectd-3-2.dtd 给定的规则创建并且是有效的。	错误
3.4	文件引用（xlink：href）属性指向的文件必须存在	XML 叶元素中的文件引用链接必须有效，即引用的目标文件必须存在。	错误
3.5	文件在一个序列中不允许对应多个操作	ICH 骨架文件中的叶元素文件在同一个序列中不能作为"被修改文件对象（modified-file）"被多次引用。	错误
3.6	替换或增补的内容不能与之前文件相同	当执行"替换（replace）"或"增补（append）"操作时，新内容必须与之前的内容不同（即 checksum 不能相同）。	错误
3.7	叶元素：新建、替换或增补的叶元素，必须有"文件引用（xlink：href）"值	"操作（operation）"属性值为"新建（new）""替换（replace）"或"增补（append）"的所有叶元素，必须有"文件引用（xlink：href）"值。	错误
3.8	叶元素：删除的叶元素不能包含"文件引用（xlink：href）"值	"操作（operation）"属性值为"删除（delete）"的所有叶元素，不能有"文件引用（xlink：href）"值。	错误
3.9	叶元素：对替换、删除和增补的叶元素，必须有对应的文件	"操作（operation）"属性值为"替换（replace）""删除（delete）"或"增补（append）"的所有叶元素，对应的"被修改文件对象（modified-file）"必须有值。	错误
3.10	叶元素：初始序列中所有文件必须为新建	初始序列（即序列号为 0000 的序列）中所有内容文件的"操作（operation）"属性必须为"新建（new）"。	错误
3.11	被修改文件对象必须存在	XML 叶元素中的被修改文件的引用链接必须是有效的，即"被修改文件对象（modified-file）"对应的文件确实存在。	错误

序　号	描　述	说　明	严重程度
3.12	只允许使用相对路径引用	ICH 骨架文件中引用文件使用的是相对路径，不允许使用绝对路径。 在"文件引用（ xlink：href ）"和"被修改文件对象（ modified-file ）"属性中只允许使用相对路径引用，并且路径中只允许使用正斜杠"/"，不允许使用反斜杠"\"。	错误
3.13	"checksum-type"属性	"checksum-type"属性必须设置为"md5"或"MD5"。	错误
3.14	MD5 值校验	所有文件的 MD5 checksum 必须和骨架文件中提供的 checksum 值保持一致。	错误
3.15	骨架文件的 MD5 值校验	骨架文件的 MD5 checksum 必须和 MD5 文本文件（ index-md5.txt ）中提供的值保持一致。	错误
3.16	扩展节点的使用要求	扩展节点仅允许在产品类型为生物制品的序列的 3.2.R 章节使用。 如产品类型为生物制品的序列存在 3.2.R 章节，则必须使用扩展节点。"	错误
3.17	扩展节点标题的命名规范	对于生物制品，3.2.R 章节扩展节点标题的构建和名称定义必须遵循《eCTD 技术规范 V1.0》第 3.2 章节中的规定。	警告
3.18	叶标题不能为空	所有叶元素必须有子元素< title >，叶标题不能为空。	错误
3.19	删除的叶标题必须和被删除的叶标题保持一致	"操作（ operation ）"属性为"删除（ delete ）"的叶元素，其叶标题必须和被删除的叶标题保持一致。	错误
3.20	叶标题开头和结尾不能为空格	叶标题开头和结尾不能为空格。	警告
3.21	元素下必须有叶元素	名称以"m"开始的元素必须有叶元素。	错误
3.22	m1 行政文件和药品信息元素必须存在。	元素"m1-administrative-information-and-prescribing-information"必须存在。	错误
3.23	增补（append）的使用	不建议在 STF 定义范围外使用"增补（ append ）"。在 STF 定义范围外使用"增补（ append ）"操作，需要在说明函中进行说明。	警告
3.24	不能重新定位文件位置	该规则适用于 ICH 模块二至模块五的叶元素。 当对现有文件进行修订时，新的叶元素应在骨架文件中的相同位置进行提交，并以增补、替换或删除的方式体现。 文件位置指的是文件在目录结构中的位置。该位置由 CTD 目录结构以及 eCTD 中的部分属性来定义。例如，申请人不能使用说明函章节修改的内容替换申请表章节中的内容。另外，申请人可使用 eCTD 属性创建自定义章节。例如，m3-2-s-drug-substance 中的每个"活性成分（ substance ）"或"生产商（ manufacturer ）"属性，或 m3-2-p-drug-product 中的"产品名称（ product-name ）"属性均可创建一个新的 CTD 章节，申请人同样不能使用其中一个章节的内容替换其他章节的内容。	错误

续表

序　号	描　述	说　明	严重程度
3.25	属性－适应症（indication）	适应症属性在 2.7.3 和 5.3.5 章节中使用时为必填项，值不能为空。	错误
3.26	属性－生产商（manufacturer）	生产商属性在 2.3.S 和 3.2.S 章节中使用时为必填项，值不能为空。	错误
3.27	属性－活性成分（substance）	活性成分属性在 2.3.S 和 3.2.S 章节中使用时为必填项，值不能为空。	错误
3.28	属性值开头和结尾不能为空格	属性值开头和结尾不能为空格。	警告
3.29	内容的引用	骨架文件（index.xml）中不允许包含跨申请引用。当在骨架文件中引用另一个序列的内容时，只能引用同一申请中早先已提交序列的内容。	错误
3.30	检测无效的生命周期模式：增补操作造成分支	已经被一个叶元素替换的叶元素不能再进行增补操作。	错误
3.31	检测无效的生命周期模式：删除操作造成分支	已经被一个叶元素替换的叶元素不能再进行删除操作。	错误
3.32	检测无效的生命周期模式：替换操作造成分支	已经被一个叶元素替换的叶元素不能再进行第二次替换操作。	错误
3.33	检测无效的生命周期模式：对已删除叶元素的操作	已经被删除的叶元素不能再做其他任何操作。	错误
3.34	检测无效的生命周期模式：对增补的叶元素进行增补操作	不允许对一个操作属性为增补的叶元素使用增补操作。该规则不适用于 STF 的情况。	错误
3.35	检测无效的生命周期模式：对不是最新的 STF 叶元素进行增补操作	对于 STF 叶元素，增补操作必须针对该文件最新版本来进行。	错误
3.36	替换操作时语言属性不得变更	对 ICH 骨架文件叶元素进行替换操作时，被替换的文件和替换后的文件应具有相同的语言属性。	警告

4 – 区域性管理信息

4.1 - 基础信息

4.1.1	模块一的区域骨架文件必须存在	m1\cn 文件夹中必须包含 cn-regional.xml 文件。	错误
4.1.2	cn-regional.xml 中对 Schema 的引用必须指向 util 文件夹中提供的 Schema	如何创建有效的引用请参考 http://www.w3.org/TR/xml/ 和 http://www.ietf.org/rfc/rfc3986.txt（2005 版本第 22 页，第 3.3 章节）。	错误
4.1.3	区域骨架文件必须有效	使用申请文件夹中（util/dtd 目录）给定的 Schema 对区域骨架文件进行验证。	错误

续表

序 号	描 述	说 明	严重程度
4.1.4	当前序列必须使用一个不低于先前序列所用的schema版本	当前申请已使用较新版本Schema时，不允许返回早期版本。	错误
4.1.5	文件引用（xlink：href）属性指向的文件必须存在	XML叶元素中的文件引用链接必须有效，即引用的目标文件必须存在。	错误
4.1.6	文件在一个序列中不允许对应多个操作	区域骨架文件中的叶元素文件在同一个序列中不能作为"被修改文件对象（modified-file）"被多次引用。	错误
4.1.7	替换或增补的内容不能与之前文件相同	当执行"替换（replace）"或"增补（append）"操作时，新内容必须与之前的内容不同（即checksum不能相同）。	错误
4.1.8	叶元素：新建、替换或增补的叶元素，必须有"文件引用（xlink：href）"值	"操作（operation）"属性值为"新建（new）"、"替换（replace）"或"增补（append）"的所有叶元素，必须有"文件引用（xlink：href）"值。	错误
4.1.9	叶元素：删除的叶元素不能包含"文件引用（xlink：href）"值	"操作（operation）"属性值为"删除（delete）"的所有叶元素，不能有"文件引用（xlink：href）"值。	错误
4.1.10	叶元素：对替换、删除和增补的叶元素，必须有对应的文件	"操作（operation）"属性值为"替换（replace）""删除（delete）"或"增补（append）"的所有叶元素，对应的"被修改文件对象（modified-file）"必须有值。	错误
4.1.11	叶元素：初始序列中所有文件必须为新建	初始序列（即序列号为0000的序列）中所有内容文件的"操作（operation）"属性必须为"新建（new）"。	错误
4.1.12	"checksum-type"属性	"checksum-type"属性必须设置为"md5"或"MD5"。	错误
4.1.13	MD5值校验	所有文件的MD5 checksum必须和区域骨架文件中提供的checksum值保持一致。	错误
4.1.14	说明函的"操作（operations）"属性	所有说明函的"操作（operation）"属性值必须为"新建（new）"。	错误
4.1.15	申请表的"操作（operations）"属性	序列类型为"首次提交"，且提交序列中包含申请表文件时，其"操作（operation）"属性值必须为"新建（new）"。	错误
4.1.16	不允许使用"扩展节点（Node Extension）"	不允许在区域骨架文件结构中使用"扩展节点（Node Extension）"。	错误
4.1.17	叶标题不能为空	所有叶元素必须有子元素<title>，叶标题不能为空。	错误
4.1.18	删除的叶标题必须和被删除的叶标题保持一致	"操作（operation）"属性为"删除（delete）"的叶元素，其叶标题必须和被删除的叶标题保持一致。	错误
4.1.19	叶标题开头和结尾不能为空格	叶标题开头和结尾不能为空格。	警告
4.1.20	元素下必须有叶元素	名称以"cn-"开始的元素必须有叶元素。	错误

序 号	描 述	说 明	严重程度
4.1.21	申请文件夹名称	申请文件夹名称必须和信封信息中的申请编号保持一致。	错误
4.1.22	序列文件夹名称	序列文件夹名称必须和信封信息中的序列号保持一致。	错误
4.1.23	m1 文件夹目录结构	模块一输出文件夹基本结构必须遵循《eCTD 技术规范 V1.0》第 4 章节中的规定。	错误
4.1.24	内容的引用	区域骨架文件（cn-regional.xml）中不允许包含跨申请引用。当在区域骨架文件中引用另一个序列的内容时，只能引用同一申请中早先已提交序列的内容。	错误
4.1.25	检测无效的生命周期模式：增补操作造成分支	已经被一个叶元素替换的叶元素不能再进行增补操作。	错误
4.1.26	检测无效的生命周期模式：删除操作造成分支	已经被一个叶元素替换的叶元素不能再进行删除操作。	错误
4.1.27	检测无效的生命周期模式：替换操作造成分支	已经被一个叶元素替换的叶元素不能再进行第二次替换操作。	错误
4.1.28	检测无效的生命周期模式：对已删除叶元素的操作	已经被删除的叶元素不能再做其他任何操作。	错误
4.1.29	检测无效的生命周期模式：对增补的叶元素进行增补操作	不允许对一个操作属性为增补的叶元素使用增补操作。该规则不适用于 STF 的情况。	错误
4.1.30	增补（append）的使用	不建议在区域骨架文件中使用"增补（append）"操作属性。在区域骨架文件中使用"增补（append）"操作，需要在说明函中进行说明。	警告
4.1.31	替换操作时语言属性不得变更	对区域骨架文件叶元素进行替换操作时，被替换的文件和替换后的文件应具有相同的语言属性。	警告
4.2 - 信封信息			
4.2.1	信封元素：申请编号	申请编号必须符合《eCTD 技术规范 V1.0》中的编码规则。	错误
4.2.2	信封元素：申请类型	申请类型必须参考 "cv-application-type.xml" 中的定义。	错误
4.2.3	信封元素：产品类型	产品类型必须参考 "cv-product-type.xml" 中的定义。	错误
4.2.4	信封元素：原始编号	原始编号不能为空。	错误
4.2.5	信封元素：相关序列	相关序列必须是 4 位数字，且小于或等于当前序列的序列号。	错误
4.2.6	信封元素：注册行为类型	注册行为类型必须参考 "cv-regulatory-activity-type.xml" 中的定义。	错误

序　号	描　述	说　明	严重程度
4.2.7	信封元素：序列号	序列号必须由四位数字组成。	错误
4.2.8	信封元素：序列类型	序列类型必须参考"cv-sequence-type.xml"中的定义。	错误
4.2.9	信封元素：序列描述	序列描述不能为空，且总长度不能超过120个中文字符。	错误
4.2.10	信封元素：序列相关信息	提交序列的申请类型、注册行为类型、序列类型之间的关联关系必须参考"depend-apt-rat-sqt.xml"中的定义。	错误
4.2.11	相关序列的值	如果序列类型不是首次提交或格式转换，则相关序列不应与当前序列号相同。	错误
4.2.12	相关序列的值	如果序列类型是首次提交或格式转换，则相关序列应与当前序列号相同。	错误
4.2.13	申请级别的信封元素必须保持不变	初始序列中使用的申请级别的信封元素，即申请编号、申请类型、产品类型、原始编号的值在整个生命周期中不能更改。	错误
4.2.14	注册行为类型必须保持不变	对于属于同一个注册行为的所有序列，其注册行为类型的值必须相同。	错误
4.3 - 内容完整性			
4.3.1	模块一完整性验证：申请类型：新药申请注册行为类型：首次申请或新适应症序列类型：首次提交	针对上述类型，提交序列必须包含以下元素 cn-1-0，cn-1-2，cn-1-3，cn-1-3-1，cn-1-3-1-2，cn-1-3-2，cn-1-3-2-2，cn-1-3-3，cn-1-3-8，cn-1-3-8-1，cn-1-3-8-2，cn-1-11	错误
4.3.2	模块一完整性验证：申请类型：新药申请注册行为类型：首次申请或新适应症序列类型：首次提交	针对上述类型，提交序列不能包含以下元素 cn-1-3-1-1，cn-1-3-2-1，cn-1-3-4，cn-1-3-4-1，cn-1-3-4-2，cn-1-3-4-3	错误
4.3.3	模块一完整性验证：申请类型：仿制药申请注册行为类型：首次申请或新适应症序列类型：首次提交	针对上述类型，提交序列必须包含以下元素 cn-1-0，cn-1-2，cn-1-3，cn-1-3-1，cn-1-3-1-2，cn-1-3-2，cn-1-3-2-2，cn-1-3-3，cn-1-3-8，cn-1-3-8-1，cn-1-3-8-2，cn-1-11	错误
4.3.4	模块一完整性验证：申请类型：仿制药申请注册行为类型：首次申请或新适应症序列类型：首次提交	针对上述类型，提交序列不能包含以下元素 cn-1-3-1-1，cn-1-3-2-1，cn-1-3-4，cn-1-3-4-1，cn-1-3-4-2，cn-1-3-4-3，cn-1-12	错误

序　号	描　述	说　明	严重程度
4.3.5	模块一完整性验证： 申请类型：临床试验申请 注册行为类型：首次申请或新适应症和联合用药 序列类型：首次提交	针对上述类型，提交序列必须包含以下元素 cn-1-0，cn-1-2，cn-1-3，cn-1-3-1，cn-1-3-1-1，cn-1-3-2，cn-1-3-2-1，cn-1-3-3，cn-1-3-4，cn-1-3-4-1，cn-1-3-4-2，cn-1-3-4-3，cn-1-3-8，cn-1-3-8-1，cn-1-3-8-2，cn-1-11	错误
4.3.6	模块一完整性验证： 申请类型：临床试验申请 注册行为类型：首次申请或新适应症和联合用药 序列类型：首次提交	针对上述类型，提交序列不能包含以下元素 cn-1-3-1-2，cn-1-3-2-2，cn-1-3-5，cn-1-3-6	错误
4.3.7	模块一完整性验证： 申请类型：临床试验申请 注册行为类型：研发期间安全性报告 序列类型：首次提交	针对上述类型，提交序列必须包含以下两个元素之一 cn-1-8-1，cn-1-8-2	错误
4.3.8	模块一完整性验证： 申请类型：临床试验申请 注册行为类型：研发期间安全性报告 序列类型：首次提交	针对上述类型，提交序列不能同时包含以下两个元素 cn-1-8-1，cn-1-8-2	错误
4.3.9	元素包含的叶元素数量	针对以下元素，其包含的叶元素数量建议不超过一个，如该元素中包含多个 PDF 文件，建议合并为一个文件提交 cn-1-1，cn-1-3-2-1，cn-1-3-2-2，cn-1-3-8-8，cn-1-4-1，cn-1-4-2，cn-1-4-3，cn-1-4-4，cn-1-4-5，cn-1-4-6，cn-1-4-7，cn-1-6-1，cn-1-6-3，cn-1-10-1，cn-1-10-2，cn-1-10-3，cn-1-12	提示信息
5 - 研究标签文件（STF）			
5.1	STF 文件必须有效	STF 文件必须根据 ich-stf-v2-2.dtd 创建并保证有效性。	错误
5.2	检查索引引用	"文件引用（xlink：href）"对应的被引用文件必须存在。	错误
5.3	不建议使用"content-block"元素	不建议使用"content-block"元素。	警告
5.4	文件引用值不能使用反斜杠	文件引用（xlink：href）的值不能包含反斜杠（"\"）。	错误
5.5	研究标识的类别不能空	研究标识 / 类别（study-identifier ＞＞ category）值不能是空的。	警告
5.6	研究标识的研究 ID 不能为空	研究标识 / 研究 ID（study-identifier ＞＞ study-id）值不能是空的。	警告

序号	描述	说明	严重程度
5.7	研究标识的标题必须与叶元素的叶标题匹配	研究标识/标题（study-identifier >> title）的值必须与骨架文件（index.xml）中相应STF叶标题保持一致。	警告
5.8	标签属性和类别元素的值	根据"valid-values.xml"文件（版本5）定义的内容检查STF文件的标签属性（tag）值和类别属性（category）值是否有效。	警告
5.9	STF的增补操作	对STF叶元素进行增补操作时，其"被修改文件对象（modified-file）"必须是另一个STF叶元素。	警告
5.10	STF必须提供类别元素（category）信息	见《ICH eCTD STF标准文件V2.6.1》 类别（category）为研究组织提供了一个额外的级别，该级别是eCTD DTD目前不能提供的。该元素仅与下列CTD章节的研究有关：4.2.3.1，4.2.3.2，4.2.3.4.1，5.3.5.1。在上述章节，需提供类别（category）信息。	警告
5.11	STF不能引用另一个STF	STF中的引用对象必须是有目标内容的文件，而不是另一个STF。	警告
5.12	STF文件必须至少引用一个叶元素	不关联任何叶元素的STF会提示警告信息。	警告
5.13	STF的"study-id"值必须保持一致	在申请的全生命周期内，同一个STF的"study-id"值必须保持不变。	警告
5.14	无效的STF目录位置	STF只存在于模块四（4.2.x章节）和模块五（5.3.1.x-5.3.5.x章节）中。	警告
5.15	STF "doc-content"的标签（file-tag）数量	每个"doc-content"元素有且仅有1个"文件标签（file-tag）"。	警告
5.16	5.3.7章节病例报告表结构	如果当前序列使用了STF，5.3.7章节将禁止被使用。病例报告表必须在STF中被引用和展现。	错误
5.17	使用STF	第4.2章节中的叶元素必须使用STF引用。 第5.3.1至5.3.5章节中的叶元素必须使用STF引用。	错误
5.18	临床试验数据集相关文件必须使用正确的STF文件标签	模块五（5.3章节）中xpt格式的临床数据集文件的有效文件标签有：data-tabulation-dataset-legacy；data-tabulation-dataset-sdtm；analysis-dataset-adam；analysis-dataset-legacy XML格式的数据说明文件（define.xml）的有效文件标签有：data-tabulation-data-definition；analysis-data-definition	警告
5.19	申请人递交的药物临床试验数据必须有正确的数据集文件和数据说明文件	申请人提交的原始数据库中都应包含dm数据集和对应的数据说明文件，分析数据库中都应包含adsl数据集和对应的数据说明文件。	警告
5.20	同一个研究下提交的数据集不能重名	对于模块五（5.3章节）中的同一研究，不应存在相同名称的数据集。	警告

序 号	描 述	说 明	严重程度
6 – PDF 分析			
6.1	PDF 文件必须可读	针对被破坏或不可读的 PDF 文件（因内容无效，或页码数为 0）进行检查，并提示错误信息。	错误
6.2	书签必须指向相对路径	PDF 文件中必须使用指向相对路径的书签，不允许使用指向绝对路径的书签。参考文献（2.7.5 章节、3.3 章节、4.3 章节、5.4 章节）和外文参考资料不做此要求。	警告
6.3	有网页、邮箱地址或其他外部链接的书签	PDF 文件中不允许使用包含网页链接、电子邮箱地址或其他外部链接的书签。参考文献（2.7.5 章节、3.3 章节、4.3 章节、5.4 章节）和外文参考资料不做此要求。	错误
6.4	不允许有未知动作的书签	不允许使用 GoTo，GoToR 和 Launch 以外的操作类型的书签。参考文献（2.7.5 章节、3.3 章节、4.3 章节、5.4 章节）和外文参考资料不做此要求。	错误
6.5	书签不能失效	不允许在 PDF 文件中使用失效的书签（例如：未分配任何操作的书签）。参考文献（2.7.5 章节、3.3 章节、4.3 章节、5.4 章节）和外文参考资料不做此要求。	警告
6.6	书签不能被损坏	PDF 文件中包含损坏的书签（例如：书签指向地址不存在）时将提示警告信息。参考文献（2.7.5 章节、3.3 章节、4.3 章节、5.4 章节）和外文参考资料不做此要求。	警告
6.7	书签不能有多个动作	不允许有指定多个动作的书签（例如，打开两个不同的页面）。参考文献（2.7.5 章节、3.3 章节、4.3 章节、5.4 章节）和外文参考资料不做此要求。	警告
6.8	书签必须承前缩放（Inherit Zoom）	所有的书签的放大率设置应为承前缩放（Inherit Zoom）。参考文献（2.7.5 章节、3.3 章节、4.3 章节、5.4 章节）和外文参考资料不做此要求。	警告
6.9	超文本链接必须使用相对路径	PDF 文件中的超文本链接必须使用相对路径，不允许使用绝对路径。参考文献（2.7.5 章节、3.3 章节、4.3 章节、5.4 章节）和外文参考资料不做此要求。	警告
6.10	有网页、邮箱地址或其他外部链接的超文本链接	PDF 文件中不允许使用包含网页链接、电子邮箱地址或其他外部链接的超文本链接。参考文献（2.7.5 章节、3.3 章节、4.3 章节、5.4 章节）和外文参考资料不做此要求。	错误
6.11	不允许有未知动作的超文本链接	不允许在 PDF 文件使用除 GoTo，GoToR 和 Launch 以外动作类型的超文本链接。参考文献（2.7.5 章节、3.3 章节、4.3 章节、5.4 章节）和外文参考资料不做此要求。	错误
6.12	超文本链接不能处于失效状态	不允许在 PDF 文件中使用失效的超文本链接（例如：未指定任何操作的超文本链接）。参考文献（2.7.5 章节、3.3 章节、4.3 章节、5.4 章节）和外文参考资料不做此要求。	警告

序 号	描 述	说 明	严重程度
6.13	超文本链接不能被损坏	PDF 文件中包含损坏的超文本链接（例如：超文本链接指向地址不存在）时将提示警告信息。参考文献（2.7.5 章节、3.3 章节、4.3 章节、5.4 章节）和外文参考资料不做此要求。	警告
6.14	超文本链接不能有多个动作	不允许设置有多个指定动作（例如，打开两个不同的页面）的超文本链接。参考文献（2.7.5 章节、3.3 章节、4.3 章节、5.4 章节）和外文参考资料不做此要求。	错误
6.15	超文本链接必须承前缩放（Inherit Zoom）	所有超文本链接的放大率设置应为承前缩放（Inherit Zoom）。参考文献（2.7.5 章节、3.3 章节、4.3 章节、5.4 章节）和外文参考资料不做此要求。	警告
6.16	PDF 版本必须正确	允许的 PDF 文件版本为 1.4，1.5，1.6，1.7，PDF/A–1，PDF/A–2。参考文献（2.7.5 章节、3.3 章节、4.3 章节、5.4 章节）和外文参考资料不做此要求。	警告
6.17	不允许带附件的 PDF 文件	PDF 文件中不能嵌入任何附件。参考文献（2.7.5 章节、3.3 章节、4.3 章节、5.4 章节）和外文参考资料不做此要求。	错误
6.18	有注释的 PDF 文件	除了超文本链接以外，PDF 文件中不能包含其他注释。参考文献（2.7.5 章节、3.3 章节、4.3 章节、5.4 章节）和外文参考资料不做此要求。	提示信息
6.19	PDF 文件不能有任何安全设置	不能提交有安全设置的 PDF 文件，例如限制选择文本或图形等。参考文献（2.7.5 章节、3.3 章节、4.3 章节、5.4 章节）和外文参考资料不做此要求。	错误
6.20	PDF 初始视图正确	根据《ICH eCTD 技术规范 V3.2.2》：有书签的文件在初始视图中应显示书签。放大率和页面布局应设置为默认。参考文献（2.7.5 章节、3.3 章节、4.3 章节、5.4 章节）和外文参考资料不做此要求。	警告
6.21	PDF 文件不能有密码保护	不能提交使用密码保护且无法打开的文件。	错误
6.22	PDF 应该设置启用"快速 Web 访问（Fast Web Access）"	不能提交未启用"快速 Web 访问（Fast Web Access）"情况下创建的 PDF 文件。参考文献（2.7.5 章节、3.3 章节、4.3 章节、5.4 章节）和外文参考资料不做此要求。	提示信息
6.23	大于 5 页的文件必须有书签	除外文参考资料、参考文献（2.7.5 章节、3.3 章节、4.3 章节、5.4 章节）和申请表之外，大于 5 页的文件必须有书签。	警告
6.24	PDF 内容限制	PDF 文件不能包含 JavaScript，3D 内容或动态内容（音频/视频）。参考文献（2.7.5 章节、3.3 章节、4.3 章节、5.4 章节）和外文参考资料不做此要求。	警告
6.25	PDF 内容可搜索	PDF 文件中的文本必须可搜索。如果是扫描页面，则应使用 OCR 提供可搜索的文本。参考文献（2.7.5 章节、3.3 章节、4.3 章节、5.4 章节）和外文参考资料不做此要求。	警告

续表

序　号	描　述	说　明	严重程度
6.26	如使用非标准字体，需嵌入在 PDF 文件中	PDF 文件应尽量使用标准字体。如果包含非标准字体，则需在文件中嵌入该非标准字体。标准字体列表如下： 宋体 Times New Roman Times New Roman Italic Times New Roman Bold Times New Roman Bold Italic Arial Arial Italic Arial Bold Arial Bold Italic Courier New Courier New Italic Courier New Bold Courier New Bold Italic Symbol Zapf Dingbats 参考文献（2.7.5 章节、3.3 章节、4.3 章节、5.4 章节）和外文参考资料不做此要求。	警告
说明：			
错误	必须遵守的关键验证标准	任何错误信息均会导致申报资料被拒收； 未来验证过程中会自动拒绝有错误的申报资料。	
警告	建议遵守的验证标准	警告信息可以在说明函中进行解释，但建议申请人在将 eCTD 申报资料递交给 CDE 前解决这些问题。	
提示信息	用于收集信息的验证标准	收集相关信息并在验证报告中体现，对申报资料的接收没有影响。	

eCTD 实施指南 V1.0

1. 概述

1.1　目的

本文档为 eCTD 实施指南，用以指导申请人准备符合要求的 eCTD 申报资料并将其按要求提交至国家药品监督管理局。

本指南规定了申请人制作和提交 eCTD 申报资料的一般性要求，请申请人务必仔细阅读，认真研究。未按照本指南要求制作和提交的 eCTD 申报资料将会导致申报资料的拒收或对后续的审评审批工作造成影响。

随着相关法律法规调整、业务流程变化以及信息化系统的不断升级完善，本指南相关内容也将适时进行更新。

1.2　适用范围

本指南适用于化学药品、生物制品（按生物制品管理的体外诊断试剂除外）按照 eCTD 格式进行提交的药物临床试验、药品上市许可、再注册等申请以及补充申请。

1.3　相关指导原则

申请人应按照本指南，以及《eCTD 技术规范 V1.0》《eCTD 验证标准 V1.0》《ICH M8：电子通用技术文档（eCTD）》相关文件，准备和提交 eCTD 申报资料。

2. 基本要求

2.1　申请人及监管机构的责任

申请人应保证提交的 eCTD 申报资料的真实性。

监管机构有责任保证所接收的 eCTD 申报资料的安全性和保密性，建立相应的保密机制。

2.2　从纸质递交向 eCTD 电子提交过渡的考虑

在 eCTD 实施初期，原纸质递交和电子提交将并行，申请人根据实际情况选择合适的方式，后续将全面实施 eCTD。

对于从未提交过申报资料的药品，申请人可从临床试验申请、新药申请或仿制药申请的首次申请开始提交 eCTD 申报资料。

对于已以纸质递交获批上市许可的药品，首次使用 eCTD 提交补充申请、再注册等注册行为之前，建议首先提交一个基线，从而使监管机构可以在 eCTD 生命周期内参阅所有以前递交的文档或至少部分以前递交的文档。已经提交了全套 eCTD 资料的申请，无需再进行基线提交。

申请人使用 eCTD 提交申报资料后，针对此药品的所有后续提交，包括补正回复、发补回复、补充申请等，都应使用 eCTD 进行提交，不得再使用原纸质方式进行递交。

2.3 存储介质的选择及刻录光盘的要求

申请人应根据《eCTD 技术规范 V1.0》第 3.11 章节中的要求选择 eCTD 申报资料的存储介质。

为降低存储介质在交付运输过程中带来的安全性风险，提交至监管机构的存储介质将不会归还给申请人。无法读取、验证不通过等情况下，对应的存储介质将由监管机构执行销毁操作。

申报资料内容较多，容量需求较大时，申请人应使用一张 DVD 光盘而不是多张 CD 光盘进行提交。如果无法只提供一张光盘，或者大型提交不得不使用多张光盘，可按照模块进行拆分，除非单个模块大小超过光盘容量限制，否则不建议将单个模块的提交文档拆分到多张光盘上。在使用多张光盘提交申报资料时，为便于识别光盘内容，申请人须将模块一文件夹与 index.xml、index-md5.txt 文件放置于第一张光盘中提交。

申请人提交的存储介质中的内容应以申请编号命名的申请文件夹作为根目录，并仅包含当前需要提交的一个序列，不应包含已经提交至监管机构的前序序列。

建议申请人使用读写速度较快的存储介质，以提升申报资料的读取速度，例如 16x 的 DVD 光盘等。

申请人应对提交的存储介质承担全部责任，直至该存储介质交付至监管机构。在运输过程中，承载申报资料的存储介质的安全性和完整性由申请人负责。申报资料存储介质交付至监管机构之后，其安全性和完整性由监管机构负责。

后续随 eCTD 全面实施，将加快推进电子提交网关建设，实现申报资料的网上提交。

2.4 光盘封面信息

申请人应从国家药品监督管理局网上办事大厅药品业务应用系统（以下简称药品业务应用系统）填写和打印光盘封面信息，并粘贴于光盘盒表面，随申报资料光盘一起提交。

2.5 病毒检查

申请人需对提交的 eCTD 申报资料提前进行病毒检查，并在说明函中提供病毒检查声明。监管机构接收到申报资料后将进行病毒检查，如发现病毒将导致申报资料的拒收。

2.6 技术验证

在 eCTD 申报资料制作完成后，应采用专业的验证软件（申请人可在药审中心网站下载免费版本的验证软件）对该申报资料进行验证。验证软件验证完成后将生成对应的验证报告，验证报告中会指出当前申报资料是否存在错误和警告。

如果验证报告中对应的验证标准条目显示"错误"，说明此标准为必须遵守的关键验证标准。任何"错误"均会导致申报资料的拒收。

如果验证报告中对应的验证标准条目显示"警告"，说明此标准为建议遵守的验证标准。建议申请人在将 eCTD 申报资料提交给监管机构前解决这些问题，并重新验证生成新的验证报告。针对未解决的"警告"，申请人应在说明函中进行解释。

2.7 提交要求

申请人需要提交一套 eCTD 申报资料光盘至监管机构。

申请人提交 eCTD 申报资料时，应按要求将申报资料光盘封装在档案袋内，并在药品业务应用系统填写和打印档案袋封面信息，粘贴于档案袋表面。

2.8 纸质资料的递交及要求

申请人应在 eCTD 注册申请新报资料受理后 5 个工作日内，提交一套对应的纸质资料至国家药品监督管理局药品审评中心，如发生书面发补，还应在补充资料正式接收后 5 个工作日内，提交纸质资料，其他审评过程中提交的 eCTD 申报资料，申请人可将对应的纸质资料随电子资料一起提交。纸质资料应参照现有《药品注册申报资料格式体例与整理规范》进行整理。

申请人需提交一套纸质资料，并保证所提交的纸质资料与 eCTD 申报资料内容完全一致，如因资料一致性产生的任何问题由申请人自行承担。申请人如未按照规定时间提交纸质资料，按终止药品注册程序处理。

3. eCTD 申报资料中的编号管理

根据《eCTD 技术规范 V1.0》的规定，eCTD 申报资料中的编号包括原始编号、申请编号和序列号。申请人应注意正确使用相关编号。

3.1 原始编号的应用

原始编号是对一个进入注册审批程序的药品所给予的基本的和永久的资料代号，是用于标识申请人、活性成分和剂型的唯一识别码，由监管机构分配。

申请人应从药品业务应用系统获取原始编号，并在 eCTD 信封信息中填写正确的原始编号。

对于已以纸质递交获批上市许可的药品，如需转换为 eCTD 提交，则在首次提交 eCTD 申报资料时获取新的原始编号，后续提交补充申请、再注册等注册行为时均使用首次提交时得到的原始编号。

如因品种转让、通用名核定等原因，导致原始编号中对应的申请人、药品名称等信息变更时，申请人应在药品业务应用系统进行原始编号对应信息的变更操作。

3.2 申请编号的应用

申请编号是一个申请在其全生命周期内的唯一识别编号，由监管机构分配给申请人。

申请人应从药品业务应用系统获取申请编号，并在 eCTD 信封信息中填写正确的申请编号。

申请人应注意，一般情况下，只有临床试验申请、新药申请或仿制药申请的首次申请时需要获得新的申请编号，在同一申请类型内提交补充申请、新适应症、再注册等注册行为时均使用首次申请时得到的申请编号，以保证药品的全生命周期管理。

对于已以纸质递交获批上市许可的药品，如需转换为 eCTD 提交，则在首次提交 eCTD 申报资料时获取新的申请编号，后续提交补充申请、再注册等注册行为时均使用首次提交时得到的申请编号。

3.3 序列号的应用

申请人每次提交的有效的 eCTD 申报资料都会产生一个新的序列号，用于区分同一个申请编号下提交的不同的 eCTD 序列。

申请人应在 eCTD 信封信息中填写正确的序列号，序列号的使用要求请参考《eCTD 技术规范 V1.0》第 2.3.1 章节。

3.4 各编号之间的关联性

通常在一个新药的原始编号下会存在两个申请编号，分别对应该药品的临床试验申请和新药申请。在每个申请编号下包含多个序列号，分别对应单独提交的每份申报资料。

一个典型的新药的编号管理示例如下表 1 所示：

表 1 新药的编号管理示例

原始编号	申请编号	序列号
2021123456	l202112345	0000
		0001
		0002
	x202154321	0000
		0001
		0002

3.5 其他编号

药品研发和注册过程中产生的临床试验登记号、药品注册受理号等其他编号的要求按现行管理规定执行。

4. 模块信息的特殊说明

eCTD 文件组织结构需符合《eCTD 技术规范 V1.0》的要求。

模块一文件组织结构请参考《eCTD 技术规范 V1.0》附件 1–4：CTD 模块一文件组织结构。模块二到五的文件组织结构请参考《ICH eCTD 技术规范 V3.2.2》附录 4：eCTD 文件组织结构。

4.1 模块一：行政文件和药品信息

4.1.1 申请表的准备

申请表的填报在药品业务应用系统在线完成，并导出成 PDF 文件放置于 eCTD 申报资料对应的目录结构中。

4.1.2 说明函的准备

申请人提交的每个序列都应包含说明函，即 CTD 模块一 1.0 章节。

eCTD 申报资料说明函包括以下内容：

1. CTD 模块一说明函所要求的内容

2. 负责本次提交序列注册事务的联络人信息

3. 本次提交序列不适用的文档清单或说明 [①]（如适用）

4. 本次提交序列验证的相关信息

5. 关于纸质资料与 eCTD 申报资料内容一致的承诺

6. 关于按规定时限一次性提交全部纸质申报资料的承诺

7. 病毒检查声明

4.1.3 信封信息的准备

申请人提交的每个序列都应包含信封信息，对于信封信息管理的要求请参考《eCTD 技术规范 V1.0》第 4.3 章节。

4.2 模块二：通用技术文档总结

对于复方制剂中的多个原料药，申请人应在模块二中针对每种原料药提供独立的 2.3.S 章节，并提供对应的申报资料文件。

4.3 模块三：质量

按现行申报资料要求，需要单独提交 3.2.S 章节的情形，申请人应在模块三中提供独立的 3.2.S 章节，并提供对应的申报资料文件。

当 3.2.R 章节使用扩展节点时，在 3.2.R.2 章节中，除文件大小超出限制，必须进行拆分的情况以外，每一批的批记录应以单个文件的方式提交。

4.4 模块四：非临床试验报告

对于模块四中的 4.2.X 章节，申请人应使用研究标签文件（STF）的方式进行

---

① 不适用的文档指本次提交序列中缺失的章节内容（参考 CTD 模块一至模块五目录结构）。

组织和呈现。

4.5　模块五：临床研究报告

对于模块五中的 5.3.1.X 至 5.3.5.X 章节，申请人应使用 STF 的方式进行组织和呈现，对于 STF 的要求请参考《eCTD 技术规范 V1.0》第 3.8 章节。

如果申报资料涵盖多个适应症，应针对每个适应症提供独立的 5.3.5 章节并提供对应的申报资料文件。

在此情况下，如果有效性研究仅针对其中某个适应症，那么相关文件应被置于模块五的对应位置（例如：m5/53–clin–stud–rep/535–rep–effic–safety–stud/anxiety/5351–stud–rep–contr）。如果有效性研究针对多个适应症，此研究报告应被放置于 5.3.5 中最合适的章节，并在其他适应症下相应的章节进行复用。有关文件复用的要求请参考《eCTD 技术规范 V1.0》第 3.3.4 章节。

5. 特定类型提交的建议 [②]

制作 eCTD 申报资料时，申请人应明确该申报资料在申请、注册行为、序列各层级的类型，并参考《eCTD 技术规范 V1.0》第 2.4 章节在信封信息中填写正确的类型。

"临床试验申请"适用于药物临床试验申请及药物临床试验期间所提出的申请事项。制作上述类型申报资料时，应选择申请类型"临床试验申请"，并根据申请事项选择相应注册行为类型（首次申请、补充申请、新适应症和联合用药、研发期间安全性报告）。根据提交资料对某一注册行为的提交目的，序列类型可以选择为该注册行为的首次提交，或对补正、发补的回复，或对某一注册行为提交资料的撤回。

"新药申请"适用于化学药品 1 类、2 类、5.1 类以及预防用生物制品、治疗用生物制品的上市许可申请及上市后变更、再注册等申请事项。制作上述类型申报资料时，应选择申请类型"新药申请"。并根据申请事项选择相应注册行为类型（首次申请、补充申请、备案、报告、新适应症、再注册、基线）。根据提交资料对某一注册行为的提交目的，序列类型可以选择为该注册行为的首次提交，或格式转换，或对补正、发补的回复，或对某一注册行为提交资料的撤回。

"仿制药申请"适用于化学药品 3 类、4 类、5.2 类的上市许可申请及上市后变更、再注册等申请事项。制作上述类型申报资料时，应选择申请类型"仿制药申请"，并根据申请事项选择相应注册行为类型（首次申请、补充申请、备案、报告、新适应症、再注册、基线）。根据提交资料对某一注册行为的提交目的，序列类型选择为该注册行为的首次提交，或格式转换，或对补正、发补的回复，或对某一注

---

② 本章所提供示例仅为举例，不包含所有情况。

册行为提交资料的撤回。

5.1 临床试验申请的新适应症和联合用药

获准开展药物临床试验的药物拟增加适应症以及增加与其他药物联合用药的，根据现行法规提交药物临床试验申请时，使用临床试验申请首次申请的申请编号，申请类型选择"临床试验申请"，注册行为类型选择"新适应症和联合用药"，与已获准的临床试验申请中重复的 eCTD 申报资料无需再次提交。具体示例如下表 2 所示：

表 2　新适应症和联合用药示例

申请编号	序列号	申请类型	注册行为类型	序列类型	序列描述
l202112345	0000	临床试验申请	首次申请	首次提交	xx 临床试验申请
l202112345	0001	临床试验申请	新适应症和联合用药	首次提交	xx 新适应症申请

5.2 新药申请和仿制药申请的新适应症

对于已上市药品增加境内未批准的新适应症、改变给药途径等，使用首次申请的申请编号和申请类型，注册行为类型选择"新适应症"，与已获准的新药申请中重复的 eCTD 申报资料无需再次提交。具体示例如下表 3 所示：

表 3　新适应症示例一

申请编号	序列号	申请类型	注册行为类型	序列类型	序列描述
x202112345	0000	新药申请	首次申请	首次提交	xx 新药上市申请
x202112345	0001	新药申请	新适应症	首次提交	xx 新适应症申请

对于已以纸质递交获批上市许可的药品，首次使用 eCTD 提交增加境内未批准的新适应症、改变给药途径等，从申请人之窗获取新的申请编号，申请类型选择"新药申请"，注册行为类型选择"新适应症"，并提交全套资料。具体示例如下表 4 所示：

表 4　新适应症示例二

申请编号	序列号	申请类型	注册行为类型	序列类型	序列描述
x202112345	0000	新药申请	新适应症	首次提交	xx 新适应症申请

增加境内同品种已批准适应症，使用首次申请的申请编号和申请类型，注册行为类型选择"补充申请"。具体示例如下表 5 所示：

表 5　增加适应症示例

申请编号	序列号	申请类型	注册行为类型	序列类型	序列描述
y202112345	0000	仿制药申请	首次申请	首次提交	xx 仿制药上市申请
y202112345	0001	仿制药申请	补充申请	首次提交	xx 适应症申请

5.3　基线

基线指申请人将已以纸质递交获批上市许可的药品从纸质递交格式转换为 eCTD 提交的注册行为。基线提交的目的仅为格式转换，不应涉及任何已批准内容的变更。

申请人提交的基线应至少包括模块一、模块二和模块三的全部最新已被批准的、合法有效的资料，并在说明函中承诺本次提交的申报资料与已批准并正在生效的申报资料没有任何内容上的改变，只有格式转化。

提交基线时，从申请人之窗获取新的原始编号和申请编号，并选择与原纸质方式递交申报资料时对应的申请类型，注册行为类型选择"基线"。具体示例如下表 6 所示：

表 6　基线示例

申请编号	序列号	申请类型	注册行为类型	序列类型	序列描述
x202112345	0000	新药申请	基线	格式转换	xx 基线提交
x202112345	0001	新药申请	补充申请	首次提交	工艺变更

5.4　再注册

药品再注册时，使用首次申请的申请编号和申请类型，注册行为类型选择"再注册"，并提交相关资料。具体示例如下表 7 所示：

表 7　再注册示例

申请编号	序列号	申请类型	注册行为类型	序列类型	序列描述
x202112345	0000	新药申请	首次申请	首次提交	xx 新药上市申请
x202112345	0001	新药申请	再注册	首次提交	再注册申请

5.5　研发期间安全性报告

开展临床试验期间，申请人应按照相关规定提交研发期间安全性更新报告及附件，或其他潜在的严重安全性风险信息。

提交此类申报资料时，使用首次申请的申请编号和申请类型，注册行为类型选择"研发期间安全性报告"。具体示例如下表 8 所示：

表 8　研发期间安全性报告示例

申请编号	序列号	申请类型	注册行为类型	序列类型	序列描述
l202112345	0000	临床试验申请	首次申请	首次提交	xx 临床试验申请
l202112345	0001	临床试验申请	研发期间安全性报告	首次提交	研发期间安全性更新报告
l202112345	0002	临床试验申请	研发期间安全性报告	首次提交	其他潜在的严重安全性风险信息

5.6　审评期间提交的申报资料

按 eCTD 提交的申请，在其审评过程中，申请人需要提交的申报资料均应按 eCTD 提交，例如补充资料等允许审评期间提交的其他资料。

提交此类文件时，其申请编号、申请类型、注册行为类型应与当前正在审评的注册行为保持一致，序列类型选择"回复"。

5.7　首次申请的撤回

对于临床试验申请、新药申请、仿制药申请的首次申请：

申请人如需撤回该注册行为，应提交一个新的序列用于关闭当前注册行为及申请编号。

针对该注册行为不予受理、不予批准或终止药品注册审评审批的情况，申请人如对结果无异议，也需提交一个新的序列，用于关闭当前注册行为及申请编号。

提交此类序列时，其申请编号、申请类型、注册行为类型应与当前注册行为保持一致，序列类型选择"回复"。序列内容包括说明函以及相关证明性文件。

关闭的申请编号将不能继续使用，申请人如需再次提交上述申请，应从监管机构获取新的申请编号。

5.8　首次申请后其他注册行为的撤回

对于首次申请后进行的补充申请、再注册等其他后续注册行为：

申请人如需撤回某个正在受理或审评过程中的注册行为，应提交一个新的序列用于撤回该注册行为中提交的所有申报资料，使有效的 eCTD 申报资料与该注册行为提交前保持一致。

针对某个注册行为不予受理、不予批准或终止药品注册审评审批的情况，申请人如对结果无异议，也需提交一个新的序列，用于撤回该注册行为中提交的所有申报资料。

如申请人未提交撤回序列，会影响整套申报资料的生命周期管理，从而导致后续提交申报资料的拒收。

提交此类序列时，其申请编号、申请类型、注册行为类型应与当前注册行为保持一致，序列类型选择"撤回"。有关撤回序列的生命周期操作要求请参见本文第 6.3 章节。

6. 文件生命周期的管理

申报资料中每个文件都有新建、替换、删除和增补四种生命周期的操作类型，详情请参考《ICH eCTD 技术规范 V3.2.2》附录 6 中的操作属性章节。

6.1 生命周期操作的基本要求

执行"新建"操作时，其对应的文件必须包含在当前申请中。

执行"替换"操作时，被替换文件必须在当前申请前序序列中存在，替换后的文件必须在当前申请中存在。

执行"删除"操作时，被删除的文件必须在当前申请前序序列中存在。

"增补"操作通常仅适用于对 STF 的操作，对 STF 进行增补操作时，其被增补的对象必须是同一个研究的当前最新版本的 STF，更多有关 STF 的操作要求请参考《ICH 研究标签文件的 eCTD 骨架文件技术规范 V2.6.1》。不建议申请人对申请中除 STF 以外的其他文件进行"增补"操作。

针对同一个叶元素不能进行多次生命周期操作以避免产生版本上的分支。例如，一个序列 0000 中的叶元素不能在序列 0001 和 0002 中同时被替换也不能在序列 0001 中先被替换再被删除等。

6.2 首次申请

针对一个申请的首次申请的首次提交，其序列号应为 0000，所有申报资料的生命周期操作类型均为"新建"。

6.3 撤回操作

申请人在序列类型为"撤回"的序列中需进行以下操作：

1. 针对当前注册行为前序序列中新建的叶元素，需在本次序列的骨架文件中进行删除操作。其中，说明函、申请表除外，申请人应保留前序序列中的说明函、申请表，并在本次序列中创建新的说明函。

2. 针对当前注册行为前序序列中替换的文件，需替换回前序序列中被替换的文件，申请人应在对应叶元素中引用前序序列已经提交的文件路径，不应上传新的文件。

3. 针对当前注册行为前序序列中删除的叶元素，需在原位置新建叶元素，并引用前序序列中对应的文件路径，并保持叶元素标题等属性的一致性。

4. 在撤回序列中，对模块四中的 4.2.X 章节或模块五中的 5.3.1.X 至 5.3.5.X 章节的文件进行新建和替换操作，均需生成对应的 STF；进行删除操作，无需生成对应的 STF。

6.4 特定文件的生命周期定义

针对模块一 1.0 章节中的说明函文件，其生命周期操作类型应始终为"新建"。

针对模块一 1.2 章节中的申请表文件，在补正资料时要求修改申请表的情况下，其生命周期操作类型可为"替换"；其他情况下，其生命周期操作类型应始终为"新建"。

6.5 并行变更的要求

在多个注册行为同时提交进行审评的情况下，申请人应注意在对申报资料中的文件进行生命周期操作或复用时，不得引用未被监管机构批准的内容。

6.6 eCTD 骨架属性的变更管理

ICH eCTD DTD 中定义了模块二至模块五部分章节的选填属性和必填属性（例如 2.3.S 及 3.2.S 中的活性成分及生产商为必填属性，2.3.P 及 3.2.P 中的产品名称、剂型、生产商为选填属性）。这些属性是为了对该特定章节的内容进行简单有用的描述，以便于对内容进行区分和分组。如需更新属性值，必须删除已有的 2.3.S 和 3.2.S 章节内容，并在新的 2.3.S 和 3.2.S 章节中提交全部相关资料。

根据《ICH eCTD IWG 问题解答和规范变更要求文件 V1.31》第 66 条，"活性成分"属性主要是为了区分复方制剂中不同的原料药，建议使用通用名称。"生产商"属性是为了在原料药有不同生产商的情况下利于对生命周期进行管理，如果申请人认为不需要对各生产商区分不同的 3.2.S 章节，可使用"所有"或"申请人"或"未指定"的属性值，后续变更生产商时，可以在不变更属性值的情况下对申报资料内容进行更新。

7. 对 eCTD 申报资料文件的要求

7.1 外文在提交资料中的要求

申请人提交的全部申报资料应当使用中文并附原文，其他文种的资料可附后作为参考，中文译文应当与原文内容一致。临床试验数据递交要求请参见《药物临床试验数据递交指导原则（试行）》。语言属性设置为外文的参考资料将不受某些 eCTD 验证标准的约束，详见《eCTD 验证标准 V1.0》章节 6-PDF 分析。

更多有关外文资料提交的技术要求请参见《eCTD 技术规范 V1.0》第 3.5 章节。

7.2 文件格式、版本及 OCR 的要求

制作 eCTD 申报资料时，申请人应根据《eCTD 技术规范 V1.0》第 3.3.1 章节的要求选择正确的文件格式。针对 PDF 格式的文件，其版本应为 1.4、1.5、1.6、1.7 或 PDF/A-1、PDF/A-2。

PDF 文件中的内容需要符合可复制、可搜索的要求，建议申请人使用由源文件（如 WORD 文件）转化形成的 PDF 文件，而不是扫描后创建的 PDF 文件。

如申报资料包含无法访问电子来源的文件或需要第三方签章的文件，该部分资料可以是扫描后创建的 PDF 文件。扫描后创建的 PDF 文件属于纸质文件的数字转化，建议参考中华人民共和国档案行业标准《纸质档案数字化规范》（DA/T 31—2017）有关要求。对于上述需要扫描后创建的 PDF 文件，应启动光学字符识别

（OCR）功能，确保内容可复制、可搜索。

申请人可通过以下操作检查确认内容已正确转换：一是突出显示某一文本区域；二是检索某个词或短语。若未能突出显示文本区域或检索结果中未能显示词或短语，则证明 OCR 并未识别该文本。

7.3　页码编制的要求

页码编制要求请参考《ICH eCTD 文件格式规范 V1.2》。

7.4　书签与超文本链接的要求

申请人应对中文申报资料在文件内部和文件之间建立书签和适当的超文本链接。基线类型的注册行为对书签和超文本链接不做要求。其他有关书签与超文本链接的具体要求请参考《eCTD 技术规范 V1.0》第 3.4 章节。

7.5　对文件压缩、加密的要求

申请人不得对提交的申报资料中的文件进行任何压缩处理。

申请人不得对提交的媒体介质以及申报资料中任何级别的单个文件 / 文件夹进行安全设置或密码保护。文件设置应允许打印及文本和图形选择，第 2.7.5、3.3、4.3、5.4 章节除外。

申请人提交的 eCTD 申报资料需按照《ICH eCTD 技术规范 V3.2.2》要求，使用 MD5 加密算法生成校验和并记录在骨架文件和文本文件中，以便监管机构确认申报资料的完整性和合法性。

7.6　文件大小的要求

申请人需控制申报资料中单个 PDF 文件在 500MB 以内。针对大于 500MB 的文件，建议申请人按照内容进行拆分，并通过标题名称来反映原文件被拆分，例如：文件标题 –1、文件标题 –2 等。

单个临床数据集文件（xpt 格式）最大可允许 4GB。

7.7　电子签名的要求

申请人需对 eCTD 申报资料中的所有 PDF 文件使用申请人或注册代理机构的电子签名，对申请表还需使用法定代表人的电子签名。电子签名的申领和使用详见药审中心网站 CA 直通车。

药审中心将对 eCTD 申报资料中"1.0 说明函（含自查表）、1.2 申请表、1.3.8 产品相关证明性文件（如适用）、1.10 上市后变更（如适用）、1.11 申请人 / 生产企业证明性文件、1.12 小微企业证明文件（如适用）"章节内的所有 PDF 文件进行电子签名校验，校验不通过的 eCTD 申报资料将会被拒收。

8. eCTD 技术规范更新流程及时间

eCTD 技术规范及其配套文件会随着相关法律法规调整进行修订，可能会影响 eCTD 出版工具和提交、受理流程。eCTD 技术规范更新发布后，eCTD 出版工具需要进行同步更新。监管机构将会根据实际情况，设置相应的过渡期。

9. 其他

其他未尽事宜请参照《药品注册管理办法》等现行的法律法规、技术指导原则有关文件执行。

10. 参考[③]

1. ICH eCTD Specification and Related files
   ——ICH eCTD 技术规范和相关文件，包括变更控制过程、变更请求表和问答文档。

2. ICH Electronic Common Technical Document Specification V3.2.2
   ——《ICH eCTD 技术规范 V3.2.2》

3. ICH The eCTD Backbone File Specification for Study Tagging Files V2.6.1
   ——《ICH 研究标签文件的 eCTD 骨架文件技术规范 V2.6.1》

4. ICH Specification for Submission Formats for eCTD V1.2
   ——《ICH eCTD 文件格式规范 V1.2》

5. ICH eCTD IWG Question and Answer and Specification Change Request Document V1.31
   ——《ICH eCTD IWG 问题解答和规范变更要求文件 V1.31》

6.《eCTD 技术规范 V1.0》

7.《eCTD 验证标准 V1.0》

8.《药物临床试验数据递交指导原则（试行）》

9.《药品注册申报资料格式体例与整理规范》

11. 术语表

名　词	定　义
电子通用技术文档 （eCTD）	电子通用技术文档是用于药品注册申报和审评的电子注册文档。通过可扩展标记语言（Extensible Markup Language，XML）将符合 CTD 规范的药品申报资料以电子化形式进行组织、传输和呈现。
申请	申请是指为了一个特殊的监管目的（如临床试验申请）来整理和提交的申报资料的集合。
注册行为	注册行为是针对某一特定注册目的从首次提交到获得批准的所有序列的申报资料集合，可以包含一个序列或多个序列。同一个注册行为中的多个序列可以是连续的序列，也可以是不连续的序列。

---

③ 相关参考文件可参见 ICH 网站（https://www.ich.org/）、药品审评中心网站（https://www.cde.org.cn/）

名　词	定　义
序列	序列是指在某一注册行为中单次提交的申报资料的集合。
申请编号	申请编号是一个申请在其全生命周期内的唯一识别编号，由监管机构分配给申请人。
原始编号	原始编号是对一个进入注册审批程序的药品所给予的基本的和永久的资料代号，是用于标识申请人、活性成分和剂型的唯一识别码，由监管机构分配。
相关序列	一个注册行为中首次提交的序列被称为该注册行为中提交的所有序列的相关序列。
序列号	序列号是申请中唯一的 4 位数字的字符串，是用于区分同一申请中不同提交序列的唯一标识。
叶元素 （leaf element）	叶元素是 eCTD 骨架文件的一部分，是在序列中提交的单个文件的引用地址、显示名称、校验和及生命周期操作等信息的集合。
信封信息	信封信息是 eCTD 区域骨架文件的一部分，为电子资料管理系统提供处理和组织申报资料时使用的元数据。
基线	基线指申请人将已以纸质递交获批上市许可的药品从纸质递交格式转换为 eCTD 提交的注册行为。
研究标签文件 （Study Tagging Files，STF）	研究标签文件用以提供在 eCTD 骨架文件中没有包含的关于研究主题和研究报告的信息，例如研究全称，研究 ID，研究使用的种属，给药途径，研究时长，对照类型等。
MD5	MD5 消息摘要算法（MD5 Message-Digest Algorithm），一种被广泛使用的密码散列函数，用于产生一个文件对应的数字指纹，即校验和。
校验和（checksum）	使用 MD5 消息摘要算法产生的文件校验和，用以确保信息传输的完整性和一致性。
DTD	文档类型定义（Document Type Definition）是一套为了进行程序间的数据交换而建立的关于标记符的语法规则，用于保证 eCTD 骨架文件的合法性，如元素和属性使用是否正确等。
OCR	光学字符识别（Optical Character Recognition） 指对扫描的 PDF 文件进行光学识别，使扫描文件中的文本可以被检索查找。
验证	指申请人和监管机构根据公开和统一的验证标准，对 eCTD 申报资料进行检查校验的过程。

附件：说明函模板

关于××公司申报的××产品的××申请

1. CTD模块一说明函所要求的内容

申请人应根据CTD模块一说明函最新版本所要求的内容进行详细描述。

2. 负责本次提交序列注册事务的联络人信息

包括但不限于：负责本次提交序列注册事务的联络人姓名、电话号码、邮箱。

3. 本次提交序列不适用的文档清单或说明（如适用）

如本次提交序列含有不适用文档，须列出清单或进行说明。

4. 本次提交序列验证的相关信息

包括但不限于：本次提交序列所使用的验证工具及其版本信息，对验证报告中警告信息的解释说明。

5. 关于纸质资料与eCTD申报资料内容一致的承诺

我公司承诺所提交的纸质资料与eCTD申报资料内容完全一致，如有虚假，本单位愿意承担相应法律责任。

6. 关于按规定时限一次性提交全部纸质申报资料的承诺

我公司承诺受理后，5个工作日内一次性提交全部纸质申报资料。如发生书面发补，我公司承诺在补充资料正式接收后5个工作日内一次性提交全部纸质补充资料。未在规定时限提交的，该申请按终止药品注册程序处理，相关责任与风险由我公司承担。

7. 病毒检查声明

我公司已使用XX查毒软件（软件版本号XX，病毒库版本号XX），对本次提交序列进行病毒检查，检查未发现病毒。如因病毒检查结果异常导致申报资料拒收，相关责任与风险由我公司承担。

申请人/注册代理机构名称：（加盖公章）

日期：　　年　　月　　日

下　篇
个药指导原则

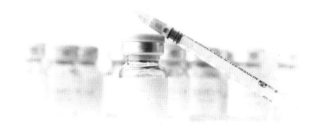

依巴斯汀片生物等效性研究技术指导原则

一、概述

依巴斯汀片（Ebastine Tablets）用于伴有或不伴有过敏性结膜炎的过敏性鼻炎（季节性和常年性）、慢性特发性荨麻疹的对症治疗。主要成份为依巴斯汀，口服给药后，依巴斯汀被快速吸收，并在肝脏中代谢为活性代谢产物卡瑞斯汀（Carebastine）。

依巴斯汀片生物等效性研究应符合本指导原则，还应参照《以药动学参数为终点评价指标的化学药物仿制药人体生物等效性研究技术指导原则》《生物等效性研究的统计学指导原则》等相关指导原则要求。

二、人体生物等效性研究设计

（一）研究类型

建议采用两制剂、两周期、两序列交叉设计，开展单次给药的空腹及餐后生物等效性研究。

（二）受试人群

健康受试者。

（三）给药剂量

建议采用申报的最高规格单片服用。

（四）给药方法

口服给药。

（五）血样采集

合理设计样品采集时间，使其包含吸收、分布及消除相。

（六）检测物质

血浆中的依巴斯汀及其活性代谢产物卡瑞斯汀。

（七）生物等效性评价

建议以卡瑞斯汀的 C_{max}、AUC_{0-t} 和 $AUC_{0-\infty}$ 作为生物等效性评价的指标，生物等效性接受标准为受试制剂与参比制剂的 C_{max}、AUC_{0-t} 和 $AUC_{0-\infty}$ 的几何均值比 90% 置信区间在 80.00%~125.00% 范围内。

依巴斯汀的 C_{max}、AUC_{0-t} 和 $AUC_{0-\infty}$ 用于进一步支持临床疗效的可比性。

三、人体生物等效性研究豁免

本品国内当前仅上市 10mg 规格，本项不适用。

四、参考文献

1. 国家药品监督管理局 . 依巴斯汀片说明书 . 2019.

2. 国家药品监督管理局 .《以药动学参数为终点评价指标的化学药物仿制药人体生物等效性研究技术指导原则》. 2016.

3. 国家药品监督管理局 .《生物等效性研究的统计学指导原则》. 2018.

4. European Medicines Agency. Guideline on the Investigation of Bioequivalence. 2010.

丙泊酚中／长链脂肪乳注射液生物等效性研究技术指导原则

一、概述

丙泊酚中／长链脂肪乳注射液（Propofol Medium and Long Chain Fat Emulsion Injection）是一种烷基酚类短效静脉用全麻药，脂溶性高，易于透过血脑屏障，起效迅速，临床上用于（1）成人和1个月以上儿童的全身麻醉诱导和维持；（2）成人和1个月以上儿童诊断性操作和手术过程中的镇静，可单独使用也可与局部麻醉或区域麻醉联用；（3）16岁以上重症监护患者辅助通气治疗时的镇静。

丙泊酚中／长链脂肪乳注射液生物等效性研究应符合本指导原则，还应参照《以药动学参数为终点评价指标的化学药物仿制药人体生物等效性研究技术指导原则》《生物等效性研究的统计学指导原则》等相关指导原则要求。

二、人体生物等效性研究设计

（一）研究类型

建议采用两制剂、两周期、两序列交叉设计，开展单次给药的空腹生物等效性研究。

（二）受试人群

健康受试者。

（三）给药方法

建议采用30μg/（kg·min）的给药速率缓慢静脉输注，持续给药30min。

（四）血样采集

合理设计样品采集时间，以充分表征本品药代动力学特征。

（五）检测物质

血浆中的丙泊酚。

（六）生物等效性评价

以丙泊酚的 C_{max}、AUC_{0-t}、$AUC_{0-\infty}$ 作为生物等效性评价的指标，生物等效性接受标准为受试制剂与参比制剂的 C_{max}、AUC_{0-t} 和 $AUC_{0-\infty}$ 的几何均值比的 90% 置信区间在 80.00%~125.00% 范围内。

（七）其他

1. 输注过程中需由麻醉医生在现场进行监护和必要的干预。

2. 研究过程中应监测脑电双频指数（BIS），并提交从给药到给药结束后时间 t 内 BIS 值 – 时间曲线下面积（BIS_{AUC0-t}）、药过程中 BIS 达到的最低值（BIS_{min}）、最小 BIS 值出现时间（$t-BIS_{min}$）结果。

三、人体生物等效性研究豁免

若同时满足以下条件，可豁免装量不同但浓度相同的丙泊酚中 / 长链脂肪乳注射液：（1）完成生物等效性研究的规格制剂符合生物等效性要求；（2）各规格制剂的处方工艺一致。

四、参考文献

1. 国家药品监督管理局 . 丙泊酚中 / 长链脂肪乳注射液说明书 . 2020.

2. 国家药品监督管理局 .《以药动学参数为终点评价指标的化学药物仿制药人体生物等效性研究技术指导原则》. 2016.

3. 国家药品监督管理局 .《生物等效性研究的统计学指导原则》. 2018.

4. U.S. Food and Drug Administration. Draft Guidance on Propofol (Injectable/Injection). 2016.

5. European Medicines Agency. Guideline on the Investigation of Bioequivalence. 2010.

富马酸喹硫平片生物等效性研究技术指导原则

一、概述

富马酸喹硫平片（Quetiapine Fumarate Tablets）用于治疗精神分裂症和治疗双相情感障碍的躁狂发作，主要成份为喹硫平。进食对喹硫平的生物利用度无明显影响。

富马酸喹硫平片生物等效性研究应符合本指导原则，还应参照《以药动学参数为终点评价指标的化学药物仿制药人体生物等效性研究技术指导原则》和《生物等效性研究的统计学指导原则》等相关指导原则。

二、人体生物等效性研究设计

（一）研究类型

建议采用两制剂、两周期、两序列交叉设计，开展单次给药的空腹及餐后人体生物等效性研究。

（二）受试人群

健康受试者。

（三）给药剂量

富马酸喹硫平片的规格有 25mg、50mg、100mg、150mg、200mg、300mg。基于安全性方面的考虑，建议采用 25mg 规格单片服用。

（四）给药方法

口服给药。

（五）血样采集

合理设计样品采集时间，使其包含吸收、分布及消除相。

（六）检测物质

血浆中的喹硫平。

（七）生物等效性评价

以喹硫平的 C_{max}、AUC_{0-t}、$AUC_{0-\infty}$ 为评价指标，生物等效性接受标准为受试制剂与参比制剂的 C_{max}、AUC_{0-t} 和 $AUC_{0-\infty}$ 几何均值比值的 90% 置信区间数值应不低于 80.00%，且不超过 125.00%。

（八）其他

1. 如若采用重复交叉设计，建议参考《高变异药物生物等效性研究技术指导原则》。

2. 研究前应制定相应的风险控制管理计划和措施，保障受试者安全。

三、人体生物等效性研究豁免

1. 若同时满足以下条件，可豁免 50mg、100mg、150mg、200mg、300mg 规格的人体生物等效性研究：（1）25mg 规格制剂符合生物等效性要求；（2）各规格制剂在不同 pH 介质中的体外溶出曲线相似；（3）各规格制剂的处方比例相似。

2. 若申报的多个规格制剂中，有部分规格制剂与开展生物等效性研究的规格制剂的处方比例不相似时，还需进一步在患者人群中开展受试制剂与参比制剂稳态条件下生物等效性研究（给药剂量建议选择临床常用有效剂量）。

四、参考文献

1. 国家药品监督管理局 . 富马酸喹硫平片 (思瑞康 /SEROQUEL®) 说明书 . 2020.

2. U.S. Food and Drug Administration. Label for SEROQUEL®. 2020.

3. European Medicines Agency. Summary of product characteristics for SEROQUEL®. 2014.

4. 国家药品监督管理局 .《以药动学参数为终点评价指标的化学药物仿制药人体生物等效性研究技术指导原则》. 2016.

5. 国家药品监督管理局 .《生物等效性研究的统计学指导原则》. 2018.

6. 国家药品监督管理局 .《高变异药物生物等效性研究技术指导原则》. 2018.

7. U.S. Food and Drug Administration. Guidance on Quetiapine Fumarate. 2008.

氯氮平片生物等效性研究技术指导原则

一、概述

氯氮平片（Clozapine Tablets）目前用于治疗难治性精神分裂症，主要成份为氯氮平。食物对氯氮平片的生物利用度无明显影响，在空腹或餐后状态服用均可。

氯氮平片生物等效性研究应符合本指导原则，还应参照《以药动学参数为终点评价指标的化学药物仿制药人体生物等效性研究技术指导原则》和《生物等效性研究的统计学指导原则》等相关指导原则。

二、人体生物等效性研究设计

（一）研究类型

建议采用两制剂、两周期、两序列交叉设计，开展稳态人体生物等效性研究。两周期间可不设置洗脱期。

（二）受试人群

精神分裂症患者。

（三）给药剂量

采用申报的最高规格开展研究。

建议采用统一给药剂量 100mg/ 次，每 12 小时 1 次。经评估无法采用日剂量 200mg 时，也可采用日剂量 50mg 的倍数。

（四）给药方法

口服给药。

（五）血样采集

稳态期间给药前血样应包括至少 3 个谷浓度样本，这些样本应在每个周期的最后三天内收集以确保在每个研究周期有稳定的血药浓度水平。各周期末次给药后进行密集采血，合理设计样品采集时间，使其包含吸收、分布及消除相。

（六）检测物质

血浆中的氯氮平。

（七）生物等效性评价

以氯氮平的 $C_{max, ss}$、$AUC_{0-\tau, ss}$ 为评价指标，生物等效性接受标准为受试制剂与参比制剂的 $C_{max, ss}$、$AUC_{0-\tau, ss}$ 几何均值比值的 90% 置信区间数值应不低于 80.00%，且不超过 125.00%。

应评估受试制剂与参比制剂的波动系数的相似性，以及密集采样前的谷浓度是否已达到稳态水平。

（八）其他

1. 基于伦理方面的考虑，建议受试人群选用长期服用氯氮平的患者，或既往服用并可耐受氯氮平的患者。

2. 应谨慎采用个体化给药剂量。生物等效性研究前经合理论证后确实无法对所有受试者采用统一给药剂量时，应在方案中提前规定具体给药方法及合理的药代动力学参数计算方法。如果采用个体化给药剂量，建议事先与监管机构沟通。

3. 研究前应制定相应的风险控制管理计划和措施，保障受试者安全。

4. 建议患者在密集采样当天至少给药前 10 小时和给药后 4 小时保持空腹状态。

5. 在研究方案中可规定合并用药种类。如实记录研究过程中的合并用药，并对可能影响研究结果的合并用药进行详细评估。

6. 稳态生物等效性研究中药代动力学参数定义：

$C_{min, ss}$：稳态最小血药浓度

$C_{max, ss}$：稳态最大血药浓度

$C_{av, ss}$：稳态平均血药浓度

$AUC_{0-\tau, ss}$：达稳态后，任意一个给药时间间隔（τ）的血药浓度 – 时间曲线下面积

DF（degree of fluctuation）：波动系数，$(C_{max, ss}-C_{min, ss}) / C_{av, ss}$

三、人体生物等效性研究豁免

若同时满足以下条件，可豁免其他低规格制剂的人体生物等效性研究：（1）申报的最高规格符合生物等效性要求；（2）各规格制剂在不同 pH 介质中的体外溶出曲线相似；（3）各规格制剂的处方比例相似。

四、参考文献

1. 国家药品监督管理局 . 氯氮平片说明书 . 2020.

2. U.S. Food and Drug Administration. Label for CLOZARIL®. 2020.

3. 国家药品监督管理局 .《以药动学参数为终点评价指标的化学药物仿制药人体生物等效性研究技术指导原则》. 2016.

4. 国家药品监督管理局 .《生物等效性研究的统计学指导原则》. 2018.

5. U.S. Food and Drug Administration. Guidance on Clozapine. 2005.

盐酸厄洛替尼片生物等效性研究技术指导原则

一、概述

盐酸厄洛替尼片（Erlotinib Hydrochloride Tablets）单药适用于表皮生长因子受体（EGFR）基因具有敏感突变的局部晚期或转移性非小细胞肺癌（NSCLC）患者的治疗，包括一线治疗、维持治疗，或既往接受过至少一次化疗进展后的二线及以上治疗。主要成份为盐酸厄洛替尼。根据原研说明书，本品应空腹服用（至少在饭前 1 小时或饭后 2 小时服用）。

盐酸厄洛替尼片生物等效性研究应符合本指导原则，还应参照《以药动学参数为终点评价指标的化学药物仿制药人体生物等效性研究技术指导原则》和《生物等效性研究的统计学指导原则》等相关法规和指导原则要求。

二、人体生物等效性研究设计

（一）研究类型

建议采用两制剂、两周期、两序列交叉设计，进行空腹条件下单次给药的人体生物等效性研究。

（二）受试人群

健康受试者。

（三）给药剂量

建议采用申报的最高规格单片服用。

（四）给药方法

口服给药。

（五）血样采集

合理设计样品采集时间，使其包含吸收、分布及消除相。

（六）检测物质

血浆中的厄洛替尼。

（七）生物等效性评价

以厄洛替尼的 C_{max}、AUC_{0-t}、$AUC_{0-\infty}$ 为评价指标，生物等效性接受标准为受试制剂与参比制剂的 C_{max}、AUC_{0-t}、$AUC_{0-\infty}$ 的几何均值比值的 90% 置信区间数值应不低于 80.00%，且不超过 125.00%。

（八）其他

受试者应在研究期间避免性生活或采取有效避孕措施。女性受试者应为非孕期和非哺乳期的女性。

三、人体生物等效性研究豁免

若同时满足以下条件，可豁免低规格制剂的人体生物等效性研究：（1）最高规格制剂符合生物等效性要求；（2）各规格制剂在不同 pH 介质中体外溶出曲线相似；（3）各规格制剂的处方比例相似。

四、参考文献

1. 国家药品监督管理局 . 盐酸厄洛替尼片说明书 . 2018.

2. U.S. Food and Drug Administration. Guidance on Erlotinib Hydrochloride. 2008.

3. U.S. Food and Drug Administration. 盐酸厄洛替尼片说明书 . 2016.

4. 国家药品监督管理局 .《以药动学参数为终点评价指标的化学药物仿制药人体生物等效性研究技术指导原则》. 2016.

5. 国家药品监督管理局 .《生物等效性研究的统计学指导原则》. 2018.

马来酸阿法替尼片生物等效性研究技术指导原则

一、概述

马来酸阿法替尼片（Afatinib Dimaleate Tablets）用于治疗具有表皮生长因子受体（EGFR）基因敏感突变的局部晚期或转移性非小细胞肺癌（NSCLC），既往未接受过 EGFR 酪氨酸激酶抑制剂（TKI）；含铂化疗期间或化疗后疾病进展的局部晚期或转移性鳞状组织学类型的非小细胞肺癌（NSCLC）。主要成份为马来酸阿法替尼。根据原研说明书，本品不应与食物同服，在进食后至少 3 小时或进食前至少 1 小时服用本品。

马来酸阿法替尼片生物等效性研究应符合本指导原则，还应参照《以药动学参数为终点评价指标的化学药物仿制药人体生物等效性研究技术指导原则》和《生物等效性研究的统计学指导原则》等相关法规和指导原则。

二、人体生物等效性研究设计

（一）研究类型

建议采用两制剂、两周期、两序列交叉设计，进行空腹条件下单次给药的人体生物等效性研究。

（二）受试人群

健康受试者。

（三）给药剂量

采用申报的最高规格单片服用。

（四）给药方法

口服给药。

（五）血样采集

合理设计样品采集时间，使其包含吸收、分布、消除相。

（六）检测物质

血浆中的阿法替尼。

（七）生物等效性评价

以阿法替尼的 C_{max}、AUC_{0-t}、$AUC_{0-\infty}$ 为评价指标，生物等效性接受标准为受试制剂与参比制剂的 C_{max}、AUC_{0-t}、$AUC_{0-\infty}$ 的几何均值比值的 90% 置信区间数值应不低于 80.00%，且不超过 125.00%。

（八）其他

受试者应在研究期间及末次给药后至少 2 周内采取有效的避孕措施。女性受试者应为非孕期和非哺乳期的女性。

三、人体生物等效性研究豁免

若同时满足以下条件，可豁免低规格制剂的人体生物等效性研究：（1）申报的最高规格制剂符合生物等效性要求；（2）各规格制剂在不同 pH 介质中体外溶出曲线相似；（3）各规格制剂的处方比例相似。

四、参考文献

1. 国家药品监督管理局. 马来酸阿法替尼片（吉泰瑞®/ 英文：GIOTRIF®）说明书 . 2020.

2. U.S. Food and Drug Administration. *Draft Guidance on Afatinib dimaleate*. 2015.

3. 国家药品监督管理局 .《以药动学参数为终点评价指标的化学药物仿制药人体生物等效性研究技术指导原则》. 2016.

4. 国家药品监督管理局 .《生物等效性研究的统计学指导原则》. 2018.

盐酸乐卡地平片生物等效性研究技术指导原则

一、概述

盐酸乐卡地平片（Lercanidipine Hydrochloride Tablets），用于治疗轻、中度原发性高血压，主要成份为盐酸乐卡地平。高脂餐后 2 小时内口服乐卡地平，其生物利用度将增加约 4 倍。

盐酸乐卡地平片人体生物等效性研究应符合本指导原则，还应参照《以药动学参数为终点评价指标的化学药物仿制药人体生物等效性研究技术指导原则》《生物等效性研究的统计学指导原则》等相关指导原则要求。

二、人体生物等效性研究设计

（一）研究类型

建议采用两制剂、两周期、两序列交叉设计，开展空腹条件下单次给药的人体生物等效性研究。

（二）受试人群

健康受试者。

（三）给药剂量

采用申报的最高规格单片服用。

（四）给药方法

口服给药。

（五）血样采集

合理设计样品采集时间，使其包含吸收、分布及消除相。

（六）检测物质

血浆中的乐卡地平。

（七）生物等效性评价

生物等效性接受标准为受试制剂与参比制剂的 C_{max}、AUC_{0-t} 和 $AUC_{0-\infty}$ 的几何均值比值的 90% 置信区间数值应不低于 80.00%，且不超过 125.00%。

（八）其他

如若采用重复交叉设计，建议参考《高变异药物生物等效性研究技术指导原则》。

三、人体生物等效性研究豁免

本品国内当前仅上市 10mg 规格，本项不适用。

四、参考文献

1. 国家药品监督管理局 . 盐酸乐卡地平片（再宁平）说明书 . 2010.

2. 国家药品监督管理局 .《以药动学参数为终点评价指标的化学药物仿制药人体生物等效性研究技术指导原则》. 2016.

3. 国家药品监督管理局 .《生物等效性研究的统计学指导原则》. 2018.

4. 国家药品监督管理局 .《高变异药物生物等效性研究技术指导原则》. 2018.

氯化钾缓释片生物等效性研究技术指导原则

一、概述

氯化钾缓释片（Potassium Chloride Sustained-release Tablets）用于治疗和预防低钾血症，主要成份为氯化钾。氯化钾是一种电解质补充剂，钾离子是大多数身体组织的主要细胞内阳离子，参与许多基本的生理过程，包括维持细胞内张力，神经冲动的传递，心脏/骨骼和平滑肌的收缩以及维持正常的肾功能等。钾是正常的饮食成分，在稳态条件下，从胃肠道吸收的钾的量约等于从尿中排泄的量。

氯化钾缓释片人体生物等效性研究应符合本指导原则，还应参照《以药动学参数为终点评价指标的化学药物仿制药人体生物等效性研究技术指导原则》《生物等效性研究的统计学指导原则》等相关指导原则要求。

二、人体生物等效性研究设计

（一）研究类型

建议采用两制剂、两周期、两序列交叉设计，开展单次给药的空腹人体生物等效性研究。

（二）受试人群

健康受试者。

建议纳入/排除标准关注如下情况：

• 受试者的年龄和体重分布相对接近。

• 受试者从试验开始前7天不得进行剧烈的体育活动，直至研究结束。

• 体检或实验室检查发现明显的/严重的肾、胃肠道、心血管、肝脏、神经、肾上腺垂体功能障碍的受试者不应纳入。

• 试验开始前6个月内使用任何形式烟草的受试者不应纳入。

• 试验开始前30天内使用任何已知的酶诱导剂或抑制剂的受试者不应纳入。

此外，应询问受试者是否有任何长期腹泻或出汗过多，以免由此导致异常结果。

（三）给药剂量

建议采用申报的最高规格，单次口服 6g（如 600mg×10 片）。

（四）给药方法

口服给药。

（五）受试者饮食、饮水及活动

严格控制钾、钠、热量和液体的实际摄入量是试验成功与否的关键因素。应制定饮食标准，规定钾、钠、热量及液体的具体摄入量，每日总摄入量建议包含钾：50~60mEq；钠：160~180mEq；热量：2500~3500 千卡。

液体的摄入量应保持在 3000~5000mL/天，以保证试验期间有足够的尿液排泄。正常的液体摄入量为 1300~2500mL/天，试验期间液体摄入量高于正常的液体摄入量。

受试者应在规定的时间饮食饮水，尽量按标准摄入推荐量。研究报告中应包含受试者饮食饮水的实际详细情况。

受试者的居住环境条件（如温度等）应当可控，并避免剧烈活动引起出汗而导致钾流失。

（六）样品采集

采集尿液样品，详细记录每个时间段收集的尿样体积。

（七）研究过程

建议研究过程考虑设计为连续的 16 天（17 个夜晚），并分为 2 个周期，每周期 8 天，在第 7 和第 15 天分别给药。每周期的试验步骤应相同，时间安排建议如下：

饮食平衡期，第 1–4 天和第 9–12 天

• 按推荐标准规定时间、合理安排饮食，每日总摄入量包含钾 50–60mEq，钠 160–180mEq，热量 2500–3500 千卡。

• 饮水方案：上午 7 点开始饮用 500mL 温水；之后 12 个小时内，每小时饮用 200mL。在晚上 19 点到次日上午 7 点期间，受试者可根据医嘱，饮用额外定量的液体。

• 饮食平衡期无需收集尿样。

基线期，第 5–6 天和第 13–14 天

• 饮食和饮水方案同饮食平衡期。

- 每天收集受试者尿样，建立受试者的个体钾排泄基线水平。
- 尿液收集时间段建议设置为 0–1h、1–2h、2–4h、4–6h、6–8h、8–12h、12–16h、16–24h。
- 建议上午 7 点开始尿液收集。在第 5 天和第 13 天，受试者收集尿样，并于第 6 天和第 14 天上午 7 点完成 16–24 小时尿样收集。
- 在第 6 天和 14 天，采集血液样品，测定肌酐清除率。

给药期，第 7 天和第 15 天

- 空腹过夜后，于上午 7 点，以 500mL 温水送服受试制剂或参比制剂。
- 受试者服药后应保持直立（端坐，站立或缓慢行走）至少 3 小时。
- 饮食和饮水方案同饮食平衡期。
- 尿液采集时间段设定应与第 5、6、13、14 天相同。
- 应采集血样，测定肌酐清除率
- 受试者排便应进行大便潜血检查。

用药后，第 8 天和第 16 天

- 饮食和饮水方案同饮食平衡期。

出组，第 17 天

上午 7 点收集完尿样后，受试者可以出组。

（八）检测物质

尿液中的钾。

（九）生物等效性评价

以经基线校正后钾的 Ae_{0-24h}（0~24 小时累积尿排泄量）和 R_{max}（尿排泄最大速率）为评价指标，生物等效性接受标准为受试制剂与参比制剂的 Ae_{0-24h} 和 R_{max} 的几何均值比的 90%CI 均应不低于 80.00%，且不超过 125.00%。

药物的净效应由用药期间钾排泄量扣除钾基线水平获得。受试者基线校正应使用其对应周期基线期相应时间点两天数据的平均值（例如：某受试者其第二周期给药后尿钾数据基线校正应使用该受试者第二周期基线期相应时间段两天尿钾水平的平均值）。应报告每个受试者的尿钾浓度数据，包括：

- 每个收集期的排泄量（Ae）
- 从 0 至 24 小时的累积尿排泄量（Ae_{0-24h}）
- 从 0 至 48 小时的累积尿排泄量（Ae_{0-48h}）
- 尿排泄最大速率（R_{max}）
- 最大尿排泄时间（T_{max}）
- 每个时间段的排泄率（R）

- 每个时间段的中点（t）

基线校正前后的数据均应进行分析和评价。其中基线校正后的 Ae_{0-24h}（0~24小时累积尿排泄）和 R_{max}（尿排泄最大速率）经自然对数转换后进行 ANOVA 方差分析（$P = 0.05$），进而计算得到 90% 置信区间用于生物等效性评价。

（十）其他

受试者每个时间段的尿样可取一定量冷冻储存以用于样品分析，其余尿液样品可合并（24h 内）后进行尿肌酐测定以确保尿液收集量足够。同时，建议每天固定时间，一般在尿液采集时间段的中点进行血肌酐测定。

三、人体生物等效性研究豁免

若同时满足以下条件，可豁免低规格制剂的人体生物等效性研究：（1）申报的最高规格制剂符合生物等效性要求；（2）各规格制剂在不同 pH 介质中体外溶出曲线相似；（3）各规格制剂的处方比例相似。

四、参考文献

1. 国家药品监督管理局. 氯化钾缓释片说明书. 2020.

2. 国家药品监督管理局.《以药动学参数为终点评价指标的化学药物仿制药人体生物等效性研究技术指导原则》. 2016.

3. 国家药品监督管理局.《生物等效性研究的统计学指导原则》. 2018.

4. U.S. Food and Drug Administration. Guidance on Potassium Chloride (Extended Release Tablets). 2011.

5. U.S. Food and Drug Administration. Guidance on Potassium Chloride (Extended Release Capsules). 2015.

盐酸贝那普利片生物等效性研究技术指导原则

一、概述

盐酸贝那普利片（Benazepril Hydrochloride Tablets），用于治疗各期高血压、充血性心力衰竭，作为对洋地黄和／或利尿剂反应不佳的充血性心力衰竭病人（NYHA 分级Ⅱ～Ⅳ）的辅助治疗。贝那普利在体内水解为活性代谢产物贝那普利拉。

盐酸贝那普利片人体生物等效性研究应符合本指导原则，还应参照《以药动学参数为终点评价指标的化学药物仿制药人体生物等效性研究技术指导原则》《生物等效性研究的统计学指导原则》等相关指导原则要求。

二、人体生物等效性研究设计

（一）研究类型

建议采用两制剂、两周期、两序列交叉设计，开展单次给药的空腹及餐后生物等效性研究。

（二）受试人群

健康受试者。

（三）给药剂量

建议采用申报的最高规格单片服用。

（四）给药方法

口服给药。

（五）血样采集

合理设计样品采集时间，使其包含吸收、分布及消除相。

（六）检测物质

血浆中的贝那普利及其活性代谢产物贝那普利拉。

（七）生物等效性评价

建议以贝那普利的 C_{max}、AUC_{0-t} 和 $AUC_{0-\infty}$ 作为生物等效性评价的指标，生物等效性接受标准为受试制剂与参比制剂的 C_{max}、AUC_{0-t} 和 $AUC_{0-\infty}$ 的几何均值比 90% 置信区间在 80.00%~125.00% 范围内。

贝那普利拉的 C_{max}、AUC_{0-t} 和 $AUC_{0-\infty}$ 用于进一步支持临床疗效的可比性。

（八）其他

如若采用重复交叉设计，建议参考《高变异药物生物等效性研究技术指导原则》。

三、人体生物等效性研究豁免

若同时满足以下条件，可豁免低规格制剂的人体生物等效性研究：（1）申报的最高规格制剂符合生物等效性要求；（2）各规格制剂在不同 pH 介质中体外溶出曲线相似；（3）各规格制剂的处方比例相似。

四、参考文献

1. 国家药品监督管理局 . 盐酸贝那普利片说明书 . 2012.

2. 国家药品监督管理局 .《以药动学参数为终点评价指标的化学药物仿制药人体生物等效性研究技术指导原则》. 2016.

3. 国家药品监督管理局 .《生物等效性研究的统计学指导原则》. 2018.

4. 国家药品监督管理局 .《高变异药物生物等效性研究技术指导原则》. 2018.

5. U.S. Food and Drug Administration. Guidance on Benazepril Hydrochloride. 2010.

硫酸氢氯吡格雷片生物等效性研究技术指导原则

一、概述

硫酸氢氯吡格雷片（Clopidogrel Bisulfate Tablets）是一种血小板聚集抑制剂，临床上用于动脉粥样硬化患者以减少缺血事件。氯吡格雷主要由肝脏代谢，包含两条代谢途径：一条途径由酯酶介导，通过水解作用代谢为无活性的羧酸衍生物；另一条途径由细胞色素 P450 酶介导，首先被代谢为 2- 氧基 – 氯吡格雷中间代谢物，随后被代谢形成活性代谢物，即氯吡格雷硫醇衍生物。

硫酸氢氯吡格雷片人体生物等效性研究应符合本指导原则，还应参照《以药动学参数为终点评价指标的化学药物仿制药人体生物等效性研究技术指导原则》《生物等效性研究的统计学指导原则》等相关指导原则要求。

二、人体生物等效性研究设计

（一）研究类型

推荐采用两序列、两周期、交叉试验设计，也可采用重复交叉设计，开展单次给药的空腹及餐后人体生物等效性研究。

（二）受试人群

健康受试者。

（三）给药剂量

建议采用申报的最高规格单片服用。

（四）给药方法

口服给药。

（五）血样采集

建议合理设计样品采集时间，使其包含吸收、分布及消除相。

（六）检测物质

血浆中的氯吡格雷。

血浆中代谢物（如氯吡格雷羧酸衍生物）可能影响原形药物定量，因此分析检测过程中应采取适当措施以避免代谢物回复转化为原形药物。

（七）生物等效性评价

建议以氯吡格雷的 C_{max}、AUC_{0-t} 和 $AUC_{0-\infty}$ 作为生物等效性评价指标。

若采用两序列、两周期、交叉试验设计，受试制剂与参比制剂的 C_{max}、AUC_{0-t}、$AUC_{0-\infty}$ 几何均值比值的 90% 置信区间应落在 80.00%~125.00% 范围内；若采用重复交叉设计，生物等效性接受标准建议参照《高变异药物生物等效性研究技术指导原则》。

三、人体生物等效性研究豁免

若同时满足以下条件，可豁免低规格制剂的人体生物等效性研究：（1）申报的最高规格制剂符合生物等效性要求；（2）各规格制剂在不同 pH 介质中体外溶出曲线相似；（3）各规格制剂的处方比例相似。

四、参考文献

1. 国家药品监督管理局.硫酸氢氯吡格雷片说明书.2018

2. 国家药品监督管理局.《以药动学参数为终点评价指标的化学药物仿制药人体生物等效性研究技术指导原则》.2016

3. 国家药品监督管理局.《生物等效性研究的统计学指导原则》.2018

4. 国家药品监督管理局.《高变异药物生物等效性研究技术指导原则》.2018

5. U.S. Food and Drug Administration. Draft Guidance on Clopidogrel. 2008

依折麦布片生物等效性研究技术指导原则

一、概述

依折麦布片（Ezetimibe Tablets）是一种选择性肠胆固醇吸收抑制剂，主要成份依折麦布在人体内广泛结合成具药理活性的酚化葡萄糖苷酸（依折麦布 - 葡萄糖苷酸），血浆中依折麦布和依折麦布 - 葡萄糖苷酸结合物的清除较为缓慢。

依折麦布片人体生物等效性研究应符合本指导原则，还应参照《以药动学参数为终点评价指标的化学药物仿制药人体生物等效性研究技术指导原则》《生物等效性研究的统计学指导原则》等相关指导原则要求。

二、人体生物等效性研究设计

（一）研究类型

推荐采用两序列、两周期、交叉试验设计，也可采用重复交叉设计，开展单次给药的空腹及餐后人体生物等效性研究。

（二）受试人群

健康受试者。

（三）给药剂量

建议采用 10mg 规格单片服用。

（四）给药方法

口服给药。

（五）血样采集

血浆中依折麦布和依折麦布 - 葡萄糖苷酸结合物的达峰时间不同，建议适当增加采血点，合理设计样品采集时间，使其包含吸收、分布及消除相。

（六）检测物质

血浆中的依折麦布和总依折麦布（依折麦布＋依折麦布－葡萄糖苷酸结合物）。

（七）生物等效性评价

建议以依折麦布和总依折麦布（依折麦布＋依折麦布－葡萄糖苷酸结合物）的 C_{max}、AUC_{0-t} 和 $AUC_{0-\infty}$ 作为生物等效性评价指标。

若采用两序列、两周期、交叉试验设计，应采用平均生物等效性方法评价，受试制剂与参比制剂的 C_{max}、AUC_{0-t}、$AUC_{0-\infty}$ 几何均值比值的 90% 置信区间落在 80.00%~125.00% 范围内；若采用重复交叉设计，具体评价标准参照《高变异药物生物等效性研究技术指导原则》。

三、生物等效性研究豁免

本品国内当前仅上市 10mg 规格，本项不适用。

四、参考文献

1. 国家药品监督管理局 . 依折麦布片说明书 . 2019

2. 国家药品监督管理局 .《以药动学参数为终点评价指标的化学药物仿制药人体生物等效性研究技术指导原则》. 2016

3. 国家药品监督管理局 .《生物等效性研究的统计学指导原则》. 2018

4. 国家药品监督管理局 .《高变异药物生物等效性研究技术指导原则》. 2018

5. U.S. Food and Drug Administration. Draft Guidance on Ezetimibe. 2008

6. European Medicines Agency. Ezetimibe tablet 10mg product-specific bioequivalence guidance. 2020

辛伐他汀片生物等效性研究技术指导原则

一、概述

辛伐他汀片（Simvastatin Tablets）用于治疗高脂血症、冠心病合并高胆固醇血症等，主要成份为辛伐他汀。辛伐他汀是一种前药，给药后水解为活性形式 β- 羟基酸，即辛伐他汀酸。

辛伐他汀片生物等效性研究应符合本指导原则，还应参照《以药动学参数为终点评价指标的化学药物仿制药人体生物等效性研究技术指导原则》《生物等效性研究的统计学指导原则》《高变异药物生物等效性研究技术指导原则》等相关指导原则要求。

二、人体生物等效性研究设计

（一）研究类型

可采用两制剂、两周期、两序列交叉设计，也可采用部分重复或完全重复交叉设计，开展单次给药的空腹及餐后人体生物等效性研究。

（二）受试人群

健康受试者。

（三）给药剂量

建议采用申报的最高规格单片服用。

（四）给药方法

口服给药。

（五）血样采集

合理设计样品采集时间，使其包含吸收、分布及消除相。

（六）检测物质

血浆中的辛伐他汀和辛伐他汀酸。

（七）生物等效性评价

建议以辛伐他汀的 C_{max}、AUC_{0-t} 和 $AUC_{0-\infty}$ 作为生物等效性评价的指标，辛伐他汀酸的 C_{max}、AUC_{0-t} 和 $AUC_{0-\infty}$ 用于进一步支持临床疗效的可比性。

如果采用两制剂、两周期、两序列交叉设计，受试制剂与参比制剂的 C_{max}、AUC_{0-t} 和 $AUC_{0-\infty}$ 的几何均值比值的 90% 置信区间数值应不低于 80.00%，且不超过 125.00%；如果采用部分重复或完全重复交叉设计，生物等效性接受标准建议参照《高变异药物生物等效性研究技术指导原则》。

（八）其他

试验过程中应控制辛伐他汀和辛伐他汀酸的相互转化，并在资料中提交两种检测物质转化的评估结果。

三、人体生物等效性研究豁免

若同时满足以下条件，可豁免低规格制剂的人体生物等效性研究：（1）申报的最高规格制剂符合生物等效性要求；（2）各规格制剂在不同 pH 介质中体外溶出曲线相似；（3）各规格制剂的处方比例相似。

四、参考文献

1. U.S. Food and Drug Administration. Draft Guidance on Simvastatin. 2008.

2. 国家药品监督管理局 . 辛伐他汀片说明书 . 2019.

3. 国家药品监督管理局 .《以药动学参数为终点评价指标的化学药物仿制药人体生物等效性研究技术指导原则》. 2016.

4. 国家药品监督管理局 .《生物等效性研究的统计学指导原则》. 2018.

5. 国家药品监督管理局 .《高变异药物生物等效性研究技术指导原则》. 2018.

甲氨蝶呤片生物等效性研究技术指导原则

一、概述

甲氨蝶呤片（Methotrexate Tablets）用于治疗各型急性白血病和自身免疫性疾病等。主要成份为甲氨蝶呤。

甲氨蝶呤片生物等效性研究应符合本指导原则，还应参照《以药动学参数为终点评价指标的化学药物仿制药人体生物等效性研究技术指导原则》和《生物等效性研究的统计学指导原则》等相关法规和指导原则。

二、人体生物等效性研究设计

（一）研究类型

建议进行空腹和餐后条件下的人体生物等效性研究。

（二）受试人群

建议采用患者作为受试者。

如果采用健康受试者，须关注安全性问题，应与临床专科医生等专家讨论受试者入排标准和安全性风险管控措施等。

（三）给药剂量

如果采用患者作为受试者，需与临床专科医生等专家讨论剂量问题。

如果采用健康受试者，建议选择本品当前上市的唯一规格即 2.5mg 单次给药。

（四）给药方法

口服给药。

（五）血样采集

根据受试人群是患者或健康受试者，参照《以药动学参数为终点评价指标的化学药物仿制药人体生物等效性研究技术指导原则》进行设计。

（六）检测物质

血浆中的甲氨蝶呤。

（七）生物等效性评价

根据受试人群是患者或健康受试者，参照《以药动学参数为终点评价指标的化学药物仿制药人体生物等效性研究技术指导原则》进行评价。

（八）其他

1. 本品具有"胚胎毒性，过敏反应和严重不良反应"，需在试验开始前制定风险管控计划。建议选择没有生育计划的受试者进行研究。

2. 研究者须关注本品说明书中的黑框警告、注意事项、禁忌、不良反应等。

3. 采用患者受试者开展研究时，如果经临床专家等评估和确认，无法开展餐后生物等效性研究时，可与监管部门沟通。

三、人体生物等效性研究豁免

本品当前仅上市 2.5mg 规格，本项不适用。

四、参考文献

1. 国家药品监督管理局.《以药动学参数为终点评价指标的化学药物仿制药人体生物等效性研究技术指导原则》.2016.

2. 国家药品监督管理局.《生物等效性研究的统计学指导原则》.2018.

甲苯磺酸索拉非尼片生物等效性研究技术指导原则

一、概述

甲苯磺酸索拉非尼片（Sorafenib Tosylate Tablets）用于治疗不能手术的晚期肾细胞癌、无法手术或远处转移的肝细胞癌和局部复发或转移的进展性的放射性碘难治性分化型甲状腺癌。主要成份为甲苯磺酸索拉非尼。根据原研说明书，本品用法为空腹或伴低脂、中脂饮食服用。

甲苯磺酸索拉非尼片生物等效性研究应符合本指导原则，还应参照《以药动学参数为终点评价指标的化学药物仿制药人体生物等效性研究技术指导原则》《生物等效性研究的统计学指导原则》和《高变异药物生物等效性研究技术指导原则》等相关法规和指导原则。

二、人体生物等效性研究设计

（一）研究类型

建议进行空腹条件下单次给药的人体生物等效性研究。可以采用两制剂、两周期、两序列交叉试验设计，亦可采用部分重复（如两制剂、三周期、三序列）或者完全重复（如两制剂、四周期、两序列）试验设计。

（二）受试人群

健康受试者。

（三）给药剂量

建议采用 0.2g 单片服用。

（四）给药方法

口服给药。

（五）血样采集

合理设计样品采集时间，使其包含吸收、分布及消除相。

（六）检测物质

血浆中的索拉非尼。

（七）生物等效性评价

以索拉非尼的 C_{max}、AUC_{0-t}、$AUC_{0-\infty}$ 为评价指标。

如果采用两交叉试验设计，生物等效性接受标准为受试制剂与参比制剂的 C_{max}、AUC_{0-t}、$AUC_{0-\infty}$ 的几何均值比值的 90% 置信区间数值应不低于 80.00%，且不超过 125.00%。

如果采用部分重复或完全重复试验设计，生物等效性接受标准建议参照《高变异药物生物等效性研究技术指导原则》。

三、人体生物等效性研究豁免

本品当前仅上市 0.2g 规格，本项不适用。

四、参考文献

1. 国家药品监督管理局 . 甲苯磺酸索拉非尼片说明书 . 2017.

2. U.S. Food and Drug Administration. Draft Guidance on Sorafenib Tosylate. 2012.

3. European Medicines Agency. Sorafenib film-coated tablets 200 mg product-specific bioequivalence guidance. 2021.

4. 国家药品监督管理局 .《以药动学参数为终点评价指标的化学药物仿制药人体生物等效性研究技术指导原则》. 2016.

5. 国家药品监督管理局 .《生物等效性研究的统计学指导原则》. 2018.

6. 国家药品监督管理局 .《高变异药物生物等效性研究技术指导原则》. 2018.

枸橼酸西地那非口崩片生物等效性研究技术指导原则

一、概述

枸橼酸西地那非口崩片（Sildenafil Citrate Orodispersible Tablets）用于治疗成年男性勃起功能障碍，主要成份为枸橼酸西地那非。西地那非是一种环磷酸鸟苷（cGMP）特异的 5 型磷酸二酯酶（PDE_5）的选择性抑制剂，其主要活性代谢产物为 N‑ 去甲基西地那非。本品吸收迅速。与空腹状态下服用相比，口腔崩解片与高脂饮食同服会引起显著的吸收延迟。推荐空腹服用本品。

枸橼酸西地那非口崩片生物等效性研究应符合本指导原则，还应参照《以药动学参数为终点评价指标的化学药物仿制药人体生物等效性研究技术指导原则》《生物等效性研究的统计学指导原则》等相关指导原则。

二、人体生物等效性研究设计

（一）研究类型

建议采用两制剂、两周期、两序列交叉设计，进行空腹条件下单次给药的人体生物等效性研究。

（二）受试人群

健康男性受试者。

（三）给药剂量

建议采用 50mg 规格单片服用。

（四）给药方法

枸橼酸西地那非口崩片说明书给药方法为：本品可用水服用或直接服用。建议采用后一种方式开展临床试验，即将口腔崩解片置于舌上，待其崩解后直接吞咽，观察并记录口崩片在口中完全崩解的时间及口感等。

（五）血样采集

建议合理设计样品采集时间，使其包含吸收、分布及消除相。

（六）检测物质

血浆中的西地那非及其活性代谢产物 N– 去甲基西地那非。

（七）生物等效性评价

建议以西地那非的 C_{max}、AUC_{0-t} 和 $AUC_{0-\infty}$ 作为生物等效性评价的指标，生物等效性接受标准为受试制剂与参比制剂的 C_{max}、AUC_{0-t} 和 $AUC_{0-\infty}$ 的几何均值比值的 90% 置信区间数值应不低于 80.00%，且不超过 125.00%。

N– 去甲基西地那非的 C_{max}、AUC_{0-t} 和 $AUC_{0-\infty}$ 用于进一步支持临床疗效的可比性。

三、人体生物等效性研究豁免

本品当前仅上市 50mg 规格，本项不适用。

四、参考文献

1. 国家药品监督管理局 . 枸橼酸西地那非口崩片说明书 . 2019.

2. 国家药品监督管理局 .《以药动学参数为终点评价指标的化学药物仿制药人体生物等效性研究技术指导原则》. 2016.

3. 国家药品监督管理局 .《生物等效性研究的统计学指导原则》. 2018.

4. U.S. Food and Drug Administration. Draft Guidance on Sildenafil Citrate. 2008.

熊去氧胆酸胶囊生物等效性研究技术指导原则

一、概述

熊去氧胆酸胶囊（Ursodeoxycholic Acid Capsules）用于治疗胆囊胆固醇结石、胆汁淤积性肝病等疾病，主要成份为熊去氧胆酸。该成份为内源性物质，体内处置过程复杂。

熊去氧胆酸胶囊人体生物等效性研究应符合本指导原则，还应参照《以药动学参数为终点评价指标的化学药物仿制药人体生物等效性研究技术指导原则》《生物等效性研究的统计学指导原则》等相关指导原则要求。

二、人体生物等效性研究设计

（一）研究类型

建议采用两制剂、两周期、两序列交叉设计，开展单次给药的空腹及餐后人体生物等效性研究。也可采用平行试验设计。

（二）受试人群

健康受试者。

（三）给药剂量

建议单次口服 500mg。

（四）给药方法

口服给药。

（五）血样采集

合理设计样品采集时间，使其包含吸收、分布及消除相。

（六）检测物质

血浆中非结合熊去氧胆酸和总熊去氧胆酸（非结合熊去氧胆酸加上熊去氧胆酸甘氨酸结合物以及牛磺酸结合物）。

（七）生物等效性评价

以基线校正后的非结合熊去氧胆酸和总熊去氧胆酸（非结合熊去氧胆酸加上熊去氧胆酸甘氨酸结合物以及牛磺酸结合物）的主要药代动力学参数为评价指标。

本品消除半衰期较长且存在肠肝循环，可能导致末端消除相波动，从而影响 $AUC_{0-\infty}$ 估算的可靠性，此时可采用 C_{max} 和 AUC_{0-t} 为评价对象，采样时长（t）一般选取 72h。生物等效性接受标准为受试制剂相比参比制剂的 C_{max} 和 AUC_{0-t} 的几何均值比 90% 置信区间在 80.00%~125.00% 范围内。生物等效性的评价方法应在方案中预先规定。

（八）其他

试验不同周期间的基线期和给药期受试者进餐标准和时间应保持一致。对于餐后试验，建议在给药前 –48h、–24h 和 0h 取样点前 30min 给予相同的标准餐。

对于空腹和餐后试验，应测定给药前 –48h、–42h、–36h、–30h、–24h、–18h、–12h、–6h 和 0h 的熊去氧胆酸及总熊去氧胆酸基线水平。如果基线稳定，可选取给药前 –24h~0h 的数据进行基线校正。每个受试者基线校正时应使用各自对应周期基线水平的平均值。

关注同分异构体的影响，所建立的分析方法应具有足够的特异性。

三、人体生物等效性研究豁免

本品当前仅上市 250mg 规格，本项不适用。

四、参考文献

1. 国家药品监督管理局 . 熊去氧胆酸胶囊说明书 . 2015.

2. 国家药品监督管理局 .《以药动学参数为终点评价指标的化学药物仿制药人体生物等效性研究技术指导原则》. 2016.

3. 国家药品监督管理局 .《生物等效性研究的统计学指导原则》. 2018.

4. U.S. Food and Drug Administration. Guidance on Ursodiol. 2021.

5. World Health Organization. Notes on the design of bioequivalence study: Simeprevir. 2015.

沙库巴曲缬沙坦钠片生物等效性研究技术指导原则

一、概述

沙库巴曲缬沙坦钠片（Sacubitril Valsartan Sodium Tablets）用于射血分数降低的慢性心力衰竭（NYHA Ⅱ–Ⅳ级，LVEF ≤ 40%）成人患者，降低心血管死亡和心力衰竭住院的风险，口服吸收后，其在体内的主要成分为沙库巴曲和缬沙坦。

沙库巴曲缬沙坦钠片生物等效性研究应符合本指导原则，还应参照《以药动学参数为终点评价指标的化学药物仿制药人体生物等效性研究技术指导原则》《生物等效性研究的统计学指导原则》《高变异药物生物等效性研究技术指导原则》等相关指导原则要求。

二、人体生物等效性研究设计

（一）研究类型

可采用两制剂、两周期、两序列交叉试验设计。在试验设计阶段，申请人应基于已有的文献资料、预试验结果等，充分分析参比制剂生物药剂学特征和体内过程，估算沙库巴曲和缬沙坦的主要药动学参数（C_{max}、AUC_{0-t} 和 $AUC_{0-\infty}$）的个体内变异系数，并计算所需受试者样本量。为减小受试者样本量，亦可采用部分重复（如两制剂、三周期、三序列）或者完全重复（如两制剂、四周期、两序列）试验设计。

进行空腹和餐后人体生物等效性研究。

（二）受试人群

健康受试者。

（三）给药剂量

建议采用申报的最高规格单片服用。

（四）给药方法

口服给药。

（五）血样采集

合理设计样品采集时间，使其包含吸收、分布及消除相。

（六）检测物质

血浆中的沙库巴曲和缬沙坦。

（七）生物等效性评价

对于每种检测成分，分别计算受试者服用受试制剂或参比制剂的主要药动学参数 C_{max}、AUC_{0-t} 和 $AUC_{0-\infty}$，作为生物等效性评价指标。若采用了部分重复或完全重复试验设计，还应计算上述药动学参数的参比制剂个体内标准差（S_{WR}）、参比制剂个体内变异系数（$CV_W\%$）。

本品生物等效性评价基于沙库巴曲和缬沙坦生物等效性评价指标的统计结果。

对于适用 ABE 评价方法的生物等效性评价指标，受试制剂与参比制剂的几何均值比 90%CI 应在 80.00%~125.00% 范围内。

对于适用 RSABE 评价方法的生物等效性评价指标，其 $(\overline{Y_T} - \overline{Y_R})^2 - \theta S_{WR}^2$ 的单侧 95% 置信区间上限应小于等于零；其受试制剂与参比制剂的几何均值比的点估计值应在 80.00%~125.00% 范围内。

三、人体生物等效性研究豁免

若同时满足以下条件，可豁免低规格制剂的人体生物等效性研究：（1）申报的最高规格制剂符合生物等效性要求；（2）各规格制剂在不同 pH 介质中体外溶出曲线相似；（3）各规格制剂的处方比例相似。

若申报的多个规格制剂中包含 50mg 规格制剂，且 50mg 规格制剂与申报的高规格制剂的处方比例不相似，还需在空腹条件下展开 50mg 规格受试制剂与参比制剂生物等效性研究。

四、参考文献

1. U.S. Food and Drug Administration. *Draft Guidance on Sacubitril; Valsartan.* 2016.

2. U.S. Food and Drug Administration. *CLINICAL PHARMACOLOGY AND*

BIOPHARMACEUTICS REVIEW (S) APPLICATION NUMBER: 207620Orig1s000.

3. 国家药品监督管理局.《以药动学参数为终点评价指标的化学药物仿制药人体生物等效性研究技术指导原则》. 2016.

4. 国家药品监督管理局.《生物等效性研究统计学指导原则》. 2018.

5. 国家药品监督管理局.《高变异药物生物等效性研究技术指导原则》. 2018.

维格列汀片生物等效性研究技术指导原则

一、概述

维格列汀片（Vildagliptin Tablets）主要用于治疗 2 型糖尿病，是一种二肽基肽酶Ⅳ（DPP-4）抑制剂，主要成份为维格列汀。

维格列汀片生物等效性研究应符合本指导原则，还应参照《以药动学参数为终点评价指标的化学药物仿制药人体生物等效性研究技术指导原则》《生物等效性研究的统计学指导原则》等相关指导原则。

二、人体生物等效性试验设计

（一）研究类型

建议采用单次给药、两制剂、两周期、两序列交叉试验设计，进行空腹和餐后人体生物等效性研究。

（二）受试人群

健康受试者。

（三）给药剂量

采用申报的最高规格单片服用。

（四）给药方法

口服给药。

（五）血样采集

合理设计样品采集时间，使其包含吸收、分布及消除相。

（六）检测物质

血浆中的维格列汀。

（七）生物等效性评价

建议采用平均生物等效性（average bioequivalence，ABE）方法，以维格列汀的 C_{max}、AUC_{0-t}、$AUC_{0-\infty}$ 为评价指标，生物等效性接受标准为受试制剂相比参比制剂的 C_{max}、AUC_{0-t} 和 $AUC_{0-\infty}$ 的几何均值比 90%CI 在 80.00%~125.00% 范围内。

（八）其他考虑

建议评估试验过程中发生低血糖的风险，若有相应的监测或预防措施，应进行详细记录。

三、人体生物等效性研究豁免

不适用。

四、参考文献

1. U.S. Food and Drug Administration. Draft Guidance on Alogliptin Benzoate. Jul. 2014.

2. U.S. Food and Drug Administration. Draft Guidance on Linagliptin. Sep. 2012.

3. U.S. Food and Drug Administration. Draft Guidance on Saxagliptin Hydrochloride. Sep. 2012.

4. U.S. Food and Drug Administration. Draft Guidance on Sitagliptin Phosphate. Jul. 2010.

5. European Medicines Agency.Sitagliptin film-coated tablets 25, 50 and 100 mg product-specific bioequivalence guidance. Apr. 2016.

6. 国家药品监督管理局 . 以药动学参数为终点评价指标的化学药物仿制药人体生物等效性研究技术指导原则 . 2016 年 3 月 .

7. 国家药品监督管理局 . 生物等效性研究的统计学指导原则 . 2018 年 10 月 .

碳酸镧咀嚼片生物等效性研究指导原则

一、概述

碳酸镧咀嚼片（Lanthanum Carbonate Chewable Tablets）是一种磷结合剂，用于血液透析或持续非卧床腹膜透析（CAPD）的慢性肾功能衰竭患者高磷血症的治疗。本品为胃肠道局部作用药物，口服吸收非常低，不适合采用常规的体内药代动力学终点方法评价生物等效性。

本品推荐体外或体内（药效学终点）研究的试验设计。

二、体外研究

建议进行体外溶出研究、磷酸盐动力学结合研究和磷酸盐平衡结合研究，证明 1000mg 规格的受试制剂和参比制剂具有生物等效性。

（一）溶出研究

受试制剂和参比制剂分别取 12 个制剂单位整片和 12 个制剂单位碎片进行溶出曲线对比研究。碎片通过将每个单位整片轻压成适当的碎颗粒（受试制剂和参比制剂研碎程度应保持一致）进行制备。除质量标准中规定溶出方法（该方法用于稳定性和质量控制测定）之外，还应提交以下数据：

装置：桨法

转速：50rpm

溶出介质：0.1N HCl、pH 3.0 缓冲液和 pH 5.0 缓冲液

体积：900mL

温度：37℃

取样点：至少 8 个时间点，试验周期为 24 小时或溶出达 85% 以上

采用相似因子（f_2）法对受试制剂和参比制剂在以上 pH 条件下的溶出相似性进行比较。若受试制剂和参比制剂均能在 30 分钟或更短时间内溶出标示量的 85% 及以上，则不必计算 f_2 值。

注：pH 3.0 或 pH 5.0 的缓冲液应选择不含磷酸盐的缓冲液类型。

（二）磷酸盐结合研究

除以上要求的溶出数据以及稳定性和质量控制所要求的溶出数据外，还需进行体外磷酸盐动力学结合研究和磷酸盐平衡结合研究，以比较受试制剂和参比制剂之间磷酸盐结合的速度和程度。受试制剂或参比制剂中任何对磷酸盐结合有干扰的非活性成分应予以说明。每个研究应基于 1000mg 规格碳酸镧咀嚼片的一个制剂单位进行。应提供各试验每个制剂单位的试验数据及统计分析结果。

为确保分析结果的可靠性，需对分析方法进行完整验证，建议参考《中国药典》通则《药品质量标准分析方法验证指导原则》和《生物样品定量分析方法验证指导原则》。

1. 动力学结合研究

动力学结合研究结果是用来支持关键性的平衡结合研究，为平衡结合时间提供依据。对于动力学研究，应使用一个制剂单位的碎片，在以下三种浓度的磷酸盐溶液中进行孵育：磷酸盐平衡结合试验中相应的最低和最高浓度，以及约最高浓度 50% 的中浓度溶液。此外，该研究应分别在 pH 1.2、pH 3.0、pH 5.0 下进行，溶液体积为 250mL。镧－磷结合应定时监测，至少选择 8 个时间点检测镧－磷结合情况，直至镧－磷结合平衡。所有孵育应在 37℃ 下持续轻微摇荡，此过程需监测并进一步调节 pH 值，在每个磷酸盐浓度条件下，受试制剂和参比制剂应各重复12 次。

2. 平衡结合研究

平衡结合研究可采用一个制剂单位的整片或碎片。推荐步骤：
①取整片或碎片置于 0.1N 盐酸（pH1.2）介质中直至完全溶解。
②调节至目标 pH 值（1.2，3.0 或 5.0）
③等待至少 1 小时以保证 pH 达稳。
④加入磷酸盐溶液至不同的终浓度，最终反应体系为 250mL。
⑤溶液在 37℃ 条件下孵育，直至达到最大镧－磷结合。
上述全过程需进行 pH 监测并保持稳定，必要时进一步调节 pH 值。

酸预处理步骤主要是为了加速片剂溶解并促进平衡结合研究。结合试验应至少包含 8 个不同的磷酸盐浓度，包括达到结合平台的最高磷酸盐浓度，约最高磷酸盐浓度 1/10 的最低磷酸盐浓度，以及介于最高和最低之间的其余磷酸盐浓度。磷酸盐结合曲线应反映出快速上升段和达到平台的特征。每个浓度应在 pH 1.2、pH 3.0和 5.0 条件下进行。对于每组条件下，溶液应在 37℃ 孵育直至达到最大镧－磷结合。在每个磷酸盐浓度条件下，受试制剂和参比制剂应各重复 12 次。

3. 检测物质

未结合的磷酸盐（用以计算磷酸盐结合量）。

4. 评价指标

动力学结合研究应采用相似因子（f_2）法对受试制剂和参比制剂在一定范围磷酸盐浓度和 pH 条件下的镧 – 磷结合相似性进行比较。

平衡结合研究应计算每个 pH 条件下的 Langmuir 结合常数 k_1 和 k_2。同时还应计算：①受试制剂与参比制剂 k_1 比值；②受试制剂与参比制剂 k_2 比值的 90% 的置信区间。

计算公式：

磷酸盐平衡结合研究推荐采用 Langmuir–type 方程来描述：

$$\frac{x}{m} = \frac{k_1 k_2 C_{eq}}{1 + k_1 C_{eq}}$$

整理后：

$$\frac{C_{eq}}{x/m} = \frac{1}{k_1 k_2} + \frac{1}{k_2} C_{eq}$$

其中，C_{eq} 代表平衡时，溶液中（未结合的）磷酸盐的浓度，用毫摩尔浓度表示（mM）；x 代表平衡时，与药物结合的磷酸盐的量，用毫摩尔数表示（mmol）；m 代表使用药物的量，用克表示（g）；k_1 为亲和力常数；k_2 为结合能力常数。

以 C_{eq} 为横坐标（X），以 $\dfrac{C_{eq}}{x/m}$ 为纵坐标（Y），进行线性回归，得到线性方程。从斜率（a）和截距（b）可计算 k_1 和 k_2：

$$k_1 = a/b$$
$$k_2 = 1/a$$

90%CI 的统计分析：

对于受试制剂和参比制剂来讲，磷酸盐结合试验应为平行设计，k_2 均值比的 90% 置信区间的计算公式为：

$$90\%\mathrm{CI} = k_2 \text{ 均值比} \pm t_{0.05,\ df} \times SE_Q$$

$$SE_Q = Q \sqrt{\frac{SEM_A^2}{A^2} + \frac{SEM_B^2}{B^2}}$$

式中：SE_Q 为 k_2 均值比的标准误；Q 为 k_2 均值比；SEM_A 为 A 制剂 k_2 均值的标准误；SEM_B 为 B 制剂 k_2 均值的标准误；A 为 A 制剂 k_2 均值；B 为 B 制剂 k_2 均值。

5. 生物等效性判定

在上述不同 pH 条件下，受试制剂与参比制剂 k_2 比值的 90% 的置信区间均在

80.00%~120.00% 范围内。

注意：此处为原值比值，非对数转换。

三、体内研究

若选择通过体内研究证明生物等效性，可采用药效学终点在健康成年受试者中进行研究。最适宜的终点为尿磷排泄的变化。

应首先在严格饮食控制的条件下，使用参比制剂进行探索研究，以确定关键性BE 研究的最敏感剂量，估计样本量。

四、生物等效性研究豁免

（一）体外研究的豁免要求

若同时满足以下条件，可豁免500mg 和 750mg 规格制剂的生物等效性试验：1）1000mg 规格制剂符合生物等效性要求；2）各规格制剂在不同 pH 介质中体外溶出曲线相似；3）各规格制剂的处方比例相似。

（二）体内研究的豁免要求

若同时满足以下条件，可豁免其他规格制剂的生物等效性试验：1）最敏感剂量药效学终点的生物等效性研究符合要求；2）各规格制剂在不同 pH 介质中体外溶出曲线相似；3）各规格制剂的处方比例相似。

五、参考文献

1. 国家药品监督管理局 . 碳酸镧咀嚼片说明书 . 2012.

2. U.S. Food and Drug Administration. Draft Guidance on Lanthanum Carbonate. 2017.

3. European Medicines Agency. Guideline on equivalence studies for the demonstration of therapeutic equivalence for locally applied, locally acting products in the gastrointestinal tract. 2018.

4. Yang YS, Shah RB, Yu LX, et al. In vitro bioequivalence ap−proach for a locally acting gastrointestinal drug: lanthanum car−bonate [J]. Mol Pharm, 2013, 10(2): 544−550.

5. Yang YS, Bykadi S, Carlin AS, ct al. Comparative evaluation of the in vitro efficacy of lanthanum carbonate chewable tablets [J]. J Pharm Sci, 2013, 102(4): 1370−1381.

利伐沙班片生物等效性研究技术指导原则

一、概述

利伐沙班片（Rivaroxaban Tablets）是一种高选择性直接抑制 Xa 因子的口服抗凝药，主要成份利伐沙班在人体内暴露量 – 效应关系陡峭，其生物利用度随着剂量增高而下降，且饮食状态对不同规格利伐沙班片吸收的影响不同。

利伐沙班片人体生物等效性研究应符合本指导原则，还应参照《以药动学参数为终点评价指标的化学药物仿制药人体生物等效性研究技术指导原则》《生物等效性研究的统计学指导原则》等相关指导原则要求。

二、人体生物等效性研究设计

（一）研究类型

建议采用两序列、两交叉、四周期、完全重复试验设计，开展单次给药的空腹及餐后人体生物等效性研究。

（二）受试人群

健康受试者。

给药前所有受试者应检测凝血酶原时间（PT）、活化部分凝血活酶时间（aPTT）和肌酐清除率（CrCL），PT 和 aPTT 结果应在正常范围内，以防止或避免出血的可能性，CrCL 值应大于 80mL/min。

（三）给药剂量

建议采用申报的最高规格单片服用。

（四）给药方法

口服给药。

（五）血样采集

建议合理设计样品采集时间，使其包含吸收、分布及消除相。

（六）检测物质

血浆中的利伐沙班。

（七）生物等效性评价

采用平均生物等效性方法，C_{max}、AUC_{0-t}、$AUC_{0-\infty}$ 几何均值比值的 90% 置信区间应在 80.00%~125.00% 范围内；同时，受试制剂与参比制剂个体内标准差比值（σ_{WT}/σ_{WR}）的双侧 90% 置信区间上限应小于等于 2.5，具体统计方法参照《窄治疗指数药物生物等效性研究技术指导原则》。

三、人体生物等效性研究豁免

若同时满足以下条件，可豁免 10mg、15mg 规格制剂的人体生物等效性研究：1）20mg 规格制剂符合生物等效性要求；2）各规格制剂在不同 pH 介质中体外溶出曲线相似；3）各规格制剂的处方比例相似。

四、参考文献

1. 国家药品监督管理局 . 利伐沙班片说明书 . 2020.

2. 国家药品监督管理局 .《以药动学参数为终点评价指标的化学药物仿制药人体生物等效性研究技术指导原则》. 2016.

3. 国家药品监督管理局 .《生物等效性研究的统计学指导原则》. 2018.

4. 国家药品监督管理局 .《窄治疗指数药物生物等效性研究技术指导原则》. 2020.

5. U.S. Food and Drug Administration. Draft Guidance on Rivaroxaban. 2015.

6. European Medicines Agency. Rivaroxaban film-coated tablets 2.5, 10, 15 and 20mg product-specific bioequivalence guidance. 2016.

来氟米特片生物等效性研究技术指导原则

一、概述

来氟米特片（Leflunomide Tablets）用于治疗类风湿关节炎、银屑病关节炎和狼疮性肾炎，主要成份为来氟米特，活性代谢产物为特立氟胺。本品具有半衰期长，潜在的胚胎－胎儿毒性和肝毒性，停药需加速清除等特点。

来氟米特片生物等效性研究应符合本指导原则，还应参照《以药动学参数为终点评价指标的化学药物仿制药人体生物等效性研究技术指导原则》《生物等效性研究的统计学指导原则》等相关指导原则。

二、人体生物等效性研究设计

（一）研究类型

开展单次给药的空腹及餐后生物等效性研究，可采用两制剂、两周期、两序列交叉试验设计。

由于来氟米特的活性代谢产物特立氟胺（检测物质）的半衰期较长，也可考虑采用平行试验设计。

（二）受试人群

健康成年男性，同时应排除在研究过程中有生育计划的男性受试者。

（三）给药剂量

建议采用申报的最高规格单片服用。

（四）给药方法

口服给药。

（五）血样采集

因来氟米特的活性代谢产物特立氟胺的消除半衰期较长，需设计足够长的生物样品采集时间，以覆盖药物通过肠道并被吸收的时间段。

若采用平行试验设计，在论证药物分布和消除个体内变异较小的前提下，可用 AUC_{0-72hr} 代替 AUC_{0-t} 或 $AUC_{0-\infty}$，即采集 0~72 小时的血样。

（六）检测物质

血浆中特立氟胺。

（七）生物等效性评价

生物等效性接受标准为受试制剂相比参比制剂的 C_{max} 和 AUC 的几何均值比 90% 置信区间在 80.00%~125.00% 范围内。

（八）其他考虑

由于特立氟胺的半衰期较长，且存在潜在的胚胎 – 胎儿毒性和肝毒性，基于受试者安全和伦理保护的考虑，建议申办者和研究者参考原研说明书相关要求，采用必要的药物清除程序（如使用考来烯胺或活性炭等）消除受试者体内残存的特立氟胺，降低可能的安全风险。

三、人体生物等效性研究豁免

若同时满足以下条件，可豁免 10mg 规格制剂的人体生物等效性研究：1）20mg 规格制剂符合生物等效性要求；2）各规格制剂在不同 pH 介质中体外溶出曲线相似；3）各规格制剂的处方比例相似。

四、参考文献

1. 国家药品监督管理局 .《以药动学参数为终点评价指标的化学药物仿制药人体生物等效性研究技术指导原则》. 2016.

2. 国家药品监督管理局 .《生物等效性研究的统计学指导原则》. 2018.

3. U.S. Food and Drug Administration. ARAVA 说明书 . 2016.

4. U.S. Food and Drug Administration. *Draft Guidance on Leflunomide*. Nov 2004.

卡马西平片生物等效性研究技术指导原则

一、概述

卡马西平片（Carbamazepine Tablets）用于治疗癫痫和三叉神经痛，主要成分为卡马西平。卡马西平是窄治疗指数药物，其有效浓度与中毒浓度接近；偏离最佳剂量或浓度会导致治疗失败或严重毒性反应；临床应用中需要基于药动学指标进行治疗药物监测；具有中低程度的个体内变异。

卡马西平片生物等效性研究应符合本指导原则，还应参照《以药动学参数为终点评价指标的化学药物仿制药人体生物等效性研究技术指导原则》《生物等效性研究的统计学指导原则》和《窄治疗指数药物生物等效性研究技术指导原则》等相关指导原则。

二、人体生物等效性研究设计

（一）研究类型

建议采用完全重复（两制剂、四周期、两序列）交叉设计，进行空腹和餐后人体生物等效性研究。

（二）受试人群

健康受试者。

（三）给药剂量

建议采用申报的最高规格单片服用。

（四）给药方法

口服给药。

（五）血样采集

合理设计样品采集时间，使其包含吸收、分布及消除相。

（六）检测物质

血浆中卡马西平。

（七）生物等效性评价

采用参比制剂标度的平均生物等效性（Reference-scaled average bioequivalence，RSABE）方法进行生物等效性评价，等效性判定标准参照《窄治疗指数药物生物等效性研究技术指导原则》。

三、人体生物等效性研究豁免

若同时满足以下条件，可豁免 100mg 规格制剂的人体生物等效性研究：（1）200mg 规格制剂符合生物等效性要求；（2）各规格制剂在不同 pH 介质中体外溶出曲线相似；（3）各规格制剂的处方比例相似。

四、参考文献

1. 国家药品监督管理局 . 卡马西平片说明书 . 2018

2. 国家药品监督管理局 .《以药动学参数为终点评价指标的化学药物仿制药人体生物等效性研究技术指导原则》. 2016.

3. 国家药品监督管理局 .《生物等效性研究的统计学指导原则》. 2018.

4. 国家药品监督管理局 .《窄治疗指数药物生物等效性研究技术指导原则》. 2020

5. U.S. Food and Drug Administration. *Draft Guidance on Carbamazepine*. Sept 2015.

6. U.S. Food and Drug Administration. *Draft Guidance on Warfarin Sodium*. Dec 2012.

甲磺酸伊马替尼片生物等效性研究技术指导原则

一、概述

甲磺酸伊马替尼片（Imatinib Mesylate Tablets）用于治疗费城染色体阳性的慢性髓性白血病（Ph+ CML）的慢性期、加速期或急变期；用于治疗不能切除和 / 或发生转移的恶性胃肠道间质瘤（GIST）的成人患者；联合化疗治疗新诊断的费城染色体阳性的急性淋巴细胞白血病（Ph+ ALL）的儿童患者；用于治疗复发的或难治的费城染色体阳性的急性淋巴细胞白血病（Ph+ ALL）的成人患者，主要成分为甲磺酸伊马替尼。为降低胃肠道紊乱风险，甲磺酸伊马替尼片应在进餐时服用。

甲磺酸伊马替尼片生物等效性研究应符合本指导原则，还应参照《以药动学参数为终点评价指标的化学药物仿制药人体生物等效性研究技术指导原则》《生物等效性研究的统计学指导原则》等相关指导原则。

二、人体生物等效性研究设计

（一）研究类型

采用两制剂、两周期、两序列交叉设计，进行餐后条件下单次给药的人体生物等效性研究。

（二）受试人群

健康受试者。

（三）给药剂量

建议采用申报的最高规格单片服用。

（四）给药方法

口服给药。

（五）血样采集

建议恰当地设定样品采集时间，使其包含吸收、分布、消除相。

（六）检测物质

血浆中伊马替尼。

（七）生物等效性评价

以伊马替尼的 C_{max}、AUC_{0-t}、$AUC_{0-\infty}$ 为评价指标，生物等效性接受标准为受试制剂与参比制剂的 C_{max}、AUC_{0-t}、$AUC_{0-\infty}$ 的几何均值比值的 90% 置信区间数值应不低于 80.00%，且不超过 125.00%。

三、人体生物等效性研究豁免

若同时满足以下条件，100mg 规格的人体生物等效性试验可豁免：1）400mg规格制剂符合生物等效性要求；2）各规格制剂在不同 pH 介质中体外溶出曲线相似；3）各规格制剂的处方比例相似。

四、参考文献

1. 国家药品监督管理局．甲磺酸伊马替尼片（格列卫®/Glivec®）说明书．2017.

2. U.S. Food and Drug Administration. *Draft Guidance on Imatinib Mesylate*. 2014–7.

3. European Medicines Agency. *Imatinib hard capsules 50 and 100 mg, film-coated tablets 100 and 400 mg product-specific bioequivalence guidance*. 2020–5–28.

4. 国家药品监督管理局．《以药动学参数为终点评价指标的化学药物仿制药人体生物等效性研究技术指导原则》．2016.

5. 国家药品监督管理局．《生物等效性研究的统计学指导原则》．2018.

恩替卡韦片生物等效性研究技术指导原则

一、概述

恩替卡韦片（Entecavir Tablets）主要用于病毒复制活跃、血清丙氨酸氨基转移酶（ALT）持续升高或肝脏组织学显示有活动性病变的慢性成人乙型肝炎的治疗，主要成份为恩替卡韦。本品迅速吸收，0.5~1.5小时达到峰浓度（C_{max}），进食标准高脂餐或低脂餐的同时口服0.5mg本品会导致药物吸收的轻微延迟（从原来的0.75小时变为1.0~1.5小时），C_{max}降低44%~46%，药时曲线下面积（AUC）降低18%~20%。因此，本品应空腹服用（餐前或餐后至少2小时）。在达到血浆峰浓度后，血药浓度以双指数方式下降，达到终末消除半衰期约需128~149小时，半衰期较长。

恩替卡韦片生物等效性研究应符合本指导原则，还应参照《以药动学参数为终点评价指标的化学药物仿制药人体生物等效性研究技术指导原则》《生物等效性研究的统计学指导原则》等相关指导原则要求。

二、人体生物等效性试验设计

（一）研究类型

建议采用两制剂、两周期、两序列交叉设计，进行空腹人体生物等效性研究。也可以采用平行设计。

（二）受试人群

健康受试者。

（三）给药剂量

建议采用申报的最高规格单片服用。

（四）给药方法

口服给药。

（五）血样采集

应设计足够长的生物样品采集时间，以覆盖药物通过肠道并被吸收的时间段。

（六）检测物质

血浆中的恩替卡韦。

（七）生物等效性评价

受试制剂相比参比制剂的 C_{max}、AUC_{0-t} 和 $AUC_{0-\infty}$ 的几何均值比值的 90% CI 在 80.00%~125.00% 范围内，也可采用 AUC_{0-72hr} 来代替 AUC_{0-t} 和 $AUC_{0-\infty}$ 评价制剂间吸收程度的差异。

三、人体生物等效性研究豁免

若同时满足以下条件，可豁免 0.5mg 规格制剂的人体生物等效性研究：1）1mg 规格制剂符合生物等效性要求；2）各规格制剂在不同 pH 介质中体外溶出曲线相似；3）各规格制剂的处方比例相似。

四、参考文献

1. 国家药品监督管理局 . 恩替卡韦片说明书 . 2019.

2. U.S. Food and Drug Administration. 恩替卡韦片说明书 . 2019.

3. European Medicines Agency. 恩替卡韦片说明书 . 2011.

4. 国家药品监督管理局 .《以药动学参数为终点评价指标的化学药物仿制药人体生物等效性研究技术指导原则》. 2016.

5. 国家药品监督管理局 .《生物等效性研究的统计学指导原则》. 2018.

6. U.S. Food and Drug Administration. *Guidance on Entecavir.* 2008.

7. European Medicines Agency. *Entecavir film-coated tablets 0.5 and 1 mg, oral solution 0.05 mg/mL product-specific bioequivalence guidance.* 2016.

醋酸钙片生物等效性研究技术指导原则

一、概述

醋酸钙片（Calcium Acetate Tablets）为磷结合剂，临床用于慢性肾功能衰竭所致的高磷血症，本指导原则适用于高磷血症适应症的醋酸钙制剂研究。

醋酸钙通过在消化道与食物中的磷酸盐结合成磷酸钙盐沉淀，减少磷酸盐的吸收，从而降低血中磷酸盐浓度。考虑钙为内源性物质，测定干扰因素多、个体差异大，与本适应症相关性小，因而不适合采用药代动力学研究方法评价其生物等效性。本品仿制药研究建议采用体外磷酸盐结合研究和溶出研究以考察受试制剂与参比制剂磷酸盐结合能力的一致性。

二、体外磷酸盐结合研究

（一）研究规格

667mg（相当于 169mg 钙）。

（二）研究方法

应在至少八种不同的磷酸盐浓度下分别针对受试制剂（T）和参比制剂（R）产品采用合理的条件开展研究并描绘出典型的磷酸盐结合曲线。最高磷酸盐浓度应保证磷酸根完全沉淀（即应实现最大磷酸盐结合）以考察磷酸盐结合能力。应在至少 12 个制剂单位（T 和 R）中平行开展磷酸盐结合相关研究，并分别绘制受试制剂和参比制剂的平均磷酸盐结合曲线。计算受试制剂和参比制剂的最大磷酸盐结合量的平均值比（T/R 结合比），并分别计算受试制剂和参比制剂磷酸盐结合曲线以及游离钙浓度变化曲线的相似因子（f_2）。

（三）检测物质

上清溶液中未结合的钙离子和磷酸根离子。

应使用经验证的分析方法进行测定。方法学验证建议参考《中国药典》通则、《药品质量标准分析方法验证指导原则》和《生物样品定量分析方法验证指导原则》。

（四）评价指标

受试制剂和参比制剂最大磷酸盐结合量的均值比（T/R 结合比）。

（五）判定标准

基于点估计值：T/R 结合比的数值应不低于 90.00%，且不超过 110.00%。

三、溶出研究

除质量标准中规定的溶出方法（该方法用于稳定性和质量控制测定）之外，还应开展以下研究：采用桨法、50 转 / 分钟，分别在 0.1N 盐酸溶液、pH 4.5 醋酸盐缓冲液和 pH 6.8 硼酸盐缓冲液的溶出介质中，对至少 12 个剂量单位的受试制剂和参比制剂进行溶出曲线相似性比较研究。

四、参考文献

1. Paddock Laboratories, LLC. Label for calcium acetate tablet (Perrigo®), [EB/OL]. (2019−4). https://nctr−crs.fda.gov/fdalabel/services/spl/set−ids/79b7bbb6−b021−46ab−99a5−cef95472532b/spl−doc?hl=calcium%20acetate.

2. U.S. Food and Drug Administration. *Draft Guidance on Calcium Acetate*, (2017−5).

3. 国家药品监督管理局 .《普通口服固体制剂溶出曲线测定与比较指导原则》. 2016.

醋酸阿比特龙片生物等效性研究
技术指导原则

一、概述

醋酸阿比特龙片（Abiraterone Acetate Tablets）主要用于治疗前列腺癌，主要成份为醋酸阿比特龙。本品与食物同时服用时，阿比特龙全身暴露量升高，本品须在餐前至少 1 小时和餐后至少 2 小时空腹服用。

醋酸阿比特龙片生物等效性研究应符合本指导原则，还应参照《以药动学参数为终点评价指标的化学药物仿制药人体生物等效性研究技术指导原则》《生物等效性研究的统计学指导原则》《高变异药物生物等效性研究技术指导原则》等相关指导原则。

二、人体生物等效性研究设计

（一）研究类型

可采用两制剂、单次给药、交叉试验设计，进行空腹人体生物等效性研究。

（二）受试人群

健康男性受试者。

（三）给药剂量

采用申报的最高规格单片服用。

（四）给药方法

口服给药。

（五）血样采集

建议恰当地设定样品采集时间，使其包含吸收、分布、消除相。

（六）检测物质

血浆中阿比特龙。

（七）生物等效性评价

以阿比特龙的 C_{max}、AUC_{0-t}、$AUC_{0-\infty}$ 为评价指标，生物等效性接受标准为受试制剂与参比制剂的 C_{max}、AUC_{0-t}、$AUC_{0-\infty}$ 的几何均值比值的 90% 置信区间数值应不低于 80.00%，且不超过 125.00%。

（八）其他

1. 如采用重复试验设计，建议参考相关指南。

2. 需告知受试者因目前尚不明确精液中是否会残留阿比特龙或其代谢物，三个月内应无育儿计划，并在研究过程及结束至少一周内需进行避孕。

3. 研究过程中需监测生命体征和血清电解质；在基线和研究结束时，进行 12 导联心电图检查。

三、人体生物等效性研究豁免

不适用。

四、参考文献

1. 国家药品监督管理局 . 醋酸阿比特龙片（泽珂®/Zytiga®）说明书 . 2018.

2. U.S. Food and Drug Administration. *Draft Guidance on Abiraterone Acetate*. 2018-7.

3. European Medicines Agency. *Abiraterone tablets 250 mg and 500 mg product-specific bioequivalence guidance*. 2020-5-28.

4. 国家药品监督管理局 .《以药动学参数为终点评价指标的化学药物仿制药人体生物等效性研究技术指导原则》. 2016.

5. 国家药品监督管理局 .《生物等效性研究的统计学指导原则》. 2018.

6. 国家药品监督管理局 .《高变异药物生物等效性研究技术指导原则》. 2018.

奥氮平口崩片生物等效性研究技术指导原则

一、概述

奥氮平口崩片（Olanzapine Orally Disintegrating Tablets），用于精神分裂症的治疗。主要成份奥氮平在体内消除半衰期较长，年龄、性别及吸烟情况是奥氮平消除半衰期的影响因素。

奥氮平口崩片人体生物等效性研究应符合本指导原则，还应参照《以药动学参数为终点评价指标的化学药物仿制药人体生物等效性研究技术指导原则》《生物等效性研究的统计学指导原则》等相关指导原则要求。

二、人体生物等效性研究设计

（一）研究类型

采用两制剂、两周期、两序列交叉设计，开展单次给药的空腹及餐后生物等效性研究。

（二）受试人群

健康受试者。

（三）给药剂量

奥氮平口崩片的规格有 2.5mg、5mg、10mg、15mg、20mg。基于安全性方面的考虑，建议采用 5mg 规格开展生物等效性试验。

（四）给药方法

奥氮平口崩片说明书中有两种口服给药方法，一种为：将口崩片放入口中，在唾液中分散并吞咽；另一种为：将口崩片放入一杯水或其他适宜的饮料中（如橘子汁、苹果汁、牛奶或咖啡），待其分散后立即服用。建议采用第一种给药方式开展临床试验，观察并记录口崩片在口中完全崩解的时间及口感等。

（五）血样采集

应设计足够长的生物样品采集时间，以覆盖药物通过肠道并被吸收的时间段。

（六）检测物质

血浆中的奥氮平。

（七）生物等效性评价

受试制剂相比参比制剂的 C_{max}、AUC_{0-t} 和 $AUC_{0-\infty}$ 的几何均值比 90%CI 在 80.00%~125.00% 范围内。

奥氮平的消除半衰期较长，可采用 AUC_{0-72hr} 来代替 AUC_{0-t} 和 $AUC_{0-\infty}$ 评价制剂间吸收程度的差异。

三、人体生物等效性研究豁免

若同时满足以下条件，可豁免 2.5mg、10mg、15mg、20mg 规格生物等效性试验：1）5mg 规格符合生物等效性要求；2）各规格制剂在不同 pH 介质中体外溶出曲线相似；3）各规格制剂的处方比例相似。

四、参考文献

1. 国家药品监督管理局 . 奥氮平口崩片说明书 . 2017.

2. 国家药品监督管理局 .《以药动学参数为终点评价指标的化学药物仿制药人体生物等效性研究技术指导原则》. 2016.

3. 国家药品监督管理局 .《生物等效性研究的统计学指导原则》. 2018.

4. U.S. Food and Drug Administration. *Guidance on Olanzapine*. 2008.

5. European Medicines Agency. *Guideline on the Investigation of Bioequivalence*. 2010.

6. U.S. Food and Drug Administration. *Guidance for Industry——Orally Disintegrating Tablets*. 2008.

氟维司群注射液仿制药研究技术指导原则
（试行）

一、概述

氟维司群注射液是将氟维司群溶于非水溶剂中形成的溶液型注射剂，肌内给药后形成贮库，具有缓释效果。

本指导原则结合氟维司群注射液的制剂特点，提出仿制药开发过程中药学研究和非临床研究的技术要求，并明确仿制药可豁免人体内生物等效性研究的条件。

本指导原则仅代表药品监管部门目前对于本品的观点和认识。在符合现行法规的要求下，可采用替代的研究方法，建议提供详细的研究资料或与监管机构进行沟通。

二、整体研究思路

作为仿制药，应当按照国家局发布的《化学仿制药参比制剂遴选与确定程序》选择参比制剂。

应基于注射剂仿制药的技术要求和产品特点进行研究与开发。仿制药与参比制剂药学的对比研究应全面且充分；非临床研究除制剂安全性评价外，还建议开展仿制药与参比制剂的药代动力学对比研究；上述研究结果能够充分证明仿制药与参比制剂一致时，可豁免人体内生物等效性试验[1, 2, 3]。若药学研究和（或）非临床研究结果提示仿制药与参比制剂不一致，建议优化后重新开展研究或选择进行人体生物等效性和（或）临床研究。

作为注射剂仿制药，在满足仿制药注册申报的要求的基础上，还应满足《化学药品注射剂仿制药质量和疗效一致性评价技术要求》等。

三、技术要求

（一）药学研究

1. 处方

仿制药的辅料种类和用量通常应与参比制剂相同。辅料的用量相同是指仿制药辅料用量为参比制剂相应辅料用量的 95%~105%[4]。

本品为油溶液注射剂，所用辅料应按相关要求进行登记和关联，或由制剂注册申请人一并提供研究资料。

蓖麻油是影响氟维司群扩散和吸收的关键辅料，建议参考各国药典标准建立严格的内控标准，关注影响终产品质量的关键指标（如脂肪酸组成、游离脂肪酸/酸值、黏度、水分、过氧化值、皂化值和碘值等），并提供研究资料证明仿制药所采用的蓖麻油与参比制剂所用辅料的关键指标相近（如脂肪酸组成）。建议关注植物来源辅料中可能存在安全性相关物质（如农药残留、黄曲霉素、植物蛋白和色素等），必要时需考虑对蓖麻油进行精制。

本品所含溶剂还包括苯甲酸苄酯、苯甲醇和乙醇，建议关注其纯度、杂质和功能性指标等可能对终产品质量的影响，内控标准应不低于国内外药典要求，必要时可考虑进行精制。

2. 制备工艺

应提供详细的生产工艺开发研究资料和工艺验证资料（包括无菌工艺验证资料）。建议制定合理的生产过程控制策略，如关键步骤的生产时限、关键中间体的质量控制标准和保持时限等。

本品为油溶液，建议关注生产工艺设备、管路和滤器等的残存水，生产过程中残氧量、光照等对产品质量的影响。

批量应符合化学仿制药注册批生产规模的一般性要求[5]。

3. 质量研究

仿制药应通过体外表征证明其与参比制剂关键质量属性（CQAs）一致，除注射剂一般质量属性外，建议关注：

（1）蓖麻油是本品药液贮库的主要溶剂，氟维司群随其扩散和吸收达到缓释效果，蓖麻油中各脂肪酸的组成可影响药物在体内的吸收，建议对脂肪酸的组成进行研究，结合研究结果制定各脂肪酸组成限度，仿制药应与参比制剂一致。

（2）黏度影响给药后药液贮库的扩散和贮库的总表面积，建议在不同温度下对药液的黏度进行研究，绘制温度 – 黏度曲线，仿制药应与参比制剂一致。

（3）建议模拟注射部位形成释药贮库的条件及释药环境，建立适当的方法对仿制药与参比制剂进行体外释放行为的对比研究，仿制药应与参比制剂释放行为一致。

应提供各项对比研究所采用的分析方法和必要的方法学验证资料，明确评价指标、标准及确定依据。

建议采用至少三批代表性批次的仿制药与多批参比制剂进行体外对比研究。

4. 稳定性研究

稳定性考察指标除注射剂一般质量属性外，还建议关注水分、黏度、酸值、皂化值、过氧化值、碘值等。

5. 包材相容性和给药器械研究

应结合产品特点、稳定性、包材相容性和容器密封性等研究结果证明包材选择合理。包材相容性和容器密封性应参照相关指导原则进行研究。

本品肌内注射后形成药物贮库，贮库的位置可能影响氟维司群的扩散和吸收，建议进行仿制药与参比制剂给药器械方面的对比研究，如注射针头的长度与内径、预充式注射器活塞的滑动性能（如启始力、滑动力）、实际给药体积、润滑剂（如硅油）残留量等，避免给药器械对药物吸收等产生的影响。仿制药与参比制剂的给药器械应尽可能相近，如存在差异应进行合理性论证。

（二）非临床研究

（1）制剂安全性试验：建议参照相关指导原则进行本品刺激性和过敏性研究。当仿制药出现阳性结果时，建议采用参比制剂作为对照，进一步进行对比研究，根据对比研究的结果和已上市药物的临床应用情况，分析和判断其阳性结果的临床安全性风险和可接受性。

（2）药代动力学研究：油溶液的处方变化、制剂工艺可能会影响制剂的物理化学性质，从而影响本品局部注射的安全性、药代动力学过程及药效作用。常规药学参数考察可能不足以提示本品与参比制剂的一致性。建议开展仿制药与参比制剂在药效剂量下动物体内的药代动力学对比研究。仿制药的药代动力学特征（如 AUC、C_{max}）应与参比制剂一致。药代动力学试验设计及实施（如动物种属、样品基质、分析成分）参照参比制剂的相关研究。药代动力学研究结果的可比性，可以支持仿制药与参比制剂有效性和安全性的一致性。

四、参考文献

1. 21CFR 320.22 Criteria for waiver of evidence of in vivo bioavailability or bioequivalence.

2. European Medicines Agency. Guideline on the investigation of bioequivalence. 20 January 2010, CPMP/EWP/QWP/1401/98 Rev. 1/Corr[**]

3. Food and Drug Administration. Draft Guidance on Fulvestrant: https://www.accessdata.fda.gov/drugsatfda_docs/psg/Fulvestrant_inj_21344_RC03-12.pdf

4. 国家药品监督管理局.《化学药品注射剂仿制药质量和疗效一致性评价技术要求》(2020 年 5 月)

5. 国家药品监督管理局药品审评中心.《化学仿制药注册批生产规模的一般性要求 (试行)》(2018 年 6 月)

6. European Medicines Agency. Assessment report for Fulvestrant Mylan. EMEA/H/C/004649/0000

帕妥珠单抗注射液生物类似药临床试验指导原则

一、概述

帕妥珠单抗（Pertuzumab）是由 Roche Pharma（Schweiz）Ltd. 公司原研的一种重组人源化单克隆抗体，含人 IgG1 亚型框架，靶向人表皮生长因子受体 2 蛋白（human epidermal growth factor receptor-2，HER-2）的细胞外二聚化结构域（子域 II），从而阻断 HER2 与 HER2 之间以及 HER2 与其他 HER 家族成员之间的配体之间的二聚化作用，阻断细胞周期并诱导凋亡。帕妥珠单抗还可介导抗体依赖细胞介导的细胞毒作用[1]。

帕妥珠单抗(Perjeta，帕捷特)最早于 2012 年 6 月 8 日获得美国 FDA 批准上市，2018 年 12 月进口中国，目前获批的适应症为：（1）早期乳腺癌：用于 HER2 阳性、局部晚期、炎性或早期乳腺癌患者（直径＞ 2cm 或淋巴结阳性）的新辅助治疗，作为早期乳腺癌整体治疗方案的一部分；用于具有高复发风险 HER2 阳性早期乳腺癌患者的辅助治疗；（2）转移性乳腺癌：帕妥珠单抗与曲妥珠单抗和多西他赛联合，用于 HER2 阳性、转移性或不可切除的局部复发性乳腺癌患者，针对转移性疾病，患者既往未接受抗 HER2 治疗或者化疗。批准上市规格为 420mg/14mL/ 瓶。用法用量为：推荐起始剂量为 840mg，此后每 3 周给药一次，给药剂量为 420mg。如果两次连续输注间隔大于等于 6 周，应重新给予 840mg 负荷剂量的帕妥珠单抗，静脉输注 60 分钟，此后每 3 周一次给予维持剂量 420mg，30~60 分钟静脉输注。

本品在欧盟的专利将于 2023 年 5 月到期，美国专利将于 2024 年 6 月到期[2]。目前已有多家国内外制药企业加入其生物类似药的研发中，尚无生物类似药上市。为了进一步明确技术审评标准，提高企业研发效率，本文在原国家食品药品监督管理总局已发布的《生物类似药研发与评价技术指导原则（试行）》（后简写为《指导原则》）[3] 基础上，结合该品种的特点，对帕妥珠单抗生物类似药的临床研究策略和方案设计要点进行探讨，以期为帕妥珠单抗生物类似药的研发相关人员提供参考。

本指导原则仅代表药品监管部门当前的观点和认知。随着科学研究的进展，本指导原则中的相关内容将不断完善与更新。应用本指导原则时，请同时参考药物临床试验质量管理规范（GCP）、国际人用药品注册技术协调会（ICH）和其他国内外已发布的相关指导原则。

二、帕妥珠单抗生物类似药临床试验路径

生物类似药研发总体思路是以比对试验证明其与参照药的相似性为基础，支持其安全、有效和质量可控。采用逐步递进的顺序，分阶段开展药学、非临床、临床比对试验。根据前期比对试验结果设计后续比对试验研究的内容。

基于前期药学和药理毒理比对试验结果，开展帕妥珠单抗生物类似药的临床研发，药学和药理毒理试验证明候选药与参照药相似，申请人继续按照生物类似药的路径开展药代动力学比对试验和临床安全有效性比对试验。

对于国外已上市的帕捷特生物类似药，如申请在国内上市，可开展一项桥接性的临床有效性比对研究。

三、帕妥珠单抗生物类似药临床试验设计要点

临床比对研究通常从药代动力学（pharmacokinetics，PK）和/或药效学比对试验研究开始，根据其相似性评价结果再考虑后续开展临床有效性比对试验。研究设计应当以证明候选药与参照药的相似性为目的，进行科学合理的研究设计。当前帕妥珠单抗生物类似药的临床研发多为一项药代动力学比对研究和一项临床安全有效性比对研究。临床试验用参照药应符合《关于生物类似药临床研究用原研参照药进口有关事宜的公告》（2019 年第 44 号）[4]。

（一）药代动力学比对研究

试验设计：帕妥珠单抗半衰期较长，具有免疫原性，建议采用单次给药的随机、双盲、平行对照的试验设计。建议在完成单次给药 PK 比对研究判定相似性后，在开展临床有效性比对研究期间，同时考察两制剂多次给药的 PK 特征。

研究人群：健康受试者是评价候选药与参照药药代动力学差异的敏感人群。帕妥珠单抗单次给药 PK 比对研究仅选择健康成年男性志愿者是可行的，应保障受试者安全。

剂量及给药途径：原则上，不要求对每种治疗剂量均进行 PK 比对研究，应选择能检测出候选药与参照药的 PK 差异的最敏感剂量开展研究。帕妥珠单抗生物类似药单次给药 PK 比对研究中最常选取的给药剂量为 420mg。给药途径选择静脉给药，输注时间 30~60min。静脉给药时应注意控制输注速度，保持尽可能一致的输注速度和输注时间，将有利于敏感评价候选药与参照药的 PK 差异。

采样点设计：PK 采样点设计以能够准确反映试验药和参照药整体 PK 特征为原则。建议采集到给药后足够长时间的样品，应包括末端消除相。通常 AUC_{0-t}/$AUC_{0-\infty}$ 比值 ≥ 80% 是可以接受的，如果 AUC_{0-t}/$AUC_{0-\infty}$ 比值 ≤ 80% 的受试者比例 > 20%，则需充分评估试验结论的可靠性。

终点指标与界值：建议提供全面的 PK 参数，包括但不限于 AUC_{0-t}、$AUC_{0-\infty}$、AUC_{0-t}/$AUC_{0-\infty}$ 比值、C_{max}、t_{max}、表观分布容积、清除率和消除半衰期等。PK 比对研究主要终点指标的选择是等效性评价的关键要素。建议 $AUC_{0-\infty}$ 作为主要终点指标 [5-8]，等效性界值预设为 80%~125%。C_{max}、t_{max}、表观分布容积、清除率和消除半衰期作为次要终点指标进行比较分析，如以率比及置信区间或假设检验结果的方式描述比较结果。

样本量：样本量根据设定的等效性界值（80%~125%）、置信区间（90%）和把握度（通常 80% 以上）等参数计算，同时应结合参照药既往信息考虑药代动力学参数变异情况综合考虑。

（二）临床有效性比对研究

试验设计：临床有效性比对研究的目的是证明与参照药临床疗效的相似性，因此，应选择最易检测出药物疗效差异的最敏感患者人群和临床终点，同时控制与患者和疾病相关的因素至最小化。研究应遵循以参照药为对照，采用随机、双盲、平行对照设计，推荐等效性设计。

研究人群：应基于参照药已获得临床试验数据和获批适应症选择最敏感的均质患者人群（疾病严重程度和既往治疗线数不同的患者，预期对研究药物产生的应答也不同，增加研究结果的变异度）。

目前帕妥珠单抗在我国已获批 3 个适应症：HER2 阳性早期乳腺癌的新辅助治疗、辅助治疗及晚期乳腺癌一线治疗。相较于晚期转移 / 复发性乳腺癌，早期乳腺癌接受新辅助治疗的人群疾病背景较单纯，既往未接受过治疗，均质性更高，是开展临床有效性比对研究的更敏感人群。

给药方案 / 剂量：原研产品的给药方案为起始剂量 840mg，静脉输注 60min，此后每 3 周给药一次，给药剂量为 420mg，输注时间 30~60min。临床有效性比对研究中应选择与参照药国内获批的给药剂量一致。

研究终点：主要研究终点的选择应基于能敏感甄别出候选药与参照药的临床疗效差异，而肿瘤新药临床研究中常用的疗效终点无进展生存期（progression free survival，PFS）和总生存期（overall survival，OS）并不是最敏感的指标。EMA 推荐选择可直接反映药物作用活性的临床终点如客观缓解率（objective response rate，ORR）或病理完全缓解率（complete remission of pathology，pCR）[5]。pCR

和 ORR 分别为 HER2 阳性早期乳腺癌新辅助治疗和转移性乳腺癌一线治疗的敏感的疗效终点指标，可作为帕妥珠单抗生物类似药临床有效性比对研究的主要终点。

乳腺癌新辅助治疗的疗效评价指标 pCR 有两种定义：一是指乳腺癌原发灶中找不到恶性肿瘤的组织学证据，或仅存原位癌成分（bpCR，ypT0/is）；二是指乳腺癌原发灶和转移的区域淋巴结均无恶性肿瘤的组织学证据，或仅存原位癌成分（tpCR，ypT0/is ypN0），推荐选择更严格的 tpCR 作为临床有效性比对研究的主要疗效终点。在获得 pCR 结果后，鼓励继续开展辅助治疗研究，同时提供无事件生存期（event-free survival，EFS）、无疾病生存期（disease-free survival，DFS）等次要疗效终点指标作为支持。

选择 HER2 阳性晚期乳腺癌一线适应症时，有效化疗应持续 6~8 个周期，建议选择 24 周（8 个周期）的 ORR 作为主要疗效终点，同时提供 PFS、缓解持续时间（duration of response，DoR）、OS 等次要疗效终点指标作为支持。

界值选择与样本量计算：目前国际上学术界对设定等效界值时采用候选药与参照药的疗效结果的差值（Risk Difference，RD）或者比值（Risk Ratio，RR）仍存在争议。RR 与 RD 在大部分情况下是相当的，本文以 RR 计算设定帕妥珠单抗临床有效性比对研究的等效界值。

等效界值可基于参照药治疗效应的置信区间下限估算得到，参照药的治疗效应则是参照药治疗研究中试验组与对照组的疗效比值。建议对帕妥珠单抗的全球关键研究和中国注册研究数据[9-10]进行荟萃分析，推算在相应适应症中的等效界值。

针对 HER2 阳性乳腺癌，帕妥珠单抗相对于曲妥珠单抗的治疗净效应较低，不论选择晚期一线或早期新辅助治疗适应症，帕妥珠单抗生物类似药的 Ⅲ 期临床有效性比对研究所需的样本量均相对较大。相关临床研究的亚组分析显示，帕妥珠单抗的疗效在 ER/PR 阴性的亚组人群中更为突出，如选择该亚组人群作为研究人群，更易比较出候选生物类似药与参照药之间的疗效差异，开展临床有效性比对研究所需的样本量也相对较小。

如选择新辅助治疗适应症，对 NeoSphere 和 PEONY 两项研究的 ER/PR 阴性亚组人群的疗效数据进行荟萃分析，帕妥珠 + 曲妥珠 + 多西他赛 vs 曲妥珠 + 多西他赛的 tpCR 的 RR（70%CI）为 2.11（1.735，2.573），通常取参照药治疗效应下限的 50% 作为等效界值的设定规则，保留其治疗效应的 50% 为 1.32，即等效界值的上限，下限则为 0.76（1/1.32=0.76）。

表 1　帕妥珠单抗新辅助治疗研究的 ER/PR 阴性亚组人群的 tpCR

给药方案	NEOSPHERE 研究		PEONY 研究	
	HER2 阳性	HER2 阳性、ER/PR 阴性	HER2 阳性	HER2 阳性、ER/PR 阴性
帕妥珠单抗 + 曲妥珠单抗 + 多西他赛	39.3%	54.4%	39.3%	46.1%
曲妥珠单抗 + 多西他赛	21.5%	29.8%	21.8%	18.5%

采用实际 RR 的 90% 以上置信区间进行等效性判断是可以接受的，把握度通常不低于 80%，基于上述参数合理估算样本量[11-12]。如按全球开发策略，则需要考虑满足不同监管部门的要求。

（三）安全性和免疫原性研究

免疫原性研究是生物大分子药物特有且重要的研究项目，应贯穿在整个研发过程中。候选药免疫原性的研究可以与临床有效性比对研究在同一个临床试验中一并考察，免疫原性主要通过检测抗药抗体（anti-drug antibody，ADA）和中和抗体（neutralization antibody，Nab）的发生率来评价。

目前可获得的原研帕妥珠单抗的免疫原性数据显示：在全球晚期一线关键研究中，安慰剂治疗组有 6.7%（25/372）、帕妥珠单抗治疗组有 3.3%（13/389）的患者被检测出 ADA 阳性。在早期新辅助研究中，帕妥珠单抗治疗组患者中有 4.1%（16/392）的患者被检测出 ADA 阳性，这些患者均未出现与 ADA 明显相关的超敏反应 / 速发过敏反应。结合 ADA 迟发产生的一般经验规律，建议帕妥珠单抗临床比对研究应有足够长时间间隔的免疫原性检测数据，以证实候选药与参照药在 ADA 阳性率和持续时间等方面均具有相似性。通常应至少包括末次给药后一个月及结束治疗访视等采样时间点，对出现异常情况的病例根据需要适时增加检测点。对于检测出 ADA 阳性尤其是 Nab 阳性的患者，建议评估其对药代动力学、疗效及安全性的影响。候选生物类似药的临床研究过程相对简化、观察时间较短，产品的免疫原性并不一定在有限的研究过程中被充分检测到，因此，建议申办方制定详细的上市后免疫原性评价计划，包括建议的观察时限、需收集的检测指标等。

安全性比对试验研究同样在 PK 和 / 或有效性比对试验研究中进行，对不良反应发生的类型、严重程度和频率等进行观察比较，尤其是重点关注的不良反应，如左心室功能不全。建议提供足够长观察周期的安全性信息，以充分暴露潜在的风险。

如选择新辅助治疗适应症开展临床比对研究，鉴于帕妥珠单抗的用药时间通常为 4 个周期（12 周），能获得的安全性和免疫原性数据有限，鼓励在术后获得主要疗效终点 pCR 结果后，继续开展辅助治疗研究，以充分评价候选生物类似药的安全性和免疫原性特征。

四、小结

帕妥珠单抗生物类似药临床比对研究遵循生物类似药临床相似性评价的一般原则，即应当在有合理科学依据的前提下尽可能的简化，以能证实候选药与原研产品的相似性为目标，同时应兼顾其产品特异性，有针对性的进行临床比对研究设计。鼓励企业在研发过程中尽早就生物类似药产品的开发策略和研究设计与药品监管部门开展沟通交流，以在关键性问题上达成共识，提高研发效率。

五、参考文献

1. 国家药品监督管理局药品审评中心 . 帕妥珠单抗注射液说明书 .

2. Busse A, Lüftner D. What Does the Pipeline Promise about Upcoming Biosimilar Antibodies in Oncology? Breast Care (Basel). 2019, 14 (1): 10–16.

3. 国家药品监督管理局 . 生物类似药研发与评价技术指导原则 (试行).http://www.nmpa.gov.cn/WS04/CL2138/300003.html.

4. 国家药品监督管理局 . 北京 : 国家药品监督管理局 . 关于生物类似药临床研究用原研参照药进口有关事宜的公告 (2019 年第 44 号). http://www.nmpa.gov.cn/WS04/CL2138/338047.html.2019–05–28.

5. European Medicines Agency. Guideline on similar biological medicinal products containing monoclonal antibodies – non–clinical and clinical issues. https://www.ema.europa.eu/en/documents/scientific–guideline/guideline–similar–biological–medicinal–products–containing–biotechnology–derived–proteins–active_en–2.pdf.

6. 李健，闫方，高丽丽，等 . 单克隆抗体生物类似药药代动力学比对研究的剂量选择一般考虑 . 中国临床药理学杂志 , 2019, 35 (15): 1–5.

7. 国家药品监督管理局 . 以药动学参数为终点评价指标的化学药物仿制药人体生物等效性研究技术指导原则 .http://www.nmpa.gov.cn/WS04/CL2042.

8. U.S. Food and Drug Administration. Guidance for Industry: Clinical Pharmacology Data to Support a Demonstration of Biosimilarity to a Reference Product. https://www.fda.gov/downloads/drugs/guidancecomplianceregulatoryinformation/guidances/ucm397017.pdf.

9. Swain SM, Kim SB, Cortés J, et al. Pertuzumab, trastuzumab, and docetaxel for HER2–positive metastatic breast cancer (CLEOPATRA study): overall survival results from

a randomised, double–blind, placebo–controlled, phase 3 study. Lancet Oncol. 2013, 14 (6): 461–71.

10. Gianni L, Pienkowski T, Im YH, et al.Efficacy and safety of neoadjuvant pertuzumab and trastuzumab in women with locally advanced, inflammatory, or early HER2–positive breast cancer (NeoSphere): a randomised multicentre, open–label, phase 2 trial. Lancet Oncol. 2012, 13: 25–32.

11. He K, Chen H, Gwise T, et al. Statistical Considerations in Evaluating a Biosimilar Product in an Oncology Clinical Study. Clin Cancer Res. 2016, 22 (21): 5167–5170.

12. Isakov L, Jin B, Jacobs IA. Statistical Primer on Biosimilar Clinical Development. Am J Ther. 2016, 23 (6): e1903–e1910.

托珠单抗注射液生物类似药临床试验指导原则

一、概述

托珠单抗注射液（Tocilizumab）由 Chugai Pharma Manufacturing Co., Ltd.（罗氏公司）生产，采用哺乳动物细胞（CHO）表达的人源化抗人白介素 6 受体单克隆抗体制剂，商品名为：雅美罗（Actemra）。通过阻断白介素 6 与可溶性及膜结合的白介素 6 受体结合，抑制白介素 6 的信号转导，从而减少病理性炎症反应。托珠单抗自 2009 年 2 月起陆续在欧盟、美国、日本等多个国家和地区获准上市，获批的适应症包括：成人类风湿关节炎（RA），多关节型幼年特发性关节炎（pJIA）、全身型幼年特发性关节炎（sJIA）、巨细胞动脉炎（GCA）、CAR–T 引起的细胞因子释放综合征（CRS）、Castleman's 病和 Takayasu 氏动脉炎等。目前，托珠单抗在我国获批的适应症包括 RA 和 sJIA[1]。

托珠单抗注射液原研产品分子保护的专利已到期[2]，国内外众多制药企业纷纷加入其生物类似药的研发过程中。为了更好地推动生物类似药的开发，在原国家食品药品监督管理总局已发布的《生物类似药研发与评价技术指导原则（试行）》[3]（以下简称《指导原则》）基础上，我们结合该品种的特点及研发企业相关问题的沟通交流情况，讨论形成了托珠单抗生物类似药临床试验研究设计要点，以期为业界提供参考。

本指导原则仅代表药品监管部门当前的观点和认知，随着科学研究的进展，本指导原则中的相关内容将不断完善与更新。应用本指导原则时，请同时参考药物临床试验质量管理规范（GCP）、国际人用药品注册技术协调会（ICH）和其他国内外已发布的相关指导原则。

二、托珠单抗生物类似药临床试验路径

原则上，药代动力学比对试验需要进行 1 项健康受试者单次给药药代动力学比对研究，验证候选药与参照药 PK 特征的相似性。临床比对研究建议选择原研进口获批 RA 适应症人群，与参照药进行 1 项"头对头"比较的临床等效性研究以支持其按生物类似药注册上市。

如生物类似药产品已在境外完成了系统的临床研发，并通过全面评估认为境外数据可证明生物类似药与参照药具有相似性，可在中国境内仅开展桥接研究将全面的境外临床数据部分外推至大陆境内人群。

三、托珠单抗生物类似药临床试验设计考虑要点

生物类似药临床比对研究设计应当以证明候选药与参照药的相似性为目的，进行科学合理的研究设计。临床研究用原研参照药应符合《关于生物类似药临床研究用原研参照药进口有关事宜的公告》（2019 年第 44 号）[4]。

（一）健康受试者药代动力学比对研究

试验设计：参照一般生物等效性研究的设计，结合托珠单抗生物类似药半衰期较长（稳态浓度下，每四周给药一次，4mg/kg 时为 11 天，8mg/kg 时为 13 天），具有免疫原性等特点，建议采用随机、平行对照、单次给药的试验设计。

研究人群：健康志愿者是较为理想的均质性受试人群，能更好的反映出候选药与参照药之间的 PK 差异。PK 比对研究的主要目的是考察相似性。

剂量及给药途径：参照药的临床研究结果显示，4mg/kg 的消除方式是非线性清除与线性清除混合，而 8mg/kg 则是线性消除为主，非线性消除的情况下个体间的变异因素更多，但从保护受试者的角度和比较两种制剂间的 PK 相似性，建议 PK 比对研究剂量为 4mg/kg。给药途径与参照药一致。静脉给药时应注意控制输注速度，给药时长应尽量一致。在安全性可以接受的前提下，也可以采用临床推荐剂量 8mg/kg。

终点指标与界值：参照药在类风湿关节炎（RA）患者的 $t_{1/2}$ 呈浓度依赖性。我们推荐 $AUC_{0-\infty}$ 和 C_{max} 作为主要研究终点指标。AUC_{0-t} 作为重要的次要研究终点进行比较分析。等效性界值 90% 置信区间根据常规建议设定为 80%~125%。建议根据参照药的药代动力学特性和药代动力学研究一般原则合理设置取血点，以便充分表征候选药与参照药的 PK 相似性[5]。

样本量：试验前需充分估计所需的样本量，通常 α 取双侧 0.1（双单侧 0.05），检验效能至少为 80%。样本量估算时应充分考虑个体变异和评价指标的制剂间差异等。

（二）患者临床有效性比对研究

试验设计：患者临床有效性比对研究目的是证明类似药与参照药临床疗效相似，应以参照药为对照，进行随机、平行对照的等效性设计。

研究人群：相关指导原则均建议选择最敏感的患者群体和临床终点，以便能敏

感地检测生物类似药和参照药在临床疗效是否一致。参照药首个获批适应症为 RA，且在该适应症人群中可供参考的临床试验数据更为充分。建议临床比对研究受试者选择对至少一种改善病情的抗风湿药物（DMARDs）反应不佳的中至重度活动性 RA 患者。

给药方案 / 剂量：参照药在不同适应症中推荐剂量大致相同，但不同国家或地区的起始剂量存在差异（美国为 4mg/kg 每 4 周一次，欧盟和中国为 8mg/kg 每 4 周一次），因此建议临床比对研究给药剂量应与参照药国内批准的给药方案一致（推荐剂量 8mg/kg，每 4 周静脉滴注 1 次），允许根据说明书进行必要的剂量调整，与甲氨蝶呤或其他 DMARDs 联用。

研究终点：达到 ACR20 的受试者所占百分比是 RA 适应症的常用疗效指标，能客观地反应疗效，且易于检测评价，已用于英夫利西单抗、阿达木单抗等多个生物类似药的临床比对研究，建议托珠单抗生物类似药的临床比对研究也以第 24 周达到 ACR20 的受试者比例作为主要的疗效相似性评价指标。

等效性界值：目前国际上学术界计算设定界值时对使用候选药组与参照药组研究终点的差值（Risk Difference，RD）或者比值（Risk Ratio，RR）仍存在争议。RR 与 RD 在大部分情况下也是相当的。根据参照药 LITHE、OPTION 和 TOWARD 等 3 项临床研究荟萃分析结果，并结合其他同品种生物类似药临床研究，建议按 RD 的双侧 95% 置信区间等效性界值设定为 ±13.7%[6-8]。

（三）其他需要关注的问题

1. 安全性和免疫原性研究

安全性方面应通过研究证明候选药与参照药不具有临床意义的差别，重点关注候选药在重要的安全性特征方面是否与参照药存在临床意义的差别。

免疫原性研究应贯穿在生物大分子药物整个研发过程中。免疫原性主要通过检测抗药抗体（anti-drugs antibodies，ADA）和中和抗体（neutralization antibody，Nab）的发生率来评价。

托珠单抗原研产品的临床研究结果显示，在 6 个月的对照临床试验中，共 2876 名患者接受了抗托珠单抗抗体的检测。有 46 名患者（1.6%）抗托珠单抗抗体阳性，30 名（1.1%）患者产生了中和抗体。免疫原性试验结果与检测方法的敏感性、特异性及药物耐受性高度相关，并且可能受以下几种因素的影响：血样的处理、取样的时间、合并用药以及合并的疾病等。通常，临床免疫原性考察研究（包括 ADA 和 Nab）与临床有效性比对研究在同一项临床试验中进行。建议所有受试者均应进行免疫原性的考察，采样时间点设置应至少包括首次给药前，第 4 周或 / 和第 12 周，及末次给药后一个月，进而证实候选药在抗体阳性率、抗体滴度、抗体出现时间和中和抗体发生率等方面不高于参照药。同时，所涉及研究应证明生物类似药与参照药在免疫原性方面应不具有临床意义的差别。

2. 患者药代动力学研究

患者多次给药 PK 比对研究可以间接反映托珠单抗药物剂量依赖和时间依赖性相关的免疫原性，以及酶介导、靶介导、新生儿 Fc 受体（neonatal Fc receptor, FcRn）介导等相关的药物清除。建议在临床有效性比对研究同时考察多次给药的 PK 特征，以期为托珠单抗生物类似药的相似性评价提供支持。

四、小结

托珠单抗生物类似药临床相似性研究应遵循生物类似药临床相似性评价的一般要求，结合产品特点，有针对性的进行临床比对研究设计，从而支持候选药按生物类似药获批上市。

本文中所述观点仅代表当前审评认知，诚挚期盼业界提出宝贵意见和建议，以便后续完善。也期望随着生物类似药的研究不断深入，对生物类似药临床研发的认知更加清晰。

五、参考文献

1. 国家药品监督管理局. 托珠单抗注射液说明书. 2020.

2. Mullard A. Can next-generation antibodies offset biosimilar competition? Nat Rev Drug Discov. 2012 Jun 1; 11 (6): 426–8.

3. 国家药品监督管理局. 生物类似药研发与评价技术指导原则 (试行).http://www.nmpa.gov.cn/WS04/CL2138/300003.html.

4. 国家药品监督管理局. 关于生物类似药临床研究用原研参照药进口有关事宜的公告 (2019 年第 44 号) http://www.nmpa.gov.cn/WS04/CL2138/338047.html.

5. 国家药品监督管理局. 以药动学参数为终点评价指标的化学药物仿制药人体生物等效性研究技术指导原则. http://www.nmpa.gov.cn/WS04/CL2042.

6. Kremer J M, Blanco R, Brzosko M, et al. Tocilizumab inhibits structural joint damage in rheumatoid arthritis patients with inadequate responses to methotrexate: Results from the double - blind treatment phase of a randomized placebo - controlled trial of tocilizumab safety and prevention of structural joint damage at one year [J]. Arthritis & Rheumatism, 2011, 63 (3): 609–621.

7. Smolen J S, Beaulieu A, Rubbert-Roth A, et al. Effect of interleukin-6 receptor

inhibition with tocilizumab in patients with rheumatoid arthritis (OPTION study): a double-blind, placebo-controlled, randomised trial [J]. lancet, 2008, 371 (9617): 987–997.

8. Genovese M C, Mckay J D, Nasonov E L, et al. Interleukin-6 receptor inhibition with tocilizumab reduces disease activity in rheumatoid arthritis with inadequate response to disease-modifying antirheumatic drugs: The tocilizumab in combination with traditional disease-modifying antirheumatic drug therapy study [J]. Arthritis and rheumatism, 2008, 58 (10): 2968–2980.

注射用奥马珠单抗生物类似药临床试验指导原则（试行）

一、概述

注射用奥马珠单抗（Omalizumab）是一种重组的人源化抗 IgE（免疫球蛋白 E）单克隆抗体，是全球首个批准治疗 IgE 介导的中至重度过敏性哮喘的靶向生物制剂。原研药于 2002 年首先在澳大利亚上市，已在超过 90 个国家或地区获得批准，包括美国、欧盟、日本等。我国于 2017 年批准进口注射用奥马珠单抗原研药（商品名：茁乐 /Xolair，剂型：冻干粉针剂），用于 IgE 介导的中至重度过敏性哮喘[1, 2]。

注射用奥马珠单抗的活性成份专利已分别于 2016 年和 2018 年在中国和美国到期，已有多家企业申请按照生物类似药路径进行研发。

为进一步明确临床研究技术要求，提高企业研发效率，本文在原国家食品药品监督管理总局已发布的《生物类似药研发与评价技术指导原则（试行）》基础上（以下简称《指导原则》）[3]，结合注射用奥马珠单抗的特点，阐述其生物类似药临床研究策略和临床试验设计要点，为企业提供可参考的研发路径。

本指导原则仅代表药品监管部门当前的观点和认识，不具有强制性的法律约束力。随着注射用奥马珠单抗生物类似药相关研究的进展及实践经验的积累，将不断完善本指导原则的内容。

二、注射用奥马珠单抗生物类似药的临床研究路径

根据《指导原则》，生物类似药研发总体思路是通过系统的比对试验证明候选药与参照药的相似性为基础，支持其安全性、有效性和质量可控等方面与参照药的相似性。因此，注射用奥马珠单抗生物类似药应依据逐步递进的原则，分阶段进行药学、非临床、临床比对研究，通过前期药学和非临床的全面比对试验证明候选药与参照药相似，在此基础上方可按照生物类似药的路径开展药代动力学比对试验和临床安全有效性比对试验。

原则上，药代动力学比对试验需要进行一项健康受试者单次给药药代动力学生物等效性研究，验证候选药与原研药 PK 特征的相似性；临床有效性比对试验需要进行一项与参照药"头对头"比较的临床等效性研究。

建议注射用奥马珠单抗生物类似药的药代动力学比对试验设计为与参照药对比的 PK 生物等效性研究，临床有效性比对试验可以采用以哮喘急性发作为主要终点指标的临床等效性研究，同时，以血清游离 IgE 为 PD 指标检测体内药效学过程的等效性。

三、注射用奥马珠单抗生物类似药的临床试验设计要点

（一）健康受试者药代动力学比对试验

试验设计：注射用奥马珠单抗半衰期约 26 天 [1]，且具有潜在免疫原性，建议采用以原研药为参照药，单次给药的随机、双盲、平行对照的试验设计，评价其 PK 特征的生物等效性。

研究人群：选择健康受试者是较为理想的均质性受试人群，能更好的反映出候选药与参照药之间 PK 特征的一致性。由于研究主要目的是考察相似性，无需考虑性别差异，可以仅选择男性受试者。

剂量及给药途径：在上臂的三角肌区进行皮下注射给药。每例受试者的给药时间点应尽量固定。根据参照药说明书剂量表，按照患者给药前血清总 IgE 水平（IU/ml）和体重（kg）决定给药剂量，单次给药剂量范围为 75~600mg（体重 30~90kg）[1]。通常，给药剂量应能在研究人群中敏感地分辨候选药和参照药 PK 特征差异，结合保护健康受试者及满足检测方法最低定量下限要求考虑，建议选择 150mg。

PK 指标与等效性判定标准：PK 比对试验主要终点指标的选择是等效性评价的关键。根据生物等效性研究相关指导原则，$AUC_{0-\infty}$ 和 C_{max} 是判断生物等效性的主要参数，因此推荐 $AUC_{0-\infty}$ 和 C_{max} 作为主要终点指标，AUC_{0-t}、t_{max}、V_d 和 $t_{1/2}$ 作为次要研究终点进行比较分析，等效性界值建议设定为 80%~125%。需要测定血清总奥马珠单抗（即游离奥马珠单抗和与 IgE 结合的奥马珠单抗的总和）的浓度。

样本量：通常 90% 置信区间可接受的等效性判断界值为 80%~125%，估算样本量时把握度至少取 80%。还应结合参照药既往信息及药代参数变异情况综合考虑。

（二）临床有效性比对试验

试验设计：以原研药为参照药，采用随机、双盲、平行对照的试验设计。

研究人群：建议选择 IgE 介导的过敏性哮喘的患者，在符合说明书 [1] 要求的基线 IgE 水平 ≥ 30IU/ml 患者中，根据基线血清总 IgE 水平选择敏感人群（哮喘急性发作风险高的患者人群）；要求年龄 18~65 岁，体重在 40~90kg 之间；排除

因非过敏性原因导致血清 IgE 升高的患者，排除正在服用影响 IgE 水平的药物的患者。

考虑到本试验为非固定剂量给药，给药剂量和频率根据基线 IgE 水平和体重确定，建议纳入受试者的基线 IgE 水平、体重等应在两组间尽可能均衡。

剂量及给药途径：在上臂的三角肌区进行皮下注射给药。每例受试者的给药时间点应尽量固定。按照说明书 [1]，给药剂量和频率取决于受试者基线血清总 IgE 水平和体重，剂量范围为 150~600mg（体重 40~90kg），每 2 周或 4 周给药 1 次。

按照受试者基线 IgE 水平和体重计算的给药剂量（单位：mg）

血清总 IgE（IU/ml）	体重（Kg）				
	> 40–50	> 50–60	> 60–70	> 70–80	> 80–90
每 4 周给药 1 次					
≥ 30–100	150	150	150	150	150
> 100–200	300	300	300	300	300
> 200–300	300	300	450	450	450
> 300–400	450	450	450	600	600
> 400–500	450	600	600		
> 500–600	600	600			
> 600–700	600				
每 2 周给药 1 次					
> 400–500				375	375
> 500–600			375	450	450
> 600–700		375	450	450	525
> 700–800	375	450	450	525	600
> 800–900	375	450	525	600	
> 900–1000	450	525	600		
> 1000–1100	450	600			
> 1100–1200	525	600	禁用 – 尚未获得推荐给药剂量数据		
> 1200–1300	525				
> 1300–1500	600				

主要终点指标与等效性判定标准：主要终点指标应基于能证明候选药与原研药临床相似且能敏感甄别出两者临床疗效差异。

哮喘急性发作（发作率或发作次数）是评估哮喘控制的常用临床疗效终点。原研药获批哮喘适应症时的关键Ⅲ期临床试验的主要终点指标也为哮喘急性发作。因此，建议临床有效性比对试验可以采用以哮喘急性发作（发作率或发作次数）为主要终点指标的临床等效性研究。

IgE 是过敏性哮喘气道炎症的核心，介导过敏性炎症级联反应。注射用奥马珠单抗靶向血清游离 IgE，通过与 IgE 特异性结合，降低血清游离 IgE 水平，抑制 IgE 与效应细胞结合，减少炎症细胞激活和炎性介质释放，从而阻断过敏反应，发挥对过敏性哮喘的临床治疗作用。因此，血清游离 IgE 是注射用奥马珠单抗靶点药理机制和体内药效过程的核心 [4, 5, 6]。原研药临床研究证明，25ng/mL 是与临床疗效相关的平均血清游离 IgE 水平，平均血清游离 IgE 水平降至平均 25ng/mL 的目标时，能够确保至少 95% 的患者个体达到低于 50ng/mL 的水平 [7, 8]，根据Ⅲ期试验结果，血清游离 IgE 水平达到 50ng/mL 的患者通常达到了过敏性哮喘的良好控制 [6]。维持平均血清游离 IgE 水平低于 25ng/mL 需要的注射用奥马珠单抗的剂量为每 4 周 0.016（mg/kg）/（IU/mL）[9]。因此，根据每 4 周 0.016（mg/kg）/（IU/mL）标准制定了给药剂量表，以患者个体血清总 IgE 水平（IU/mL）和体重（kg）来决定给药剂量（mg），以确保给药后患者可以达到过敏性哮喘良好控制的血清游离 IgE 水平 50ng/mL。基于原研药临床研究数据，给药后 6 周至 8 周（通常为给药 2 次或 3 次）后，血清游离 IgE 水平接近 25ng/mL，至少经过 12~16 周能显示出有效性 [1, 6]。因此，相同给药剂量下的血清游离 IgE 的降低程度是可比的，且在给药 6 周至 8 周（通常为给药 2 次或 3 次）后，可以达到与临床疗效相关的平均血清游离 IgE 水平 25ng/mL，给药 12~16 周显示临床疗效。在原研药的各剂型产品转换和儿童适应症扩展中，使用了血清游离 IgE 和血清总 IgE 作为主要终点指标进行研究与分析，已积累了一定的实践经验 [10]。在公开发表的文献中，也通过荟萃分析的方法对血清 IgE 作为与临床疗效相关的血清学指标的可行性进行了论证 [4, 5, 6, 11]。因此，血清游离 IgE 应作为 PD 指标，用于描述两制剂的体内药效学过程，并评估二者的生物等效性。

综上，临床有效性比对试验可以采用以哮喘急性发作为主要终点指标的临床等效性研究，同时，以血清游离 IgE 为 PD 指标检测体内药效学过程的等效性。为了采集足够的哮喘急性发作事件，建议纳入哮喘急性发作风险高的患者人群，设计足够长的研究时间（至少 28 周），并考虑到可能影响哮喘发作的内因和外因（如季节）。以血清游离 IgE 的谷浓度（C_{min}）和谷浓度（C_{min}）< 25IU/mL 的受试者比例（%）量化评估体内药效学过程的生物等效性，至少包括两个评估时点（如给药后 16 周和 28 周）。

样本量：应满足哮喘急性发作主要终点指标计算，还应结合原研药既往信息及药代参数变异情况综合考虑。

检测方法学：血清 IgE 水平的测定与检测方法的敏感性和特异性高度相关。应对检测方法、方法验证、质控程序和重要参数等进行规定。

四、其他需要重点关注的问题

（一）参照药

应尽可能选择中国市售产品作为参照药，临床研究用原研参照药应符合《指导原则》)[3]《关于生物类似药临床研究用原研参照药进口有关事宜的公告》（2019 年第 44 号）[12] 要求。

（二）安全性和免疫原性

收集试验中的安全性数据，包括：生命体征、体格检查、实验室检查、心电图、不良事件和不良反应、免疫原性等。需要对组间不良反应的发生类型、严重程度和发生频率等进行比较，尤其是原研药已知的重要不良反应。

免疫原性研究应贯穿在生物大分子药物整个研发过程中。免疫原性主要通过检测抗药抗体（anti-drugs antibodies，ADA）和中和抗体（Nab）的发生率来评价。免疫原性试验结果与检测方法的敏感性、特异性及药物耐受性高度相关，并且可能受以下几种因素的影响：血样的处理、取样的时间、合并用药以及合并的疾病等。通常，临床免疫原性考察研究（包括 ADA 和 Nab）与临床有效性比对试验在同一项临床试验中进行。推荐所有受试者均应进行免疫原性的考察，采样时间点设置应至少包括首次给药前、半程治疗、及末次给药后，进而证实候选药在抗体阳性率、抗体滴度、抗体出现时间和中和抗体发生率等方面不高于参照药。同时，所涉及研究应证明生物类似药与参照药在免疫原性方面应不具有临床意义的差别。

（三）患者药代动力学研究

建议在进行患者临床比对试验时同步开展多次给药 PK 研究，以评估候选药与参照药在患者中的 PK 相似性。推荐通过描述性统计，比较药代动力学关键参数的相似性。

（四）适应症外推

适应证外推（extrapolation）是指在生物类似药研发中批准一个没有与原研药进行直接临床比对试验的适应症 [13]。如果在原研药已批准适应症某一个人群中完成了生物类似药的系统比对研究，那么候选药就有可能基于已有的数据和信息寻求原研药已批准其他相同作用机制适应症的获批。具体需参照中心关于生物类似药适应症外推相关技术要求。

目前，注射用奥马珠单抗原研药在境外已批准用于过敏性哮喘和慢性特发性荨麻疹，但在我国仅批准过敏性哮喘一个适应症。故按照生物类似药研发路径完成研究并通过技术审评的品种，目前仅可获得与原研药相同的过敏性哮喘相关适应症。

（五）其他临床终点观察

在临床有效性比对试验中，建议以肺功能［如第一秒用力呼气容积（FEV1）、气道峰流量（PEF）］，哮喘控制测试（ACQ），哮喘生活质量问卷（AQLQ），缓解药物的使用等哮喘常用临床观察指标作为次要终点指标进行统计分析，以辅助临床疗效相似性的判断。

五、小结

注射用奥马珠单抗生物类似药研发路径应遵循生物类似药临床相似性评价的一般原则，即应当在有合理科学依据的前提下尽可能的简化，以能证实候选药与参照药相似性为目标，同时兼顾该品种的特性，进行有针对性的临床比对试验设计。

鉴于全球尚无产品按照注射用奥马珠单抗生物类似药的临床研发路径获得上市批准，临床试验设计与实施的经验有限，鼓励企业积极与药审中心进行沟通，以建立更广泛的共识。

六、参考文献

1. 国家药品监督管理局 . 注射用奥马珠单抗说明书 . 2018

2. 中华医学会呼吸病学分会哮喘学组 . 2018 注射用奥马珠单抗治疗过敏性哮喘的中国专家共识 [J]. 中华结核和呼吸杂志 , 2018 (3).

3. 国家食品药品监督管理总局 . 生物类似药研发与评价技术指导原则（试行）[EB/OL]. (2015-02-28). http://www.sda.gov.cn/WS01/CL0087/115103.html.

4. Rivière G, Yeh CM, Reynolds C, et al (2011), Bioequivalence of a Novel Omalizumab Solution for Injection Compared with the Standard Lyophilized Power Formulation. Bioequiv Availab; 3 (6): 144–150.

5. Lowe PJ, Tannenbaum S, Gautier A, Jimenez P (2009), Relationship between omalizumab pharmacokinetics, IgE pharmacodynamics and symptoms in patients with severe persistent allergic (IgE–mediated) asthma. Br J Clin Pharmacol 68: 61–76.

6. Slavin RG, Ferioli C, Tannenbaum SJ, Martin C, Blogg M, et al. (2009), Asthma symptoms re–emergence after omalizumab withdrawal correlates well with increasing IgE and decreasing pharmacokinetic concentrations. J Allcrgy Clin Immunol 123: 107–113.

7. Hochhaus G, Brookman L, Fox H, et al (2003), Pharmacodynamics of omalizumab: implications for optimised dosing strategies and clinical efficacy in the treatment of allergic

asthma. Curr Med Res Opin; 19: 491–498.

8. Ädelroth E, Rak S, Haahtela T, et al (2000). Recombinant humanized mAb–E25, an anti–IgE mAb, in birch pollen–induced seasonal allergic rhinitis. J Allergy Clin Immunol; 106; 253–9.

9. European Medicines Agency. Xolair: EPAR–Scientific Discussion[EB/OL]. (2005–11–25). https://www.ema.europa.eu/en/documents/scientific–discussion/xolair–epar–scientific–discussion_en.pdf.

10. European Medicines Agency. Xolair–H–C–606–0018: EPAR–Assessment Report–Variation[EB/OL]. (2009–08–13). https://www.ema.europa.eu/en/documents/variation–report/xolair–h–c–606–ii–0018–epar–assessment–report–variation_en.pdf.

11. Odajima H, Ebisawa M, Nagakura T, et al (2015), Omalizumab in Japanese children with severe allergic asthma uncontrolled with standard therapy. Allergology International 64 (2015) 364–370.

12. 国家药品监督管理局 . 关于生物类似药临床研究用原研参照药进口有关事宜的公告 (2019 年第 44 号) (2019–05–27). http://www.nmpa.gov.cn/WS04/CL2138/338047. html.

13. U.S. Food and Drug Administration. Biosimilar Product Regulatory Review and Approval[EB/OL]. https://www.fda.gov/downloads/drugs/developmentapprovalprocess/howdrugsaredevelopedandapproved/approvalapplications/therapeuticbiologicapplications/biosimilars/ucm581309.pdf.

索　引